Community-Based Rehabilitation

社区康复工作上岗培训教材（第二版）

全国残疾人康复工作办公室　编

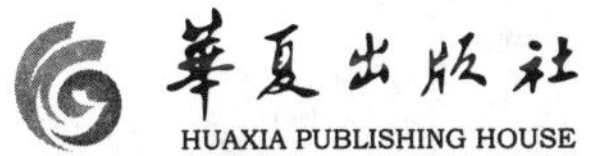

華夏出版社
HUAXIA PUBLISHING HOUSE

《社区康复工作上岗培训教材》第二版
编委会

前　　言

20 世纪 80 年代，改革开放带来了社会文明进步，残疾人问题得到广泛关注，社区康复的理念和方法逐步引入中国。1986 年在广东、山东、吉林、内蒙古等省区开展了社区康复试点。1988 年残疾人康复工作被列入国家发展规划，开展了抢救性的“三项康复”，即白内障复明手术、聋儿听力语言训练和小儿麻痹后遗症矫治手术，同时也探索了在基层为残疾人提供康复服务的途径。自 1991 年，社区康复实施方案连续成为中国残疾人事业各五年发展纲要的重要配套方案之一并贯彻执行。“八五”期间，社区康复工作内容除包括“三项康复”外，还新增了低视力康复、精神病防治康复、智力残疾儿童康复、残疾人用品用具供应服务等项内容。“九五”期间，国家提出“建立并形成社会化康复训练服务体系，以社区和家庭为重点，广泛开展康复训练，使残疾人普遍得到康复服务，同时实施一批重点工程，明确了以社会化方式开展社区康复工作的思路。进入“十五”后，社区康复被摆到更加突出的位置，将社区康复工作纳入社区建设规划，融入社区卫生服务、社区服务和特殊教育等部门业务，并开拓了脑瘫儿童康复训练、成年智力残疾人康复训练、盲人定向行走训练和麻风畸残康复等新的业务领域。2002 年第三次全国残疾人康复工作会议胜利召开，提出到 2015 年实现残疾人“人人享有康复服务”的宏伟目标，将积极推进社区康复，把康复服务引入家庭作为实现这一目标的主要措施。2005 年，中国残联、卫生部、民政部联合出台了《关于印发〈进一步将社区康复纳入城乡基层卫生服务的意见〉的通知》、《关于开展全国残疾人社区康复示范区活动的通知》，以点带面推动各地社区康复工作开展。2008 年 3 月中共中央国务院印发《关于促进残疾人事业发展的意见》（中发〔2008〕7 号），要求“大力开展社区康复”。2008 年 7 月 1 日起施行的修订后的《中华人民共和国残疾人保障法》再次规定“地方各级人民政府和有关部门，应当组织和指导城乡社区服务组织、医疗预防保健机构、残疾人组织、残疾人家庭和其他社会力量，开展社区康复工作”。

2009 年召开了两次全国残联康复工作会议，启动了全国残疾人社区康复示范县（市）的培育和创建工作，提出今后一个阶段工作的基本思路和要求，进一步明确了社区康复实现残疾人“人人享有康复服务”的战略意义，部署了全国社区康复协调员培训工作任务。2010 年 3 月国务院办公厅转发中国残联等部门和单位“关于加快推进残疾人社会保障体系和服务体系建设的指导意见”（国办发〔2010〕19 号），提出要完善社会化康复服务网络，大力开展社区康复，全面开展康复医疗、功能训练、辅助器具适配、心理辅导、康复转介、残疾预防知识普及和咨询等康复服务，残疾人社区康复工作迈入新的发展阶段。

康复人才培养是康复服务体系建设的核心，社区康复工作者是康复人才队伍的重要组成部分和实现残疾人“人人享有康复服务”的关键。为适应全国社区康复工作发展的新形势、新任务以及康复人才培养工作的需要，贯彻落实中发〔2008〕7号和国办发〔2010〕19号文件精神，依据《全国残联系统康复人才培养规划（2005～2015年)》（残联发〔2005〕10号）和《康复人才培养百千万工程实施方案》（残联发〔2010〕55号)，我们组织有关专家对2006年出版的《社区康复工作上岗培训教材》进行了修订。修订后的教材保留了原教材的优势，补充更新了残疾人康复工作方针政策，突出了康复工作新理念，调整了教材部分内容，力争做到科学性与实用性并重，文字简练，图文并茂，通俗易懂，形象生动。本教材适用于康复工作管理者、基层康复技术人员和服务人员，是全国残联系统社区康复工作上岗培训的统一教材。

该教材在撰写过程中，得到了卫生、民政、教育等部门以及从事医学、康复、工程、教育、管理等方面的专家和基层残疾人康复工作者的鼎力支持和指导，在此谨致谢意。

本教材涉及多学科和多领域的知识，由于编写时间仓促，编者水平有限，难免有错漏之处，敬请各地在实际应用中提出宝贵意见。

编者

2010年8月

目　　录

第一章　残疾与康复基本知识

第一节　残疾基本知识

一、残疾的基本概念

残疾是指由于疾病、意外伤害、遗传等各种原因所致的人体解剖结构、生理、心理功能的异常或丧失，从而导致部分或全部丧失正常的生活、学习和工作能力，影响其履行日常生活和社会功能。人类对残疾的认识和分类有一个不断深化的过程。

（一）《国际损伤、失能、残障分类》（ICIDH）

1. ICIDH **模式**　1980 年世界卫生组织（WHO）将残疾的发生发展分为三个阶段。（图 1－1－1）

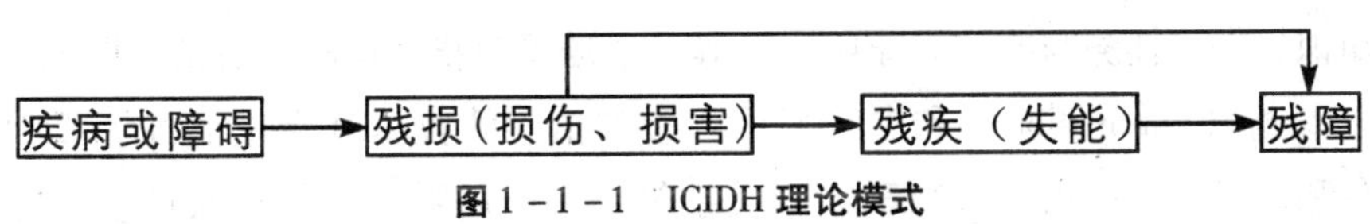

图 1－1－1　ICIDH 理论模式

（1）残损（损伤、损害，impairment）：由于各种原因而导致人的生理、心理功能或解剖结构受到损伤。

（2）残疾（失能，disability）：由于损伤或疾病而导致人的活动能力减弱或丧失，以致不能以正常方式从事某种活动。

（3）残障（handicap）：由于损伤或残疾而导致个人参与正常社会活动障碍，影响其社会功能的正常发挥。

2. **意义**　以上描述指出残疾的发生、发展是一个过程。认识此过程，对残疾的预防与康复具有积极的意义，可以使残疾向好的方面转化，所以，ICIDH 有力地推动了现代康复医学的发展；但它把残疾现象视作个人问题，以个人的形式提供医疗保健与康复，而未能适当反映出环境和个人因素在残疾的发生、发展过程中的作用。

（二）《国际功能、残疾和健康分类》（ICF）

1. **ICF 模式** WHO 于 2001 年将 ICIDH 修订为《国际功能、残疾和健康分类》（ICF）。ICF 从残疾人融入社会的目标入手，认为残疾不仅仅是个人问题，而且是社会环境所形成的一种复合体，是健康因素和背景性因素（环境因素和个人因素）之间交互作用而出现的结果。因此，对残疾问题的管理要有社会行动，要求改造环境，以使残疾人能充分参与社会生活的各个方面。（图 1－1－2）

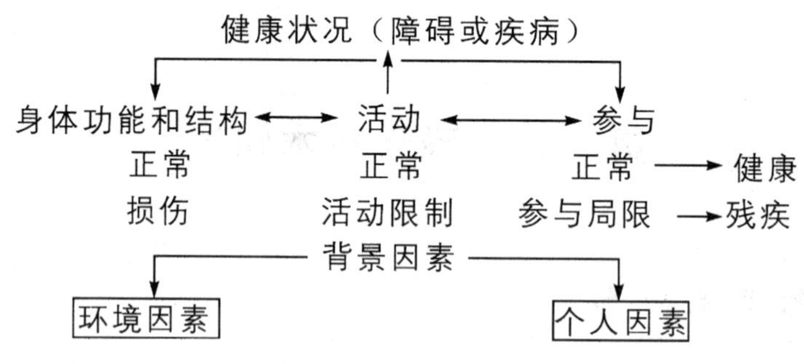

图 1－1－2 ICF 理论模式

（1）身体功能、结构/损伤：

1）身体功能：身体的生理和心理功能，如精神功能，感觉功能与疼痛，神经、肌肉、骨骼和运动有关的功能等。

2）身体结构：如神经系统的结构、与运动有关的结构、皮肤和有关结构等。

3）损伤（损害、残损 impairment）：身体功能或结构上出现显著的变异或缺失。

（2）活动（activity）和活动受限：活动指个体执行一项任务或行动，如自理学习和应用知识、一般任务与要求、家庭生活等。活动受限指个体在完成活动时遇到困难。

（3）参与（Parcipation）和参与局限：参与指个体投入社会生活环境之中，如社区、社会和公民生活、人际交往和人际关系等。参与局限指个体投入社会生活环境中遇到困难。

（4）背景性因素：它代表个体生活和生存的全部背景，包括环境因素和个人因素。

1）环境因素：人们生活的自然和社会环境，如空气质量、无障碍设施、周围人的态度、服务、体制和政策等。

2）个人因素：性别、种族、年龄、生活方式、习惯、性格、教养、职业、经历、应对方式等。

2. **意义** 简言之，一个人的健康状况或残疾是以功能为主线，从上述身体功能、身体结构、活动和参与三个方面进行评估，如果三者均正常则表明处于健康状态，相反三者功能有障碍则表明处于残疾状态。三者是相互影响的，同时与背景因素密切相关，后者对个体的身体功能与结构、活动和参与能力产生积极的或消极的影响。ICF 对有关残疾的信息以及个人、社会对残疾的反应作了更好的说明，它强调改善生活环境，增强个人参与意识，以促进健康，减轻和控制残疾，最大程度地使残疾人融入社会，提高生活质量。ICF 是医疗卫生和康复工作者的重要工具，有关它的应用领域和方法还有待进一步研究与实践。

二、我国残疾分类标准

（一）视力残疾标准

1. 视力残疾的定义　视力残疾是指由于各种原因导致双眼视力低下并且不能矫正或视野缩小，以至影响其日常生活和社会参与。

视力残疾包括盲及低视力。

2. 视力残疾的分级

类别	级别	最佳矫正视力
盲	一级	无光感 ~ <0.02；或视野半径 <5 度
	二级	0.02 ~ <0.05；或视野半径 <10 度
低视力	三级	0.05 ~ <0.1
	四级	0.1 ~ <0.3

〔注〕

（1）盲或低视力均指双眼而言，若双眼视力不同，则以视力较好的一眼为准。如仅有单眼为盲或低视力，而另一眼的视力达到或优于 0.3，则不属于视力残疾范畴。

（2）最佳矫正视力是指以适当镜片矫正所能达到的最好视力，或以针孔镜所测得的视力。

（3）视野半径 <10 度者，不论其视力如何均属于盲。

（二）听力残疾标准

1. 听力残疾的定义　听力残疾是指人由于各种原因导致双耳不同程度的永久性听力障碍，听不到或听不清周围环境声及言语声，以至影响日常生活和社会参与。

2. 听力残疾的分级

〔听力残疾一级〕　听觉系统的结构和功能极重度损伤，较好耳平均听力损失 ≥91dBHL，在无助听设备帮助下，不能依靠听觉进行言语交流，在理解和交流等活动上极度受限，在参与社会生活方面存在极严重障碍。

〔听力残疾二级〕　听觉系统的结构和功能重度损伤，较好耳平均听力损失在 81 ~ 90dBHL 之间，在无助听设备帮助下，在理解和交流等活动上重度受限，在参与社会生活方面存在严重障碍。

〔听力残疾三级〕　听觉系统的结构和功能中重度损伤，较好耳平均听力损失在 61

~80dBHL之间，在无助听设备帮助下，在理解和交流等活动上中度受限，在参与社会生活方面存在中度障碍。

〔听力残疾四级〕　听觉系统的结构和功能中度损伤，较好耳平均听力损失在41~60dBHL之间，在无助听设备帮助下，在理解和交流等活动上轻度受限，在参与社会生活方面存在轻度障碍。

（三）言语残疾标准

1. **言语残疾的定义**　言语残疾是指由于各种原因导致的不同程度的言语障碍（经治疗一年以上不愈或病程超过两年者），不能或难以进行正常的言语交往活动（3岁以下不定残。）

言语残疾包括：

（1）失语：是指由于大脑言语区域以及相关部位损伤所导致的获得性言语功能丧失或受损。

（2）运动性构音障碍：由于神经肌肉病变导致构音器官的运动障碍。主要表现为不会说话、说话费力、发声和发音不清等。

（3）器官结构异常所致的构音障碍：构音器官形态结构异常所致的构音障碍。其代表为腭裂以及舌或颌面部术后。主要表现为不能说话、鼻音过重、发音不清等。

（4）发声障碍（嗓音障碍）：由于呼吸及喉存在器质性病变导致的失声、发声困难、声音嘶哑等。

（5）儿童言语发育迟滞：儿童在生长发育过程中其言语发育落后于实际年龄的状态。主要表现为不会说话、说话晚、发音不清等。

（6）听力障碍所致的言语障碍：由于听觉障碍所致的言语障碍。主要表现为不会说话或者发音不清。

（7）口吃：言语的流畅性障碍。常表现为在说话的过程中拖长音、重复、语塞并伴有面部及其他行为变化等。

2. **言语残疾的分级**

〔言语残疾一级〕　无任何言语功能或语音清晰度≤10%，言语表达能力等级测试未达到一级测试水平，不能进行任何言语交流。

〔言语残疾二级〕　具有一定的发声及言语能力，语音清晰度在11%~25%之间，言语表达能力未达到二级测试水平。

〔言语残疾三级〕　可以进行部分言语交流，语音清晰度在26%~45%之间，言语表达能力等级测试未达到三级测试水平。

〔言语残疾四级〕　能进行简单会话，但用较长句或长篇表达困难。语音清晰度在46%~65%之间，言语表达能力等级未达到四级测试水平。

（四）肢体残疾标准

1. **肢体残疾的定义** 肢体残疾是指人体运动系统的结构、功能损伤造成四肢残缺或四肢、躯干麻痹（瘫痪）、畸形等而致人体运动功能不同程度丧失以及活动受限或参与的局限。

肢体残疾包括：

（1）上肢或下肢因伤、病或发育异常所致的缺失、畸形或功能障碍。

（2）脊柱因伤、病或发育异常所致的畸形或功能障碍。

（3）中枢、周围神经因伤、病或发育异常造成躯干或四肢的功能障碍。

2. **肢体残疾的分级**

〔肢体残疾一级〕 不能独立实现日常生活活动。

（1）四肢瘫：四肢运动功能重度丧失。

（2）截瘫：双下肢运动功能完全丧失。

（3）偏瘫：一侧肢体运动功能完全丧失。

（4）单全上肢和双小腿缺失。

（5）单全下肢和双前臂缺失。

（6）双上臂和单大腿（或单小腿）缺失。

（7）双全上肢或双全下肢缺失。

（8）四肢在末部位缺失。

（9）双上肢功能极重度障碍或三肢功能重度障碍。

〔肢体残疾二级〕 基本上不能独立实现日常生活活动。

（1）偏瘫或截瘫，残肢保留少许功能（不能独立行走）。

（2）双上臂或双前臂缺失。

（3）双大腿缺失。

（4）单全上肢和单大腿缺失。

（5）单全下肢和单上臂缺失。

（6）三肢在不同部位缺失（除外一级中的情况）。

（7）二肢功能重度障碍或三肢功能中度障碍。

〔肢体残疾三级〕 能部分独立实现日常生活活动。

（1）双小腿缺失。

（2）单前臂及其以上缺失。

（3）单大腿及其以上缺失。

（4）双手拇指或双手拇指以外其他手指全缺失。

（5）二肢在不同部位缺失（除外二级中的情况）。

（6）一肢功能重度障碍或二肢功能中度障碍。

〔肢体残疾四级〕　基本上能独立实现日常生活活动。

（1）单小腿缺失。

（2）双下肢不等长，差距在5厘米以上（含5厘米）。

（3）脊柱强（僵）直。

（4）脊柱畸形，驼背畸形大于70度或侧凸大于45度。

（5）单手拇指以外其他四指全缺失。

（6）单侧拇指全缺失。

（7）单足跗跖关节以上缺失。

（8）双足趾完全缺失或失去功能。

（9）侏儒症（身高不超过130厘米的成年人）。

（10）一肢功能中度障碍，两肢功能轻度障碍。

（11）类似上述的其他肢体功能障碍。

（五）智力残疾标准

1. **智力残疾的定义**　智力残疾是指智力显著低于一般人水平，并伴有适应行为的障碍。此类残疾是由于神经系统结构、功能障碍，使个体活动和参与受到限制，需要环境提供全面、广泛、有限和间歇的支持。

智力残疾包括：在智力发育期间（18岁之前），由于各种有害因素导致的精神发育不全或智力迟滞；或者智力发育成熟以后，由于各种有害因素导致智力损害或智力明显衰退。

2. **智力残疾的分级**

级别	分级标准			
	发展商（DQ） 0～6岁	智商（IQ） 7岁以上	适应性行为 （AB）	WHO－DASⅡ 18岁以上分值
一级	≤25	<20	极重度	≥116分
二级	26～39	20～34	重度	106～115分
三级	40～54	35～49	中度	96～105分
四级	55～75	50～69	轻度	52～95分

（六）精神残疾标准

1. **精神残疾的定义**　精神残疾是指各类精神障碍持续一年以上未痊愈，由于病人的认知、情感和行为障碍，影响其日常生活和社会参与。

2. **精神残疾的分级**　18岁以上的精神障碍患者根据WHO－DAS分数和下述的适应行为表现，18岁以下者依据下述的适应行为表现，把精神残疾划分为四级：

〔精神残疾一级〕　WHO－DAS 值在≥116 分，适应行为严重障碍；生活完全不能自理，忽视自己的生理、心理的基本要求。不与人交往，无法从事工作，不能学习新事物。需要环境提供全面、广泛的支持，生活长期、全部需他人监护。

〔精神残疾二级〕　WHO－DAS 值在 106～115 分之间，适应行为重度障碍；生活大部分不能自理，基本不与人交往，只与照顾者简单交往，能理解照顾者的简单指令，有一定学习能力。监护下能从事简单劳动。能表达自己的基本需求，偶尔被动参与社交活动；需要环境提供广泛的支持，大部分生活仍需他人照料。

〔精神残疾三级〕　WHO－DAS 值在 96～105 分之间，适应行为中度障碍；生活上不能完全自理，可以与人进行简单交流，能表达自己的情感。能独立从事简单劳动，能学习新事物，但学习能力明显比一般人差。被动参与社交活动，偶尔能主动参与社交活动；需要环境提供部分支持，即所需要的支持服务是经常性的、短时间的，部分生活需由他人照料。

〔精神残疾四级〕　WHO－DAS 值在 52～95 分之间，适应行为轻度障碍；生活上基本自理，但自理能力比一般人差，有时忽略个人卫生。能与人交往，能表达自己的情感，体会他人情感的能力较差，能从事一般的工作，学习新事物的能力比一般人稍差；偶尔需要环境提供支持，一般情况下生活不需要由他人照料。

（七）多重残疾

存在两种或两种以上残疾为多重残疾。多重残疾应指出其残疾的类别。多重残疾分级按所属残疾中最重类别残疾分级标准进行分级。

（八）我国残疾人分类统计数据

类别	人数（万）	比例（%）
视力残疾	1233	14.86
听力残疾	2004	24.16
言语残疾	127	1.53
肢体残疾	2412	29.07
智力残疾	554	6.68
精神残疾	614	7.40
多重残疾	1352	16.30
合计	8296	100

注：以上数据是根据 2006 年全国残疾人抽样调查的结果推算得出。

三、致残的主要原因

（一）遗传

遗传学是研究生物遗传与变异规律的科学，任何生物亲代与子代以及子代之间比较相似，就是遗传性的表现。遗传与变异是生物不可缺少的一种生命现象。遗传保证了各种不同生物体的稳定，变异导致了生物的不断进化。人类的变异大多数属于正常范围，如果变异程度超过正常范围，即为病理现象，就是遗传性疾病，即遗传病。遗传病是导致先天残疾的重要原因，能够导致残疾的遗传病种类并不多，以下为常见的十类：

（1）致盲遗传病：如先天性白内障、视网膜母细胞瘤。

（2）致聋遗传病：如先天性耳聋。

（3）运动障碍遗传病：如软骨发育不全、成骨不全、进行性肌营养不良、抗维生素 D 佝偻病、重症肌无力。

（4）神经精神系统遗传病：如小头畸形、脊柱裂、癫痫、精神分裂。

（5）内分泌系统遗传病：如呆小病（克汀病）。

（6）血液系统遗传病：如血友病 A、地中海贫血。

（7）先天代谢病：如苯丙酮尿症、半乳糖血症、白化病。

（8）心血管系统病：如先天性心脏病、肥厚性心肌病。

（9）性染色体异常综合征：如先天性睾丸或卵巢发育不全综合征。

（10）常染色体异常综合征：如先天愚型。

（二）疾病

致残性疾病包括上面提到的十种遗传病，另外还有脑卒中、颅脑损伤、脑瘫、脊髓损伤、脊髓灰质炎、假肥大型进行性肌营养不良症、癫痫、骨关节损伤、关节炎、地方性碘缺乏病、麻风病、高血压病、冠心病、慢性肺疾患、尘肺、糖尿病等。

（三）中毒

致残性中毒包括食源性化学中毒（如甲醛中毒导致的双目永久性失明），药物中毒（如链霉素中毒引起的耳聋），农药中毒（如四肢肌肉性萎缩），煤气中毒（严重的导致大脑功能障碍，出现偏瘫、失语、失明和继发性癫痫）等。

（四）意外伤害

意外伤害主要包括交通意外、生产事故、烧伤、烫伤、化学品灼伤、运动创伤等。

（五）有害环境

有害环境包括两大类：物理有害环境，如光学致盲（如激光致盲）、声学致残（噪声性耳聋）、电学致残（高压电致残）等；化学有害环境，如慢性钡、铅中毒导致肢体瘫痪、智力低下；生物有害环境，如寄生虫环境（脑囊虫病引发的癫痫）等。

四、残疾的预防

（一）概念

残疾预防是指在了解残疾原因的基础上，积极采取各种有效措施、途径，控制或延迟残疾的发生，减轻残疾程度。

（二）残疾的三级预防

1. **一级预防**　一级预防是要预防致残性伤害和致残性疾病的发生。换句话说，就是设法让人们不要受到伤害、不要患病，那么就不会因为伤害和疾病而导致残疾，也就是“防患于未然”。主要有以下措施：

（1）免疫接种：免疫接种包括打预防针和口服疫苗。目的是使接种者获得相应的传染性疾病的免疫力而不患这些疾病。例如：接种脊髓灰质炎疫苗、麻疹疫苗、风疹疫苗、白百破三联疫苗，以及各种抗毒免疫血清。

（2）预防性咨询与指导：预防性咨询与指导包括宣传教育与个别指导。目的是使社区民众学会预防致残性伤害和致残性疾病的方法。例如：接受婚前检查、计划生育和优生优育、平衡营养、合理运动等。

（3）预防性保健：预防性保健包括各类人群及其各个阶段的保健。目的是增进人群的健康，远离伤病与残疾，尤为重要的是预防先天性残疾。例如：育龄夫妻的保健、围产期的保健、新生儿的保健、婴幼儿的保健、学龄儿童的保健、青春期的保健，当然还有特殊职业人群的针对性保健、成年人与老年人的全方位保健。

（4）远离危险因素：远离危险因素包括远离引发伤害和疾病的所有危险因素。目的是避免这些因素对人们造成致残性影响。例如：远离寄生虫与致病性微生物，远离有害的物理因素与化学因素，远离各种可能造成伤害的环境因素等。

（5）精神卫生管理：精神卫生管理包括解决引起心理问题的事件与及时的心理疏导。目的是预防当事人发生焦虑、抑郁等精神问题与心身疾病。例如：解决人际关系恶化导致的心理压力，设法避免恶性事件造成的心理冲突与过激行为引起的血压突然升高，疏导突发事件尤其是生离死别带来的悲痛与绝望等等。

（6）倡导健康的生活方式：生活方式包括饮食起居、劳逸、嗜好等诸多方面。使大家养成科学的生活习惯，可以预防心脑血管病、糖尿病和性病等多种致残性疾病。

例如：合理调配饮食结构，规律作息，维护和谐的人际关系，保持平稳的心态，参加室外运动，戒除烟酒，远离毒品及其他不良嗜好，不与宠物同居一室等等。

（7）做好安全防护：安全防护包括个人的、家庭的和社区环境的。目的是确保人们不受到意外伤害。例如：认真照顾婴幼儿和老年人，消除家用设施与公共设施的不安全隐患，防止宠物与车辆伤人，防止打架斗殴等等。

（8）宣讲安全规则：居家安全规则与外出安全规则都要宣讲。目的是引导人们共同遵守公共规则以保证每一个个体的安全。例如：各种设施的使用规则，豢养宠物应当依据的规则，社区内的安全规则和交通规则等等。

（9）维护安全环境：安全环境要靠大家维护，包括本社区与全社会的安全环境的维护。目的是防止各方面的意外伤害。例如：不酗酒，不聚众闹事，不打架斗殴，密切看管自家的宠物以免伤人，不随便燃放烟花爆竹，保护防火设施，及时上报疫情等等。

2. **二级预防** 二级预防是在伤病已然发生之后，防止发生障碍或出现残疾。换句话说，就是设法让受到了伤害与患了病的人不至于发生残疾，也就是“既病防变”。主要有以下措施：

（1）及早发现伤病：这需要及时指导诊断与督促可疑者进行检查。目的是尽早发现问题，及时治疗，防止致残。例如：尽早发现高血压、高血糖，及早发现听力下降、视力下降，及早发现新生儿先天性疾病，如苯丙酮尿症、先天性心脏病等。

（2）定期健康检查：定期健康检查包括一年一度的普通人群体检以及特殊人群的针对性健康检查。目的是发现疾病的苗头，早期预防，力争早治，不要酿成大患，更不要致残。例如：针对新生儿的早期筛查，针对中年以上人群的心脑血管病与代谢性疾病的筛查，针对特殊工种的特殊项目检查，针对孕妇的各阶段检查，针对吸毒人员的性病方面的检查，针对疫区人员的检疫等等。

（3）控制危险因素：这里面包括戒除不良嗜好，改变不良生活方式等。目的是控制心脑血管病与糖尿病等疾病的发展。例如：戒除烟酒，控制体重，减轻精神压力，合理饮食，劳逸结合，规律作息等等。

（4）积极治疗：包括所有需要治疗的伤病，都应当遵从医嘱认真治疗。目的是尽早治愈，不留后患，更不要留下残疾。例如：用药、手术、心理调节、正骨、按摩及物理治疗等等。

（5）早期康复治疗：这里包括伤病早期的各种被动与主动的康复手段。目的是促进机体正常功能的恢复，不留残疾。例如：鼓励病人增强信心，选择正确的体位，进行功能锻炼，防止关节挛缩等等。

3. **三级预防** 三级预防是在残疾出现以后，采取综合措施，防止发生残障。换句话说，就是在发生了残疾的情况下，不要发生功能障碍，也不要继续加重残疾的程度，也就是“阻止发展”。这需要采取综合措施。

（1）进行康复咨询：康复咨询包括心理咨询与医疗咨询。目的是鼓励患者正视现实，遵从医嘱，配合治疗。例如：通过心理疏导，使患者接纳自己，鼓起勇气，以足够的信心克服困难，配合医生完成一系列的康复训练，提高自我康复的能力。

（2）开展康复训练：康复训练包括多种综合性治疗训练。目的是改善功能，减轻或防止障碍的发生。例如：肢体残疾者的运动疗法与作业疗法、聋儿的语言训练、智障儿童的音乐节律训练、盲人的定向行走训练、精神病人的文体娱乐疗法等等。

（3）使用辅助器具：辅助器具包括假肢、矫形器以及多种具有辅助功能的用品用具。目的是预防畸形，改善功能，维护生活能力。例如：为截肢者安装假腿、假手，为脊髓损伤者配置轮椅，为膝外翻者装配膝关节矫形器，为聋人配置助听器，为低视力者配眼镜等等。

（4）支持性医疗与护理：这里指的是针对性的治疗与护理措施。目的是预防并发症，改善功能状况，减轻残疾与障碍的程度。例如：为脊髓损伤者定时翻身以防止褥疮、感染，为脑卒中病人摆放正确的体位以防止肢体挛缩等等。

（5）手术治疗：这里指的是各种维护与提高功能的手术，包括矫形性、替代性与补充性手术。目的是减少残疾带来的功能障碍。例如：白内障复明术、畸形矫治手术、关节置换术、人工耳蜗植入术等。

（6）构建无障碍环境：包括社会和家庭环境，以提高残疾者活动和参与的能力，促进残疾人融入社会。

第二节 康复基本知识

一、康复的概念

康复是指综合、协调地采用医学、工程、心理、教育、职业和社会等各种手段，使残疾人和有功能障碍的伤病员的身体、感官、智能、精神和社会生活等方面的功能达到和保持在可能的最佳水平，以增强其自立能力，融入社会，提高生活质量。在康复过程中，环境的改善，康复对象及其家庭的主动参与，对康复的结局起着十分重要的作用。

二、康复的对象

康复的对象主要是残疾人和功能有障碍的伤病员。

（一）残疾人

残疾人是指在心理、生理、人体结构上，某种组织功能丧失或者不正常，日常生活或者社会活动受到持续性限制的人。残疾人包括视力残疾、听力残疾、言语残疾、肢体残疾、智力残疾、精神残疾、多重残疾和其他残疾人。据联合国统计，全球有6.5亿残疾人，占总人口的10%。根据2006年第二次全国残疾人抽样调查的结果推算，我国视力、听力、言语、肢体、智力、精神和多重残疾人共有8296万，占全国总人口的6.34%。

（二）伤病员

这里指的伤病员主要是功能存在障碍而影响生活、学习、工作和参与社会生活的老年人和慢性病患者。

1. **老年人** 是指60周岁以上的庞大群体。据报道，目前我国60岁以上老年人已达1.69亿，超过总人口的10%，说明我国已进入老龄化社会。老年残疾人占总残疾人数的53.24%。老年人在身体结构、生理、心理上均有不同程度的退化，体弱易致伤病，活动和参与能力常受到不同程度的限制，需要社区康复工作的帮助。

2. **慢性病患者** 我国慢性病患者已超过4亿人，主要疾病为高血压、脑卒中、冠心病、心力衰竭、糖尿病、血脂异常、慢性阻塞性肺病、肥胖症等。慢性病患者长期处于患病状态，不仅体能下降、精神受创、活动受限，而且这些疾病的致残率很高，严重影响人们的生活质量，很需要进行康复的预防、治疗和管理。

三、康复的领域

康复的领域包括医疗康复、教育康复、职业康复、社会康复等方面。

（一）医疗康复

应用医学技术和方法对伤病者和残疾人进行康复诊断、功能评估及康复治疗护理，促进身心康复。医疗康复包括使用心理咨询和各种临床康复手段。

（二）教育康复

使残疾人（首先是学龄残疾儿童和青少年）在教育上达到康复的目标，即能够入学接受教育；同时也指通过接受学校教育促进全面康复。

（三）职业康复

使青年和中年残疾人在就业和职业工作上能够达到康复的目标；包括就业前的职业能力的评估和训练，帮助就业上岗或自谋生计，以及就业后在职业工作上的评估和支持。

（四）社会康复

使残疾人在享受公民的社会权益和在社会生活上能达到康复的目标，也就是能够有平等的机会参与社会生活，在上学、就业、医疗、住房、交通、政治经济生活、文化体育生活等方面不受歧视，并能履行力所能及的社会职责。此外，社会康复也引导和帮助残疾人通过参与社会生活，促进全面康复。

四、康复的途径

（一）康复途径的具体内容

康复的途径主要包括四个方面：即机构康复、社区康复、延伸服务和信息服务。

1. **机构康复** 机构康复是指综合医院的康复科或专门的康复机构（康复医院或康复中心）利用较完善的设备和较高的专业技术对病伤残者开展康复医疗、功能训练、心理疏导、辅助用具服务、职业和社会适应等多方面的康复。康复对象要到医院接受康复服务。

2. **社区康复** 社区康复是指在政府领导下，相关部门密切配合，社会力量广泛支持，残疾人及其亲友积极参与，充分利用社区的人力、物力、政策、信息、文化等资源，为病伤残者就近就便提供康复治疗、训练指导、康复护理、知识普及、残疾人亲友培训、用品用具及咨询转介等多种全面的康复服务。

3. **延伸服务** 延伸服务是介于机构康复和社区康复之间的一种服务形式，主要以机构康复为基地，组织具有一定水平的康复技术人员为病伤残者提供上门的康复服务，以解决康复中一些较疑难的问题，包括家庭病床、包户服务、医疗队等形式。

4. **信息服务** 信息服务是指通过多种媒体、信息网络等现代传播设施和技术，把康复知识和技术发送到康复机构、社区和家庭，为病伤残者提供服务。

（二）康复途径的相关关系

以上康复途径应构成区域的康复网络，建立双向转诊、转介制度，使病伤残者在不同阶段得到不同层次的及时、系统、连续的康复服务，以提高康复的经济效益和社会效益。机构康复和社区康复是最基础和最主要的，其中社区康复是绝大多数病伤残者得到康复服务的有效途径。

五、康复的基本原则

（一）功能训练

功能训练着眼于保存和恢复人体的功能活动能力，包括运动、感知、心理、语言交流、日常生活、职业活动和社会生活等方面的能力，重视功能的检查和评估，采取多种方式进行训练，尽可能满足残疾人和功能障碍者对功能康复的需求。

（二）全面康复

全面康复是从生理上（身体上）、心理上（精神上）、职业上和社会生活上进行全面的、整体的康复。康复的对象不仅是有功能障碍的器官或肢体，更重要的是整个人。从这一意义上来说，全面康复也就是整体康复，是使残疾者在医疗康复、教育康复、职业康复、社会康复等领域全面地得到康复。

（三）融入社会

人是在社会中生活的。残疾使残疾者暂时离开社会生活的主流。康复最重要的目的是使残疾者通过功能的改善和环境条件的改善而能重返社会、融入社会，成为社会上有用的成员，重新参加社会生活，履行社会职责。

有能力参加社会生活，是人类健康的重要标志。世界卫生组织对健康所下的定义是："在身体上、精神上和社会生活上处于完全良好的状态，而不仅仅是没有病或衰弱。"人们为了能参加社会生活和履行社会职责，必须具备以下六方面的基本能力：意识清楚，有辨人、辨时、辨向的能力；个人生活能自理；可以行动（步行或乘坐交通工具或利用轮椅）；可进行家务或消遣性作业；可进行社交活动；有就业能力，以求经济上能自给。康复工作就是为了帮助患者恢复以上能力，促使患者重新与社会相结合。

（四）提高生活质量

生活质量反映出残疾人或伤病者在日常生活各方面的能力水平和个人感受，主要体现在健康状况，职业和工作状况，经济状况，婚姻、家庭及居住环境状况，业余休闲生活状况，参与社会生活和政治生活状况，个人对生活的心理感受等方面。通过康复治疗带动全面康复，其结果必然使残疾人或伤病者受到良好的影响，从而提高生活质量。

第二章　社区康复基本知识

第一节　社区基本知识

社区康复自20世纪70年代末期开始被倡导，是相对于传统康复途径的一种新的康复服务理念，即统筹利用康复资源，充分发挥康复对象及其家庭成员的主动性，在城乡社区和家庭，为残疾人、老年人、慢性病人和其他需要康复的人，提供就近就便的全面康复服务，具有经济、有效、可行的特点，适合于在世界各国，特别是在发展中国家推广。我国自20世纪80年代末期开始进行社区康复试点，至今已20余年，人们对社区这一从西方翻译过来的专业名词的理解也不断实际化。当前，我国正在大力加强社区建设，医疗、卫生、社会服务等各项工作都正在向社区延伸，因此，了解社区的概念及其在实践中的界定，对社区康复纳入社区建设规划，融入社区卫生服务、社区生活服务等各项业务范畴，推动社区康复工作健康发展十分必要。

一、社区的定义

社区一词在希腊语中指“友谊”或“团契”之意。社区一词传入我国是在20世纪30年代，仅作为一个学术名词而已。多年来，社会学家与实际工作者将理论和实践相结合，提出了广义的社区内涵和社区康复中的社区内涵两种定义。

（一）广义的社区内涵

从广义上讲，普遍认为“社区是指进行一定的社会活动，具有某种互动关系和共同文化维系力的人类生活群体及其活动区域”。社区，作为社会的一部分，对于社会在整体上达到良性运行及协调发展，起着重要的作用。因此，凡符合以上条件的都可称之为社区。地域可大可小；人群可多可少；功能可繁可简；范围可城市可农村；行政管理体制可一级可多级……

社区是人类生活的基本场所，社区是地理空间与社会空间的结合，社区人群多具有共同的行为规范、生活方式和社区意识，人们在从事各种活动中，结成了相互关系，并利用国家政府机构对社区的支持，调动社区成员的积极性，利用社区自身力量发展社区，使之更加完善。

（二）社区康复中的社区内涵

2004年世界卫生组织、联合国教科文组织、国际劳工组织联合发表的《关于残疾人社区康复的联合意见书》再次明确了社区康复是以社区为基础的康复。这里的“社区”广义地讲就是基层，具体地讲就是残疾人生活的区域，以使残疾人能够得到有效、经济、方便、综合、连续的康复服务。根据我国行政管理特点，社区康复工作依托自上而下的网络实施，即以区、县为指导，街道、乡镇为平台，居（村）、家庭为基础。县、区是国家康复服务任务下达的行政区，承担组织管理、综合协调、督导检查、统计汇总等任务；街道、乡镇也是一级政府，便于协调工作、统筹资源、贴近残疾人，是直接服务和指导居（村），使康复服务覆盖面从地域上和人数上扩大的最关键的核心行政区；居（村）——包括新型的社区居民委员会，随着改革的深入，更具功能性，与社区居民的关系越来越密切，居（村）民委员会最了解辖区残疾人和其他康复对象的康复需求、实际困难和家庭情况，能组织人力，提供因人而异、因地制宜的有针对性的康复服务内容，因此是落实各项康复服务的基础；而家庭则是绝大部分残疾人和康复对象所在之处，一方面需要得到康复基本知识、提高自我康复意识，靠残疾人自身和家人帮助积极进行康复训练，另一方面也需要得到“不出门”的康复服务，这对于重残人更为重要。因此，对社区康复中的社区，不应机械地去界定，更重要的是不断理解其内涵。

二、社区的基本要素

一个社区的构成应具有以下基本要素：

（一）地域（社区区位）

一定的地域，即占据一定的地理空间。这里所说的地理空间，不是单纯的自然地理区，而是指地理空间与社会空间这两方面的结合。在一个地理空间中，可同时存在多个社区。如北京市，在地图上占据一定的地理区域，同时又包括许多城乡社区，如街道、乡镇等。

（二）人群（社区人口）

一定的人群，即社区拥有一定数量、素质、结构分布的人的群体。社区的存在离不开社区中人的存在，社区中不同的人的构成，就形成了不同社区的不同人的群体。如城市社区人群具有与农村社区人群不同的特征。城市社区人群具有范围大、联结强度低、人口分布密度大、人际关系持久性低、文化层次相对高等特点。

（三）文化维系力（社区文化）

一定的文化维系力，即社区人群在长期的生产活动、社会活动及其他活动中，由于具有共同的利益、共同的需要、共同的问题等，而产生了共同的行为规范、生活方式、宗教信仰、文化传统、民风民俗等，这就是社区的文化维系力。不同社区有着不同的文化。如城市社区文化的特点是具有较多的机构组织及规章制度，较明显的世俗化，导致人们在实际生活中更加追求实用与实际。城市社区的物质生活及文化生活均较丰富，生活节奏快，工作规律性强等。

（四）社会活动及其互动关系（社会活动）

各种社会活动及其互动关系，是社区的核心。不论城市社区还是农村社区，经济活动都是最重要的社会活动，但是由于城市社区与农村社区经济活动的内容不同，因而人们在城市社区的工业生产活动中和人们在农村社区的农业生产活动中所建立起来的相互关系也就不同。人们在经济的、政治的、文化的各种活动和日常生活活动中形成各种关系并相互作用，这样就产生了不同形态的社区。城市社区相对地较农村社区人口集中、成分复杂、社会活动频繁、生活方式多样、群体和组织结构较复杂、家庭规模及职能逐步缩小，政治、思想、文化相对发达等。

三、社区的分类

纵观社区发展过程，社区由原始社会的氏族公社，经农村公社、古代城市，发展到当代大城市。社会学家依照不同的原则，对社区进行了分类研究。这里介绍按照空间的特征进行的社区分类。（表 2－1－1）

表 2－1－1　按空间特征进行的社区分类

空间性的	法定社区	省（自治区、直辖市）、市、县（市、区、旗）、街道（乡）、居（村）委会等
	自然社区	城市、农村、自然街、镇、村落等
	专能社区	经济特区、工业社区、文化社区、生活社区等
非空间性的	精神社区	职业社区、宗教社区、种族社区等

法定社区即地方行政区，其在地图上有明确的标示，在法律上有明文规定。自然社区即人类生产和生活中自然形成的定居区。以上两种类型的社区有时是重合的，如大城市既包含有城市社区，也包含有乡镇社区、街道社区等。专能社区即人们从事某种专门活动而形成的占有一定地域空间的聚集区，表中未列举的如矿山、学校、部队等都属于专能社区。精神社区即空间上无共居地，但有着共同的生活方式、信仰、成员感等，如分散在世界各地的犹太人就可以称为一个精神社区。

四、社区的功能

一般说来，社区有五种重要功能：

（1）满足生活需求功能：社区有一套生产、分配以及销售的体系，提供给社区内成员日常生活的必需品。

（2）社会化功能：社区有一套社会化的体系，将社区内最重要的价值观及行为模式，由上一代传到下一代。社区内学校以及其他社会机构都有其社会化的功能。

（3）社会控制功能：社区有一套社会控制体系，用以鼓励人们遵守社会规范，以维护社会秩序，同时也用以惩罚违反社会规范的人。

（4）社会参与功能：社区有一套社会参与的体系，促进社区内人们相互往来与互动，并提高社区的价值整合能力。

（5）社会互助功能：社区有一套互助体系，使社区内的人群互相帮助、互相支援。

第二节　社区康复

一、社区康复的定义

随着社区康复在全球的不断深入开展，其定义也在不断地更新、完善，各国结合实际情况对社区康复的定义及内涵都有着不同的理解。世界卫生组织等国际组织，曾多次对社区康复定义进行修订，以适应残疾人的康复需求和全球社区康复发展现状。

（一）世界卫生组织的定义

1981 年世界卫生组织康复专家委员会对社区康复所下的定义是："在社区的层次上采取的康复措施，这些措施是利用和依靠社区的人力资源而进行的，包括依靠有残损、残疾、残障的人员本身，以及他们的家庭和社会。"

（二）联合国三大组织的定义

1994 年世界卫生组织、联合国教科文组织、国际劳工组织联合发表的《关于残疾人社区康复的联合意见书》对社区康复做了新的定义："社区康复是社区发展计划中的一项康复策略，其目的是使所有残疾人享有康复服务，实现机会均等、充分参与的目标。社区康复的实施要依靠残疾人、残疾人亲友、残疾人所在的社区以及卫生、教育、劳动就业、社会保障等相关部门的共同努力。"

2004 年国际劳工组织、联合国教科文组织、世界卫生组织对社区康复的《2004 联合意见书》中阐明社区康复是以社区为基础的康复，是为残疾人康复、机会均等、减少贫困和社会包容的一种战略。社区康复通过残疾人及其家属、残疾人组织和残疾人所在社区以及相关的政府和民间的卫生、教育、职业、社会机构和其他机构共同努力贯彻执行。

（三）我国的社区康复定义

根据国际上对社区康复所下的定义，结合我国国情和社区康复实践，目前我国对社区康复所下的定义为：社区康复是社区建设的重要组成部分，是指在政府领导下，相关部门密切配合，社会力量广泛支持，残疾人及其亲友积极参与，采取社会化方式，使广大残疾人得到全面康复服务，以实现机会均等、充分参与社会生活的目标。

二、社区康复的特点

（1）战略位置：社区康复是社区发展的一项战略，是实现残疾人“人人享有康复服务”的基本策略，应纳入社区建设规划中。

（2）管理方式：政府领导、多部门参与，各司其职、协调运作，同时充分发挥非政府组织、社会和个人的力量，形成社会化的管理方式。

（3）服务层面：服务于城乡基层社区。根据社区内康复对象的康复需求，社区经济发展和康复资源的状况等，因地制宜地制订社区康复服务规划，在社区和家庭为康复对象提供就地、就近、便利的康复服务。

（4）服务对象：残疾人是社区康复服务的主要对象。此外，慢性病人、老年人等需要康复服务的人群也是社区康复服务的对象。

（5）病伤残者的角色：社区康复服务强调病伤残者作为主动参与的一方，而不是被动接受治疗的一方。他们及他们的亲友应参与康复计划的制定和实施，主动、积极开展康复训练。

（6）技术支持：有技术资源中心和专家指导组的指导，采取实用的康复技术，有各部门、各专业共同组成的转介服务系统，以实现病伤残者的全面康复。

（7）效果与效益：资金投入少，服务覆盖面广，康复效果良好。

（8）康复训练：训练场所就地、就近；训练方法简单易行；训练器材因陋就简；训练时间经常、持久。

三、社区康复的产生和发展

（一）国际社区康复的产生和发展

“康复”的概念产生于 19 世纪，初始阶段的康复仅仅是为残疾人在一些小型的康复机构中提供护理照顾、救助服务，残疾人有可能终生在这些机构中度日。

第二次世界大战后形成了较完整的康复概念，现代康复疗法也逐渐系统化，对残疾人的康复服务，大都在医疗和康复机构中进行。那一阶段出现了美国的科技型、西欧诸国的福利型、日本的集科技与福利为一体的复合型共三种康复模式。这种方式的康复服务虽然可以解决较复杂的残疾问题，但费用较高，周转率低、覆盖面小，更为不利的是，残疾人长期被限制在康复机构里，不能参加正常的家庭生活与社会活动，严重阻碍了残疾人重返社会的进程。20 世纪 70 年代初，发达国家发现，定位在家庭与社区水平的康复服务可弥补机构式康复的许多不足。英国就通过全民健康服务系统，由全科医生负责所辖卫生区域中残疾人康复的服务方式，获得了较好的效果。

1976 年世界卫生组织提出一种新的、有效的、经济的康复服务途径，即社区康复，以扩大康复服务覆盖面，使发展中国家的残疾人也能享有康复服务。

1978 年阿拉木图国际初级卫生保健会议确定了在初级卫生保健中应包括保健、预防、治疗和康复，要求在社区层次上为包括残疾人在内的居民提供人群的保健和疾病的预防、治疗和康复服务。

1979 年世界卫生组织加强了对社区康复专业的技术管理，初步规划出社区康复的模式，由海兰德博士等人完成了《在社区中训练残疾人》手册的初稿，并在 9 个国家试点使用。

1981 年联合国确定国际残疾人节，社区康复进一步得到重视。为促进全球领域的合作，制定了残疾人十年（1983 ~ 1992 年）社区康复全球发展规划，同年世界卫生组织专家委员会为社区康复下了定义。

1983 年世界卫生组织全面管理社区康复并得到联合国众多组织的支持。国际劳工组织制定了农村开展残疾人职业康复的对策；联合国教科文组织实施“一体化教育”项目；联合国难民事务署高级专员办事处在难民营中开展社区康复；联合国儿童基金会开展残疾儿童社区康复项目；联合国开发计划署支持社区参加预防项目；同年《在社区中训练残疾人》手册经改编译成 15 种文字。

1985 年英国伦敦大学开设“社区康复计划与管理”课程，全球性培训与地区性培训工作迅速开展，有些国家还专门设立了社区康复专业学位，在发达地区和欠发达地区建立了不少社区康复培训中心。

1992 年世界卫生组织大会对全球社区康复发展进行了评估，专题报告中指出，“社区康复虽在全球有所发展，但从整体上看，仍然落后于保健、预防和治疗的发展水平”。

1993 年在联合国开发计划署任职的海兰德博士出版了《偏见与尊严——社区康复介绍》一书，指出“社区康复仍是一个学习的过程，还没有一个现成的蓝图”。同年该署的图尔强博士开发了一套对康复项目进行监测和结果分析的计算机软件评估系统，突出了社区康复评估中应注意的相关性、达标性、影响性和持续性。

1994 年联合国发表了“残疾人机会均等标准规则”，同年国际劳工组织、联合国教科文组织、世界卫生组织发表了“关于残疾人社区康复的联合意见书”，进一步明确了社区康复目标、概念和实施方法，指出："社区康复是在社区内促进所有残疾人康复并享受均等机会和融入社会的一项战略"；"社区康复的实施有赖于残疾人自己及其家属，所在社区以及卫生、教育、劳动就业与社会服务等部门共同努力"；"社区康复可持续发展的关键是'务实'、'灵活'、'支持'、'协作'"。

1999年《偏见与尊严——社区康复介绍》一书再版，更新的观念对全球残疾发生情况，康复需求情况，社区康复的定义、管理框架、技术要素、监测评估以及未来发展预测等方面进行了全面阐述。

2004年国际劳工组织、联合国教科文组织、世界卫生组织再次明确了社区康复的定义和内涵。

纵观社区康复发展史，可以看出，社区康复以城乡社区为基地，以解决广大残疾人的康复需求为前提，以政府支持和社会各界为保障，以实用康复技术为训练手段，积极动员残疾人及其家属参与，已形成了国际化发展的趋势。近年来，社区康复作为社区发展的一项战略，已进入了一个多元化、快速发展的新阶段。

（二）我国社区康复的产生和发展

随着我国国民经济的迅速发展和人民生活水平的逐步提高，人们对康复服务的需求发生了很大变化。康复服务的对象主要是残疾人和有各种功能障碍以致影响正常生活、学习和工作的慢性病人和老年人。在我国，以上三种康复对象的人数超过2亿，如再加上一些急性伤病的患者和手术前后的患者，需要康复服务的人数还不止于此，而且他们中大多数人生活在农村。

然而，我国现有的康复服务体系难以适应这一庞大康复服务群体的需要。加上康复人才的缺乏，机构式康复的高费用和康复资源的不合理配置，导致相当数量的康复对象得不到就地、就近、经济有效的直接康复服务。为改变这一落后的康复服务现状，我国1986年正式开展了社区康复工作。20余年来，我国的社区康复实践不断顺应医疗卫生、社会保障的改革和残疾人事业的发展，已取得了较大的成绩，在此基础上，正在探索由社区建设、社会保障、社区卫生服务等相关领域互相融合且协调发展的格局与方法。在过去20余年的发展过程中，我国的社区康复经历了四个阶段。

1. **起步阶段（1986～1990年）**　1986年，世界卫生组织在香港和菲律宾举办了"现代康复原则、计划与管理"研讨班，为我国培训了十余名社区康复骨干；同年我国专业人员将世界卫生组织编写的《在社区中训练残疾人》手册翻译成中文出版发行；年底，国家卫生部在山东、吉林、广东、内蒙古四省（区）城乡开展了社区康复试点工作，其中广州中山医科大学在广州市金花街道进行的试点成效突出，影响广泛，试点在社会发动、组织管理、技术支持、医疗康复训练以及实现残疾人全面康复目标等方面进行了大胆探索，取得了具有示范性的经验。

与此同时，国家民政部倡导在城市开展社区服务，在为社区全体居民提供的系列服务中包含了对残疾人的康复服务，特别是在促进残疾人职业康复和社会康复方面要做出有益的贡献。

中国残疾人联合会自成立以来就认识到了社区康复是使我国绝大多数残疾人享有康复服务的最好途径，并与各部门积极协作，对社区康复试点地区进行了考察，召开了社区康复研讨会，并培训社区康复专门人才。1988 年开始实施“中国残疾人事业五年工作纲要”，开展了白内障复明手术、小儿麻痹后遗症矫治手术、聋儿听力语言训练，此即抢救性的三项康复。五年工作纲要时期，超额完成了各项任务指标，同时奠定了开展社区康复的基础。

2. 试点阶段（1991～1995 年） 国家制定了“中国康复医学事业‘八五’规划要点”和“中国残疾人事业‘八五’计划纲要”等国家计划。明确规定了在此期间要逐步推广社区康复，把康复医疗落实到基层，康复医疗机构作为技术指导中心，既进行残疾预防和康复医疗，又承担培训人才和科研的任务，同时指导社区康复工作。“八五”期间要求，各省、自治区、直辖市都要进行社区康复试点，已经搞了试点的要进一步扩大试点范围，并及时总结经验。

“社区康复实施方案”作为一项独立方案纳入《中国残疾人事业“八五”计划纲要》中。“八五”期间在全国 62 个县（区）进行了社区康复示范工作。示范地区残疾人康复服务覆盖率超过 75%，社区康复工作内容除“老三康”外，还增加了低视力康复、精神病防治康复、智力残疾预防和康复、残疾人用品用具供应服务等。试点工作在建立社区康复工作体系、确定服务内容、开展人才培训和社区康复评估等方面都取得了经验。

国家民政部在“八五”期间，以社区服务为载体，以社会福利机构为基地，以社会支持为背景开展了社区康复，使福利机构由过去的封闭型、救济型、供养型，发展成为开放型、福利型和康复型。

特别需要指出的是，1990 年颁布实施的《中华人民共和国残疾人保障法》，使社区康复有了法律保障。

3. 社会化方式初步推广阶段 自“九五”（1996～2000 年）开始，中国残疾人社区康复工作进入了采取社会化方式推进的阶段。

《中国残疾人事业“九五”计划纲要》确定的康复工作目标是：完善社会化的康复服务体系，以社区和家庭为重点，广泛开展康复训练，使残疾人普遍得到康复服务；同时实行一批重点工程，使 300 万残疾人得到不同程度的康复；开发供应一批急需、适用的特殊用品和辅助用具，帮助他们补偿功能，增加能力。《康复训练与社区康复服务“九五”实施方案》明确规定系统训练肢体残疾者 10 万名、聋儿 6 万名、智力残疾儿童 6 万名，并使 120 万名重症精神病人得到综合康复。“九五”期间为社区康复社会化进行了有益探索和实践。

进入“十五”（2001～2005 年），社区康复被摆到更加突出的位置，要求将社区康复工作纳入社区建设规划，融入社区卫生服务、社区服务和特殊教育等部门的业务范围，并开拓了脑瘫儿童康复训练、成年智力残疾人康复训练服务、盲人定向行走训练服务和麻风病畸残康复等业务领域。

4. **发展新阶段**　2002 年，第三次全国残疾人康复工作会议召开，提出到2015 年实现残疾人“人人享有康复服务”的宏伟目标，将“积极推进社区康复，把康复服务引入家庭”作为实现这一目标的主要措施。2004 年召开了全国残疾人社区康复工作会议，明确提出“推进社区康复，夯实服务基础，实现残疾人‘人人享有康复服务’的奋斗方向”。2005 年，中国残联、卫生部、民政部联合，先后出台了《关于印发〈进一步将社区康复纳入城乡基层卫生服务的意见〉的通知》、《关于开展全国残疾人社区康复示范区培育活动的通知》，进一步推动了各地康复工作的开展。2006 年，卫生部、民政部、财政部、公安部、教育部、中国残联六部门共同制定了《中国残疾人“人人享有康复服务”评审方案》，要求各地认真做好《中国残疾人“人人享有康复服务”评价指标体系（2005 ~2015 年）》的使用和评审工作。《中国残疾人事业“十一五”发展纲要》将社区康复实施方案再次调整为各项康复工作的龙头方案，残疾人社区康复工作迈入了新的发展阶段。

（三）社区康复工作成效

1. **残疾人社区康复纳入国家计划**　自“八五”以来，残疾人社区康复连续被纳入国家发展残疾人事业五年计划纲要，制订了配套实施方案。各级政府不断提高对社区康复工作重要性的认识，也将相应工作纳入本地经济和社会发展规划，明确措施，加大投入。中央及地方各有关部门在推进城市社区建设、发展社区卫生服务以及改革农村卫生事业的相关工作时，也逐步将残疾人社区康复纳入其中，为社区康复工作的开展创造了有利的政策环境。国家残疾人事业发展计划的成功实施以及各地政策的成功实践，初步探索出一条从实际出发、符合国情的残疾人社区康复工作之路。

2. **初步建立社会化的残疾人社区康复服务体系**　国家和地方分别成立了由政府及相关部门组成的残疾人康复工作办公室，负责社区康复工作的组织管理和协调实施，形成了社区康复的组织管理网络；国家成立了残疾人社区康复技术指导组，制定技术标准，编写培训教材，培训技术骨干，并深入地方指导工作，推广实用技术，省、市、区（县）相应建立技术指导组，确定专业机构为当地技术指导中心，面向基层培训工作人员，传授训练方法，普及康复知识，形成了技术指导网络；各地以社区为基础、家庭为依托，充分发挥社区卫生服务中心（站）、乡镇卫生院、社区服务中心、学校、幼儿园、福利企事业单位、工疗站、残疾人活动场所等现有的机构、设施、人员的作用，为残疾人提供就地就便的康复服务，初步形成了社区服务网络。这三个网络的形成，搭建了社会化的社区康复服务体系，形成了政府主导、部门协调、社会各界广泛参与的社会化工作机制。

3. **残疾人社区康复工作逐步规范**　各地积极按照国家计划及配套实施方案的统一要求开展工作，社区康复工作逐步规范。地方各级残联牵头，结合工作需要，成立了社区康复工作领导小组、各类残疾人康复技术指导中心、社区残疾人康复站，完善了社区居（村）委会的康复工作职责和工作制度，并对执行情况进行考核，推进了社区康复工作的制度化建设。社区康复工作流程及内容也更加明确，各地按规范流程培训调查人员，开展入户与社会调查，为有康复需求的残疾人建档立卡，做好服务记录。全国残疾人康复工作办公室制定了市辖区（县、市）、街道（乡镇）、社区居（村）委会三个层面的社区康复工作检查评估标准。民政部、卫生部、中国残联共同制定了全国残疾人社区康复示范县（市、区）工作标准，明确评估内容、检查项目、检查方法和评分办法，按分类指导的原则，确定不同地区的达标水准，为开展社区康复工作目标管理提供了量化依据。

4. **残疾人受益面不断扩大，康复意识不断增强**　经过努力，残疾人社区康复工作在各级政府和有关部门的大力支持下，在社会力量和残疾人的参与下，积极探索、大胆实践，社区康复实施面不断扩大，截至2008年底，全国共建立康复服务机构和场所2万多个，基层社区康复服务能力得到提高。残疾人康复意识不断增强，受益残疾人不断增多，康复训练质量逐步提高，连续超额完成国家社区康复工作任务。康复服务工作实施面——市辖区和县（市）分别达到807个和1569个，全国已有近2000万残疾人在各种形式的康复服务中得到不同程度的康复，社区康复发挥了基础支撑作用。

5. **这20余年积累的基本经验**

（1）坚持政府主导，部门配合，共同推进残疾人社区康复。

（2）坚持社会化工作方式，积极引导、鼓励社会力量参与残疾人社区康复服务。

（3）坚持“低投入、广覆盖”，推广适宜的康复技术，满足广大残疾人的基本康复需求。

（4）坚持分类指导，因地制宜，结合各地经济社会发展水平，组织开展残疾人社区康复服务。

四、社区康复的基本原则

社区康复服务在国际上已开展30余年，呈现出多种模式发展的趋势。不论采取何种模式，都应遵循社区康复服务的基本原则，其最终目标应是：使所有的康复对象享有康复服务，使残疾人与健全人机会均等，充分参与社会生活。

（一）社会化

1. **重要意义**　康复对象通过社区康复服务，不仅要实现功能训练、全面康复，而且还要实现融入社会、提高生活质量的最终目标，这就需要多部门、多组织、多种人员和力量的共同参与。社区康复是社区建设的一部分，也是社区发展的一部分。社区康复服务只有坚持社会化的工作原则，才能顺利实施。

2. **内涵**　所谓社会化的工作原则是相对于封闭、孤立、一家包揽的工作方式而提出的，具体是指：在政府的统一领导下，相关职能部门各司其职，密切合作，挖掘和利用社会资源，发动和组织社会力量，鼓励残疾人及其亲友参与，共同推进工作的原则。社区康复服务自始至终均应遵循这一原则。

3. **具体体现**　社会化工作原则主要体现在以下五个方面：

（1）成立由政府领导负责，卫生、民政、教育等多个部门参加的社区康复服务协调组织，制定政策，编制规划，采取措施，统筹安排，督导检查，使社区康复服务计划顺利、健康地实施。

（2）相关职能部门将社区康复服务的有关内容纳入本部门的行业职能和业务领域之中，共同承担社区康复服务计划的落实。

（3）整合和利用康复资源，在设施、设备、网络、人力、财力、政策和信息等方面，打破部门界限和行业界限，实现资源共享，为康复对象提供全方位的服务。

（4）广泛动员社会力量，充分利用传播媒介，宣传和动员社会团体、中介组织、慈善机构、民间组织、志愿者、残疾人及其亲友，积极参与社区康复服务，在资金、技术、科研、服务等各方面提供支持。

（5）创造良好的社会氛围，发扬助人为乐、无私奉献的精神，为残疾人和其他康复对象热忱地服务。

（二）社区为本

1. **社会趋势**　随着经济的发展和社会的进步，人们对社会保障、医疗卫生、大众教育、社会生活等方面的需求不断增加，近年来出现了社区化发展的趋势，如社区服务、社区卫生、社区教育、社区文化等，即向社区大众直接提供各种服务。改革开放方针的施行和中华民族邻里互助的美德极大地促进了我国康复服务的社区化发展。

2. **内涵**　以社区为本，就是社区康复服务的生存与发展必须从社区实际出发，必须依靠社区内部的力量，使社区康复服务做到社区组织、社区参与、社区支持、社区受益。

3. **具体体现**　社区为本工作原则主要体现在以下五个方面：

（1）以社区残疾人康复需求为导向提供服务：每个社区的康复对象的构成不同，需求也不同。有些地区老年人的比例逐年增高，有些地区流行病造成的慢性病人增多，各社区的残疾人构成情况也存在着差异。因此，只有根据社区内康复对象的具体需求制定的社区康复服务计划，才是切实可行的。

（2）把社区康复服务纳入当地经济与社会发展计划和两个文明建设之中：政府统筹规划，加强领导，协调有关部门，按照职责分工承担相关的社区康复服务工作，使社区康复服务成为在社区政府领导下的、社区有关职能部门各司其职的政府行为。

（3）充分利用社区内部资源，实现资源利用一体化：社区康复服务是一个社会化的系统工程，需要社区多种资源的合理布局、充分使用。打破部门、行业界限，实现社区资源共享，才可能挖掘出社区康复工作持久发展的物质资源。国内外实践证明，大多数依赖于国外或社区外支持开展的社区康复服务项目，都因为未充分利用社区内部的资源，而当项目结束、外援撤出后，社区康复服务也逐渐萎缩，甚至停滞。因此，只有充分利用社区内部的资源，才能使社区康复服务持续发展。

（4）社区残疾人及其亲友主动参与、积极配合：残疾人要树立自我康复意识，发挥主观能动性进行自我康复训练。残疾人亲友要及时反映家中残疾人的康复需求，帮助实施康复训练计划。另一方面，残疾人及其亲友也可以参加社区助残志愿者和康复员队伍，为社区中的其他残疾人和康复对象提供力所能及的相关服务。

（5）根据本社区病伤残的发生及康复问题，有针对性地开展健康教育：我国是一个人口众多、地域辽阔、社会经济发展不平衡、文化习俗各异的多民族国家，每个社区具有不同的疾病、损伤、残疾情况和康复需求，应根据社区中常见的、危害严重的致病、致残因素，有针对性地开展诊断、治疗、预防、保健、康复等一系列健康教育，普及相关知识，不断增强社区大众防病、防残和康复的意识，不断提高社区人群的健康素质。

（三）低成本、广覆盖

1. **内涵**　低成本、广覆盖是我国卫生工作改革的一个原则，也是社区康复服务应遵循的原则，是指以较少的人力、物力、财力投入，使大多数服务对象能够享有服务，即获得较大的服务覆盖面。具体地说，在社区康复服务中，以较少的投入，保障康复对象的基本康复需求，使大多数康复对象享有基本的康复服务。

2. **意义**　我国尚处于社会主义初级阶段，不能盲目追求康复机构在规模和数量上的发展，而是要加强康复资源的有效利用，提高康复服务质量，走低水平、广覆盖、低投入、高效益的道路。据国外统计：机构式康复人均费用约为 100 美元，仅覆盖了 20% 的康复对象；而社区康复服务人均费用仅 9 美元，却覆盖了 80% 的康复对象。据国内统计，以脑瘫儿童康复为例：由于床位有限，加之大多数脑瘫儿童受经济、交通、陪护等条件的限制，很少能到机构进行康复训练；少数能到康复机构进行训练的，三个月为一个疗程，费用近万元。社区康复服务可以就地就便，甚至于在家庭中开展训练，不受疗程的限制，可以长期进行，且经济投入仅数百元就可以满足训练的设备要求。

（四）因地制宜

社区康复服务既适合于发达国家，也适合于发展中国家，其目的是使大多数康复对象享有全方位的康复服务。由于我国各地在经济发展水平、文化习俗、康复技术及资源、康复对象的康复需求等方面有很大的差异，因此，只有根据实际情况，因地制宜地采取适合于本地区的社区康复服务方法，才能解决当地的康复问题。例如：在经济发达地区的社区康复服务可以兼顾到经济效益，为康复对象提供的各项康复服务可以是有偿的；在设施设备方面，多具有专门的训练场所，设置有现代化的康复评定、康复治疗和康复训练等设备；在训练地点方面，以专业人员、全科医生、护士在康复机构中直接为康复对象提供服务为主，以家庭指导康复训练为辅；采取的是现代康复技术，如运动疗法、作业疗法、物理疗法、语言疗法、现代康复工程等。在经济欠发达地区是以“低成本、广覆盖”为主，即以成本核算、收支相抵的低偿或无偿方式提供服务；在设施方面，利用现有场所或采取一室多用的方式提供康复服务；在设备方面，以自制的简便训练器具为主；在训练地点上，采取以家庭训练为重点，在康复人员的指导下，以康复对象进行自我训练为主；主要应用的是当地传统的或简单的康复技术。

（五）技术实用

要想使大多数康复对象享有康复服务，必须使大多数康复人员、康复对象本人及其亲友掌握康复技术，这就要求康复技术必须易懂、易学、易会，因此康复技术应注意在以下几个方面进行转化：

（1）现代复杂康复技术向简单、实用方向转化。

（2）机构康复技术向基层社区、家庭方向转化。

（3）城市康复技术向广大农村方向转化。

（4）外来的康复技术向适用于本地的传统康复技术转化。

（六）康复对象主动参与

社区康复服务与传统的机构式康复服务的区别之一，是康复对象角色的改变——使其由被动参与、接受服务的角色，成为主动积极参与的一方，参与康复计划的制定，目标的确定，训练的开展以及回归社会等全部康复活动。康复对象的主动参与主要体现在以下几个方面：

（1）康复对象要树立自我康复意识。

（2）康复对象要积极配合康复训练。

（3）康复对象要参与社区康复服务工作。

（4）康复对象要努力学习文化知识，掌握劳动技能，自食其力，贡献社会。

五、社区康复工作的内容和方法

社区康复工作需要多部门各司其职、密切配合、共同推进。残疾人和其他康复对象能否得到全面有效的康复服务，取决于各项计划和服务是否能真正落实。做好社区康复训练与服务工作，关键在于把握好各项工作环节及其衔接，有序地开展工作。工作流程大体为：建立社会化工作体系→制定工作计划→培训人员→调查社区康复资源和残疾人康复需求→组织实施→检查评估。

（一）建立社会化工作体系

社区康复工作需要建立并形成政府领导、部门配合、社会参与、共同推进的工作机制，依靠社会化的工作体系组织实施。

1. 明确部门职责、实行目标管理

（1）卫生部门：将残疾人社区康复工作纳入城乡基层卫生服务和初级卫生保健工作计划；通过“六位一体”提供直接服务。“六位”是指预防、医疗、保健、康复、健康教育和计划生育技术六项服务。这“一体”是整体的意思。“六位一体”的服务就是把“六项”服务作为整体为患者考虑，这个整体能满足患者的完整需要。培训人员，提高社区卫生服务机构人员的康复知识和技能水平；普及康复知识，开展健康教育；提供业务指导和基层服务；抓好早期发现，预防残疾。2005 年中国残联和卫生部共同制定的《关于进一步将残疾人社区康复纳入城乡基层卫生服务的意见》，明确了指导方针、基本原则、主要措施和工作内容等。

（2）民政部门：将残疾人社区康复工作纳入社区服务工作计划；开辟场所提供直接服务或转介服务；制定优惠政策，补助贫困康复对象；组织志愿者康复助残。

（3）教育部门：开展在学校残疾儿童的康复训练；指导社区和家庭开展残疾儿童的康复训练；培训人员，普及知识，教育家长。

（4）财政部门：保障落实残疾人社区康复工作经费投入，形成长效机制，对贫困残疾儿童康复给予补助，对贫困残疾人康复训练、辅助器具适配等基本康复需求给予补贴，对经费使用情况进行监督，保证专款专用。

（5）计生部门：发挥工作网络和基层工作队伍的优势，开展出生缺陷监测；做好病残儿童鉴定；普及知识，预防先天残疾。

（6）妇联：参与残疾妇女、残疾儿童的康复工作；组织康复助残活动；普及知识，宣传教育。

（7）残联：组织制定并协调实施社区康复工作计划，建立专家技术指导组，督导检查，统计汇总，推广经验，管理经费；组织康复需求调查；建立残疾人康复服务档案；贯彻落实《全国残联系统康复人才培养规划（2005～2015 年）》，开展人员培训，建立工作队伍；提供直接服务或转介服务；加强残联康复机构建设；普及康复知识，提高残疾人的自我康复意识。

2. 建立健全社会化的社区康复服务体系

（1）组织管理：

1）加强政府领导，完善省、市、县（区）残疾人康复工作办公室。将残疾人“人人享有康复服务”目标纳入经济社会发展规划，列入政府及相关部门工作考核目标，制定康复保障措施，组织制定并实施社区康复计划。

2）街道、乡镇残联协调有关单位，统筹考虑残疾人的康复需求和康复资源，因地制宜开展残疾人社区康复工作。

3）社区居委会、村委会配备专职或兼职的社区康复员，为残疾人提供就近就便的康复服务。

（2）技术指导：

1）调整和充实各级社区康复技术指导组，使之在制定相关技术标准、推广实用技术、培训人员和评估康复效果等方面发挥作用。

2）建立和完善省级、地（市）级残疾人康复中心，加强规范化管理，不断扩展康复业务，扩大服务领域，发挥技术示范和指导作用。

3）整合当地康复资源，县（区）建立康复技术指导中心和残疾人辅助器具供应服务站，为残疾人提供服务，并发挥普及知识、人员培训、社区家庭指导、咨询转介等服务作用。

（3）社区服务：将残疾人社区康复纳入城乡基层卫生服务范围，依托社区卫生服务中心（站）和乡镇卫生院、村卫生室开展残疾人康复工作。同时，发挥社区服务中心、星光计划设施、福利企事业单位、学校、幼儿园、工疗站、残疾人活动场所的作用，建立适应各类残疾人康复需求的康复站，形成社区服务网。以社区和家庭为重点，为残疾人提供康复服务。

（二）制定工作计划

各级政府都应以国家社区康复计划为依据，结合当地实际情况，制定本地工作计划，明确任务目标、主要措施、实施进度、统计检查及经费保障等。为确保工作计划的落实，还要制定年度工作计划，部署工作任务，提出工作要求，检查工作进度，解决发现的问题，为下一年工作打好基础。

在制定社区康复工作计划的过程中，应加强与当地有关政府部门和单位的沟通，听取各方意见，认真研究问题，反复修改文稿，形成共识，推动工作的开展。

（三）建立工作队伍

为残疾人提供康复服务需要管理人员、技术指导人员、基层康复人员、志愿工作者、残疾人及其亲友的密切配合。

管理人员主要有社区康复工作领导小组成员、技术指导中心和康复训练服务机构负责人员，街道、乡镇社区康复工作管理人员，社区居民委员会和村民委员会主任、社区康复协调员等。

技术指导人员是社区康复服务工作科学、有效进行的重要人力资源，主要有技术指导组的成员、承担训练和服务任务机构的医务人员、教师以及经过培训的相关部门的业务人员。

基层康复人员主要指街、乡社区和村卫生中心站的医务人员，学校教师，以及民政、教育、计生、妇联等系统的基层工作人员。

要充分动员社会力量，组织热心为残疾人服务的志愿工作者、残疾人及其亲友积极参与社区康复工作，对残疾儿童要特别强调父母的参与和配合。

（四）培训

社区康复人员的培训，要遵循实用性原则，采取正确的方式进行。为保证培训的有效性，应注意以下几个方面。

1. **制定培训计划** 培训计划要根据当地工作人员的管理能力、业务水平和残疾人康复需求等实际情况制定。培训计划应包括培训目标、培训对象、培训时间、培训内容、培训方式、师资与教材以及考核办法等。

2. **开展分类培训** 社区康复工作的培训对象为社区康复管理人员、社区康复员和社区康复协调员等。由于他们承担的任务和职责不同，因此应选择适宜的内容，开展有针对性的分类培训。

（1）社区康复管理人员：对这部分人的培训内容主要包括社区康复工作的目的意义、工作原则、工作内容、管理方法、工作流程等，同时要了解残疾人康复服务和康复训练的基本知识，使其能胜任组织协调、督导检查等工作，并能及时解决出现的实际问题。

（2）社区康复员：应根据其承担的任务分别确定。通过培训，使其掌握残疾人康复需求调查的方法，康复服务的内容、方式和要求等。对康复训练指导人员还应通过培训使其掌握功能评定、训练计划的制定、训练技术、训练档案和评估标准的使用以及训练器具的应用等知识。

（3）社区康复协调员：对这部分人的培训内容主要包括残疾的识别，残疾人康复需求的确定，康复服务的内容，如何提供服务，记录和评估的方法，同时还要培训实用训练技能，家庭康复护理，简易康复训练器具的制作及咨询转介等知识，使其能直接为残疾人提供有效的康复训练与服务。

3. **建立培训工作档案** 建立培训工作档案是实现培训工作规范化管理的一项重要措施。培训工作档案包括培训计划、课程安排、培训班登记、学员考勤、考核结果、教学效果评估和培训后学员在岗情况等方面的内容。

4. **其他** 在培训中还要注意选择好适宜的人员作为师资承担教学工作；培训内容与工作需要紧密结合；加强课堂管理；组织学员考核和教学评估，以不断改进培训工作。

（五）调查社区康复资源和残疾人的康复需求

为开展社区康复服务而进行的调查，是社区康复服务整体工作中最重要的一环，它可为社区康复服务的开展提供准确、客观的依据，是保证社区康复服务科学、有效发展的先决条件。因此，要明确调查目的，加强调查管理，完善调查内容，开展调查人员的培训，并将调查资料进行整理分析。调查内容包括以下方面：

1. **社区康复资源调查**　开展社区康复工作的地区，要了解和掌握当地现有的康复资源，包括隶属于各部门和社会兴办的医院、康复机构、特教学校、幼儿园、心理咨询部门、福利院所和用品用具等单位的数量、分布、业务范围、设备设施、技术人员等情况，以有效利用资源，满足残疾人和其他康复对象对康复训练和服务的实际需要。

2. **残疾人康复需求调查**　社区康复服务的主要对象是残疾人，因此，掌握他们的状况以及家庭、社会对其的影响是十分必要的。根据残疾人康复需求调查资料的整理和分析，为有康复需求的残疾人普遍建立康复服务档案，这些都是“以人为本”制定社区康复计划、动态调整康复服务内容的客观依据。调查内容包括三大部分：

（1）一般资料：姓名、性别、年龄、民族、住址、监护人姓名以及婚姻状况、文化程度、主要生活来源、医疗保障等情况。

（2）残疾情况：残疾人的残疾类别、残疾等级、致残原因、生活自理程度等。

（3）康复需求：包括在康复医疗、功能训练、辅助器具、心理服务、知识普及以及全面康复所需要的转介服务等方面的需求。

（六）开展康复训练，提供康复服务

对需要功能训练的残疾人应做到以下几点：

1. **进行初次功能评估，制定康复计划**　由康复人员在训练前对康复对象进行一般体格检查，各项功能检查，做必要的专项会诊和检查，确定康复对象的功能水平和生活自理、学习、劳动、社会生活等能力，并以此为据制定切实可行的康复计划。

2. **选择适宜的训练项目**　社区中提供的康复训练项目不是对每一位康复对象都适用，只有因人而异地选择一种或几种康复训练项目，才能获得最佳效果。

3. **指导进行康复训练**　由基层康复员指导和帮助康复对象进行康复训练，并做好记录。训练时要充分调动残疾人和康复对象的积极性，帮助他们战胜困难。还应力求使训练项目活泼、新颖，注意从易到难，从简到繁，从少到多，循序渐进。通常可把一个繁杂动作分解成若干个简单动作，分阶段完成。

4. **定期的康复评定**　对康复训练的定期评定（或评估）是康复训练中很重要的一步。通过评定（或评估），了解训练项目是否适合、是否有效，以及康复对象对训练的态度等。根据评定（或评估）结果，提出改进意见，必要时对康复计划予以修改。

在社区康复服务中，应采取实用、易操作的方法对康复对象进行康复训练效果的

评定（或评估）；同时还应强调，康复训练的评定（或评估），主要依据生活自理能力、活动能力、上学、劳动、交往以及参与家庭生活和社会生活能力的变化程度。

5. **选用及制作训练器材** 根据社区和家庭的实际情况和康复对象的训练需要购置或制作康复器材，如平行杠、阶梯、沙袋、滑轮拉力器等。

6. **辅助用具的信息、供应、维修等服务** 假肢可恢复残缺肢体原有的形态或功能。矫形器能从多方面减轻四肢或躯干的功能障碍。在社区现有的条件下，制作有效的普及型假肢、矫形器、自助具等是可行的。如本社区无条件供应各类残疾人所需要的辅助用品用具，康复指导人员应提供有关方面的产品和供应信息。

7. **提供综合性康复服务的其他内容** 康复医疗服务、心理支持服务、残疾预防服务、知识普及服务以及咨询、转介服务等。

（七）进行检查评估

1. **什么是社区康复评估** 评估也可称为评价、评定。社区康复的评估是指参照一定的标准，以被检查社区的康复服务规划目标、策略、行动计划的执行情况和康复对象的康复效果为依据，对社区康复服务的各项工作和康复对象进行客观、科学的鉴定。它包括目标评估、实施过程评估和效果评估三部分内容。

评估的核心是社区康复服务活动的相关性、有效性、效率、影响和持久性。相关性即审评项目活动是否与项目的目的和方向一致，如：是否坚持为社区所有残疾人服务的方向，是否为绝大多数残疾人和康复对象提供了康复服务等；有效性即审评项目活动是否在数量上和质量上实现了既定目标，取得了成绩，如：康复服务覆盖面，康复效果的好坏；效率即审评项目活动是否以最少的投入取得了最大产出效果，是否有效利用了现有资源；影响即审评项目活动对社区产生的影响，诸如对社会环境、经济发展、康复技术、康复机构、残疾人生活质量等的影响；持久性即计划完成后，是否还能可持续发展。

2. **评估方法**

（1）自我评估：是指项目计划管理者、执行者及服务对象对自身工作及康复效果的评估。

（2）相互评估：是指不同计划项目之间、不同康复对象之间进行的交流性评估。

（3）上级评估：是指项目计划的上级主管部门和康复服务上级指导者对项目及康复对象的评估。

（4）外界评估：是指国外、社区外的组织、团体、个人对项目及康复对象的评估。

3. **评估原则**

（1）实事求是：实事求是就是要一切从实际出发，正确认识和反映客观存在着的情况，不能根据自己的主观意向而采取实用主义的做法，更不能弄虚作假。

（2）整体评估：社区康复服务是一个涉及多专业领域、多部门，由多种人员参与的社会系统工程，它具有整体性、综合性、相关性和层次性。因此，对社区康复服务的评估应从多方位的角度进行，避免从局部的、片面的角度进行。

（3）定量分析与定性分析相结合：定量分析是指对评估内容用评分的办法进行量化测定。社区康复服务评估项目应尽量以“量”的形式表示，以使评估结果具有明确的表达性和可比性。但定量分析也有局限性，事实上并不是所有的指标都能量化，因此还需对评估项目作出定性的描述，将定量分析与定性分析结合起来的评估更有利于反映社区康复服务的本质和全貌。

（4）资料查阅与实地调查相结合：社区康复服务实施过程中的各种资料，如记录、总结、统计数据等都是评估可利用的依据，但不是唯一的依据，还需结合深入细致的实地调查，采取访问、座谈、问卷、观察、个案调查等方法，以使社区康复服务的评估结果具有科学性和可信性。

4. **评估时间**　社区康复服务的发展是一个连续过程，社区康复服务规划总目标的实现需要分阶段逐步完成。因此，各阶段的评估既可为本阶段工作做出鉴定，又可改进下一阶段的工作，为最终实现总目标提供借鉴和依据。（图2－2－1）

（1）月评估：即每月对康复对象的训练情况及社区康复工作进行依次评估。

（2）阶段评估：即每隔一段时间进行的评估。“阶段”时间的长短可灵活掌握，或3个月，或半年，要视康复工作进展情况而定。

（3）中期评估：项目中期评估必不可少，可称为成败和是否有效的关键期，可发现执行计划的成绩与问题，以决定下半程的计划和行动措施。

（4）终期评估：即项目结束之际进行的评估，它应是最重要、最详尽、最全面的一次评估。

（5）远期评估：有些评估指标，如残疾发生率的变化、各种致残性疾病患病率的变化等，需要较长时间才能显示出社区康复的影响。另外，要想得知社区康复服务是否获得可持续发展，也必须进行远期评估。

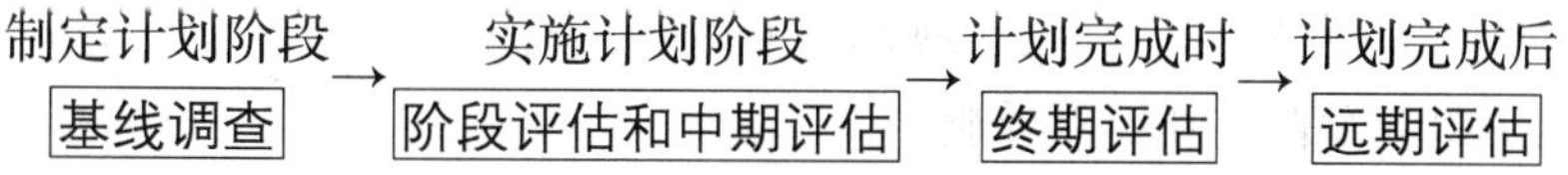

制定计划阶段		实施计划阶段		计划完成时		计划完成后
基线调查	→	阶段评估和中期评估	→	终期评估	→	远期评估

图2－2－1　实施计划与评估的关系

5. **评估内容**　社区康复评估包括对组织管理的评估、实施情况的评估、康复对象康复效果的评估和社会效果的评估四方面内容。由于社区康复工作涉及到国家、省、市、区、县、街道（乡镇）、居委会（村委会）等不同行政层次，也涉及到政府相关部门、社区以及康复对象，因此社区康复的评估工作具有全面性、复杂性和社会性。根据我国社区康复实践，评估的主要内容如下：

（1）居（村）民委员会：

1）社区居民委员会、村民委员会有专（兼）职人员（即社区康复协调员）管理社区康复工作，要求职责明确，有工作制度和工作记录。

2）对残疾人进行康复需求调查，建立康复服务档案，要求做到底数清、情况明、动态掌握。

3）根据残疾人的康复需求，组织相关人员提供多种形式的康复服务并如实做好记录。

4）依托社区、村卫生站开展残疾人社区康复服务，要求有工作职责和工作制度，备有所需的康复知识普及读物。

5）社区居民委员会、村民委员会或康复站填写并保存《残疾人康复服务档案》。

（2）街道（乡镇）：

1）常工作由残协专人负责，有工作计划、工作制度和会议记录。

2）组织相关人员深入社区居民委员会（村民委员会）和残疾人家庭进行残疾人康复需求调查，有调查工作安排，调查人员名单，掌握辖区有康复需求的残疾人数量、分布和对康复服务的需求情况等。

3）充分利用街道和乡镇现有机构、设施和人员，为残疾人切实提供康复服务，开展康复训练。要求承担社区康复任务的机构有工作职责、工作制度和服务内容，并至少有一名经培训胜任工作的专（兼）职康复人员。

4）普及康复知识，传授训练方法，街道（乡镇）残联和承担社区康复的机构备有所需读物。

（3）市辖区、县（市）：

1）政府将残疾人社区康复工作纳入当地社区建设规划，制订“社区康复工作实施方案”，定期召开会议，部署工作，解决问题，有会议记录。

2）发挥残疾人康复工作办公室的作用，有专人负责，有工作计划、工作制度和相关部门职责。

3）成立残疾人社区康复技术指导组，配合工作任务，进行技术指导，人员培训，知识普及，提供服务，有成员名单和工作情况记录。

4）合理利用现有资源，确定相应机构为社区康复技术指导中心，对外挂牌，有工作制度和工作职责，直接开展对外服务。

5）组织和指导辖区残疾人康复需求调查工作，掌握辖区内有康复需求的残疾人数量、分布和对康复服务的需求情况。

6）根据残疾人的不同康复需求，规范使用康复训练档案，普及康复知识，推广实用训练技术，因地制宜地开展集中、分散、上门指导等多种形式的康复服务。

（八）社区康复站工作要求

1. **制定规章制度** 规章制度包括如下方面：

（1）采取康复站站长负责制，为本社区的残疾人提供康复训练和服务。

（2）按照社区制定的残疾人社区康复工作计划开展工作，并做好工作记录。

（3）在上级残联的指导下，对辖区内的残疾人进行康复需求调查，做到底数清、情况明。

（4）定期走访残疾人家庭，为有需求的残疾人提供康复医疗、训练指导、心理支持、知识普及、辅助用具、咨询转介等康复服务。

（5）完整、真实、按时填写《残疾人康复服务档案》。

（6）结合妇幼保健、计划生育，做好残疾儿童的发现随报、早期干预等工作。

（7）配合社区，多形式、多渠道开展残疾人康复知识的普及和推广工作，定期为残疾人及其亲友举办康复知识讲座、培训，提高其参与意识。

2. **有专兼职康复人员**　选择热心为残疾人服务、热爱残疾人康复工作的人员（如有医学知识基础则更好）作为培训对象，使其掌握残疾与康复的基本知识、康复训练基本技术、康复训练器具适用对象及使用方法，掌握在社区和家庭为残疾人提供康复服务的基本技能，与其签订协议，明确工作职责、内容和服务期限，确保接受培训人员能够为残疾人提供服务。

3. **有固定的训练场所**　如社区卫生服务中心（站）、星光计划活动室、残疾人活动场所等。

4. **组织残疾人在社区、家庭开展训练，做好记录**　认真做好服务记录是保障残疾人切实得到康复服务的一项重要措施。提供康复服务的人员，每次服务后要填写日期、服务内容、服务方式、服务落实情况和遇到的问题及解决办法，并在服务人员栏内签名。每年底应对康复服务的情况进行评估，小结残疾人全年得到康复服务的情况、服务效果以及残疾人对康复服务的满意程度等，并根据残疾人对康复服务的要求提出意见。评估工作在街道（乡镇）残联指导下，由社区居民委员会（村民委员会）具体组织进行。

5. **对配发的器具进行登记造册、维护保养**　做好项目目录中所列出的功率自行车、分指板、套圈、股四头肌训练椅、站立架、训练床、沙袋组合、沙磨台及附件、肋木和肩梯、轮椅、助行架、四脚手杖、球类运动训练架、滚筒、OT 桌、腋杖、手功能训练组合箱、踝关节矫正训练器、木钉板等的登记造册和维护保养。采取集中或家庭租赁等方式，提高器具使用率。

6. **建立规范化社区康复工作档案**　规范地填写各种档案表格，及时进行准确的数据处理，该保存的保存，该上报的上报。

第三章　残疾人康复需求调查

残疾人康复需求调查，是开展社区康复工作和残疾人康复咨询服务的重要环节，是保证社区康复工作和残疾人康复咨询服务科学、有效开展的先决条件。为做好这项基础性工作，要加强调查人员培训，掌握调查方法，完善调查内容，还要将调查结果进行整理分析并合理使用。

第一节　残疾人康复需求调查概述

一、调查目的

（1）残疾人康复需求调查可为社区康复工作规划和残疾人康复咨询服务计划提供客观依据。

（2）准确地掌握残疾人的残疾情况、康复需求和相关情况，才能有的放矢，因人而异，按需提供“以人为本”的康复服务。

（3）对本社区残疾人康复需求的调查，可分析出本地残疾发生、分布情况，残疾人康复需求的特点，现阶段需要优先解决的普遍性的残疾人康复需求，以便针对性地采取有效措施，大面积解决残疾人康复需求，实现残疾人“人人享有康复服务”。

（4）动态地进行残疾人康复需求调查，可及时了解社区康复和残疾人康复咨询服务的效果，实现目标的程度及存在的问题，对评估社区康复和康复咨询服务具有重要意义。

二、调查方法

不论是社区康复工作中进行的辖区残疾人康复需求调查还是以个案服务为主的康复咨询服务中的康复需求调查，其方法都是一致的，可综合运用以下方法。

（一）采取普查而不是抽样调查的方法

抽样调查是依据统计学的原则，在调查对象总体中，抽取一部分样本进行调查。

通过对样本调查结果的整理、分析，反映出总体特征。所抽取的样本虽然具有总体特征的代表性，然而抽样误差是不可避免的。社区康复和康复咨询服务所进行的残疾人康复需求调查采取的是普查方法，即对社区中每一户全部进行入户调查，并对筛查出的全部残疾人或可疑残疾人进行调查。这样就可克服抽样调查所带来的误差，提高调查资料的可靠性与准确性，为每个残疾人的康复服务提供依据。

（二）线索调查

通常社区居委会和村委会对辖区内有残疾人的住户十分了解，这就为调查残疾人康复需求提供了直接、便捷的条件。对于已经持有残疾人证的残疾人可以以“证”为线索，入户调查，对于尚未持有残疾人证的残疾人和残疾儿童，可以由社区（村）中熟悉情况的人带领入户调查。

（三）较宽泛地确定康复咨询服务对象

依据我国第二次残疾人抽样调查标准，在专业人员参与和指导下，可以准确地确定残疾人的残疾类别和残疾级别。残疾人无疑是康复咨询服务的主要对象；在实际工作中，有些人尚未达到残疾标准，但确实存在着各种各样的功能障碍或能力受限，比如轻度偏瘫、骨关节病、智力水平比常人弱，还有些老年人、慢性病人等，也有不同程度的康复需求，因此他们也应是康复咨询服务对象。

（四）专业调查与社会调查相结合

各种因素影响着残疾人，使残疾人在社会经济地位上与健全人不同。在调查中，一方面要了解残疾史，另一方面也要了解残疾人的婚姻、家庭、就业、受教育、参与社区活动等情况，了解影响以上诸情况的个人、家庭、社会因素，使残疾人真正成为社区中与健全人平等的一员。

（五）调查与服务相结合

残疾人康复需求调查不是为了调查而进行的生硬的调查。调查人员要讲明调查的最终目的是服务，充满爱心和同情心，把温暖送给残疾人和残疾人家庭，热情地关心他们，耐心倾听他们的陈述，尽力提供现场服务或给予明确答复，切实解决实际困难，同时要鼓励残疾人树立康复信心和生活勇气。

（六）收阅残疾人相关资料

调查人员要认真收集和阅读有关残疾人的一些文字、照片，甚至实物等材料，如医疗诊断书、医疗和康复病历、体检表、上学和就业资料、医疗保险和新农合等社会保障资料等，详尽的资料可帮助康复咨询人员全面、准确地掌握残疾人康复需求，更好地提供人性化的康复服务。

三、调查流程

残疾人康复需求调查应把握好每一个环节，按照一定的流程有序进行。调查流程如下所示：

制定调查工作计划→设计调查表格和调查工具→选择并培训调查人员→预调查→进行线索调查→进行入户调查→填写康复需求调查表→进行复查和抽查→对康复需求和相关因素进行分析→提供制定康复服务计划的建议。

第二节　残疾人康复需求调查内容

残疾人康复需求调查内容主要包括残疾人的一般资料、残疾情况和康复需求三部分。（残疾人康复需求调查表附后）

一、一般资料

残疾人的一般资料包括残疾人姓名、性别、出生年月、住址、民族、文化程度、就业状况、主要生活来源、婚姻状况、医疗保障情况以及监护人的姓名、联系方式等。

二、残疾情况

残疾情况主要包括：残疾人的主要残疾类别、残疾等级、致残原因、生活自理程度和是否持有残疾人证等。

三、康复需求

残疾人康复需求包括：在康复医疗、功能训练、辅助器具、心理服务、知识普及以及全面康复所需要的转介服务等方面的基本需求。

（一）康复医疗需求

（1）医疗诊断。
（2）残疾评定。
（3）白内障复明手术。
（4）人工耳蜗植入。
（4）肢体矫治手术。
（6）理疗。
（7）传统医疗。

（8）医疗、康复护理。

（9）精神病服药。

（10）家庭病床。

（11）住院。

（12）转诊。

（二）功能训练需求

（1）视力：包括盲人定向行走训练、低视力视功能训练等。

（2）听力语言：包括听觉言语能力训练、言语矫治、双语训练、手语指导等。

（3）肢体：包括运动功能训练、生活自理训练、社会适应训练等。

（4）智力：包括运动能力训练、感知能力训练、认知能力训练等。

（5）精神：包括工（农）疗、社会适应训练、作业治疗、娱（体）疗等。

（三）辅助器具需求

（1）视力：包括助视器、盲杖、盲人书写用具、盲人报时器等用具。

（2）听力语言：言语包括助听器、人工耳蜗、双语训练、手语训练等用具。

（3）智力：包括认知图片、认知玩具、启智用具等。

（4）肢体：包括生活自助器具，辅助坐、卧、翻身、站立器具，腋杖、拐杖、轮椅、手摇三轮车等代步工具，助行器具，防褥疮垫、集尿器具、坐便器具，阅读书写器具、操作电脑辅助器具，装配假肢、矫形器装配，指导制作辅助器具和其他器具。

（5）精神：包括文体器具和其他等。

（6）其他服务：包括购买、租借、咨询、信息、维修服务、家居环境无障碍改造等。

（四）心理服务需求

（1）心理咨询。

（2）心理治疗。

（3）家庭成员心理支持。

（4）其他。

（五）知识普及需求

（1）培训残疾人。

（2）培训残疾人的亲友。

（3）残疾儿童家长学校。

（4）普及读物。

（5）知识讲座。

（6）公益活动。

（7）社会宣传。

（8）其他。

（六）转介服务需求

（1）康复医疗。

（2）功能训练。

（3）辅助器具。

（4）心理服务。

（5）信息服务。

（6）知识普及。

（7）文化教育。

（8）职业培训。

（9）劳动就业。

（10）生活保障。

（11）家庭无障碍改造。

（12）参与社会生活。

（13）其他。

第三节　残疾人康复需求调查表格的填写

残疾人康复需求调查表主要分为三大部分。（表3－3－1）

一、残疾人一般资料的填写

（1）姓名、性别、民族、出生日期、家庭住址：可根据户口本、身份证进行填写。

（2）监护人姓名：是指残疾人父母、子女或其他法定监护人。

（3）婚姻状况：是指未婚、已婚、离异、丧偶。

（4）职业：是指就业、未就业、务农。

（5）文化程度：是指文盲、小学、初中、高中（专）、大学（专）、大学以上。

（6）主要生活来源：是指个人所得、家庭供养、不定期社会救助，可填多项。

（7）医疗保障情况：是指享受城镇职工基本医疗保险、享有农村合作医疗、得到医疗与康复救助、有其他医疗保险、费用全部自理，可填多项。

二、残疾情况的填写

1. 主要残疾：包括肢体残疾（偏瘫、脑瘫、截瘫、截肢，上/下四肢关节病、脊柱畸形、儿麻后遗症、周围神经损伤、其他）；视力残疾（盲、低视力、白内障、其他）；听力语言残疾（聋哑、聋、其他）；智力残疾；精神残疾；多重残疾。

2. 残疾等级：可根据残疾人证进行填写；无残疾人证的可根据实际情况填写；无法区别残疾等级的，需要由专家鉴定后再填写。

3. 致残原因（即造成残疾的原因）：包括遗传、先天、疾病、中毒、药物、工伤、车祸、意外、其他因素。

4. 致残时间：即个体能力障碍发生的时间或精神病首次发病的日期。

5. 生活自理程度：指日常生活料理，包括残疾人完全自理、需他人部分帮助、完全依赖他人帮助。

三、残疾人康复需求的填写

残疾人康复需求因人而异。每个残疾人可能有表中所列的一种或多种需求，甚至有表中未列出的康复需求。康复需求的确定是残疾人与调查人员互动的过程，为准确掌握和判断残疾人的康复需求，调查人员在填写表格时应注意以下几点：

（1）调查人员应由 2 人以上组成，在询问、专业指导、记录和服务等方面密切配合，共同完成，确保调查工作顺利进行。

（2）调查残疾人康复需求时，残疾人和家庭监护人均应在场，特别是精神残疾人、智力残疾人、听力语言残疾人和残疾儿童，应有监护人在现场，以便协助完成调查工作。

（3）残疾人大都有许多种康复需求，首先应鼓励残疾人自己说出最迫切、最现实并可以解决的康复需求，以便抓住主要矛盾，提供有效的康复服务，切实解决问题。

（4）调查人员切勿向残疾人询问与基本康复需求无关的问题或实际上根本不可能解决的需求。

（5）在残疾人和监护人不能准确地表达出自己的康复需求时，调查人员可从交谈、观察中分析出残疾人的康复需求，并与残疾人或监护人达成共识。

表 3－3－1　残疾人康复需求调查表

姓名		性别	男□女□	出生日期	年　月　日	民族	
监护人姓名		与残疾人关系	配偶□　父母□　兄弟姐妹□ 祖父母□　邻里□　其他□			联系电话	
家庭住址						残疾人证	有□　无□
婚姻状况	未婚□　已婚□　离异□　丧偶□				职业	就业□　未就业□　务农□	
文化程度	文盲□　小学□　初中□　高中（专）□　大学（专）□　大学以上□						
主要生活来源	个人所得□　家庭供养□　不定期社会救助□ 享受最低生活保障（城市）□　享受五保供养（农村）□						
医疗保障情况	享受城镇职工基本医疗保险□　享受农村合作医疗□　得到医疗、康复救助□ 有其他医疗保险□　费用全部自理□						
生活自理程度	完全自理□　需他人部分帮助□　完全依赖他人帮助□						
主要残疾	视力：□　（盲□　低视力□） 听力：□ 言语：□　（失语□　发音障碍□　其他□） 肢体：□　（偏瘫□　截瘫□　脑瘫□　截/缺肢□　儿麻后遗症□ 关节疾患□　畸形□　其他□） 智力：□ 精神：□　多重：□						
残疾等级	一级□　二级□　三级□　四级□　未评定□						
致残原因	致残原因：遗传□　先天□　疾病□　药物中毒□　创伤或意外损伤□ 有害环境□ 原因不明□　围产期因素□　接受热辐射（桑拿、睡热炕等）□　其他□ 致残时间：　　年　　月（精神病首次发病时间：　　年　　月）						
康复需求　康复医疗	医疗诊断□　残疾评定□　白内障复明手术□　人工耳蜗植入□ 肢体矫形手术□　理疗□　传统医疗□　医疗、康复护理□ 精神病服药□　家庭病床□　住院□　转诊□						
康复需求　功能训练	视力：盲人定向行走训练□　低视力视功能训练□　其他□ 听力语言：听觉言语能力训练□　言语矫治□　双语训练□　手语指导□ 其他□ 肢体：运动功能训练□　生活自理训练□　社会适应训练□　其他□ 智力：运动能力训练□　感知能力训练□　认知能力训练□　其他□ 生活自理能力训练□　语言交流训练□　社会适应能力训练□　其他□ 精神：工（农）疗□　社会适应训练□　作业治疗□　娱(体)疗□						

续表

康复需求	辅助器具	视力：助视器□　盲杖□　盲人书写用具□　盲人报时用具□ 听力语言：助听器□　人工耳蜗□　语言训练器具□　会话交流用具□ 智力：认知图片□　认知玩具□　启智用具□ 肢体：生活自助器具□　辅助坐、卧、翻身、站立器具□　拐杖及助行器具□ 轮椅、手摇三轮车等代步工具□　防褥疮垫□　集尿器具□ 坐便器具□　阅读书写器具□　操作电脑辅助器具□　装配假肢□ 装配矫形器□　其他器具□ 精神：文体用品□　其他□ 其他服务：购买□　租借□　咨询□　信息□　维修服务□ 家居环境无障碍改造□
	心理服务	心理咨询□　心理治疗□　家庭成员心理支持□　其他□
	知识普及	培训残疾人□　培训亲友□　家长学校□　普及读物□ 知识讲座□　公益活动□　社会宣传□　其他□
	转介服务	康复医疗□　功能训练□　辅助器具□　心理服务□　信息服务□ 知识普及□　文化教育□　职业培训□　劳动就业□　生活保障□ 家庭无障碍改造□　参与社会生活□　其他□
	其他需求	

填写日期：　　　年　　月　　日　　　　　　　　　　　　　　　　填写人：

第四章 康复服务

第一节 康复服务概述

一、康复服务的基本概念

康复服务是指在政府领导下，通过相关部门密切合作和社会力量的广泛参与，充分利用现有的康复资源，针对残疾人的基本康复需求而提供的经济、有效、及时、方便的综合性服务，旨在帮助广大残疾人改善参与社会生活的自身条件，实现全面康复的目标。

二、康复服务的主要内容

康复服务主要包括残疾筛查、医疗康复、康复训练指导、日间照料与养护、工（农）与娱疗、职业康复、心理支持、知识宣传普及等多方面的内容。

（一）残疾筛查

为掌握社区残疾人基本情况，及时发现新增残疾人或容易导致残疾的高危人群并采取积极的干预措施，需要建立社区残疾筛查制度。以社区为单位召开残疾人线索调查会议，由社区居（村）委会干部、社区康复员、社区康复协调员和其他专业人员共同对疑似残疾人进行残疾筛查和确定，将社区残疾人基本情况、残疾类别、致残原因、康复需求等信息进行记录和整理，并向当地社区卫生服务中心（站）、乡镇卫生院和残联报告。县级残疾人康复专家技术指导组（由医疗、康复、教育、辅助器具适配、职业康复等专业人员组成）对筛查出的残疾人进行综合评定，制定康复训练计划，在社区建档立卡。对社区内新发生的残疾人，要及时报告相关部门，进行综合评定并进行早期干预，以减轻残疾程度。同时将新增残疾人纳入已有的康复服务网络，及时提供有效服务。

（二）医疗康复服务

根据残疾人的功能障碍状况、康复需求及家庭经济条件，依托城市社区卫生服务中心（站）和有条件的农村乡镇卫生院、村卫生室及其他医疗康复机构，采取直接服务、家庭病床和入户指导等形式，为残疾人提供诊断、功能评定、康复治疗、康复护理和转诊等服务，如对各类残疾人进行健康体检，开展残疾人早期筛查、诊断，对肢体残疾人进行运动功能、生活自理能力训练，指导精神病患者合理用药等。

（三）康复训练指导服务

在专家技术指导组和社区卫生服务中心（站）、乡镇卫生院、学校、幼儿园等机构的专业人员指导下，在社区和家庭为各类残疾人提供康复训练指导服务。如为肢体残疾人制定训练计划，指导其开展各项功能训练，做好训练记录和效果评估；开展低视力患者康复和盲人定向行走训练；监督精神病患者服药，对康复期的精神病人进行综合性康复；组织智力残疾人进行简单劳动，提高生活自理能力；对听力残疾人进行听力语言康复训练；对各类残疾儿童开展早期抢救性康复；为需要配戴辅助器具的残疾人提供信息咨询、辅助器具适配、维修和租借等服务，指导其正确使用辅助器具，并对残疾人配戴辅助器具后的效果进行阶段性评估；对残疾人生活环境进行评估，对影响残疾人出入、导致残疾人行动不便的家庭和社区环境进行无障碍改造；根据残疾人在文化教育、职业培训、劳动就业、生活保障、无障碍环境改造及参与社会生活等方面的需求，联系有关部门和单位，提供有效的转介服务。

（四）日间照料与养护

依托社区现有资源如养老所，在社区开设场所，为丧失生活自理能力的重度精神病人或智力残疾人、肢体残疾人等提供日间照料和养护服务，增强其参与社会生活的能力，使社区中的精神、智力与肢体残疾人就近就便得到康复服务。

（五）工（农）、娱疗

利用工疗站、娱疗站、农疗基地等现有设施和人员，安排轻度智力残疾人和病情稳定的精神病患者以及有一定活动能力的肢体残疾人进行社区清洁、体育游戏等康复活动，参加简单手工制作或简单生产劳动，减缓心理压力，开展社会适应能力训练和各种文体娱乐活动。

（六）职业康复

根据劳动就业部门的相关职业信息，通过对残疾人个体能力的评估，依托社区开展针对性的职业康复活动，帮助残疾人改善身体功能，并提供职业技能培训，促进残疾人参与社会生活。

（七）心理支持

通过了解、分析、劝说、鼓励和指导等心理咨询和心理治疗的方法，以个别访谈和小组交流等方式，鼓励残疾人及其亲友正确面对残疾，树立康复信心，坚持康复训练，帮助残疾人取得良好的康复效果。组织成立残疾人亲友会和残疾人互助组织，开展康复经验交流、支持互助等活动。

（八）知识宣传普及

组织卫生、教育、心理等专业技术人员，为社区内残疾人及其亲友举办知识讲座，开展康复咨询活动，发放康复科普读物，宣传国家的康复政策、残疾预防知识和康复训练方法。

第二节　社区康复服务人员

社区康复服务人员包括：社区康复管理人员、社区康复员、社区康复协调员、社区志愿者等。

一、社区康复管理人员

社区（村）居委会干部是基层社区康复工作的管理人员，负责制定社区康复工作计划，确定工作内容和工作流程，协调有关部门共同实施康复服务工作。社区居委会干部应具备残疾人社区康复的相关管理知识，接受上级组织和相关专业机构的培训。

二、社区康复员

社区康复员由社区卫生服务中心（站）、乡镇卫生院、村卫生室的社区医务人员和学校、幼儿园的教育工作者组成，需具备一定的专业知识和技能，并具有社区工作经验。社区医务人员的主要工作内容是在上级医疗机构专业人员的指导下，开展医疗康复工作，筛查康复对象，制定康复训练计划，传授康复训练技术，监督精神病人定期服药，指导社区、家庭开展康复训练工作，评估康复训练效果，为残疾人提供医疗卫生咨询和转诊服务。社区教育工作由社区学校、幼儿园的人员开展，负责传授特殊教育知识，指导残疾儿童家长开展教育康复，帮助残疾儿童在社区、家庭接受康复训练并提供技术支持，对残疾儿童进行学业能力评定，协调有关机构进行教育安置。社区康复员应接受相关工作内容的培训，经考核合格后方能上岗。

三、社区康复协调员

社区康复协调员可以由政府购买公益岗位提供，也可由社区（村）居委会干部、基层卫生工作人员、社区志愿者、残疾人及其家属兼任，负责配合街道或乡镇残联制定残疾人社区康复工作计划，组织残疾人的康复需求摸底调查，建立康复服务档案，做好登记统计工作，向残疾人提供康复服务信息和转介服务，协调组织社区内有关机构、人员，为残疾人提供康复服务和相应的支持。社区康复协调员上岗前应接受相关知识的培训，考核合格后方能上岗。

四、社区志愿者

社区志愿者包括残疾人邻里、爱心专业人士、助残志愿者等，他们通过自身掌握的专业知识，为残疾人提供必要的帮助，协助残疾人参加各种功能康复训练，加强宣传，营造扶残助残的社会氛围，帮助残疾人融入社会生活。

第三节　残疾人个案康复服务流程

社区康复协调员，一方面是通过社区康复，为康复对象提供普遍的服务，另一方面是通过个案管理，根据残疾人个体的康复需求，提供有针对性的个性化综合性康复服务，解决残疾人在实现康复目标中的困难和问题。个案工作是康复服务的重要方法和内容。

个案康复服务应遵循以下流程：残疾筛查→需求评估→制定康复计划→实施康复计划→效果评估→结案及随访。

一、残疾筛查

残疾筛查由社区居（村）委会干部、社区康复员、社区康复协调员及其他专业人员共同进行。首先，以社区为单位组织召开居（村）委会干部、社区康复员、社区康复协调员、居（村）民代表、残疾人代表、辖区公安民警、治保人员等参加的残疾人线索调查会议，社区康复员向与会者讲解各类残疾人的特征和表现，当场请与会者思考并提供线索。社区康复员组织与会者对发现的线索进行讨论，并争取发现更多的线索。社区康复协调员对提供的线索立即登记记录。

根据掌握的线索，由社区居（村）委会干部、社区康复员、社区康复协调员和其他专业人员组成残疾筛查小组，共同入户调查，对疑似残疾人进行残疾筛查和确诊。残疾筛查小组应首先向被调查的疑似残疾人说明调查的目的，以放松他们紧张的心情，使他们消除不适感，然后由专业人员采取正确的筛查方法对其残疾状况进行确诊。

对于未被确诊的疑似残疾人，筛查小组应根据其实际情况，提供相应的残疾预防知识和建议。对于通过筛查被确诊的残疾人，筛查小组要与残疾人及其亲友进行充分的沟通和交流，了解其面临的康复问题和困难，并由社区康复协调员进行记录，以便于县级残疾人康复专家技术指导组对筛查出的残疾人进行综合评定，并制定相应的康复训练计划。

在残疾筛查中，社区康复协调员从残疾人那里获得的最有用的信息包括：①残疾人的姓名、家庭住址和电话号码。②其他任何可以随时找到的监护人姓名、电话号码。③确定残疾人的残疾种类和残疾等级。④了解残疾人的经济状况和社会地位、受教育程度和工作经历，以及所使用的辅助器具和代步工具等。

在残疾筛查的过程中，社区康复协调员要对是否需要将残疾人转介到其他机构以获得所需要的帮助进行初步评估，这就需要社区康复协调员了解和掌握社区中所存在的各种资源。社区资源包括机构资源和人力资源。社区机构资源主要包括社区内医院、社区卫生服务中心（站）、乡镇卫生院、村卫生室、文化活动中心、图书馆、学校、幼儿园、老年之家等。社区人力资源主要包括社区居（村）委会干部、社区康复员、社会工作者、残疾人亲友、助残志愿者、邻里等。

二、需求评估

（一）需求评估的目的

所谓需求评估，是以加强残疾人功能恢复、促进残疾人回归社会生活、提高生活质量为目标的，要强调综合性，结合残疾人的个人优势和兴趣爱好，对医疗康复需求、生活自理需求、心理健康需求、社会交往需求、家居无障碍需求、职业技能需求等方面作出综合评价。需求评估的目的就是要弄清楚残疾人的“强势”和“弱势”所在，了解他们的功能限制和所具备的康复潜力，并为其确定明确的服务项目。评估的结果应该能够帮助确定残疾人的康复目标，以及实现该目标所需要提供的服务和方法。

（二）需求评估的实施内容

需求评估极具针对性，每种残疾、每个残疾人的评估项目各不相同。例如，社区居委会根据精神残疾人小王的实际情况，为他提供了制作手工艺品的工作岗位。为了使小王能够胜任新的工作，需要对其下列几个方面的需求进行评估：

（1）医疗康复需求：如监护人监督病情，督促其坚持服药；社区医生定期回访，进行健康体检等。

（2）生活自理需求：如建立正确的作息时间，学会按时洗漱，洗衣做饭，合理饮食，衣着得体等。

（3）心理健康需求：如学会控制自己的情绪，向适宜的对象倾诉自己的想法；由志愿者定期进行心理疏导等。

（4）社会交往需求：如学会使用礼貌用语，与熟悉的朋友和亲人打招呼，正确表达自己的想法，说话的语速、语调要合理等。

（5）职业技能需求：如掌握手工艺品的制作技术，提高工作效率，制作的产品要达到一定的标准等。

（三）需求评估后的服务

在对残疾人进行综合的需求评估后，由专家技术指导组针对残疾人的各项需求，为每一项需求确定阶段性的目标和训练方法，形成详细的康复计划。在需求评估阶段，社区康复协调员的任务是对残疾筛查和需求调查中获得的所有信息进行回顾、分析、整理，提出合理化建议，协助专家技术指导组制定残疾人的康复计划。

三、康复计划的制定

由于残疾人之间的个体差异很大，康复计划需要因人而异，也就是根据需求评估的结果为每个残疾人量身定制最适合的康复计划。残疾人康复计划由县级专家技术指导组会同社区康复员、社区康复协调员、残疾人及其亲属共同制定。社区康复员依据核定后的残疾人康复需求信息开展针对性的康复服务，进行分级管理，及时动态调整随访频率，提供相应的康复服务。

康复计划的内容应包括：康复目标、康复内容、康复计划执行期限及参与人员。

（一）康复目标

1. **决定康复目标的因素**　康复目标应根据残疾人自身的需求和客观的可能确定。自身的需求包括：医学诊断和治疗、康复训练、上学、就业和积极参与社会活动等；客观条件是：残疾类别及残疾程度以及客观条件能否获得有效的康复。总之，康复目标不是完全恢复到伤残前的功能水平和生活质量，而是要求残疾人尽量充分利用其残存的功能，通过康复以适应环境，回归社会。

2. **康复目标的三个层次**　康复水平的高低决定着患者能否重返社会、与社会融合。身体功能状况是基础，但不是唯一的因素，一个乘轮椅的残疾者可能达到高水平的康复，而一个能行走的残疾者如果在其他方面缺乏应有的条件，很可能只达到低水平的康复。

（1）低水平：只在身体功能和/或心理功能上有某些改善，尚未能走出家门融入社会。

（2）中等水平：身心功能有显著改善，生活能自理或基本自理，尚有各种障碍而影响其融入社会。

（3）高水平：身心功能显著改善，生活可自理或基本自理；或虽然生活未能完全自理，但可借助于辅助器具融入社会，参加社会生活。

（二）康复内容

1. 视力残疾人

（1）转介服务：街道残联与卫生、民政等部门互相协调，为社区内贫困白内障患者提供手术医院的信息，做好转介服务。

（2）训练指导：对社区内有训练需求的盲人，由经过培训的社区康复协调员指导盲人及其家属开展定向行走训练，帮助盲人提高行走和生活技能。利用社区资源对辖区内的低视力儿童家长进行培训，帮助低视力儿童建立视功能。

（3）辅助器具服务：为社区内有辅助器具需求的盲人配备盲杖、盲人写字板、盲笔、盲表、盲人报时器等生活学习辅助器具。对社区内有验配助视器需求的低视力患者，与残联协调选配助视器，并进行视功能训练。

2. 肢体残疾人

（1）功能评估：社区卫生服务中心对偏瘫、截瘫、脑瘫、截肢、儿麻后遗症、骨关节病等肢体残疾人进行功能评估，针对街道内肢体残疾人的各种康复需求开展康复服务，对有转介需要的肢体残疾人联系相关机构进行及时转介。

（2）康复训练：利用社区康复站或深入残疾人家庭，为肢体残疾人制定康复计划，开展姿势矫正、语言交往能力、运动功能、日常生活自理和社会适应能力等训练。

（3）辅助器具服务和环境无障碍改造：根据肢体残疾人的特殊需求开展辅助器具服务，提供辅具租借、适配、维修等信息，帮助改善其运动功能。对社区肢体残疾人生活环境进行评估，帮助有需要的残疾人进行家庭和社区活动环境无障碍改造。

3. 听力（语言）残疾人

（1）转介服务：对新发现听力语言残疾人或高危人群及时转介到相关医疗康复机构进一步确诊，对已确诊的听力语言残疾人转介到相关康复教育机构进行康复训练或随班就读。

（2）辅助器具服务：对社区内有助听器验配、人工耳蜗植入需求的听力语言残疾人，协助相关康复机构提供咨询及康复服务。

（3）康复训练：社区康复协调员对学龄前聋儿开展家庭康复训练指导，对成年和老年听力残疾人定期访问并提供切实的帮助，同时为听力语言残疾人及其家庭提供交流场地，并给予必要的心理疏导。

4. 精神残疾人

（1）监督服药：掌握社区内精神病患者的病情，培训精神病患者及其家属，监督精神病人定期按时服药，对服药情况进行管理，定期汇总。

（2）定期随访：社区精防医生每月上门随访 1 次，为精神残疾人及其家属提供基本保健、心理疏导、督促服药、家庭监护教育、社会适应能力训练指导、康复知识宣传等康复服务；对病情较重的患者，及时与残联协调，将其转介到医院接受住院治疗；及时发现病情复发的精神病患者以及新发的精神病人，将其纳入康复服务范围。

（3）日间照料与养护：社区康复协调员负责将病情稳定的精神残疾人安置到社区康复站等社区康复机构，接受工疗、娱疗、日间照料等康复服务，帮助其增强信心，融入社会生活。

（4）康复训练：精神残疾人在社区康复站等社区康复机构，接受生活自理能力、情绪控制能力、社会交往能力、职业技能等康复训练服务，提高生活质量，适应社会生活。

5. 智力残疾人

（1）转介服务：根据智力残疾人康复计划及残疾人自身情况的变化，及时联系相关机构提供转介服务，如教育安置、劳动技能培训、日间照料和养护等。

（2）康复训练：培训智力残疾人及其家属，在社区或家庭对智力残疾儿童进行日常生活自理能力、沟通交流能力、社区安全活动能力训练，指导成年智力残疾人进行生活自理能力、简单劳动技能、社会适应能力训练，组织智力残疾人亲友会开展活动、交流经验。

（3）日间照料与养护：充分利用社区资源，在社区康复站组织智力残疾人参加游戏、文化、体育等娱乐活动，学习简单手工制作，为重度智力残疾人提供日间照料和养护服务。

（三）确定康复计划执行期限

根据残疾人自身的功能状况、当地的经济发展水平、康复资源分布情况等，按照康复目标和康复内容，确定康复计划的具体执行期限。康复计划的执行期限一般为半年至一年。在执行过程中，应进行阶段评估和终期评估。主要评估残疾人的康复需求和康复计划执行情况，发现问题及时改进，必要时要对康复目标进行修订。

（四）明确康复计划的参与人员

康复计划的执行需要采取小组工作形式，主要的参与人员有残疾人康复专家技术指导组成员、社区卫生中心（站）或乡镇卫生院的医务人员、社区康复员、辅助器具服务人员、社区康复协调员、助残志愿者等。要特别强调残疾人及其亲友自始至终的积极主动参与。如在康复计划执行中遇到复杂的残疾情况，社区不能解决，还需求助于上级专业机构人员的技术支持和指导。

四、康复计划的实施

为了实现康复目标，向残疾人提供优质的康复服务，在实施康复计划过程中应注意以下几个方面：

（一）选择适宜的服务方式

要结合当地的实际情况，依托现有的服务网络，采取集中、分散、上门指导等多种形式和途径向残疾人提供康复服务，主要包括：机构的康复服务、机构的延伸服务、定期入户服务、利用社会公益活动提供的服务、组织残疾人小组及亲友活动、信息服务等。

（二）制定规章制度

为使康复计划的各个环节有效衔接、顺利执行，应制定一系列的工作制度，并且明确人员职责，如康复服务工作制度、康复人员职责；为残疾人提供康复服务机构的工作制度、相关人员的工作职责；各类技术指导中心的工作制度和相关人员的工作职责。

（三）做好康复服务记录

认真做好康复服务记录，是保证残疾人切实得到康复服务的一项重要措施。社区康复协调员在每次提供康复服务后，要及时记录康复服务的日期、内容、方式和服务过程中遇到的问题及解决办法。

五、康复服务的评估

康复服务的评估内容包括三个方面：目标评估、过程评估和效果评估。目标评估可帮助了解康复目标设置的恰当性、可行性、实现程度及存在的问题，是否需要调整；过程评估可帮助了解康复计划在实施过程中的进度、效果与不足；效果评估可帮助了解康复服务对残疾人功能改善的程度，残疾人对康复服务的满意程度。

六、结案及随访

康复服务以实现一个康复计划的目标为一周期，如实现了康复目标则可结案。结案后要定期跟踪随访，至少需要 3 个月，在此期间残疾人有新的康复需求，则需建立一个新的康复服务个案，制定新的康复计划。

第五章　康复训练与服务

第一节　视力残疾的康复

一、低视力的康复

低视力是指好眼的最佳矫正视力在0.3以下，用手术、药物或一般验光配镜无法改善的视功能障碍。

（一）康复基本知识

1. **训练要点**　低视力的康复是为了使视觉损伤的影响降至最小，以便患者能够更好、更有效地使用可利用的视力，提高学习、生活的能力，提高生活质量。

2. **助视器的种类**　助视器是指能够提高低视力患者视觉效果及活动能力的设备或装置。低视力患者的视觉康复训练主要是靠各种助视器。助视器大体上可分为光学助视器、非光学助视器及电子助视器等。（图5－1－1～图5－1－3）

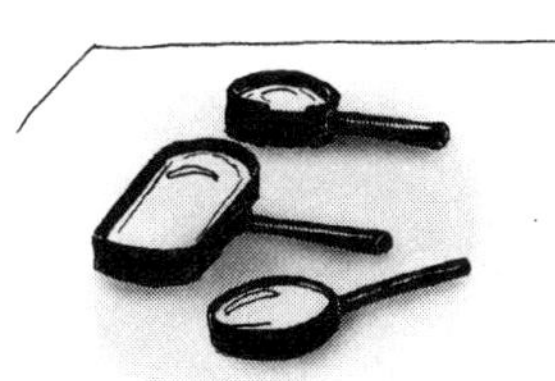
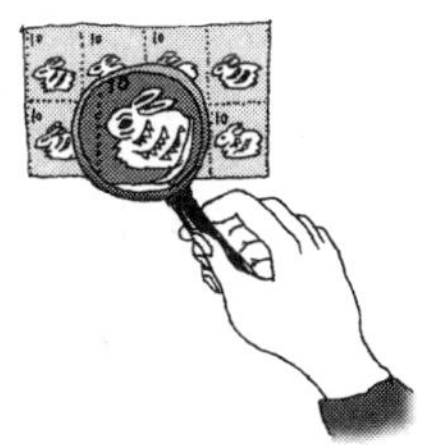

图5－1－1　光学助视器：放大镜

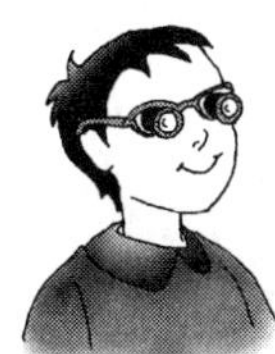
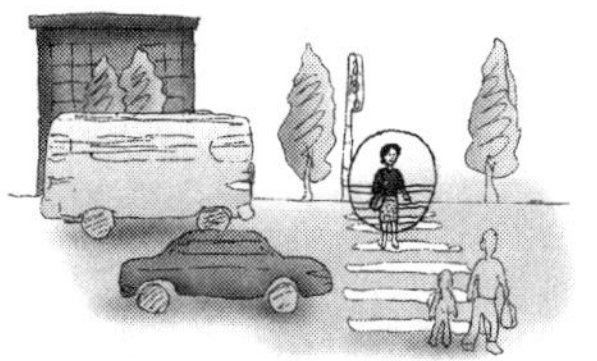

图5－1－2　光学助视器：望远镜

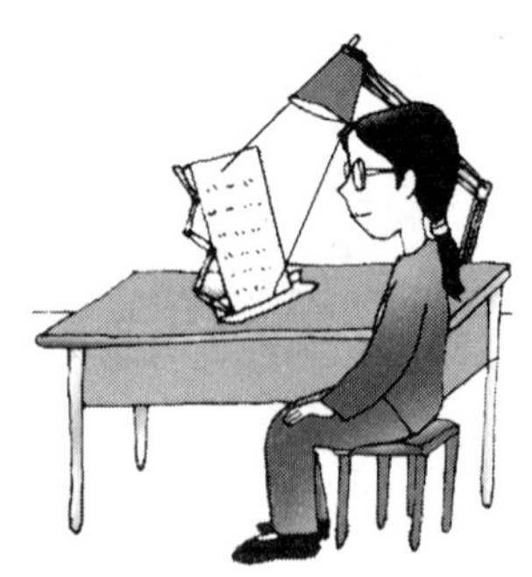

图 5－1－3　非光学助视器：用综合方法提高文字清晰度

（二）训练内容和方法

1. **认识和注视训练**　认识和注视训练是视觉技巧中最基本的内容，主要适合于缺乏视觉经验的儿童低视力患者，是通过训练帮助患者识别颜色、辨认物体形态，以逐步建立视觉印象。（图 5－1－4a，b）

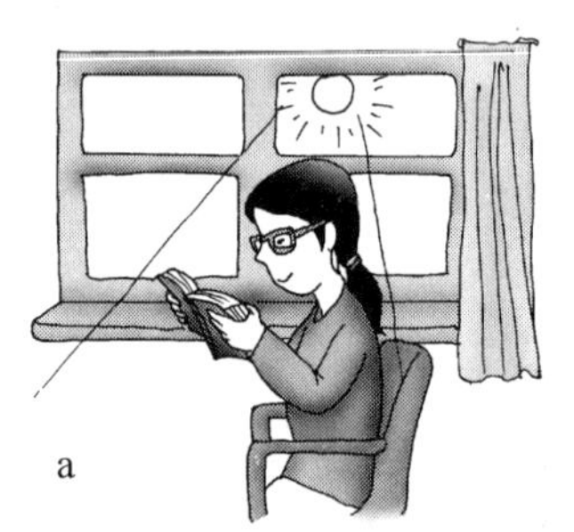

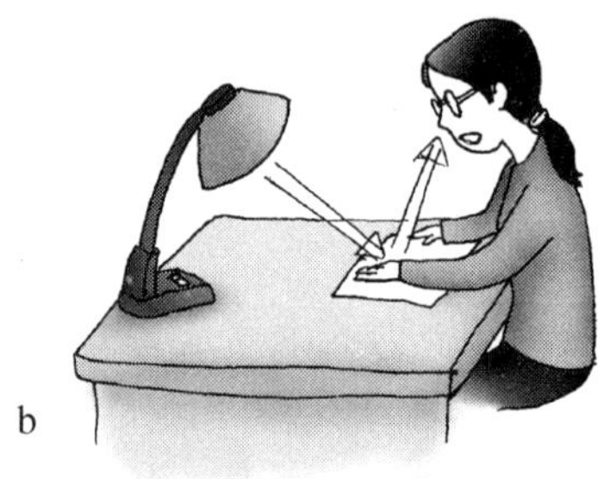

a　　b

图 5－1－4　认识和注视训练

2. **视觉追踪训练**　视觉追踪也叫追视，是控制眼球运动的一种视觉训练，即用眼与头的运动跟踪一个活动的目标或用移动视线来追随物体，这是人们日常生活及阅读、书写中必不可少的视觉技巧。（图 5－1－5）

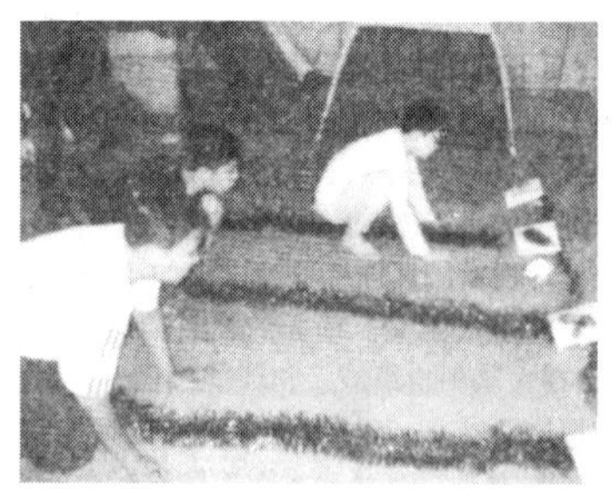

图 5－1－5　视觉追踪训练

3. **视觉辨认训练**　视觉辨认训练是集视觉认识与注视、追视为一体的训练方法。进行辨认技巧的训练目的：一是要引导低视力者看出物体之间的异同；二是要让低视

力者通过细节差异来辨别物体。（图5－1－6）

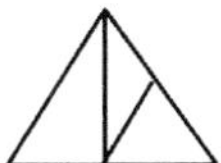 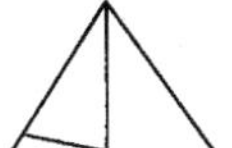 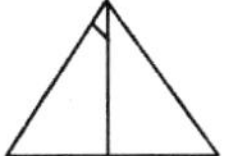 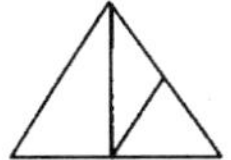

图5－1－6　视觉辨认训练：辨认图形

4. **视觉搜寻训练**　视觉搜寻训练是控制眼球运动的一种训练。即练习追视、辨认为一体的扫描技巧。（图5－1－7）

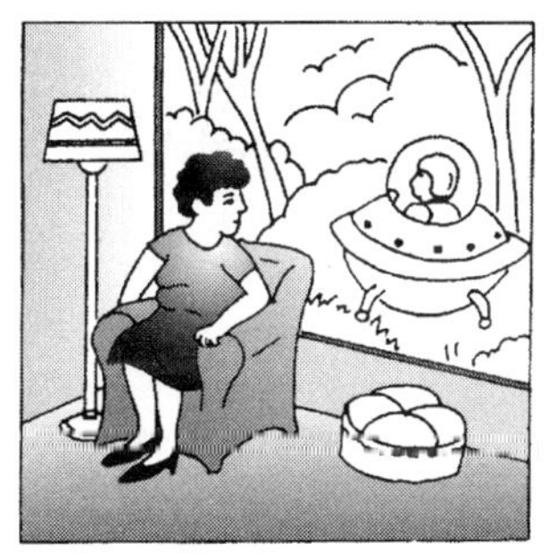 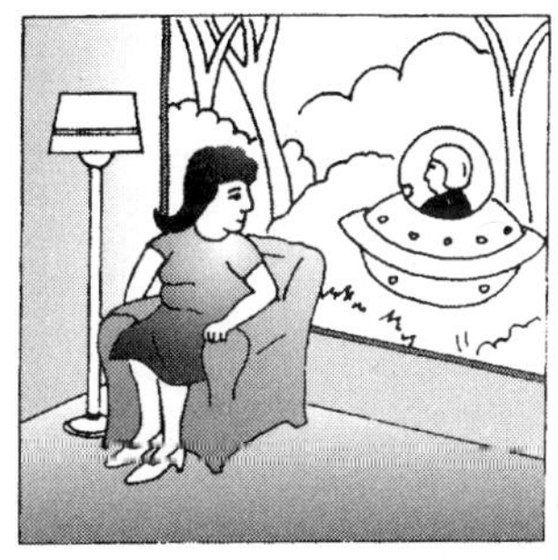

图5－1－7　视觉搜寻训练：找出五处不同

5. **视觉记忆训练**　视觉记忆是视功能发展的高级阶段，其形成对低视力患者，特别是对低视力儿童更准确地了解他们所看到的一切至关重要。视觉记忆的核心是从局部了解整体，它以众多的视觉印象为基础，也就是说，让低视力儿童多“看”是训练的根本所在。训练的方法有：练习记忆；提示物品所具备的某个特征，要求低视力患者联想有关的东西；出示不完整的图形，要求低视力患者说出缺损的部分；练习拼图；做躲藏游戏等。（图5－1－8）

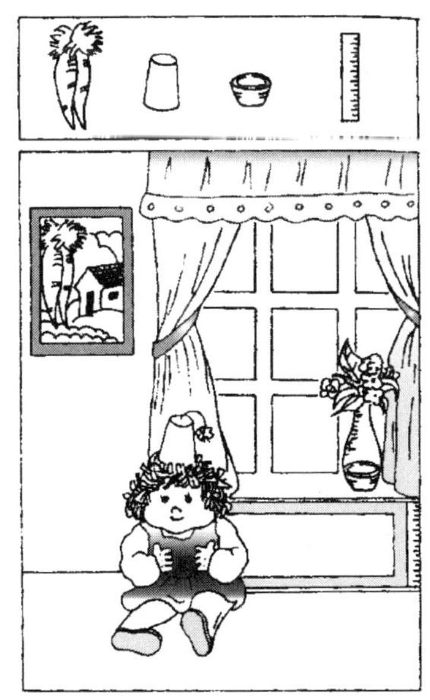

图5－1－8　视觉记忆训练：找出上方四种物品

二、白内障的康复

晶状体混浊称为白内障。白内障是最常见的致盲性眼病，可以手术治疗。

（一）白内障的病因学和症状

晶状体是屈光间质重要的组成部分，其透明度发生改变会产生视力障碍。许多因素，例如老化、遗传、代谢异常、炎症、外伤、辐射、中毒、局部营养障碍等，都可使晶状体蛋白发生变性，造成混浊。缓慢渐进性视力下降，通常经过数月或数年，累及单眼或双眼，可有炫光、色觉减退及近视程度增加，这些症状取决于晶状体混浊的位置和程度。

（二）白内障的基本种类

1. **老年性白内障**　老年性白内障是最常见的白内障。多见于 50 岁以后，发病率随年龄增大而增高。

2. **先天性和婴儿性白内障**　出生时晶状体即混浊称为先天性白内障；出生后 1 年内发生的晶状体混浊称为婴儿性白内障。

（三）白内障的治疗

手术是目前治疗白内障的唯一有效手段。手术基本方式是摘除混浊的晶状体，植入透明的人工晶状体。白内障手术的目的主要是增视。视力下降，影响工作和生活时，即可手术。

三、盲人定向行走训练

定向行走是盲人需要掌握的重要技能之一。定向是盲人利用残余视力和多种感官功能在环境中确定自身的方位以及自身周围物体之间的位置关系的思维规程。行走是在定向的基础上，盲人从一个地方移动到另一个地方的过程。

（一）康复基本知识

盲人的空间感知觉决定了盲人四肢的运动范围及运动方向，指导着个体在各种条件下，包括在危险情况下的行动。但是，盲人的运动距离感较差，并且运动范围局限于较小的区域，对于运动的物体、大型的物体及颜色等的感知觉不容易建立，形成的空间感与明眼人有极大的区别。盲人的空间感知觉更依赖于非视觉的其他感知觉的综合感受。盲人的认知由点到面，再到空间，有些方面甚至比明眼人更能细致地感受。这是经过大量的生活、学习、反复实践、多次的条件反射强化后形成的。

（二）训练内容和方法

1. 导盲随行方法

（1）导盲随行基本动作：这是明眼人利用手臂引导盲人行走的方法。具体操作如下：明眼人走近盲人，以与盲人相邻的手背轻触盲人手背，同时以语言提示，如“我带你走好吗?”盲人的手沿导盲人手臂上滑至肘关节上并抓握。在行进过程中动作保持不变。（图 5 – 1 – 9）

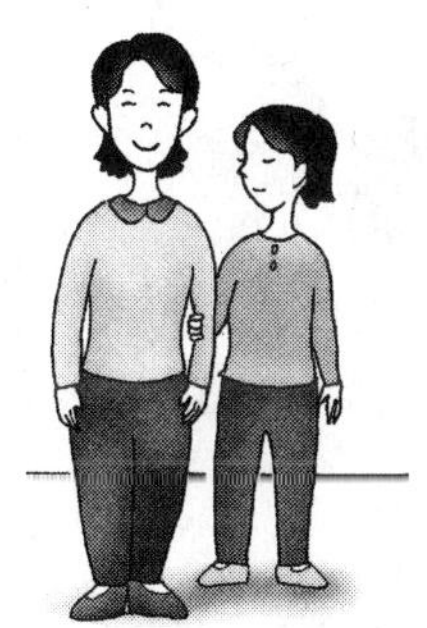

图 5 – 1 – 9　导盲随行基本动作

（2）换边导盲：当行走感到劳累或有特殊情况要求换边时使用此方法。具体操作如下：盲人的原抓握手不动，另一手也抓握明眼人的这只手臂，盲人从明眼人身后移向另一边，放开原抓握手，同时用另一手抓住明眼人的另一肘部。盲人不要同时松开双手，以免脱离接触。（图 5 – 1 – 10a，b，c）

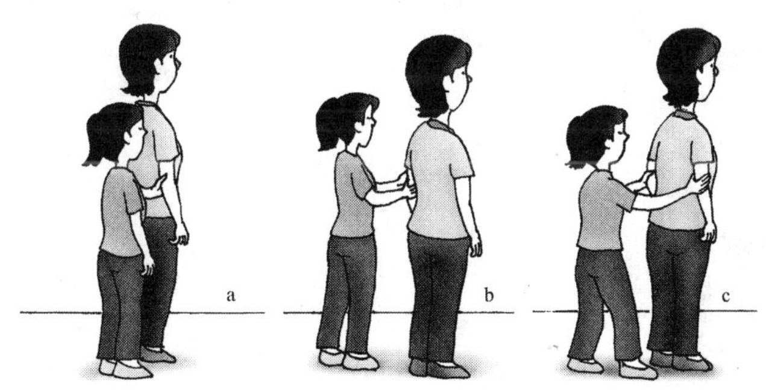

图 5 – 1 – 10　换边导盲

（3）导盲向后转：在狭窄的道路上行走，需要向回返时使用。导盲者先用语言提示，然后向对方转身。盲人用两手同时抓握导盲人，然后放开原来抓握的手。（图5 – 1 – 11a，b，c，d）

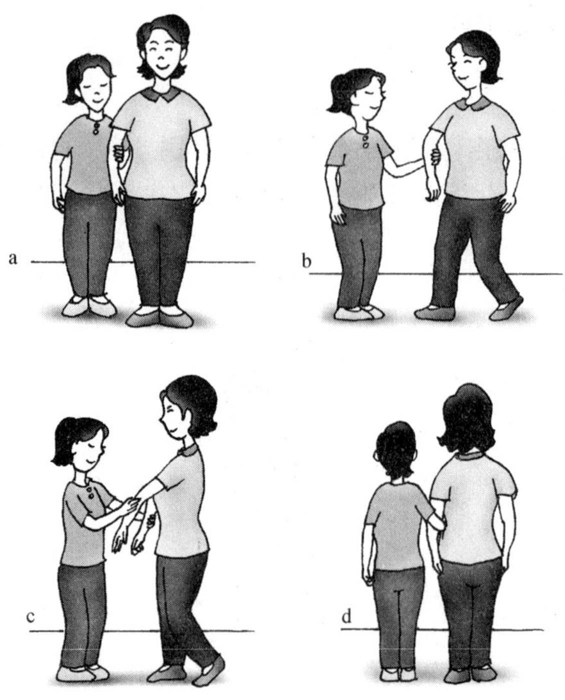

图 5－1－11　导盲向后转

（4）导盲穿过狭窄通道：遇到比较狭窄的通道时使用此技术。导盲者先用语言提示，把导盲臂贴身移至后腰，盲人移到导盲人身后。通过之后再恢复到原位继续行走。（图 5－1－12a，b，c）

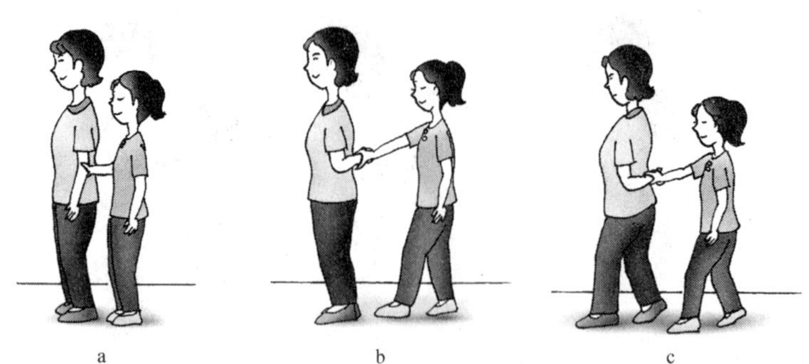

图 5－1－12　导盲穿过狭窄通道

（5）导盲进出门：行走过程中准备进出门时，导盲者要先用语言提示，并用导盲手打开门，盲人用非抓握手握住门把手，把门关上。（图 5－1－13a，b，c，d）

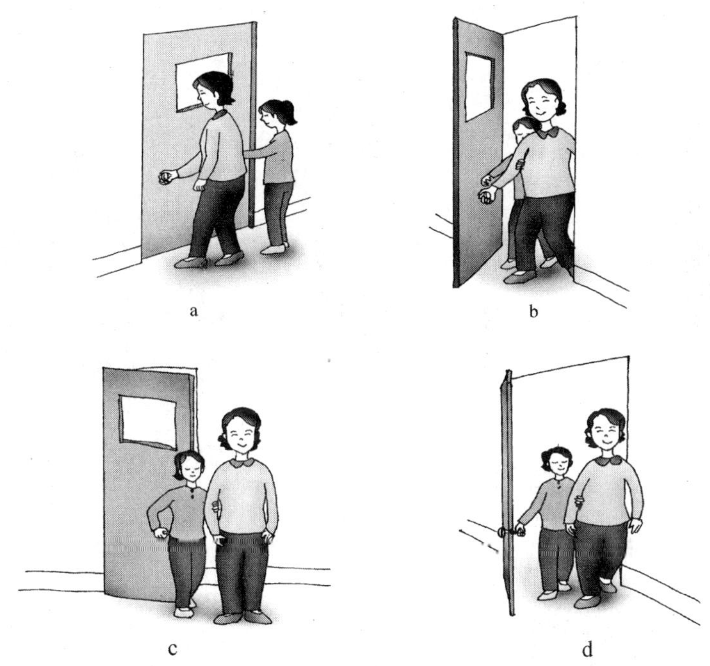

图 5－1－13　导盲进出门

（6）导盲上下楼梯：遇到楼梯时稍作停留，告诉盲人："前面有楼梯。"让盲人的非抓握手扶住扶手，到达顶端或底端时稍作停留并告诉盲人。（图 5－1－14a，b，c，d）

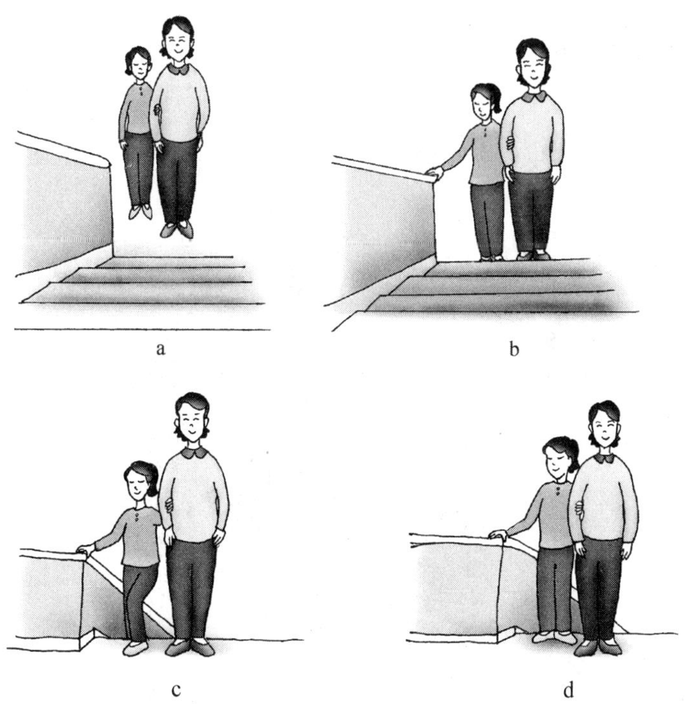

图 5－1－14　导盲上楼

（7）导盲落座：帮助盲人通过触摸感知座位与周围物体之间的关系，然后坐下。（图5－1－15a，b，c，d，e）

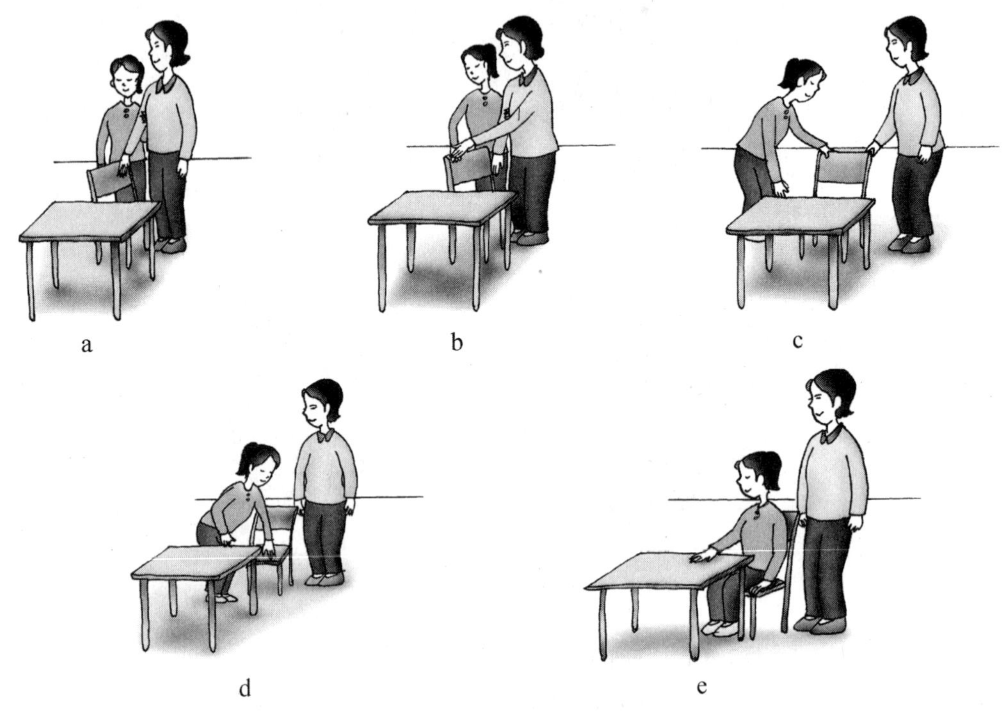

图5－1－15　导盲落座

（8）导盲乘升降式电梯：用导盲向后转、导盲进出门等技术。

（9）导盲乘坐公共汽车：用导盲进出门、导盲上下楼梯、导盲穿过狭窄通道、导盲落座等技术。（图5－1－16a，b）

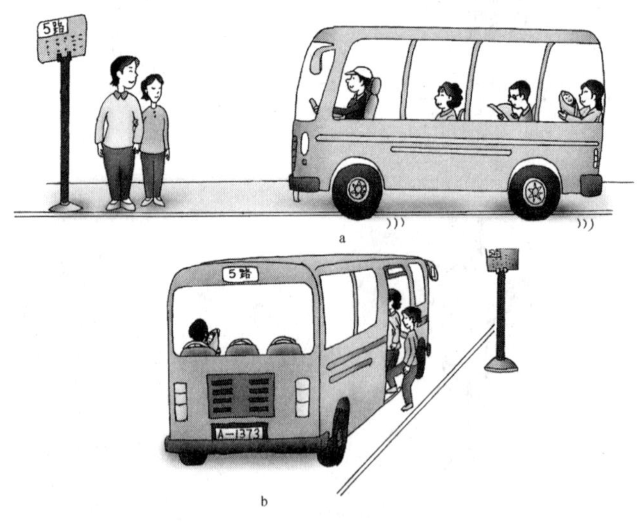

图5－1－16　导盲乘坐公共汽车

（10）导盲乘坐地铁：用导盲上下楼梯、导盲乘电梯、导盲进出门、导盲落座等技术。

（11）导盲乘坐出租汽车：用导盲进出门、导盲落座等技术。（图 5－1－17a，b，c，d）

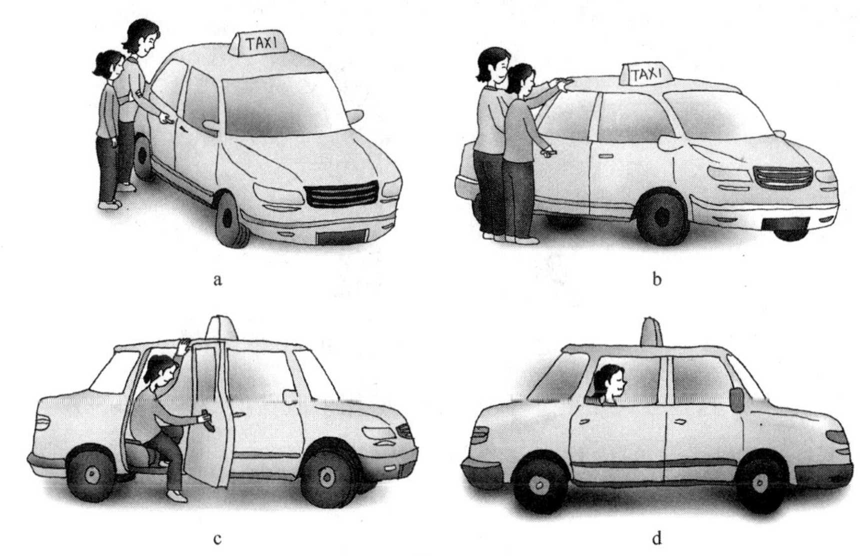

a　b　c　d

图 5－1－17　导盲乘坐出租汽车

2. 独立行走方法

（1）定向：

1）阳光定向法：通过了解太阳东升西落的规律以及不同时间太阳在天空中的不同位置，来判定方向——短时内阳光在身体的照射位置相对固定，利用这点可以实现直线行走。

2）内时钟定向法：将自己看做处于时钟的轴心处，把自己周围的事物按时钟点位确定方向——正前 12 点，正后 6 点，左 9 点，右 3 点。使用中要保持站位和朝向不变。

3）外时钟定向法：将面前的事物按时钟点位确定方位。通常将自己前面定位在 6 点钟位置。使用环境：以圆桌为钟面，以自己的位置为 6 点，确定他人的位置，或桌面上餐具、食品的位置。以盘碗为钟面，离自己最近处为 6 点钟，确定不同位置是什么菜。

（2）心理地图：盲人通过知觉、触觉、嗅觉、味觉、温度觉和本体方位来感知环境空间，判定环境中事物及其之间的关系。从而得到空间印象，形成特定环境中的空间感，在大脑中即可形成简单的心理地图。如会议室沿墙壁有一排椅子，中间是椭圆形的桌子，门与窗相对。当盲人进入后，先沿墙壁行走感知椅子，再感知桌子的形状，继而感知桌子与椅子之间的关系。由门向前直行，感知门窗之间的相互关系。通过几次探索，大体可感知室内的情况、物体之间的相互关系，形成空间感，也就形成了室内的心理地图。同样做法可进一步延伸到其他环境中，逐渐形成复杂的心理地图。

（3）自我保护：

1）上部保护：这是盲人在行走过程中用上肢保护身体上部的一种方法。上部保护法适用于熟悉的室内环境及特定的外部环境，如在使用盲杖外出行走时，遇到高的障碍物且盲杖不易触及的情况下就要使用。（图 5－1－18a，b）

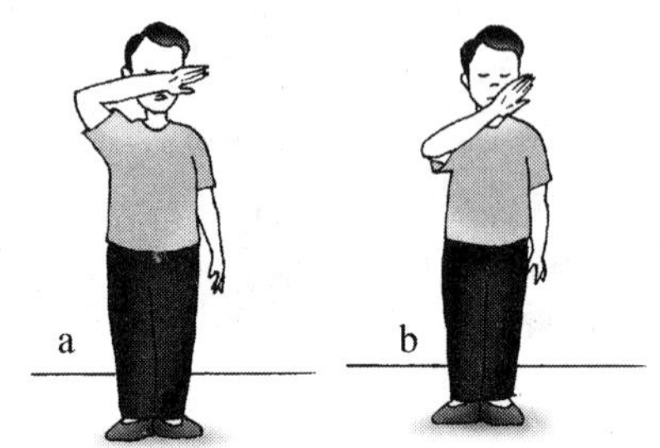

图 5－1－18　上部保护

2）下部保护：这是盲人在熟悉环境中行走时用上肢保护身体下部的方法。下部保护方法与上部保护方法经常联合使用。（图 5－1－19）

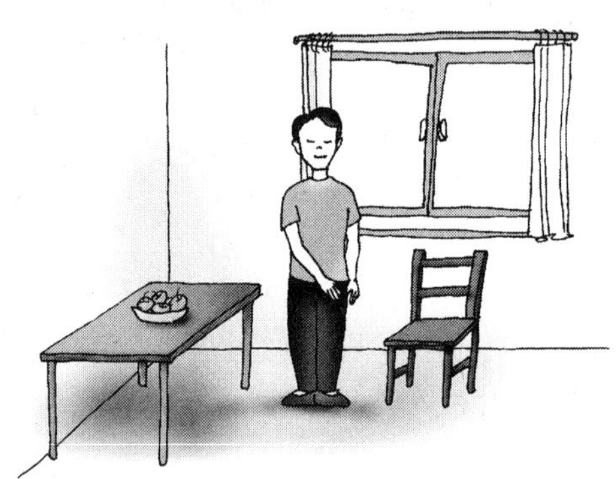

图 5－1－19　下部保护

（4）沿物行走：这是沿着室内墙壁、桌子或其他物体的边缘线行走的方法。指背与墙保持似触非触的关系，避免指尖朝前，以免受伤。必要时另一只手辅以使用上部保护法。（图 5－1－20）

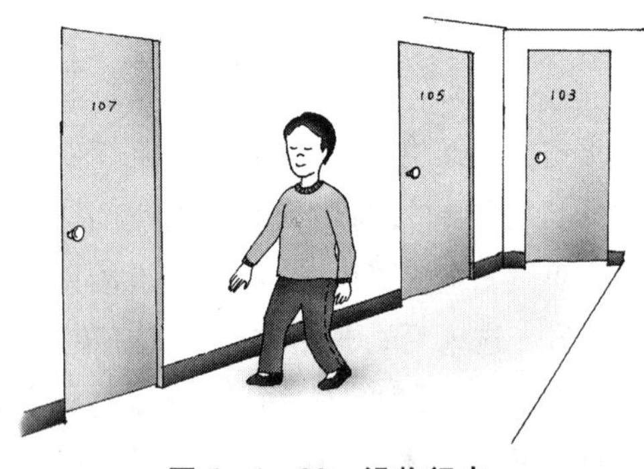

图 5－1－20　沿物行走

（5）寻找失落的物品：寻找失落的物品对于盲人来说十分重要，尤其是在盲杖失落时更是如此。当失物处于复杂或危险环境中时，可请求他人帮助。（图 5－1－21a，b，c，d，e）

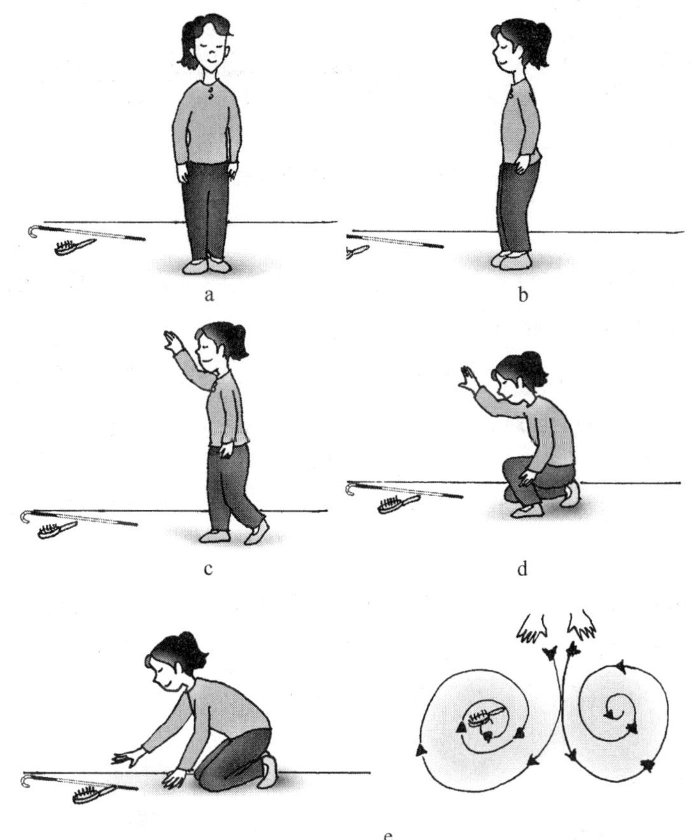

图 5－1－21　寻找失落的物品

（6）盲杖的使用：

1）盲杖的构成：盲杖由腕带、杖柄（手柄）、杖身（体）、杖尖构成。最适宜的盲杖长度为从地面到盲人胸骨剑突的高度。（图 5－1－22）

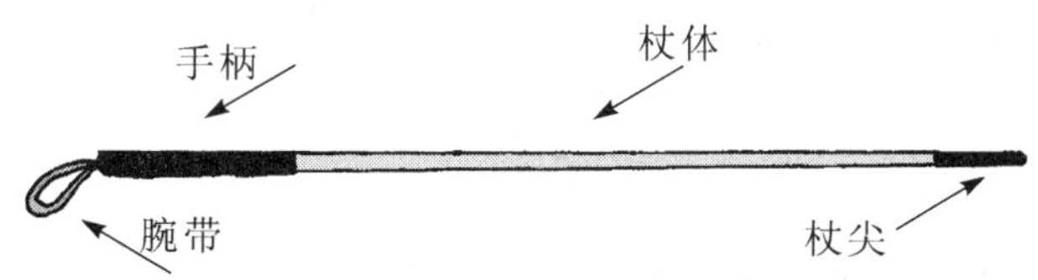

图 5－1－22　盲杖的构成

2）盲杖的种类：①按结构划分：直段式盲杖、胡弗盲杖和折叠盲杖。②按功能划分：低视力、全盲、多重残疾人使用的盲杖。（图 5－1－23）

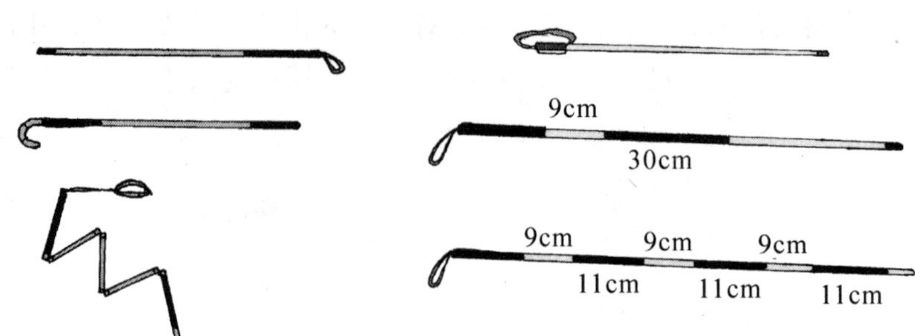

图 5－1－23　各种盲杖

3）盲杖的持握方法：

①握拳式：用手握住盲杖，置于胸前或体侧，杖体垂直于地面，杖尖触地。用于站立时持杖或明眼人导盲的情况。

②直握式：将盲杖的腕套套于腕关节部位，持握手置于身体中线前 20cm，肘关节伸直。用于两点式、三点式行走技术。

③斜握式：持握方法同直握式，盲杖倾斜置于体侧。用于平推式行走。

④持笔式：用手握住盲杖并使盲杖与地面保持垂直，置于身体中线前。常用于持盲杖上下楼梯时。

4）盲杖的携带与放置：在导盲随行时用握拳式持握盲杖并将盲杖置于体侧。在室内可放于两腿之间或两脚之下。乘公交车时，可竖放在两膝之间并用手握杖柄顶端以避免杖柄戳人。在电影院里，可将盲杖放在自己的座位前。（图 5－1－24a，b）

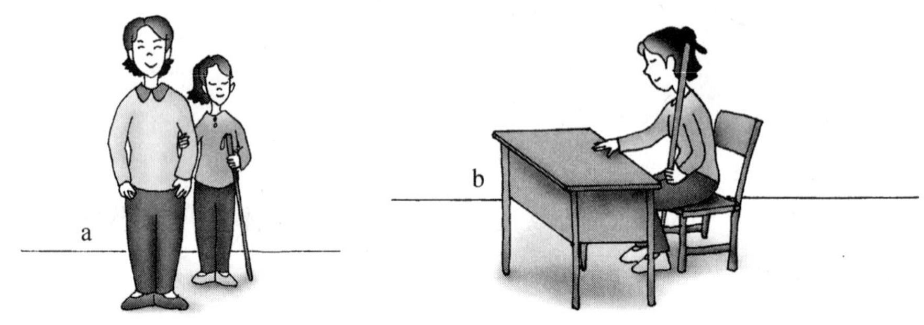

图 5－1－24　持杖与置杖

5）持杖行走：

①两点式点击行走：直握式持杖，以腕关节为支点左右摆动盲杖。盲杖的杖尖点击在地面的左右两个点之间的距离稍宽于两肩的距离约 5cm。杖尖的摆动轨迹为弧形。弧的最高点距地面 2～5cm。迈右脚时盲杖点击左边，迈左脚时盲杖点击右边。行走过程中手脚要协调。（图 5－1－25a，b）

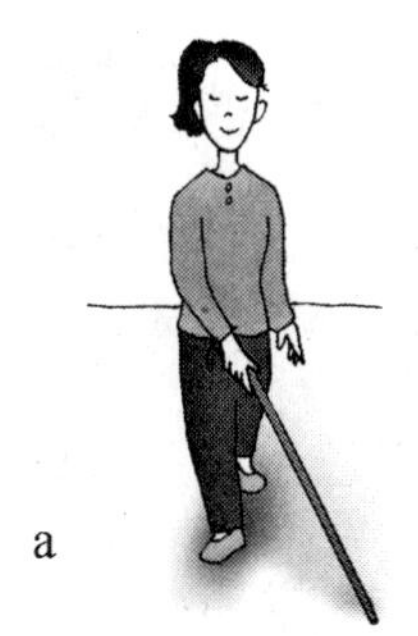

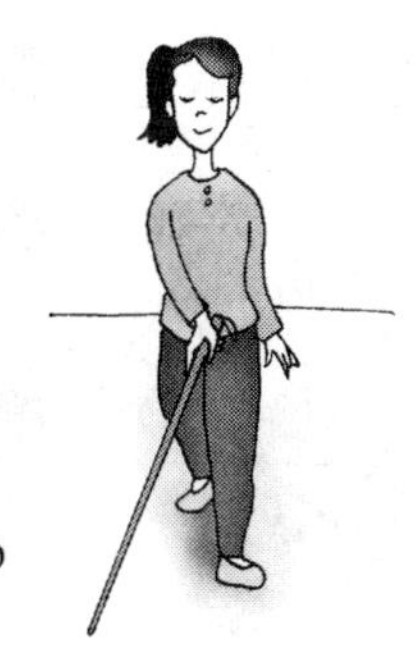

图 5－1－25　两点式点击

②三点式点击行走：在有明显边缘线的地区行走，动作与两点式类似，不同的是盲杖杖尖先后探索三个不同点：路面、路面、某边缘线（墙、路沿等）。其中前两次点击用两点式，后续用杖尖轻敲边缘线，点击速度与脚步配合。（图 5－1－26a，b）

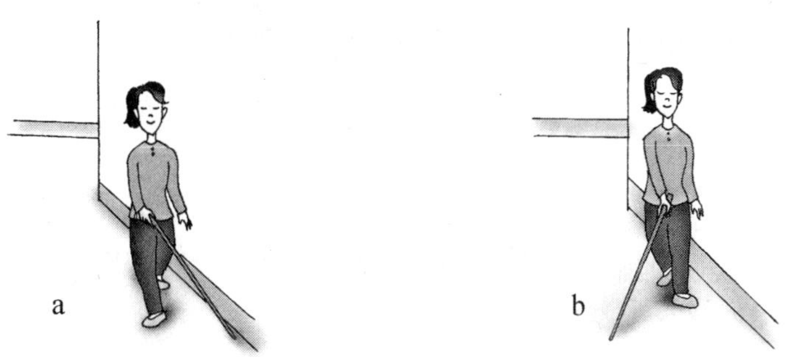

图 5－1－26　三点式点击

③平推式斜杖而行：地面平滑时常用，采用斜握式持杖法，杖尖在地面上滑行。（图 5－1－27）

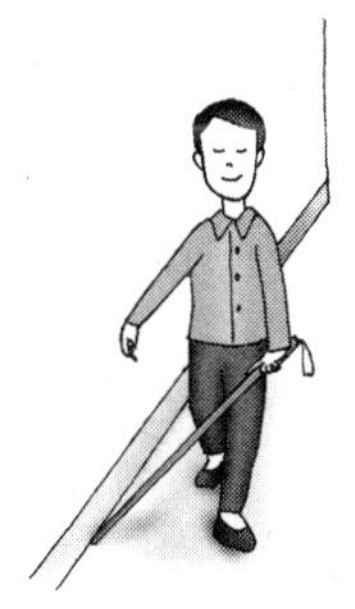

图 5－1－27　平推式斜杖而行

④用盲杖探索障碍物：行走中，杖尖碰到障碍物时立即停步，先撤回盲杖。然后再小心地伸出盲杖进行探索。在实际运用过程中不要拘泥，很容易判断的障碍物，可不必用规范的动作进行探索。（图 5－1－28a，b，c）

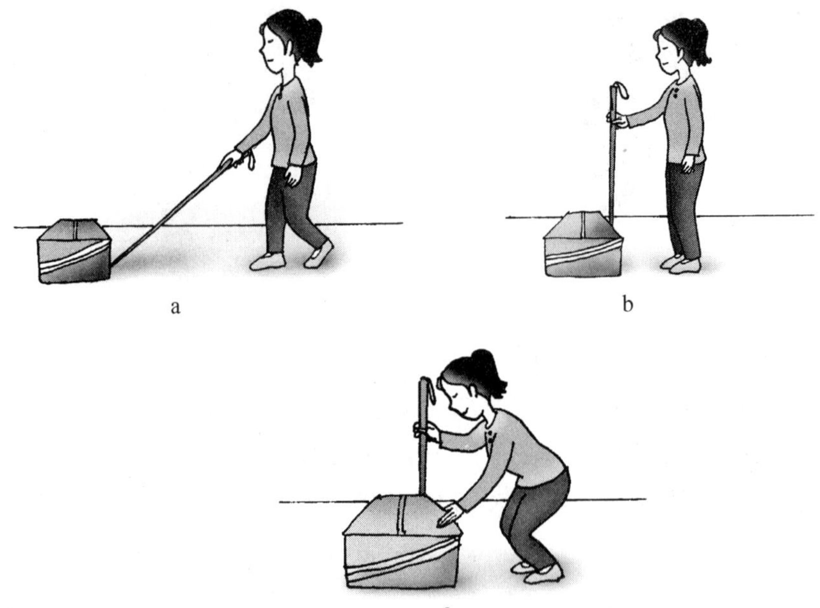

图 5－1－28　用盲杖探索障碍物

⑤持杖进出门：进出门时，用盲杖探索前面是否有障碍物或门槛，以便于及时作出反应。（图 5－1－29a，b，c）

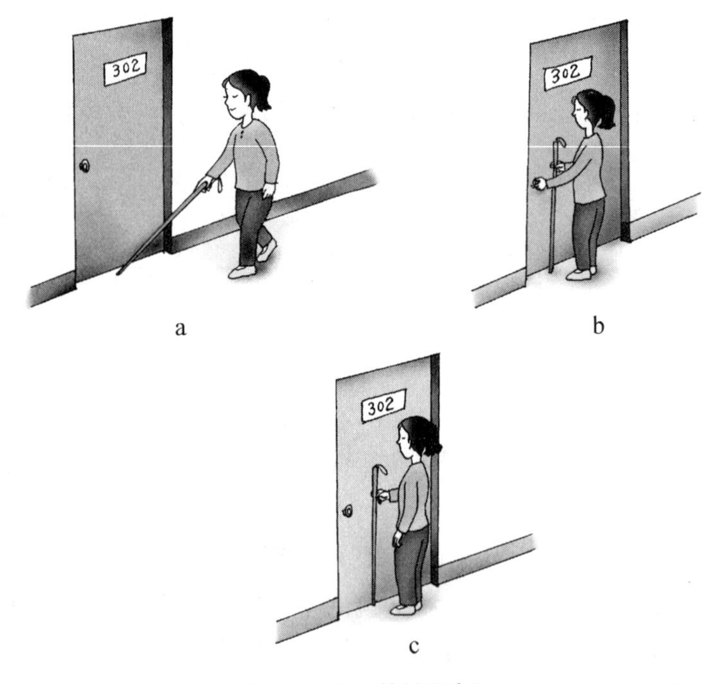

图 5－1－29　持杖进出门

⑥持杖上（下）楼梯：手臂伸直，持笔式持杖，左右摆动探索台阶的宽度，体会自己站立的位置，杖尖触地并沿第一个台阶向上提，当盲杖悬空时，可获得台价高度的信息；利用盲杖沿楼梯第一个台阶边缘向前平移，当盲杖碰到第二个台阶底部时可获得台阶深度的信息。此后即可上楼。上楼后，用盲杖在地面画弧，在了解地面情况后继续行走（图 5－1－30a，b，c，d，e）。下楼与上楼相似。

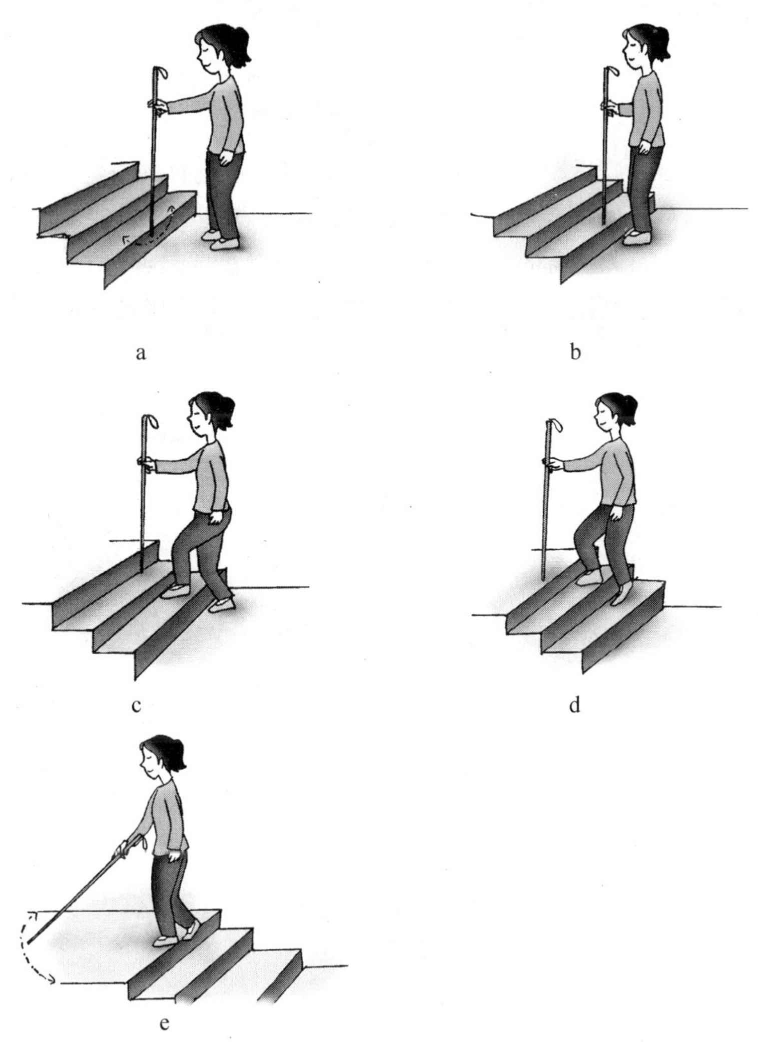

图 5－1－30　持杖上楼梯

⑦携杖下（上）滚梯：在入口，用杖尖探索地面，感觉杖尖被拖动时为电梯的第一级；两脚与滚梯台阶垂直站在入口处，一手放在扶栏上，另一手握拳式持杖，跨上滚梯。若感觉站在两个梯面之间，可适当调整，使两脚站在同一级梯面上，把杖尖放在前一级梯面上。感觉扶手变平直或盲杖不再下降（上升）时，跨出台阶并迅速撤离滚梯口（图 5－1－31a，b）。上滚梯与下滚梯相似。

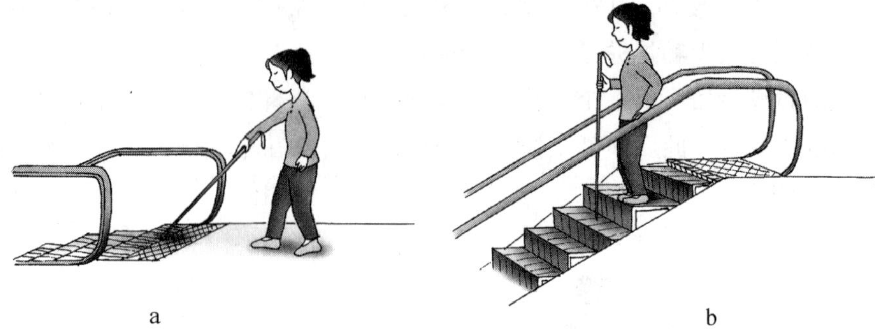

a　　　　b

图 5－1－31　持杖下滚梯

⑧持杖过马路：用脚后跟靠紧马路牙，面朝与马路垂直的方向，细心倾听车辆、行人的声音，当听到近处没有机动车的声音时，用两点式迅速通过。训练者站于盲人旁边，用手轻轻抓握盲人后背的衣服，根据盲人的判断决定是否松手，以保证安全。

⑨持杖乘公交车：利用的技术为持杖进出门、持杖上下楼梯（图 5－1－32a，b，c）。下车方法与上车方法相似。

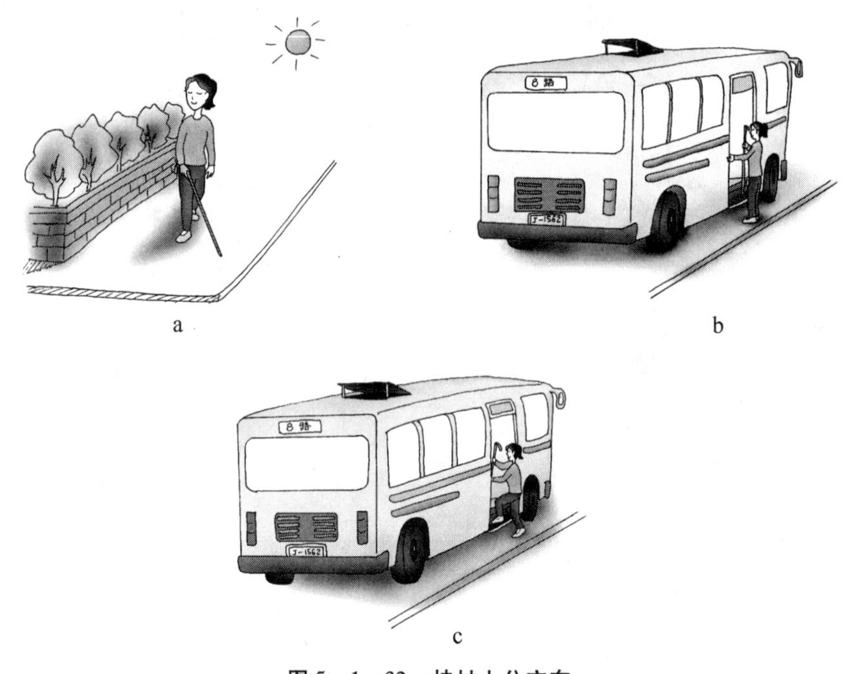

a　　　　b

c

图 5－1－32　持杖上公交车

⑩持杖乘地铁：利用的技术为持杖上下楼梯、携杖乘滚梯、持杖进出门、平推式行走。在训练者的指导下实地练习；因乘坐地铁比较危险，应尽量由亲友陪同。

第二节　听力语言的康复

一、聋儿听力语言康复

采取医学、教育、社会、工程等康复手段，充分发挥助听器、人工耳蜗的补偿作用，开展科学的康复训练，以减轻耳聋给聋儿造成的听觉、语言障碍及其他不良影响，并使聋儿能听会说，与人进行正常的语言交往，达到回归主流社会的目的。

（一）康复基本知识

0～3 岁是儿童大脑发育最快的时期，也是学习语言最关键的时期；7 岁以前是最佳期，7～12 岁是可塑期。如果在此时发生耳聋则严重影响儿童的听觉、言语发育，同时也影响其他方面的发展。如能及时地发现耳聋，尽早地配戴合适的助听器，使聋儿在父母的怀抱中就接受各种声音、语言刺激，得到科学的康复训练，聋儿的各方面发展就会接近正常儿童，康复的质量就会提高。因此，早发现耳聋，早配戴合适的助听器，早开展康复训练，成为聋儿康复中的一条重要原则。

生活中的所有声音：包括环境声、音乐声、语言声等，其中语言声是听觉训练的重点内容。学前期是儿童学习语言的关键期，遵循儿童语言发展的基本规律：先理解，后会说。

（二）训练内容和方法

1. 听觉康复训练

（1）配戴助听器或人工耳蜗训练：目的是为了帮助孩子尽快适应助听设备，并感受声音的存在。具体操作如下：

1）助听器要坚持每天配戴，并调好音量（由小到大），时间由短到长，逐渐调试，使孩子适应。细心观察孩子的反应，当听到声音后，表现出微笑、兴奋的表情，或做点头的动作；若无任何反应，应检查助听器是否有电或是否有其他毛病，及时向调机师汇报，争取最佳的调机效果。

2）每次训练时，应坐在孩子听力补偿较好的一侧，发“a”音，同时叫孩子的名字，或听各种声音如自然声、聆氏六音、语言声等。聆氏六音指 m，u，α，a，sh 和 s，它们分别代表低、中、高各个频率的声音。可采取“听音放物“的游戏来判断是否听到这 6 个音及其他声音。注意避免孩子看到口型。（图 5－2－1a，b，c）

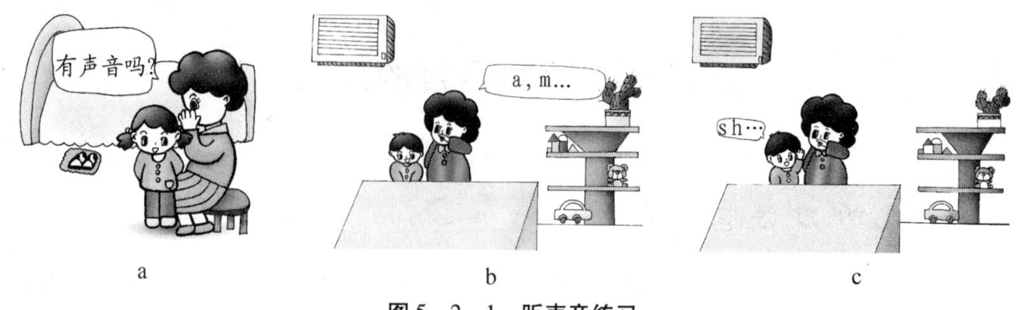

a　　b　　c

图5－2－1　听声音练习

（2）快和慢：目的是为了让孩子感受乐声节奏的快慢。具体操作如下：让孩子听音乐，模仿相应的动作，并作出判断：对节奏快的音乐就模仿小兔跳，对节奏慢的音乐就模仿大象走路。还可以让孩子在听到快节奏的音乐时快跑、快速拍手、身体快速晃动、快爬等，在听到慢节奏的音乐时慢吞吞走路、慢慢地拍手、慢慢地晃动身体、学小乌龟爬等。（图5－2－2a，b，c）

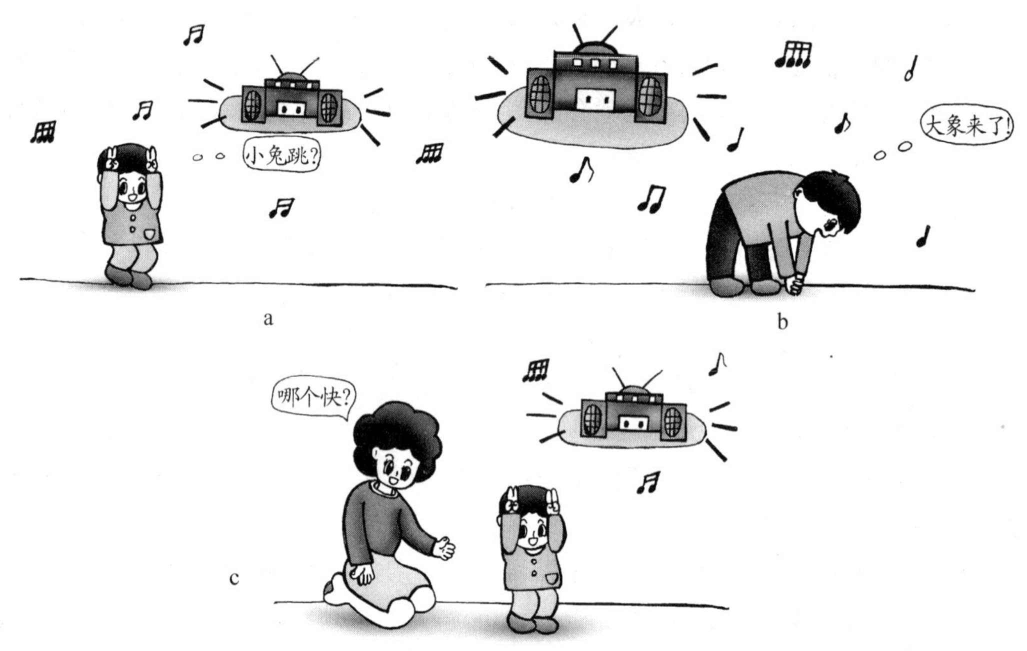

a　　b　　c

图5－2－2　感受快与慢

（3）“爸爸”与“奶奶”：目的是为了让孩子练习听辨语言声音，加强对语言的理解和记忆。具体操作如下：先让孩子听一个称呼，然后逐渐增加到听两个、几个，同时要求孩子指出相应的人或物。同样的方法还可用于其他句型的练习。如“谁在干什么?”“什么东西在哪里?”等等。（图5－2－3a，b）

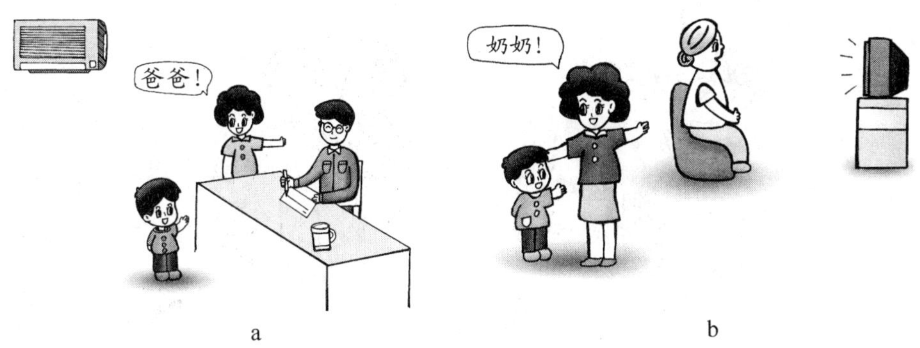

图5－2－3　辨听爸爸和奶奶

2. 语言康复训练

（1）大公鸡“喔喔喔”：目的是为了模仿公鸡的叫声，帮助孩子体会发音的感觉，为表达语言打好基础。具体操作如下：先告诉孩子该动物的名称，然后告诉孩子该动物怎样叫。可以借助于体态语如生动形象的手势，帮助孩子进行理解和记忆。通过模仿动物的叫声，帮助孩子发音，并调动孩子用语言表达的积极性。最后理解“喔喔喔”是大公鸡的叫声，能把“喔喔喔”与“公鸡”联系在一起。（图5－2－4a，b）

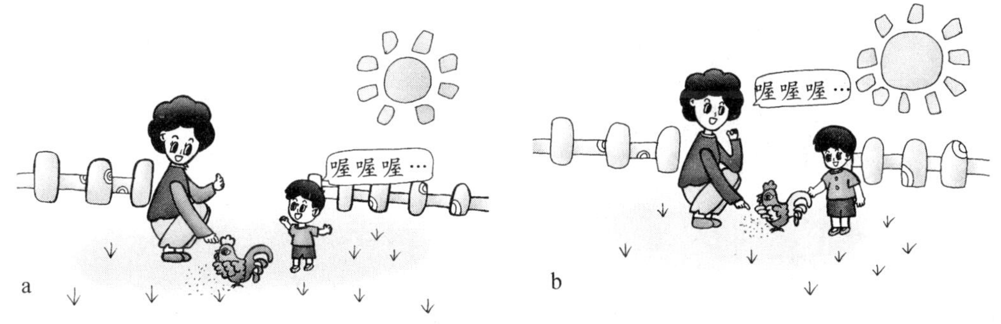

图5－2－4　大公鸡“喔喔喔”

（2）这是“爸爸”：目的是为了让孩子通过发“ba”的音，进一步体会发音的感觉，初步理解语言。具体操作如下：孩子判断正确后要多鼓励、表扬，以激发和保护孩子用语言表达的积极性。在日常生活中，能区分谁是爸爸，谁是妈妈，并能主动叫“爸爸”或“妈妈”，以同样的方法学习称呼其他家庭成员。（图5－2－5a，b）

（3）“耳朵”：目的是为了帮助孩子理解语言，认识五官及身体部位的名称。具体操作如下：用同样的方法学习其他五官及部位，如鼻子、手、头发等。让孩子和家长一起做游戏，妈妈说名称，孩子指实物。逐渐加快速度，要互换角色。还可以指着头发说“眼睛”，让孩子判断“对”或“不对”，也可以进一步让孩子了解它们各自的功能。（图5－2－6a，b，c）

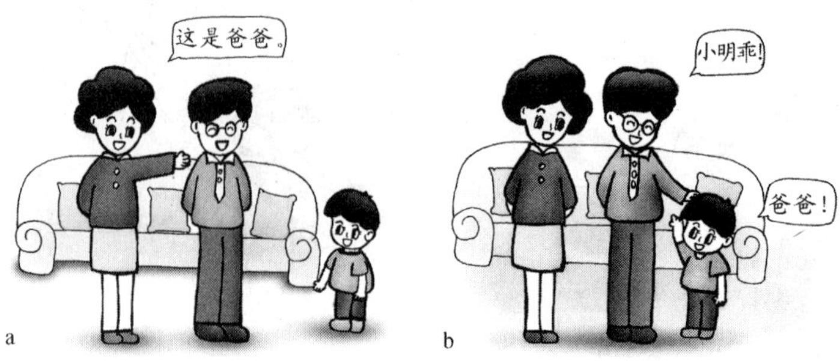

图 5-2-5　学叫“爸爸”

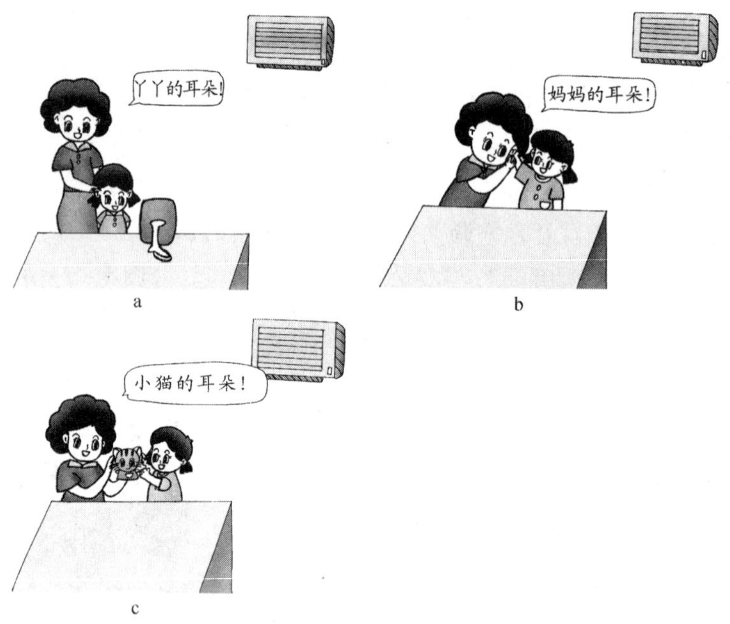

图 5-2-6　认识耳朵

（4）其他训练：

1）听指令：目的是为了让孩子通过对语言的理解与学习，听懂成人的指示。（图 5-2-7a，b，c）

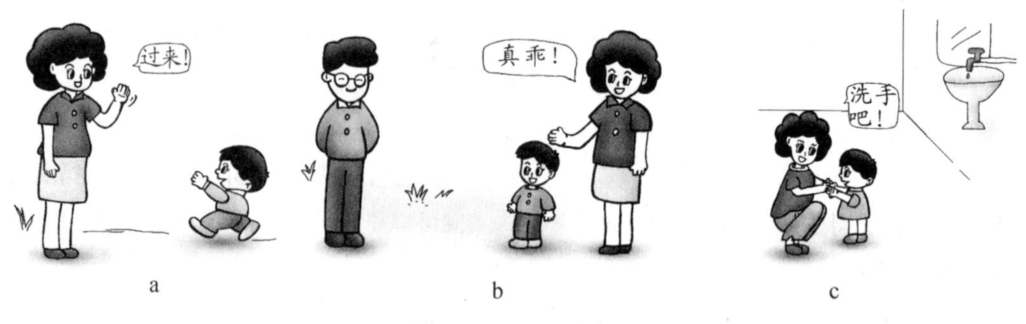

图 5-2-7　听指令

2）好吃的东西：目的是为了让孩子结合一日生活，学习食物名称及一些相关的内容。（图5－2－8a，b，c）

喝水！
吃饭。
吃西瓜！
a
b
c

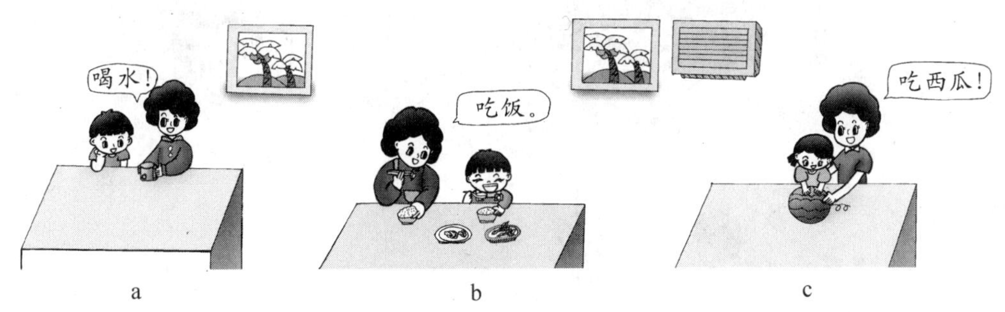

图5－2－8　结合生活学知识与语言

3）数一数：目的是为了让孩子结合对语言的理解，了解有关“数”的常识。（图5－2－9a，b，c）

1, 2, 3
1,2,3,4,5
共6个！
a
b
c

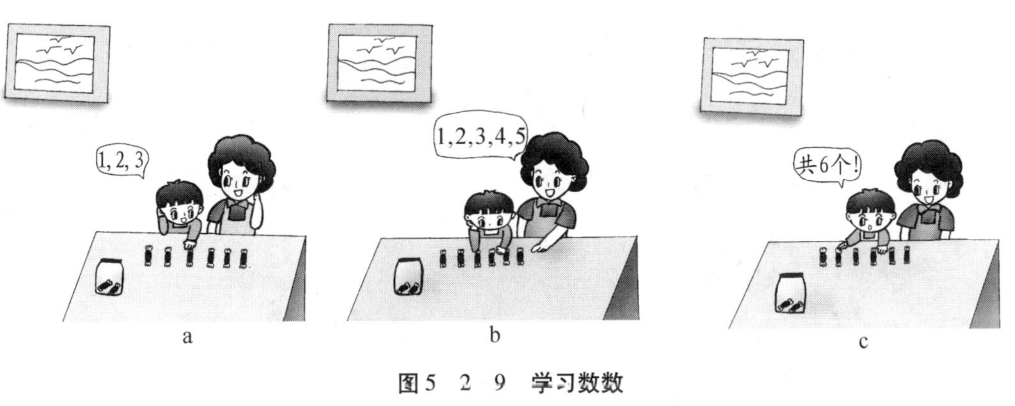

图5　2　9　学习数数

4）做客：目的是为了培养孩子把学到的语言运用到社会交往中，真正发挥语言的作用。（图5－2－10a，b，c）

306
那是阿姨家。
阿姨好!
再见!

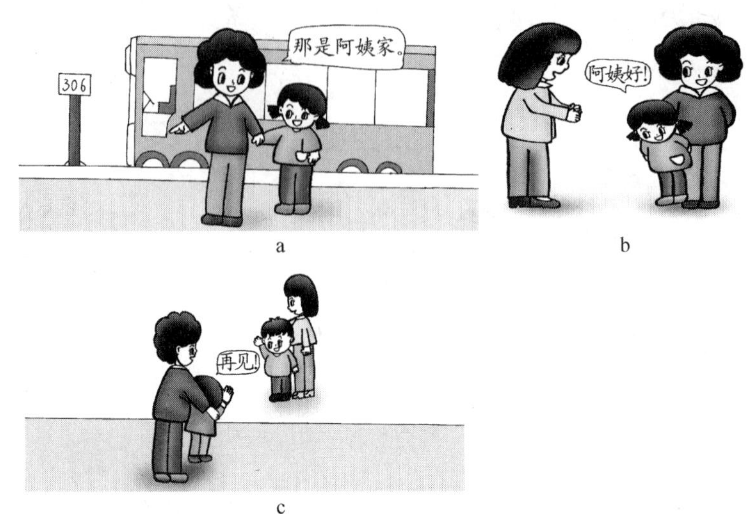

图 5－2－10　做客

5）品尝味道：目的是为了让孩子用味觉等感官来代偿听觉，从而达到学习语言的目的。（图 5－2－11a，b，c）

丫丫，吃饭!
吃这个!
香吗?

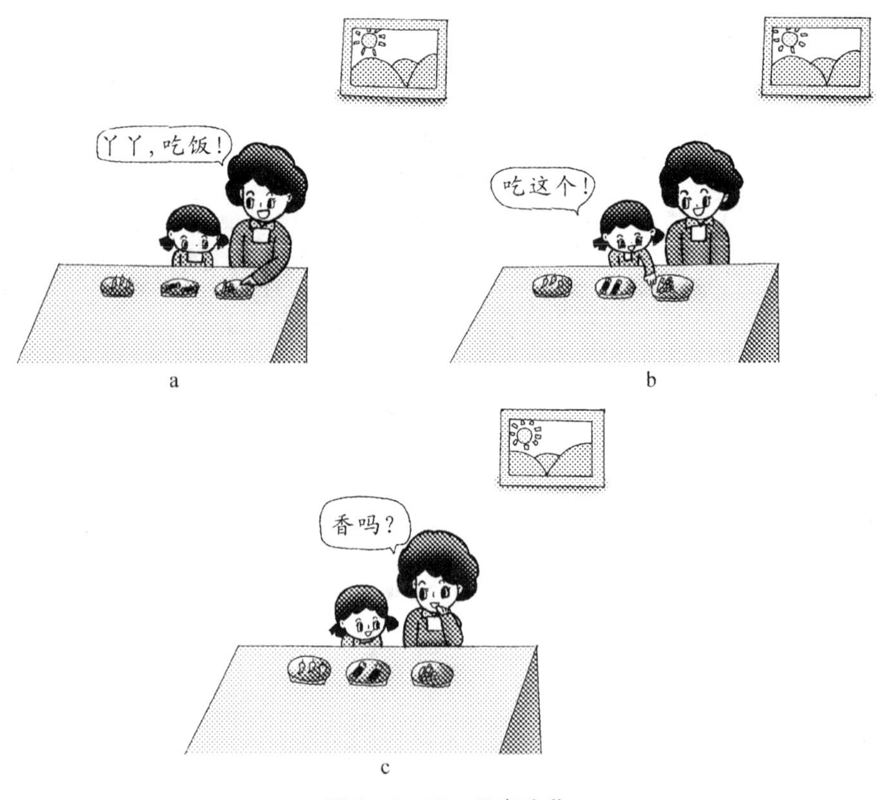

图 5－2－11　品尝味道

二、成年聋人康复

成年聋人的康复重点在于及时发现听力下降的迹象，尽早转介到专业机构进行听力检测和助听器适配。同时，还要向听力下降的成年人及其家庭成员普及听力康复和助听器使用、维护的相关知识。

第三节 肢体残疾的康复

康复训练是指针对残疾人、患者和老年人的功能障碍，以康复机构为指导，社区为基础，家庭为依托，采取现代康复技术和中国传统康复技术相结合的方法，促进功能的恢复、重建和发展，改善和提高其日常生活活动和社会适应能力。

康复训练要采取按需训练、循证训练、技术适用、循序渐进的原则，根据训练对象功能障碍程度，与日常生活或工作的实际需求相结合，以经过实践和科研证明有效为依据，从易到难，从简单到复杂，从粗大动作到精细动作，从单项到多项，选择优先康复训练项目进行训练。

康复治疗的适应证：关节活动受限；肌力下降，肌萎缩；骨骼、肌肉系统疾病导致的运动障碍；神经系统疾病导致的运动障碍；循环系统功能低下；内脏器官功能低下；精神功能异常；全身功能调整异常。

康复治疗的禁忌证：体温38℃以上。安静时脉搏>100次/min。血压不正常，有临床症状，如舒张压>120mmHg、收缩压>200mmHg或收缩压<100mmHg。有心力衰竭表现、呼吸困难、水肿、胸腹水等。心肌疾病发作在10日以内。重度心律不齐。安静时有心绞痛发作。外伤未恢复仍有明显症状。有骨折可能及骨折未愈合。拟训练部位剧烈疼痛。身体衰弱难以承受训练。其他，如意识淡漠、反应异常等。

一、常用的康复评价

做好康复训练功能评价，才能保证规范地开展训练。初次评价：掌握训练对象目前的功能障碍和困难情况，发掘潜能，为制定训练计划、选择适宜训练项目和判定训练效果提供客观依据。中期评价：在训练计划的中期，对训练对象进行评价，针对存在的问题调整训练计划。末期评价：总结康复目标的实现情况，提出进一步康复的意见。

评价是康复工作程序中非常重要的内容。在康复治疗中，一切治疗手段都从初期评价开始，至末期评价结束，评价贯穿于治疗的全过程。治疗师只有根据正确的评价方法才能准确设计患者的康复目标，制定有效的康复治疗计划。评价是收集患者的有关资料，检查与测量障碍，对其结果进行比较、分析、解释并进行障碍诊断的过程。

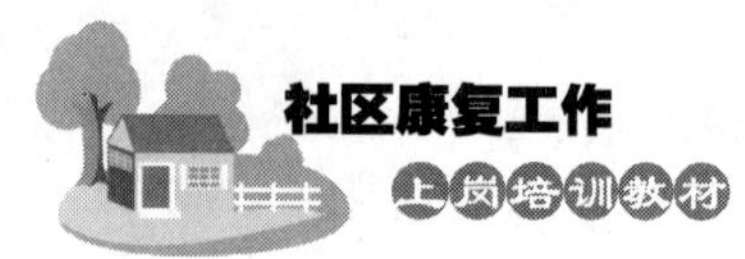

（一）关节活动度的评价（表5－3－1、表5－3－2）

表5－3－1 上肢关节活动度（ROM）检查表

L			部位	项目	正常ROM（度）	R		
ROM						ROM		
评价结果						评价结果		
月 日	月 日	月 日				月 日	月 日	月 日
			肩胛带	前屈	20			
				后伸	20			
				上举	20			
				下降	10			
			肩关节	前屈	180			
				后伸	50			
				内收	45			
				外展	180			
					70	外旋	90	
			肘关节	屈曲	145			
				伸展	5			
			前臂	旋前	90			
				旋后	90			
			腕关节	掌屈	70			
				背屈	90			
				桡偏	25			
				尺偏	55			
			拇指	外展	60			
				内收	60			
				掌侧外展	90			
				掌侧内收	90			
				MP屈曲	60			
				MP伸展	10			
				IP屈曲	80			
				IP伸展	10			
				对掌	0厘米			

续表

L			部位	项目	正常 ROM（度）	R		
ROM						ROM		
评价结果						评价结果		
月　日	月　日	月　日				月　日	月　日	月　日
			示指	MP	0～70			
				DIP	0～90			
				PIP	0～110			
			中指	MP	0～70			
				DIP	0～90			
				PIP	0～110			
			环指	MP	0～70			
				DIP	0～90			
				PIP	0～110			
			小指	MP	0～70			
				DIP	0～90			
				PIP	0～110			

表 5-3-2　躯干及下肢关节活动度（ROM）检查表

L			部位	项目	正常 ROM（度）	R		
ROM						ROM		
评价结果						评价结果		
月　日	月　日	月　日				月　日	月　日	月　日
			髋关节	前屈（屈膝）	125			
				前屈（伸膝）	90			
				后伸	15			
				内收	20			
				外展	45			
				内旋	45			
				外旋	45			
			膝关节	屈曲	130			
				伸展	0			

续表

L			部位	项目	正常 ROM（度）	R		
ROM						ROM		
评价结果						评价结果		
月　日	月　日	月　日				月　日	月　日	月　日
			踝关节	背屈	20			
				跖屈	45			
			足	内翻	30			
				外翻	20			
				外展	10			
				内收	20			
			拇指	MP 屈曲	35			
				MP 伸展	60			
				IP 屈曲	60			
				IP 伸展	0			
			颈	前屈	60			
				后伸	50			
				左旋	70			
				右旋	70			
				左侧屈	50			
				右侧屈	50			
			躯干	前屈	45			
				后伸	30			
				左旋	40			
				右旋	40			
				左侧屈	50			
				右侧屈	50			

（二）肌力的评价（表 5－3－3）

表 5－3－3　肌力评级标准

分级	评级标准
5	能抗重力及最大阻力，完成全关节活动范围的运动
4^{+}	四级与五级之间

续表

分级	评级标准
4	能抗重力及轻度阻力，完成全关节活动范围的运动
4^-	三级与四级之间水平，能抗重力及弱的阻力，完成全关节活动范围的运动
3^+	此级与 4 - 只是阻力大小程度的区别
3	不施加阻力，能抗肢体重力，完成全关节活动范围的运动
3^-	抗重力完成正常关节活动范围的 50% 以上
2^+	抗重力完成正常关节活动范围的 50% 以下
2	解除肢体重力的影响，完成全关节活动范围的运动
2^-	解除肢体重力的影响，可完成正常关节活动范围的 50% 以上
1^+	解除肢体重力的影响，可完成正常关节活动范围的 50% 以下
1	可触及肌肉的收缩，但不能引起关节的活动
0	不能触及肌肉的收缩

（三）肌张力的评价（表 5 - 3 - 4）

表 5 - 3 - 4　改良的 Ashworth 痉挛评价量表

分级	评级标准
0	无肌张力的增加
Ⅰ	肌张力轻度增加：受累部分被动屈伸时，在关节活动范围之末呈现最小的阻力或突然卡住
$Ⅰ^+$	肌张力轻度增加：在关节活动范围的后 50% 范围内突然卡住，然后出现较小的力
Ⅱ	肌张力较明显增加：在关节活动范围的大部分范围内，肌张力均较明显加，但受累部分仍能比较容易地进行被动运动
Ⅲ	肌张力显著增高：被动运动困难
Ⅳ	受累部分被动屈伸时呈现僵直状态而不能完成被动运动

（四）平衡功能的评价（见表 5 - 3 - 5）

表 5 - 3 - 5　偏瘫患者平衡反应评价表

评价标准	判定标准	分级	平衡等级	平衡等级	平衡等级
			月　日	月　日	月　日
长坐位	不能独立完成，需辅助	0			
长坐位	能独立完成	Ⅰ			

续表

评价标准	判定标准	分级	平衡等级	平衡等级	平衡等级
			月　日	月　日	月　日
端坐位	能独立完成，但不稳定，一推即倒	Ⅱ			
坐位平衡反应出现	端坐位，外力破坏坐位姿势时出现调整反应	Ⅲ			
膝手卧位	能够完成并且可以抬起一侧上肢，一侧下肢	Ⅳ			
跪位	可以维持，但不稳定，一推即倒	Ⅴ			
跪位步行	跪位稳定，并且可以利用跪位步行	Ⅵ			
站立位	可以维持站立，但不稳定，重心移动时常不能维持站立	Ⅶ			
单腿站立	重心转移可以维持站立位	Ⅷ			
平衡板上站立	站在平衡板上，PT 师摇动平衡板，患者出现平衡反应	Ⅸ			
站立平衡反应	外力破坏患者的立位平衡，可以出现立位平衡反应	Ⅹ			

（五）步态分析（表 5－3－6）

表 5－3－6　偏瘫步态分析评价表

运动期	关节	评价项目	第一次	第二次	第三次	第四次
			月　日	月　日	月　日	月　日
支撑期	踝关节	全脚掌同时着地				
		足尖先着地				
		内翻（支撑期初期）				
		内翻（全支撑期）				
		足跟先着地（几乎正常）				
	膝关节	折膝				
		轻度膝反张				
		中、重度膝反张				

续表

运动期	关节	评价项目	第一次	第二次	第三次	第四次
			月　日	月　日	月　日	月　日
支撑期	膝关节	稍屈曲位稳定				
		正常				
	髋关节	躯干前倾				
		1 外旋　2 内旋　3 外展　4 内收				
		稳定，几乎正常				
摆动期	踝关节	足下垂，足尖拖地				
		内翻				
		过度屈曲				
		旋转（内、外）				
	膝关节	屈曲不充分				
		屈曲迟缓				
		过度屈曲				
		几乎正常				
	髋关节	画圈				
		髋上提				
		僵直				
		外旋（摆动初期）				
		外旋（全摆动期）				
		1 内旋　2 外展　3 内收				
		过度屈曲				
		几乎正常				

（六）日常生活活动能力的评价

日常生活活动（ADL）指一个人为了满足日常生活的需要每天所进行的必要活动，包括进食、梳洗、如厕、穿衣、翻身、坐起、转移、行走、上下楼、购物、做饭等。（表5－3－7）

表 5－3－7　脑血管病日常生活动作（ADL）评价表

<table>
<tr><td colspan="5">性别</td><td colspan="2">年龄</td><td colspan="5">科别</td></tr>
<tr><td>诊断</td><td colspan="11"></td></tr>
<tr><td colspan="2" rowspan="2">动作</td><td colspan="3">得分</td><td colspan="2" rowspan="2">动作</td><td colspan="3">得分</td></tr>
<tr><td>月　日</td><td>月　日</td><td>月　日</td><td>月　日</td><td>月　日</td><td>月　日</td></tr>
<tr><td colspan="2">评价总分</td><td></td><td></td><td></td><td colspan="2">评价总分</td><td></td><td></td><td></td></tr>
<tr><td colspan="5">一、个人卫生动作</td><td colspan="5">二、进食动作</td></tr>
<tr><td>1</td><td>洗脸、洗手</td><td></td><td></td><td></td><td>1</td><td>用吸管吸入</td><td></td><td></td><td></td></tr>
<tr><td>2</td><td>刷牙</td><td></td><td></td><td></td><td>2</td><td>用勺叉进食</td><td></td><td></td><td></td></tr>
<tr><td>3</td><td>梳头</td><td></td><td></td><td></td><td>3</td><td>端碗</td><td></td><td></td><td></td></tr>
<tr><td>4</td><td>刮胡子</td><td></td><td></td><td></td><td>4</td><td>用茶杯饮水</td><td></td><td></td><td></td></tr>
<tr><td></td><td></td><td></td><td></td><td></td><td>5</td><td>用筷子进食</td><td></td><td></td><td></td></tr>
<tr><td colspan="5">三、更衣动作</td><td colspan="5">四、排泄动作</td></tr>
<tr><td>1</td><td>穿脱上衣</td><td></td><td></td><td></td><td>1</td><td>自我控制小便</td><td></td><td></td><td></td></tr>
<tr><td>2</td><td>穿脱裤子</td><td></td><td></td><td></td><td>2</td><td>自我控制大便</td><td></td><td></td><td></td></tr>
<tr><td>3</td><td>穿脱袜子</td><td></td><td></td><td></td><td>3</td><td>使用便器</td><td></td><td></td><td></td></tr>
<tr><td>4</td><td>穿脱鞋</td><td></td><td></td><td></td><td>4</td><td>便后自我处理</td><td></td><td></td><td></td></tr>
<tr><td>5</td><td>穿脱支具</td><td></td><td></td><td></td><td>5</td><td>使用卫生纸</td><td></td><td></td><td></td></tr>
<tr><td></td><td></td><td></td><td></td><td></td><td>6</td><td>便后冲水</td><td></td><td></td><td></td></tr>
<tr><td></td><td></td><td></td><td></td><td></td><td>7</td><td>使用坐药</td><td></td><td></td><td></td></tr>
<tr><td colspan="5">五、入浴动作</td><td colspan="5">六、器具的使用</td></tr>
<tr><td>1</td><td>入浴</td><td></td><td></td><td></td><td>1</td><td>使用剪刀</td><td></td><td></td><td></td></tr>
<tr><td>2</td><td>洗身</td><td></td><td></td><td></td><td>2</td><td>使用钱包</td><td></td><td></td><td></td></tr>
<tr><td>3</td><td>出浴</td><td></td><td></td><td></td><td>3</td><td>使用电源插销、电器开关</td><td></td><td></td><td></td></tr>
<tr><td></td><td></td><td></td><td></td><td></td><td>4</td><td>使用指甲刀</td><td></td><td></td><td></td></tr>
<tr><td></td><td></td><td></td><td></td><td></td><td>5</td><td>使用锁、钥匙</td><td></td><td></td><td></td></tr>
<tr><td></td><td></td><td></td><td></td><td></td><td>6</td><td>开瓶盖</td><td></td><td></td><td></td></tr>
<tr><td></td><td></td><td></td><td></td><td></td><td>7</td><td>开关水龙头</td><td></td><td></td><td></td></tr>
</table>

续表

性别				年龄			科别			
诊断										
动作		得分			动作		得分		
		月　日	月　日	月　日			月　日	月　日	月　日
评价总分					评价总分				
七、床上运动					八、移动动作				
1	翻身				1	床←→轮椅			
2	卧位移动				2	床←→椅子			
3	卧位→坐位				3	轮椅←→便器			
4	坐位→立位				4	前进后退轮椅			
5	独立坐位				5	操纵手闸			
					6	乘轮椅开门、关门			
九、步行动作（包括辅助具）					十、认识交流动作				
1	前进5米，拐弯				1	记忆力			
2	登阶梯				2	书写（姓名、地址）			
3	步行50米				3	打电话			
					4	与人交谈			
					5	使用信封信纸			

评分标准：满分100分

1. 能独立完成，每项2分
2. 能独立完成但时间长，每项1分
3. 能完成但需辅助，每项1分
4. 两项中能完成1项，每项1分
5. 不能完成，每项0分

二、偏瘫的康复训练

（一）什么是偏瘫

偏瘫是指因脑卒中、脑外伤、脑肿瘤等原因所导致的以半侧肢体运动功能障碍为主要表现的一种常见残疾，可伴有失语、失认、情感异常和视物不全等症状。

（二）康复基本知识

1. 偏瘫康复的本质 中枢性瘫痪是运动模式的质变过程，原始反射被释放，正常运动的传导受到干扰。康复就是要逆转或在一定程度上阻止这种质变过程。（图5－3－1）

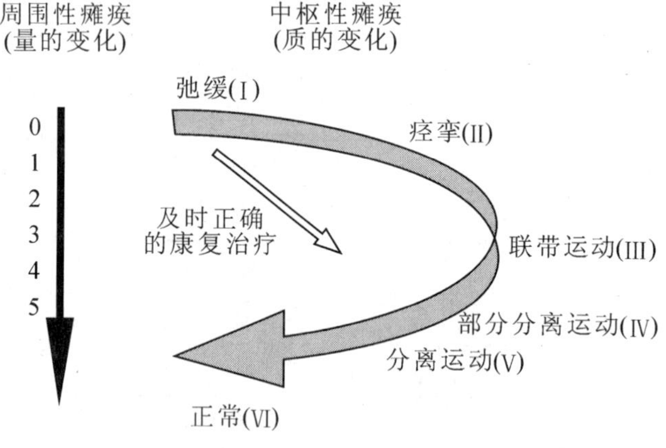

图5－3－1 偏瘫康复的本质

2. 偏瘫常见障碍

（1）运动障碍：运动障碍是指偏瘫一侧的上下肢不能活动、活动困难或不灵活。偏瘫弛缓期，瘫痪的上下肢往往不能活动，其他人帮助患者活动时会感到患者的肢体很松软。随着时间的推移，瘫痪的肢体可出现稍稍的活动，但往往变得愈来愈僵硬（肌张力增高），甚至关节不能活动，或者时有抖动（痉挛），称为硬瘫或痉挛性瘫痪。

（2）感觉障碍：感觉障碍常常表现为偏瘫肢体的触觉、温度觉、痛觉、位置觉、震动觉的异常（减弱或增强），有些患者的感觉全部丧失。因此，在给患者用热水洗脚时水温不应该过高，用热水袋取暖时应该用毛巾包好，以避免烫伤。

（3）语言－言语障碍：有一部分偏瘫患者，尤其是右侧偏瘫者（脑的左半球有病变），说话或交谈时常常发生以下某一种或某几种情况：

1）患者能够说话但口齿不清。医学上称为构音障碍。

2）患者说不出话，或像打电报那样断断续续地说出几个单字。医学上称为表达性失语。

3）患者听不懂别人说的话，譬如说“张嘴喝水”，患者并不张口，只有将茶杯送到其嘴边时才能张口。医学上称为感觉性失语。

4）患者有时既说不出话，又听不懂别人说的话。医学上称为混合性失语。

5）患者写字困难或不能写字，甚至连自己的名字也不会写。医学上称为失写症或书写障碍。

6）患者看着字不会读。医学上称为失读症或阅读障碍。

7）患者叫不出物品的名称，如拿一茶杯放在其面前，问他：“这是什么?”他往往会说："这是喝水用的。"但就是叫不出"茶杯"的名称。医学上称为命名性失语或命名障碍。

（4）认知障碍：认知是一个人认识和理解事物过程的总称，包括识别、记忆、思维、推理等。认知障碍常常表现为以下几个方面：

1）辨别不清当时是上午还是下午。医学上称为时间定向障碍。

2）辨别不清自己当时所处的地点。医学上称为地点定向障碍。

3）病前所熟悉的人现在也不认识了。医学上称为人物定向障碍。

4）反应淡漠、注意力不集中。医学上称为注意障碍。

5）丢三落四，前面说了后面忘。医学上称为记忆障碍。

（5）情感障碍：患者可以表现为不言不语，也可以表现为吵闹不安，甚至哭叫不休，情感很不稳定。

（6）能力下降：

1）日常生活活动能力下降甚至丧失：常常表现为吃饭、喝水要人喂，洗脸、刷牙要人帮着做，自己不能洗澡、穿衣、穿鞋，大小便全靠别人帮助。

2）行走困难：患者不能够独自行走，需要别人帮助或借助于拐杖、助行器，严重者则完全不能行走。

3）上下楼梯困难：一部分患者虽然能够行走，但上下楼梯困难或者根本不能上下楼梯。

4）不能使用日常简单的工具：如不能打电话、不能打伞、不能剪指甲等。

5）不能与人交流：由于说话困难或者说话不清楚，不能与其他人进行交流。

6）丧失工作能力：由于行动、说话、交流、思维等多方面的障碍，不能从事原来的工作，严重者丧失全部工作能力。

（7）吞咽障碍：吞咽障碍的患者表现为流口水、喂食时食物常停留在口腔内、饮水呛咳。

（8）常见的并发症：脑卒中后的并发症有许多种，最常见的是肩关节半脱位、肩－手综合征、肺炎、下肢深静脉血栓及泌尿系统感染等。

1）肩关节半脱位：多见于脑卒中早期，半数的患者可能发生，尤其在整个上肢处于软瘫期时。患者坐位或站立位时，由于重力的作用而使肩关节半脱位更加明显，在肩部可以摸到一个凹陷。

2）肩－手综合征：多见于脑卒中后1～3个月内。主要表现是：①瘫痪的手部肿痛，以手背肿胀并呈粉红色或淡紫色为常见，用手摸之有温热感。②患侧手的关节屈伸困难。③后期则出现手部肌肉萎缩，手掌变平，手的运动功能永远丧失。肩－手综合征的发生与腕关节长时间屈曲受压、过度牵拉患手等有关。

3. **康复训练的时间选择** 偏瘫康复训练根据其病情演变的过程，一般可分为3个时期。

（1）急性期：从发病开始直至一周属于急性期。这个时期的病情一般不十分稳定，应以临床治疗为主、康复训练为辅。一旦病情稳定，就应该尽早开始康复训练。

（2）恢复期：发病后一周至6个月都属于恢复期。在这个时期，病情基本稳定，存在的各种障碍有可能不断改善，是康复训练的最佳时期。

（3）后遗症期：一部分脑卒中患者在发病6个月后，可能留有各种不同程度的后遗症，如手脚活动不便、谈话不清楚、日常生活离不开家人的帮助等。

4. **康复训练的目标与效果**

（1）急性期：

1）康复目标：急性期的康复目标是通过在医院内的床边康复训练达到以下目标：①调整患者的心理状态，使其适应病后的现实。②防治各种并发症，如肺炎、褥疮、下肢静脉血栓、关节僵硬等。③恢复床上的一部分功能，如翻身等，为恢复期的康复训练打好基础。

2）康复效果：只要及时、认真地进行康复治疗，上述目标一般能够实现。

（2）恢复期：

1）康复目标：这一时期通过系统的康复训练，最大限度地克服各种障碍，使各种功能得到最大程度的恢复，争取达到独立或基本独立地生活、工作或学习。

2）康复效果：一般经过2～3个月的康复训练，瘫痪肢体的功能、说话的能力、日常生活的自理能力都会有不同程度的改善和提高。有了改善和提高之后，还要定期到社区康复指导站接受康复指导员的指导，并坚持康复训练。这样才能促进各方面功能最大程度地得到恢复。

（3）后遗症期：

1）康复目标：通过学习使用手杖、轮椅、辅助器具等，尽可能克服瘫痪所造成的不良影响，争取最大程度地达到独立生活。

2）康复效果：可以通过辅助与训练获得一定效果。

（三）训练内容和方法

1. **良肢位的设计** 良肢位是指为防止或对抗痉挛模式的出现，保护肩关节以及早期诱发分离运动而设计的一种治疗性体位。为了防止关节挛缩、褥疮等并发症，应每2小时进行体位变换。适用对象为弛缓期的偏瘫患者。包括患侧卧位、健侧卧位、仰卧位三种方法。

（1）患侧在下方的侧卧位：患侧肩胛带向前伸，防止肩关节受压疼痛，肩关节屈曲<90度，肘关节伸展，前臂旋后，腕关节伸展，手指伸展。患侧下肢伸展，膝关节轻度屈曲。健侧下肢髋关节、膝关节屈曲，下面垫一个枕头，背部挤放一个枕头，躯干放松。（图5－3－2）

（2）健侧在下方的侧卧位：健侧在下，头枕枕头；患侧上肢向前方伸出，肩关节屈曲约 90 度，下面用枕头支撑，肘关节伸展，尽可能维持拇指外展、四指伸展，健侧上肢可自由摆放。患侧下肢髋、膝屈曲，置于枕头上。健侧下肢髋关节伸展，膝关节轻度屈曲，背后挤放一个枕头，躯干放松。(图 5－3－3)

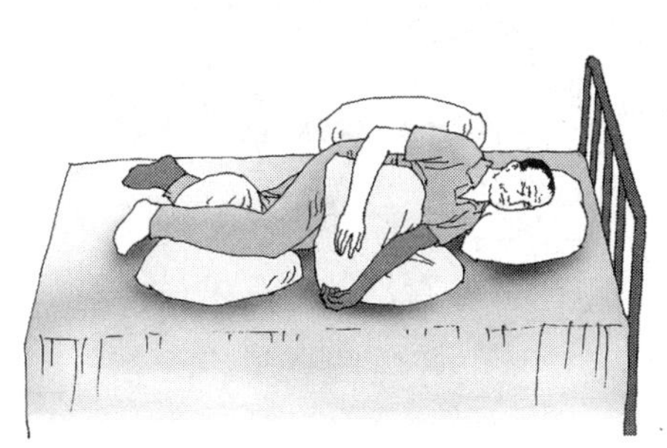

图 5－3－2　**患侧在下方的侧卧位**

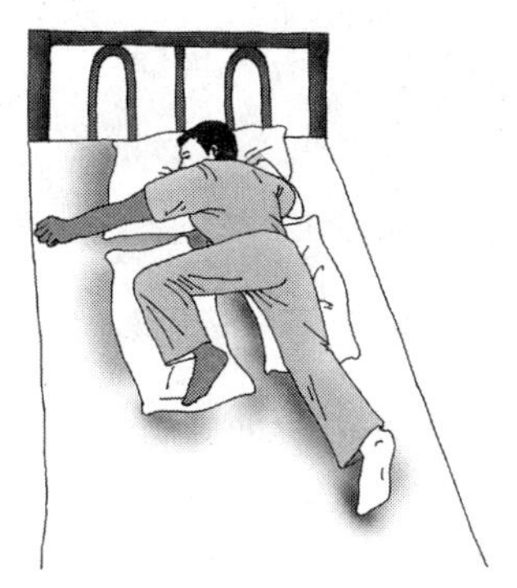

图 5－3－3　**健侧在下方的侧卧位**

(3) 仰卧位：头部放在枕头上，面部朝向患侧，枕头高度要适当，胸椎不得出现屈曲。患侧臀部下方垫一个枕头，使患侧骨盆向前突，防止髋关节屈曲、外旋。患侧肩关节下方垫一个枕头，预防肩关节半脱位，上肢肘关节伸展，置于枕头上，腕关节背伸，手指伸展。大腿外侧放一个枕头防止髋关节外展、外旋，膝关节下方放置一个毛巾卷，预防膝关节反张。需要注意的是，仰卧位会因受到紧张性颈反射和紧张性迷路反射的影响而出现姿势异常，骶尾部、足跟、外踝等处容易出现褥疮，所以应尽量减少仰卧位时间。(图 5－3－4)

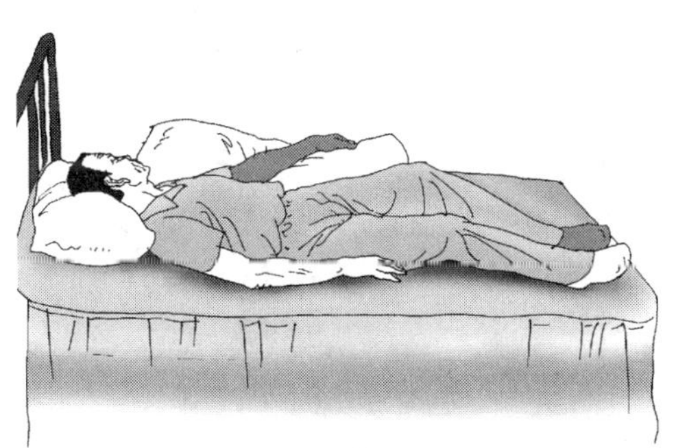

图 5－3－4　**仰卧位**

2. **翻身训练**　适用对象为卧床时自己不能翻身或翻身有一定困难的偏瘫患者，目的：①提高患者在床上的活动能力。②训练躯干旋转，缓解痉挛。③改善患侧肢体的运动功能。④防治并发症。包括向患侧翻身、向健侧翻身两种训练方法。

(1) 向患侧翻身训练：患者仰卧，双手叉握，患手拇指压在健手拇指上；双上肢伸展，指向天花板，下肢屈曲；双上肢向患侧摆动，借助于惯性带动身体翻向患侧；健侧下肢跨向前方，调整为患侧卧位。(图 5－3－5、图 5－3－6)

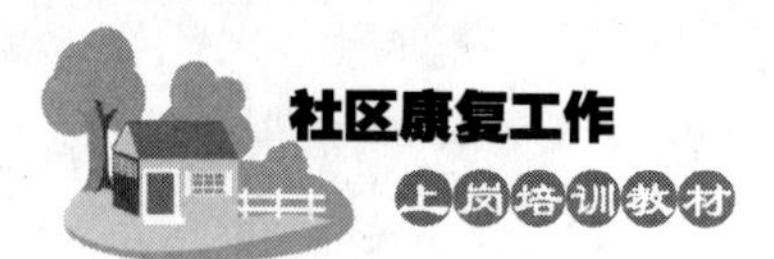

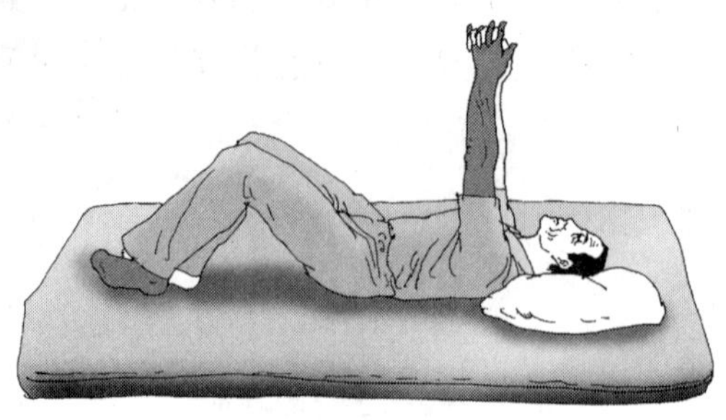

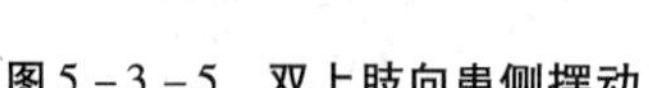
图5-3-5 双上肢向患侧摆动

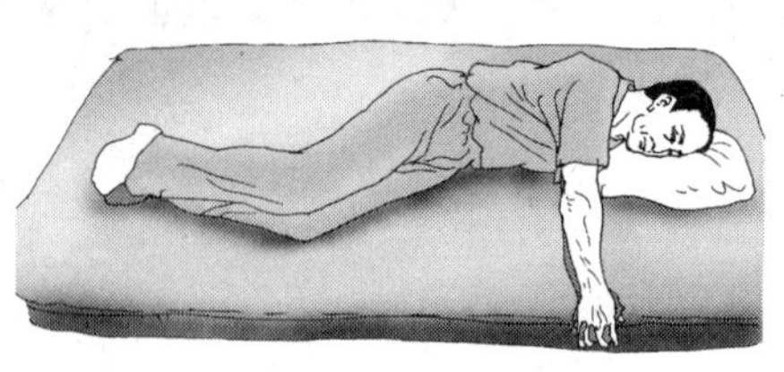
图5-3-6 调整为患侧卧位姿势

（2）向健侧翻身训练患者仰卧，用健侧脚勾住患侧小腿，借助于惯性带动身体翻向健侧。（图5-3-7、图5-3-8）

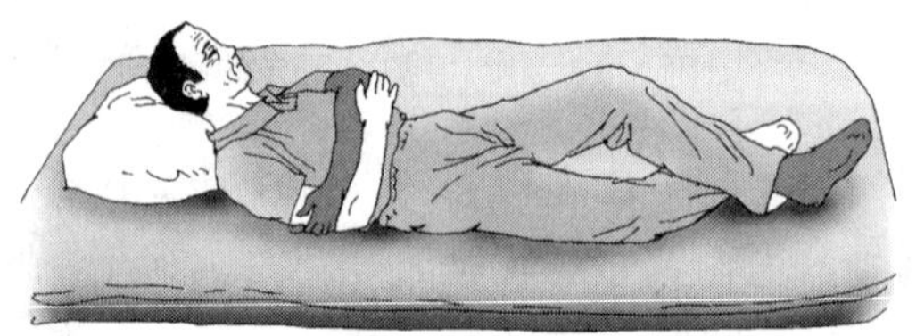
图5-3-7 用健侧脚勾住患侧小腿

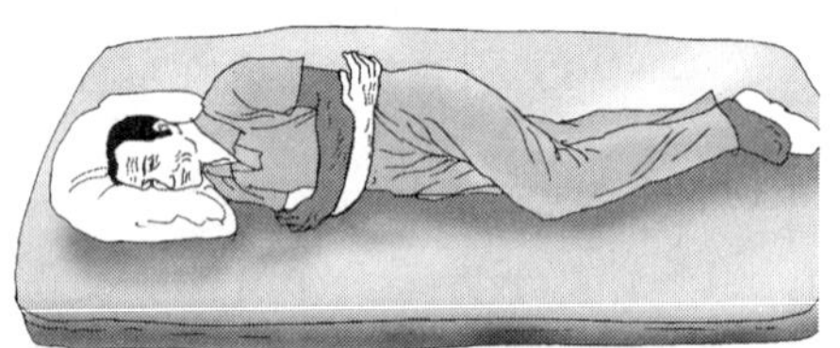
图5-3-8 调整为健侧卧位姿势

3. 卧床期常用的训练方法

（1）桥式运动：适用对象为偏瘫肢体有一定的活动能力者，目的：①缓解躯干及下肢痉挛。②促进下肢尽早出现分离运动。③训练腰部控制能力。④提高床上生活自理能力。具体方法是：患者仰卧、屈膝；将臀部从床上抬起，并保持骨盆呈水平位；训练者可给予如下帮助：一只手向下压住患者膝部，另一只手轻拍患者的臀部，帮助其抬臀、伸髋。（图5-3-9）

（2）抱膝运动：适用对象为偏瘫患者出现上肢屈肌痉挛、下肢伸肌痉挛时，目的：①缓解下肢和躯干的伸肌痉挛；②促进骨盆运动；③缓解上肢的屈肌痉挛。具体方法是：患者仰卧，双腿屈膝；双手叉握；将头抬起，轻轻前后摆动，使下肢更加屈曲；训练者可帮助固定患手，以防滑脱。（图5-3-10）

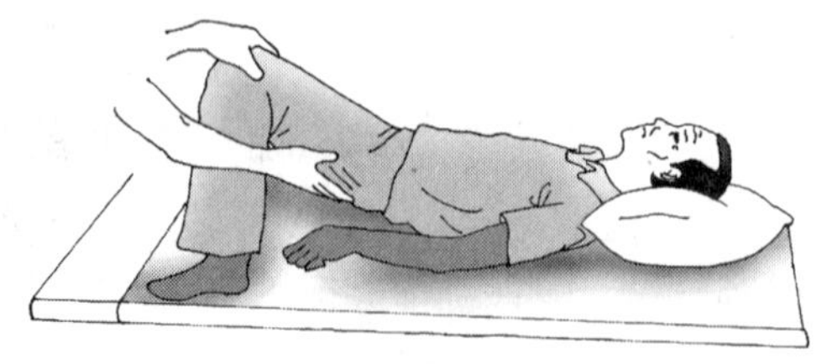
图5-3-9 桥式运动

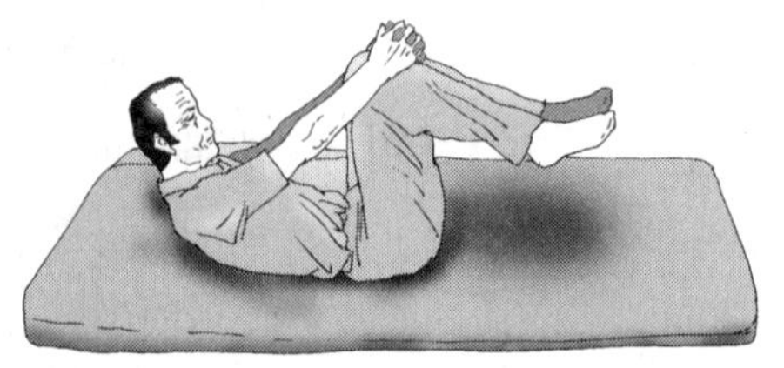
图5-3-10 抱膝运动

（3）双手叉握的自我运动：适用对象为偏瘫上肢活动能力差的患者（卧位、站位均可以做），目的：①改善偏瘫上肢的感觉和知觉；②防止肩胛骨后缩，减轻上肢屈肌痉挛；③保护偏瘫侧的肩和手。具体方法是：两手叉握，患侧拇指位于最上方，并稍外展；双上肢充分前伸，尽可能抬起上肢，然后上举至头顶上方。（图 5－3－11）

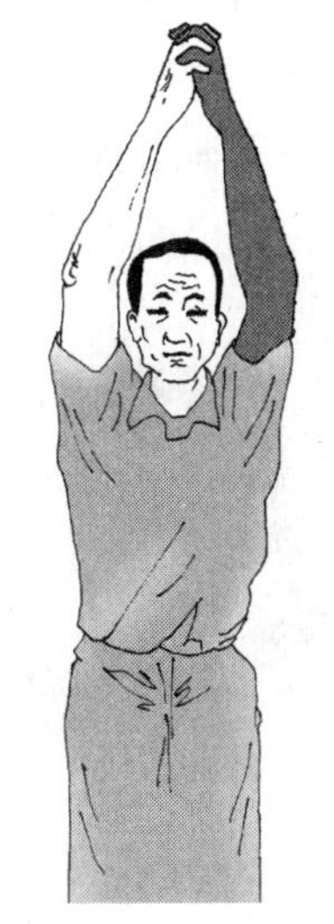

图 5－3－11　双手叉握的自我运动

4. **活动四肢关节**　活动四肢关节的目的：①促进瘫痪肢体恢复。②防止肢体僵硬。具体方法是：帮助患者活动四肢关节，又称关节的被动运动训练。也可以由患者用健侧肢体带动患侧肢体运动，称为自助被动运动。

（1）肩关节屈曲活动：训练者一手扶患肩，另一手握患腕；向前、向上抬起患侧上肢并且指向天花板，保持肘关节伸直。（图 5－3－12）

（2）肩关节外展活动：训练者一手扶患肩，另一手握患腕；将患侧上肢在水平面上向外移动，与躯干成直角即可。（图 5－3－13）

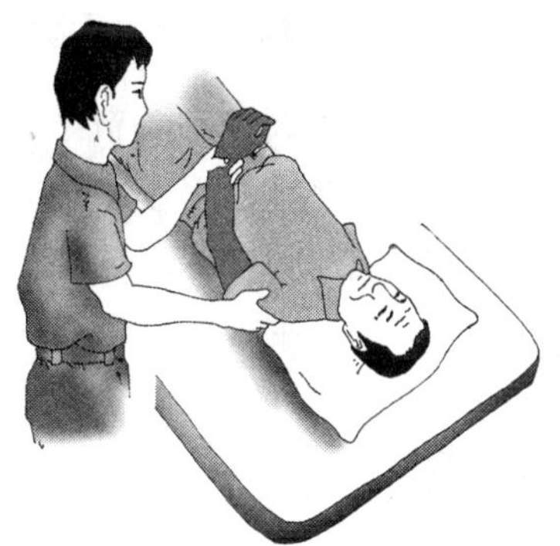

图 5－3－12　肩关节屈曲活动

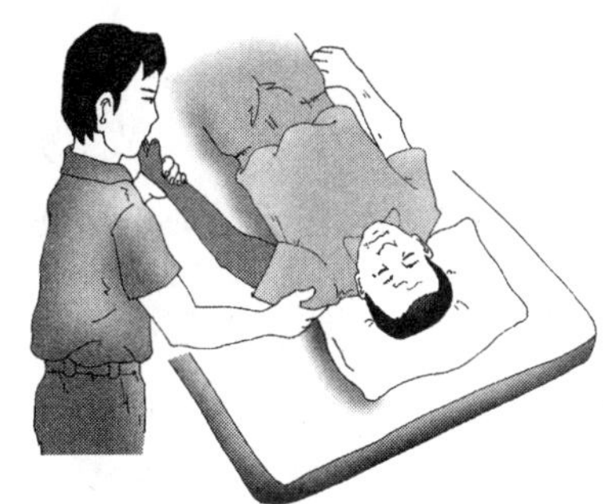

图 5－3－13　肩关节外展活动

（3）肘关节伸展活动：患者仰卧，训练者一手握住上臂，另一手握住腕部；将肘关节由屈曲位缓慢地拉至伸展位。（图 5－3－14）

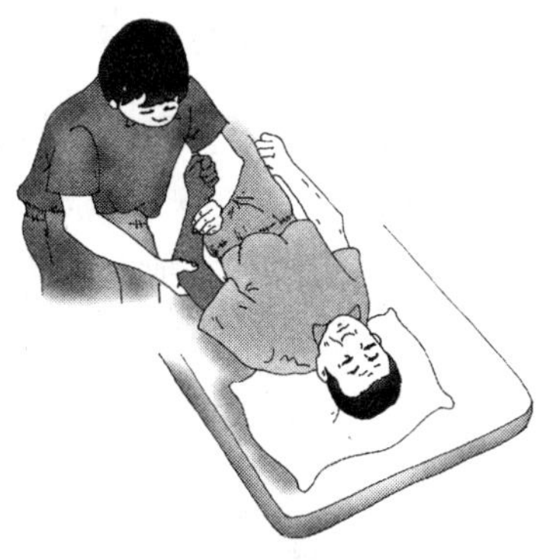

图 5－3－14　肩关节伸展活动

（4）前臂旋后活动，腕及手指伸展活动：患者仰卧，肘关节屈曲，前臂立于床面；训练者一手握住上臂，另一手握住腕部，握住腕部的手使前臂做由内向外的旋转动作；训练者一手拇指将患者患侧拇指伸直，其余四指握在患侧拇指根部与腕部之间；另一手将患手其余四指伸直，双手同时向手背侧压。（图 5－3－15、图 5－3－16）

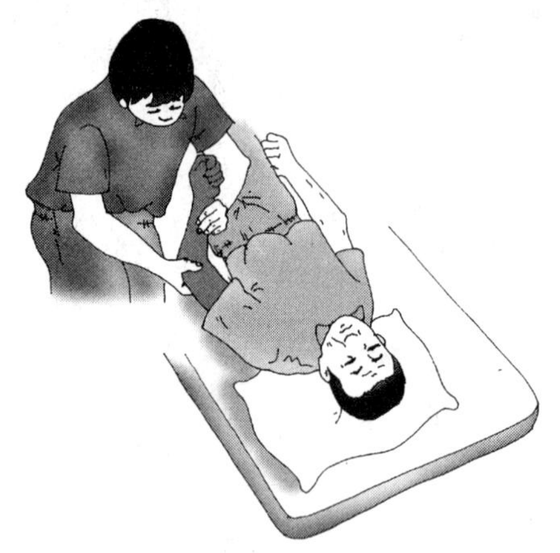

图 5－3－15　前臂旋后活动

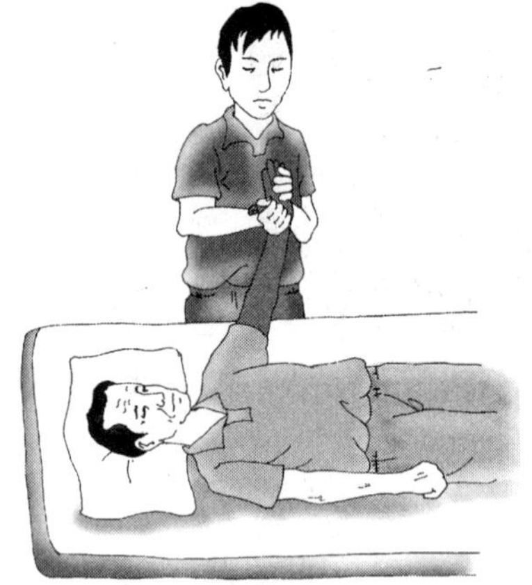

图 5－3－16　腕及手指伸展活动

（5）膝屈曲的髋关节屈曲活动：患者仰卧，训练者一手放在膝关节下方，另一手握住足跟，上抬小腿，然后将膝关节下方的手移至膝关节上方，下压膝关节使髋关节及膝关节屈曲。注意活动应充分，放下腿时注意保护膝关节。（图 5－3－17）

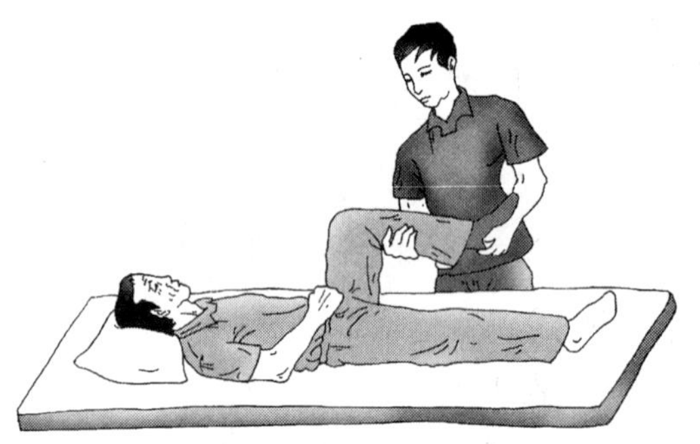

图 5－3－17　膝屈曲的髋关节屈曲活动

（6）膝伸展的髋关节屈曲活动：用沙袋固定健侧下肢，治疗师一手下压膝关节维持伸展，另一手上抬足跟使髋关节充分屈曲。另一种方法是，一手固定患侧膝关节维持伸展，另一手固定健侧下肢，同时用肩部上扛动作完成髋关节屈曲。（见图 5－3－18a，b）

（7）髋关节外展活动：患者仰卧，下肢伸直；训练者一手放在膝关节内侧，另一手从踝关节内侧握持足跟；两手同时向外用力，使髋关节完成外展运动。（图 5－3－19）

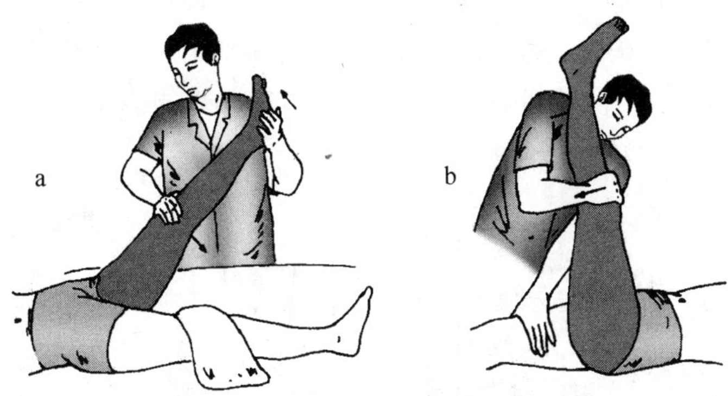

图 5-3-18　膝伸展的髋关节屈曲活动

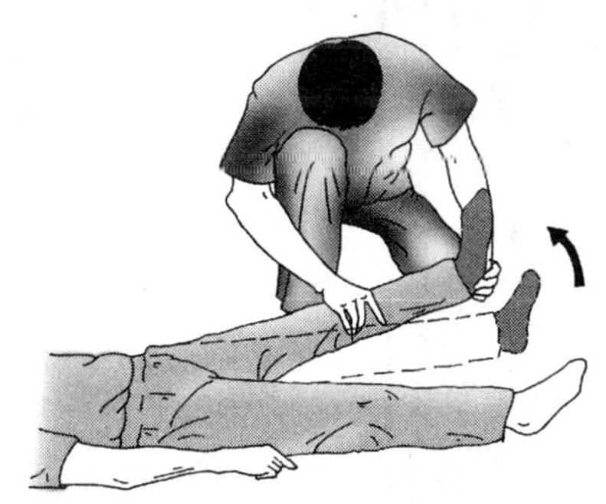

图 5-3-19　髋关节外展活动

（8）踝关节背屈活动：患者仰卧，下肢伸直；训练者一手握持踝关节上方，另一手握紧足跟及跟腱并以前臂抵住脚掌；向上用力拉足跟，使踝关节背屈。（图 5-3-20）

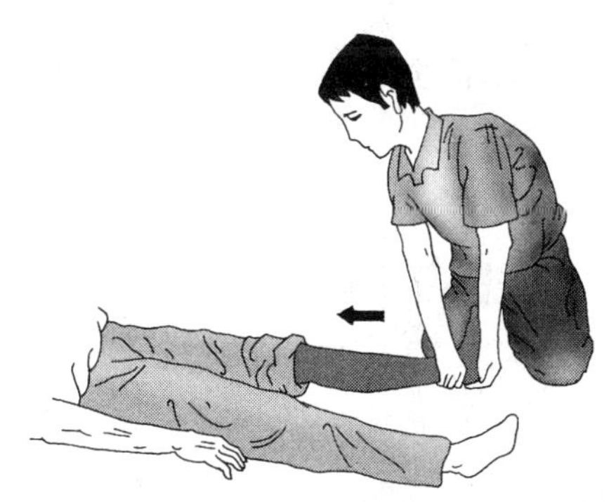

图 5-3-20　踝关节背屈活动

5. **坐起与坐稳训练**　适用对象为从仰卧位坐起来有一定困难及坐不稳的偏瘫患者，目的：①通过训练使患者容易坐起来，且能坐稳。②提高日常生活自理能力。③为步行等下一步训练打好基础。

（1）患者在帮助下坐起：患者仰卧；让患者在床上移动，靠近床边，取患侧在下方的卧位；双侧下肢屈曲并垂在床沿外；患者将健手伸到患侧，并推床而起；训练者将一手放在患者患侧肩部，另一手放在其健侧髋部，同时用力帮助患者坐起来。

（2）健侧卧位自己坐起：患者仰卧；患者自己挪到床边，将健侧下肢插到患侧下肢下面；用健手带动患手向健侧翻身，用健侧下肢带动患侧下肢将双腿垂至床外，健侧手用力推床坐起。(图5－3－21a，b)

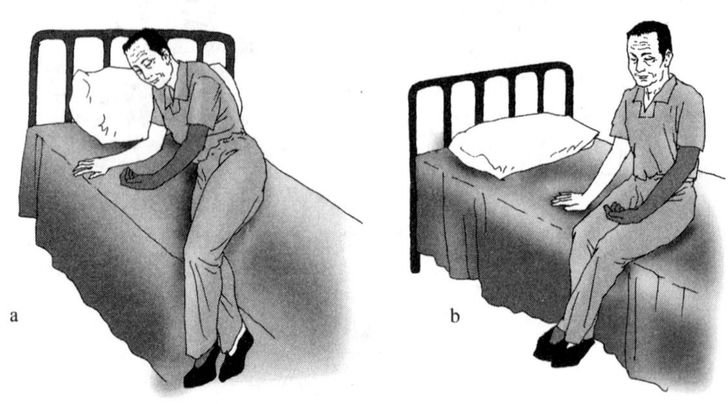

图5－3－21　健侧卧位自己坐起

（3）坐稳训练（又称平衡训练）：患者坐位；训练者坐在其患侧，一手放在患侧腋下，另一手放在健侧腰部，将患者身体重心拉向训练者（图5－3－22）；另一种方法是训练者一手抵住患侧腰部，另一手压住患侧肩部，嘱患者将身体重心尽量移向健侧；再一种方法是患者叉握双手，弯腰并用手触足趾。

6. **偏瘫上肢的训练**　适用对象为偏瘫侧上肢肌张力增高、运动模式异常的患者，目的：①减轻患侧上肢的僵硬。②提高运动控制能力。③维持和扩大关节活动范围。

（1）上肢负重训练：患者取坐位，患手放在体侧，手指伸展、外展撑于床（椅）面上，指尖指向外侧或后方，肘关节保持伸展（可用健手帮助）；将身体重心缓慢移至患侧。(图5－3－23)

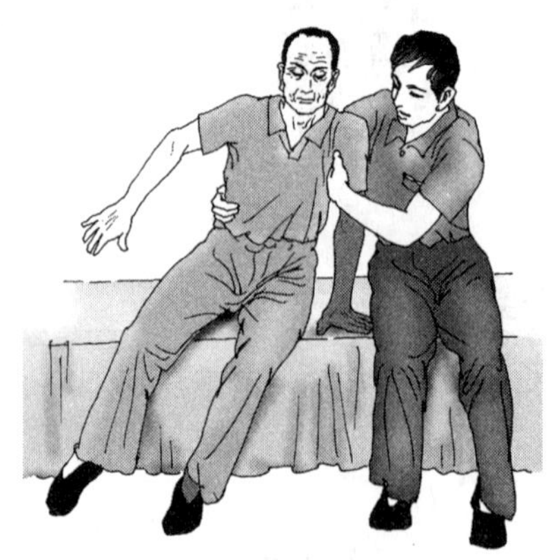

图5－3－22　坐稳训练之一

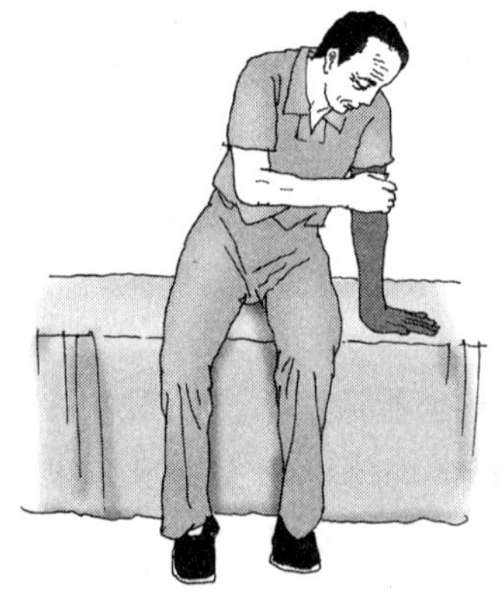

图5－3－23　上肢负重训练

（2）推滚筒训练：患者坐在治疗台旁，双手叉握且使患侧拇指在上，前臂放在滚筒上；用健臂带动患臂来回推动滚筒，使肩、肘做屈曲－伸展运动。（图5－3－24）

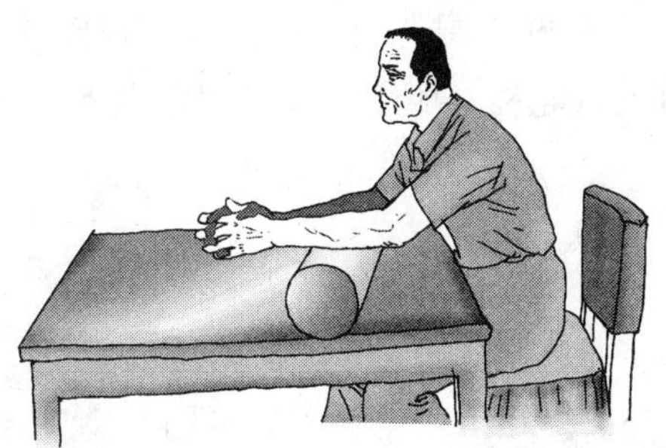

图5－3－24　推滚筒训练

（3）砂磨板训练：患者坐在砂纸磨板台旁；两手分别握持磨具的柄，运动双侧上肢（肩关节屈曲，肘关节伸展）推拉磨具。

（4）移动木柱训练：患者坐在桌旁，木柱及木柱板放在桌上；患者双手叉握，并握住木柱将其移到指定的位置。（图5－3－25）

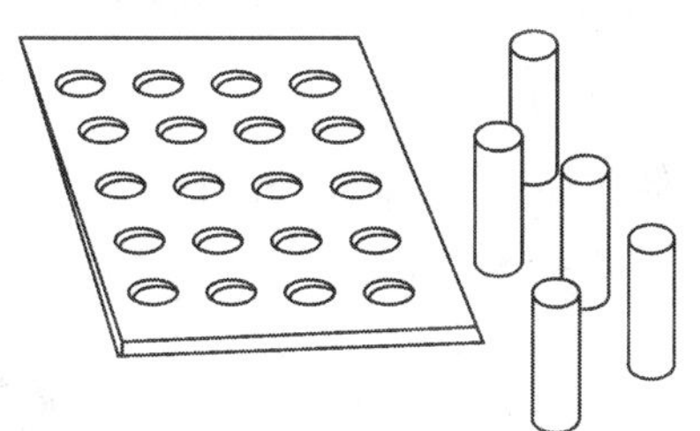

图5－3－25　移动木柱到插孔中

（5）翻扑克牌训练：患者坐在桌旁，桌上放一摞扑克牌；用患手将扑克牌一张一张地翻过来。此运动为前臂旋后运动。（图5－3－26）

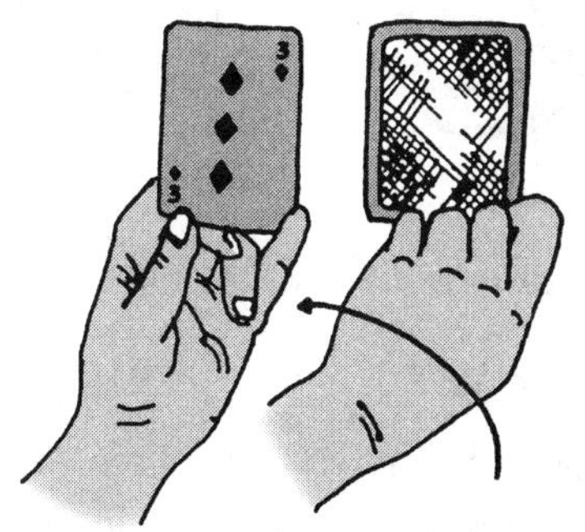

图5－3－26　翻扑克牌训练

7. **转移训练**　适用对象为独立转移有困难的偏瘫患者，目的是通过训练实现床、轮椅、座椅及坐便器等之间的转移，以扩大活动范围，提高生活自理能力。

（1）从床上转移到轮椅上（或椅子上）：患者坐于床沿；将轮椅置于患者健侧，斜对着床（成30～45度角），刹好手闸；用健侧上肢支撑轮椅远侧扶手，站起后以健侧下肢为轴转动身体；臀部对准轮椅，躯干前屈，缓缓坐下。（图5－3－27a，b）

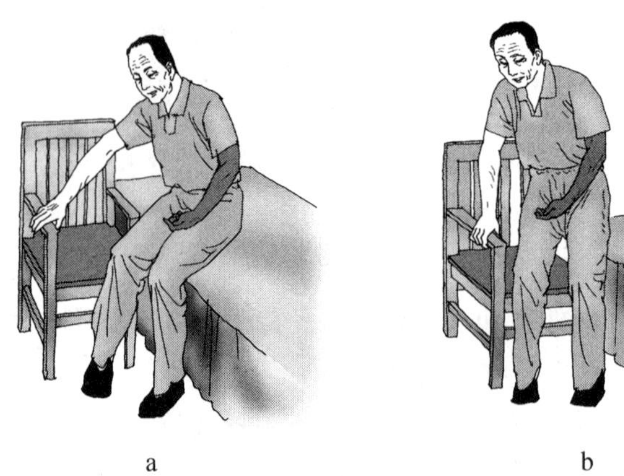
a　b

图5－3－27　从床转移到椅子上

（2）从轮椅上转移到床上：身体健侧靠近床沿，轮椅斜对着床（成30～45度角），刹好手闸，移开踏板；用健侧肢体支撑站起，健手扶住床面，以健侧下肢为轴转动身体，缓缓坐到床沿上。（图5－3－28a，b）

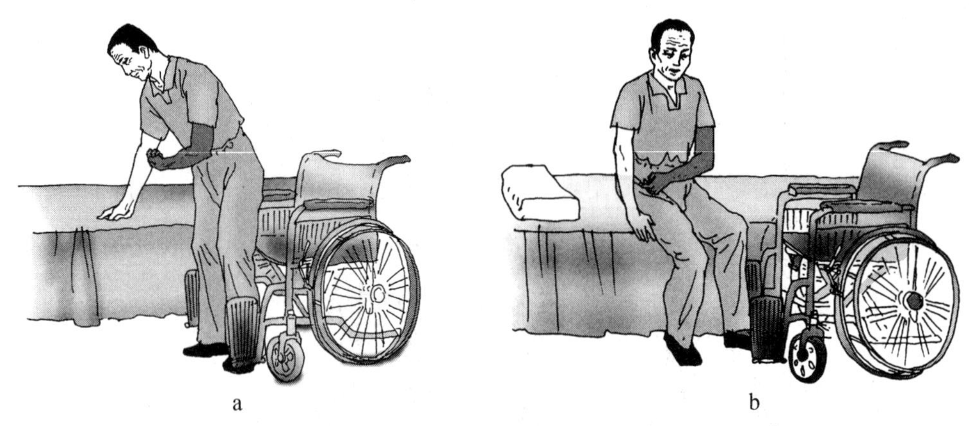
a　b

图5－3－28　从轮椅转移到床上

（3）帮助患者从床沿移动到椅子上：患者坐于床沿，双足平放在地面；训练者面对患者，以双膝夹抵患者双膝，将患者前臂放在训练者的肩上，双手抓住患者肩胛骨的内侧，使患者上身前倾，直至臀部离开床面；使患者以健足为轴转动身体，直至臀部对准椅面，让其缓缓坐下。

8. **站立与行走训练**　适用对象为偏瘫侧下肢有一定的运动功能但站起来和行走有困难或姿势异常者，目的：①使患者能从坐位站起来，增加下肢肌力，并能站稳。②

改善平衡能力，纠正异常步态。③提高步行能力，尽可能达到正常行走。

（1）站起训练：患者坐位，双足分开与肩同宽平放在地上，双手叉握并伸向面前的小桌上（双上肢尽量伸直）；训练者站在患侧，一手扶持患膝，另一手放在患者臀部；嘱患者上身前倾，抬臂站起。（图5－3－29）

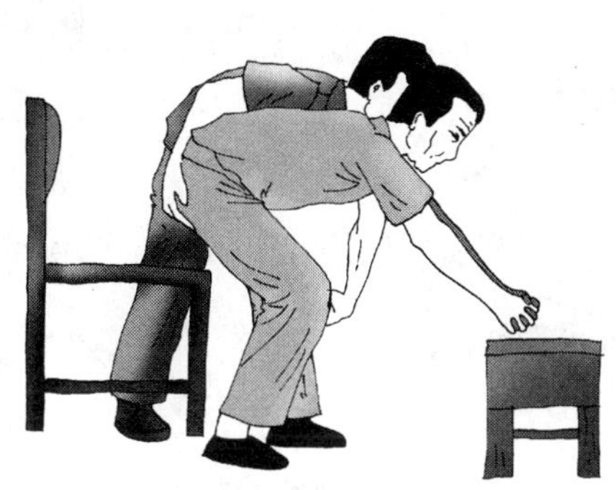

图5－3－29　站起训练

（2）患侧下肢负重训练：训练者双手扶住患者髋部，让患者尽量站直，并用患腿负重；健腿向前跨出半步或踏在前方的矮凳上。（图5－3－30a，b）

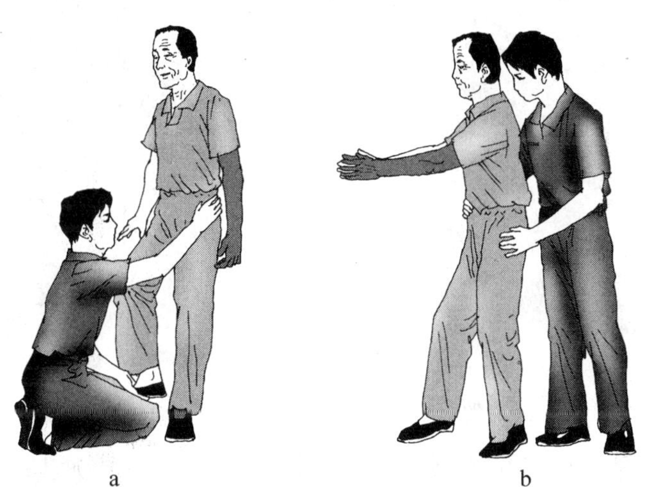

a　　b

图5－3－30　患侧下肢负重训练

（3）训练患腿向前迈步：患者站立，并尽量站直，用健手扶栏杆；训练者在患侧后方，一手扶稳患者髋部，另一手帮助患脚先向后退一小步，再向前迈一小步。（图5－3－31a，b）

（4）在患侧帮助患者行走：训练者站在患侧，一手握住患手使其掌心向前；另一手放在患侧腋下；帮助患者缓慢行走，并纠正异常姿势。（图5－3－32）

（5）在后方帮助患者行走：训练者站在患者身后，双手扶住患者髋部，并让其站直；在抬起健侧下肢时，协助患者用患侧下肢站稳，并将身体重心缓慢前移；在抬起患侧下肢时，协助患者将患侧髋部向前、向下转动。（图5－3－33）

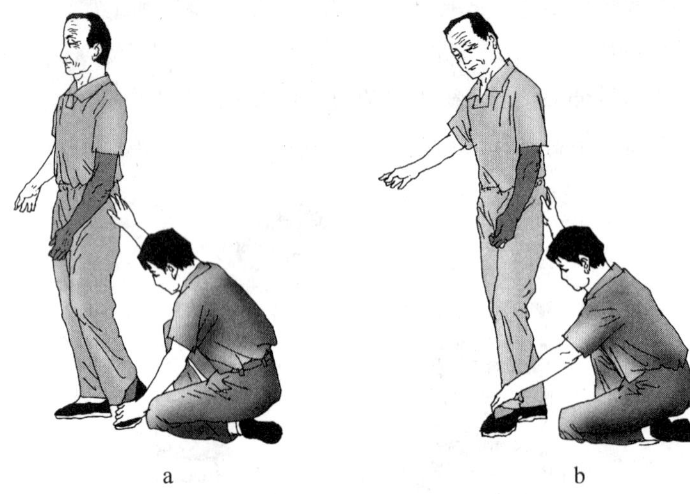
a　　b

图5-3-31　训练患腿向前迈步

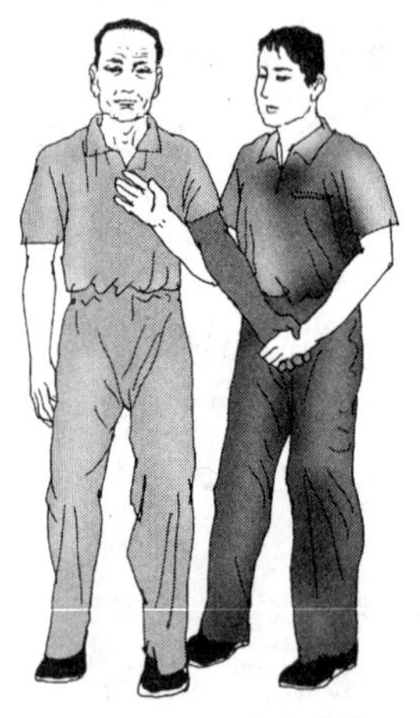
图5-3-32　在患侧帮助患者行走

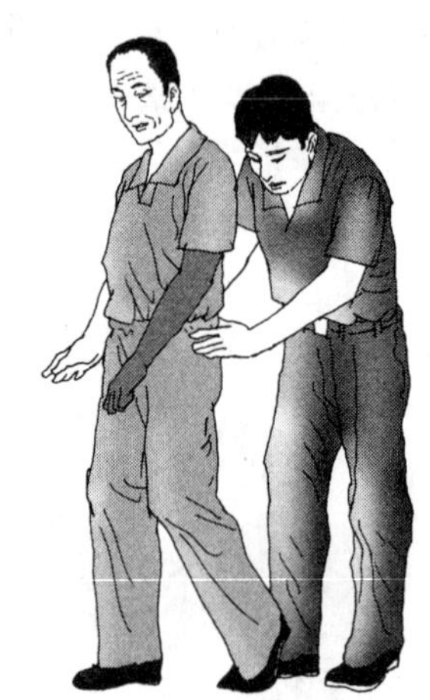
图5-3-33　在后方帮助患者行走

9. **运动训练中常见问题的处理**　适用对象为出现肩关节疼痛、肩关节半脱位、患侧手肿胀、患足下垂等问题的患者。目的是使这类问题得到减轻或者治愈，从而有利于整体的康复训练。

（1）肩关节疼痛的处理：保护好肩关节，避免过多的牵拉和大幅度的运动；肩关节的训练暂停1~2周，即使训练也不应过度；有条件时可以进行理疗（如超短波等）；服止痛药，如双氯芬酸纳等。

（2）肩关节半脱位的处理：训练者不要牵拉患手；坐位时可将患侧手放在面前的桌子上或轮椅的扶手上；站立或行走时可使用肩吊带固定患侧上肢（图5-3-34）；可进行患侧上肢负重训练。

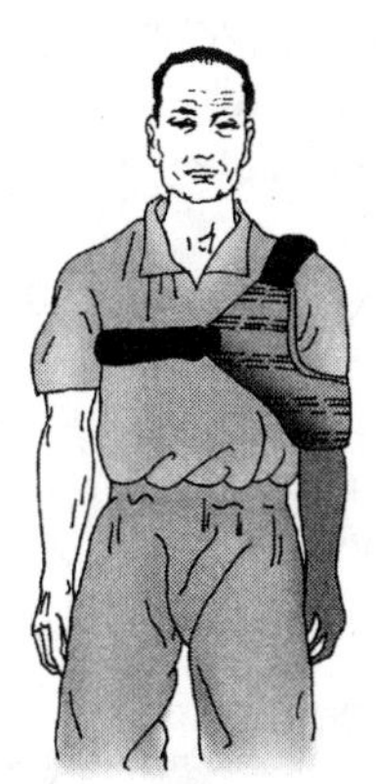

图 5－3－34　用肩吊带固定患侧上肢

（3）患侧手肿胀（多见于肩－手综合征）的处理：注意保护患侧肩关节；经常将患侧上肢抬高；手腕经常处于背伸位；尽可能不要在患侧手部静脉输液。

（4）患足下垂、内翻的处理：经常在斜板上进行站立训练；行走时穿靴形踝足矫形器；用绷带绑扎支持足踝。

10. **日常生活自理技能训练**　适用对象为偏瘫肢体功能有一定程度的恢复，而日常基本生活的动作尚不能全部完成者。目的是使患者较好地完成穿衣、上厕所、洗脸、刷牙、吃饭、喝水等日常基本生活动作，提高生活自理能力。而且，只要患手有功能，就应该尽可能多地使用患手。通过日常生活活动的训练，可以改善偏瘫侧的感觉和知觉，促进患肢潜在的运动功能早日恢复，同时也可以改善患者的心理状态。

（1）穿脱衣物：

1）穿上衣：患者取坐位；用健手将一侧衣袖穿进患侧上肢，拉至肩部；用健手将另一侧衣袖拉到健侧并穿进健侧上肢；整理衣服，扣上扣子。（图 5－3－35a，b）

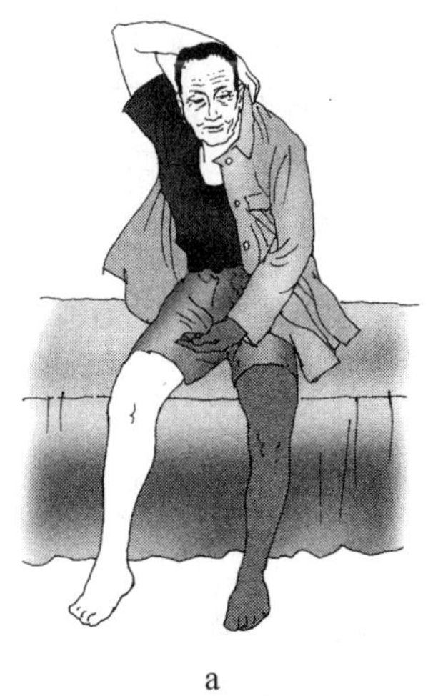

a

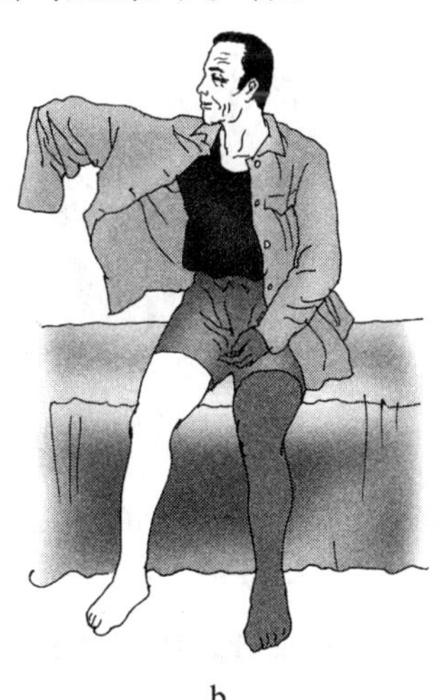

b

图 5－3－35　穿上衣

2）脱上衣：患者取坐位；先脱健侧衣袖，再用健手脱下患侧衣袖。（图 5－3－36a，b）

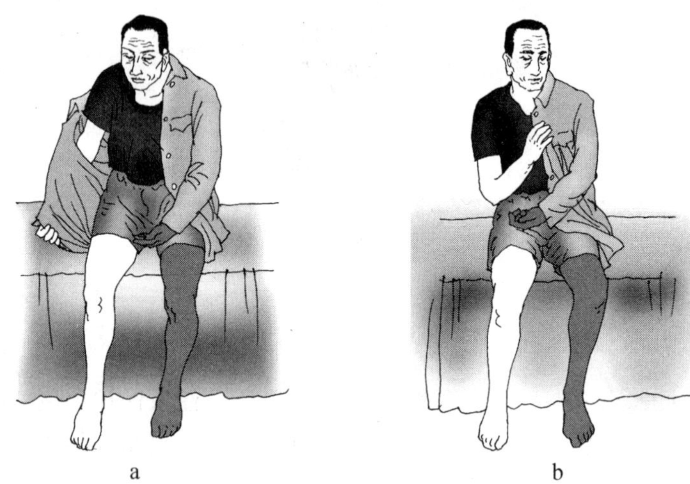

a　　b

图 5－3－36　脱上衣

（2）上厕所：厕所墙面要安装扶手；用健手抓住扶手；双腿靠近坐便器；以健腿支撑，调整位置，然后坐下。（图 5－3－37）

（3）洗脸：将毛巾套在水龙头上，或搭在患侧手臂上，用健手拧干手巾；用健手拿拧干的毛巾擦脸。（图 5－3－38）

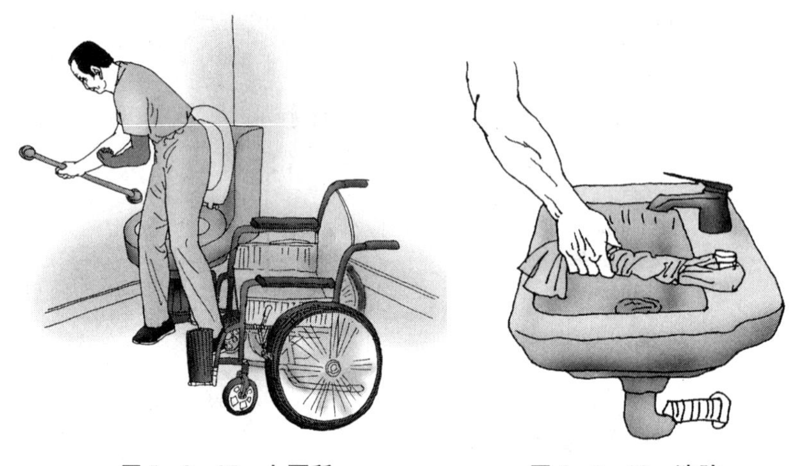

图 5－3－37　上厕所　　图 5－3－38　洗脸

（4）洗澡：弯腰，健手扶浴盆边；健腿先迈进浴盆，站稳；患腿再迈进浴盆，坐下、洗澡。（图 5－3－39）

（5）吃饭：坐在桌旁，将患手放在桌面上；用健手使用饭勺或筷子进食。（图 5－3－40）

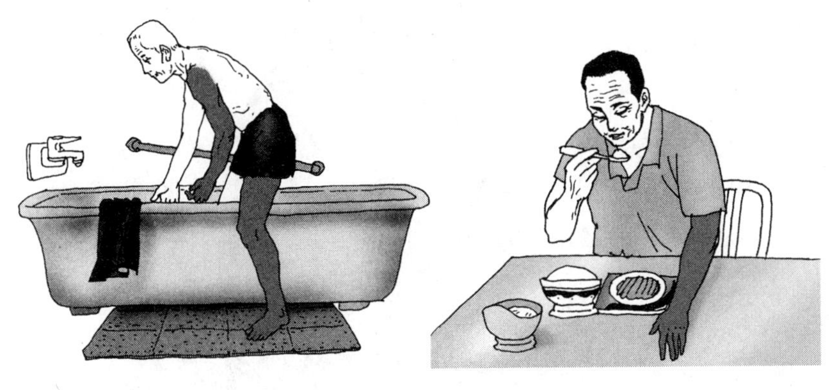

图 5-3-39　洗澡　　图 5-3-40　吃饭

（6）做家务：用健手操作；使用辅助器具，如切土豆时将土豆固定在带钉子的菜板上。（图 5-3-41）

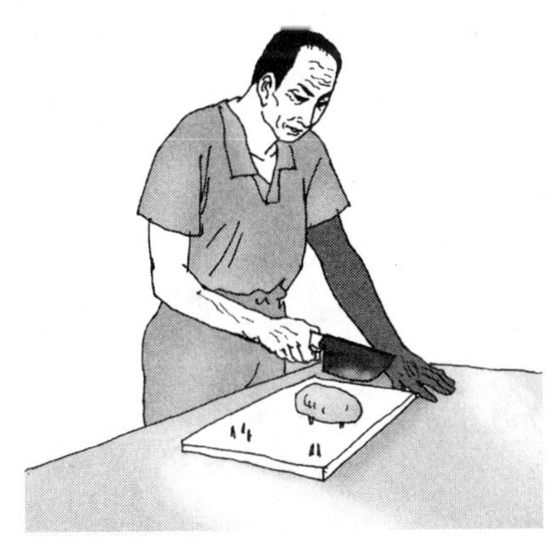

图 5-3-41　做家务

11. **听和说的训练**　适用对象为有构音障碍或（和）失语症的偏瘫患者，目的是为了使患者运用口语、文字、手势、图示等任意一种方式理解和表达思想，提高与人沟通和交流的能力。

（1）说名称指物训练：又称听理解训练。在患者面前摆放几件常用物品，如碗、筷子、牙刷、铅笔、毛巾等。训练者说出一件物品的名称，让患者指出实物。

（2）出示实物说名称训练：又称言语表达训练。训练者从上述的常用物品中拿出一件，放在患者面前，让其说出名称。

（3）数数训练：让患者从 1 开始数数，一直数至 50。

（4）识字图卡训练：让患者读认用图与字匹配的识字卡，既可以指图读字，也可以读字指图。（图 5-3-42）

（5）利用手势或表情进行训练：如果上述训练有困难，可以利用手势或面部表情以加强训练效果。

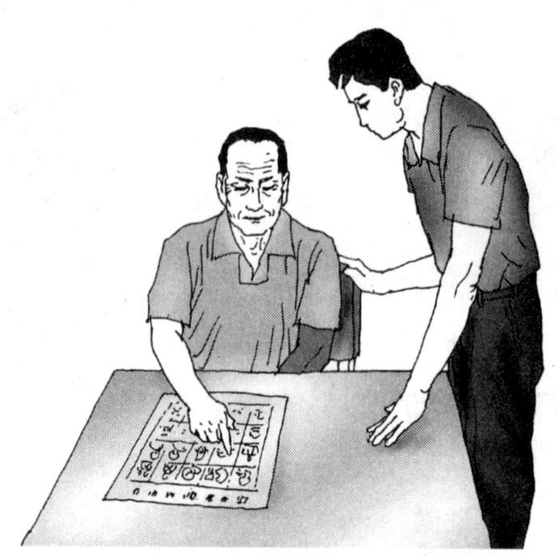

图5-3-42　识字图卡训练

12. **社区活动训练**　适用对象为有部分活动和交流能力、病情稳定的偏瘫患者，目的：①促进活动和交流能力的提高。②减轻患者心理障碍的程度。具体方法包括让患者定期或不定期到社区康复站、老年活动站、温馨家园等社区人群较集中的地方，从事一些有益的活动。例如：功能训练活动；有趣味的活动，如打扑克、下象棋、讲故事、谈家常、交流各种感受等。（图5-3-43）

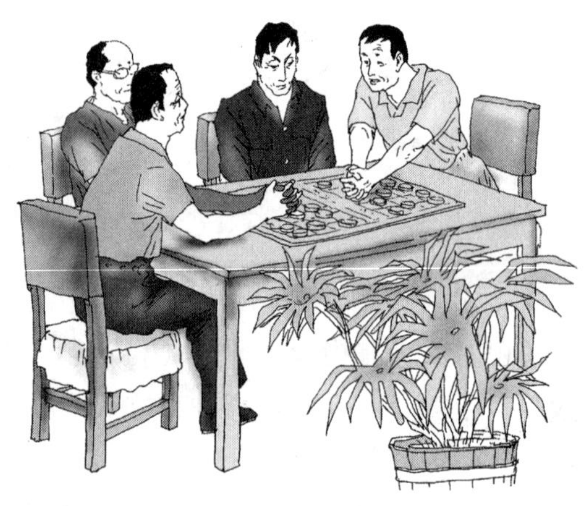

图5-3-43　社区活动训练

13. **适用于家庭的偏瘫体操**　偏瘫体操的练习可以在体操垫上，也可以在铺着褥子的木板床上进行。每次训练的时间约45分钟，可每天上、下午各练习一次。因患者的病情、年龄和体质各不相同，所以每节操练习的次数也可以不同。有些动作患者不能独自完成时，可由他人辅助完成。做操时，动作要缓慢，尽量标准。做上肢体操时双手交叉（患侧的拇指在上），由健侧臂带动患侧臂进行练习。

（1）颈部运动：

体位：坐位，头部正直位。

运动方式：前屈、后伸，左右方向侧屈、左右方向旋转、左右方向绕环。

（2）耸肩运动：

体位：坐位（患侧上肢肘伸展）。

运动方式：①双侧耸肩上提、交替单侧耸肩上提（运动中注意患侧肘关节弯曲不得超过20度）；②双手交叉，伸展肘部，直臂上抬。

（3）肘部运动：

体位：坐位。

运动方式：双手交叉，缓慢、用力屈伸肘关节。

（4）前臂旋前旋后：

体位：坐位。

运动方式：双手交叉，肘关节伸展，交替进行前臂旋前旋后运动。

（5）患侧手腕背屈、伸肘支撑：

体位：长坐位，双腿分开。

运动方式：双手交叉，双侧肘关节伸展，腕关节背屈，双手掌撑地，保持支撑姿势2分钟（运动中注意重心向前方的转移）。

（6）转体运动：

体位：坐位。

运动方式：双手交叉，双侧肘关节伸展，交替向两侧转动数次。

（7）髋屈曲外旋坐位体前屈：

体位：坐位，两脚掌相对，成髋屈曲外旋位。

运动方式：双手交叉，双侧肘关节伸展，向前方用力伸，重复数次。

（8）长坐位体前屈：

体位：长坐位，双腿分开。

运动方式：双手交叉，双侧肘关节伸展，躯干前屈，双手分别接近两脚，练习数次。

（9）侧后方向仰卧起坐：

体位：长坐位。

运动方式：双手交叉，躯干向侧后方做仰卧起坐，肘关节接触垫面后坐起，两侧交替进行，练习数次。

（10）仰卧位直腿髋外展内收：

体位：仰卧位。

运动方式：膝关节伸展，双侧髋关节同时做外展内收运动，重复数次。

（11）仰卧膝立位髋外展内收：

体位：仰卧膝立位。

运动方式：仰卧位，髋膝屈曲，两脚掌平放于垫面上，做双侧髋关节外展内收运动，重复数次。

（12）仰卧膝立位患侧腿向健侧腿搭放：

体位：仰卧膝立位。

运动方式：患侧腿屈髋屈膝搭放在健侧腿上后，再屈髋屈膝回到膝立位（髋关节不要外旋）练习数次。

（13）搭桥：

体位：仰卧膝立位。

运动方式：患侧脚或双脚平放于垫面，髋关节伸展，抬起臀部，双手交叉，双侧肘关节伸展，向上。

（14）仰卧患侧腿屈曲：

体位：仰卧位。

运动方式：患侧腿屈伸运动，进行数次。

（15）仰卧屈髋膝抱腿：

体位：仰卧位。

运动方式：两腿并拢同时屈髋屈膝，两手交叉伸肘抱住双膝，停留片刻，缓慢伸展双腿还原，进行数次。

（16）仰卧位患侧屈伸肘：

体位：仰卧位，肩屈曲 90 度固定。

运动方式：屈肘关节，患侧手触摸健侧肩后，再将肘伸直，重复数次。

（17）俯卧位屈膝：

体位：俯卧位。

运动方式：患侧膝关节屈伸，重复数次。

（18）手膝位运动：

体位：手膝位。

运动方式：两臂伸直，手指分开撑住垫面，双膝跪于垫面进行重心的前后移动，重复数次。然后将重心移至患侧，抬起健侧腿练习数次。

（19）跪位起：

体位：跪位。

运动方式：由跪坐位开始进行跪立位练习，重复数次。然后进行跪立位体转练习，重复数次。两腿轮换进行单腿跪位练习，重复数次。

（20）跪位至立位：

体位：跪位。

运动方式：①跪位—患侧单腿跪位—站起立位—患侧单腿跪位—跪位；②跪位—健侧单腿跪位—站起立位—健侧单腿跪位—跪位。

三、脑瘫的康复训练

（一）什么是脑瘫

脑瘫是指小儿出生前到出生后一个月内发育时期的非进行性脑损伤所致的综合征，主要表现为中枢性运动障碍及姿势异常，同时经常伴有智力、语言、视觉、听觉、摄食等多种障碍，是小儿时期最常见的一种伤残疾患。

（二）康复基本知识

1. **早期表现**　脑瘫的早期表现是指脑瘫儿童在出生后至9个月前所出现的异常情况。追踪研究显示，有的小儿具有早期典型脑瘫体征，其中大部分人在7岁时仍有学习和言语等方面的困难，但运动发育可以是正常的。这就说明，早期发现脑瘫患儿和对有早期脑瘫表现的小儿进行早期干预，对改善运动功能的障碍有重要意义。

（1）新生儿期或3个月内婴儿易惊，啼哭不止或哭声微弱，睡眠困难。

（2）喂养困难，表现为吃奶无力，拒乳或边吃边哭，吞咽咀嚼困难，进食出现呛咳，从而导致体重增长缓慢。

（3）在听到噪音和体位改变时，易出现拥抱样惊吓并伴哭闹。

（4）4~6周龄的婴儿对外界刺激的反应差，表情淡漠，自发运动少或呈现不自主的“鬼脸”样。

（5）3个月婴儿在被支撑腋下站立时，无双腿伸直站立的表示；俯卧位不能抬头。

（6）4~5个月时仍然竖头不稳，不能追视物体，仍表现为拇指内收，手握拳；不会伸手抓握物品。生后4个月身体松软，不能使自己保持在某一体位；不会翻身，自发运动少或运动异常，如过早地全身呈滚木样突然翻身；四肢僵硬，扶腋窝站立时可见双足尖着地；护理大小便困难（便后清洗、换尿布时大腿外展受限）等。

（7）6~8个月仍不会独自坐。

（8）8个月以后仍无爬行意识与动作。

2. **脑瘫分型**　根据我国首届小儿脑瘫座谈会确定的定义，基本可以按照运动障碍性质、肢体瘫痪部位两种方法对脑瘫进行分型。

（1）以运动障碍性质分型：

1）痉挛型：这是最常见的类型，占脑瘫总人数的70%~80%。这类患儿主要表现为运动时肌肉僵硬，主动或被动运动困难，并由此导致身体长期处于异常姿势，头颈控制发育延迟，伸腿坐位时，躯干前屈，不能充分伸展。痉挛型脑瘫儿童常常采取“W”样坐姿，前臂手掌向下，腕下垂，握拳，有时上臂呈后伸状态。爬行时双手握拳支撑或仅仅以肘支撑，双下肢像兔子跳跃状共同向前移动。在从双膝支撑跪立位到站立位时，两下肢同时做动作。站立时躯干前屈，双足尖着地。步行时出现双下肢交叉样剪刀式步态。

2）手足徐动型：占脑瘫总人数的20%。这类患儿的主要表现为肢体或面部出现难以控制的、多余的不自主运动。紧张或躁动时动作明显增多，安静时动作减少，入睡后动作消失。

乳儿期多表现为身体发软，头颈竖立延迟，抱起时身体呈向后伸张状。逐渐出现颜面、手、手指、足部等肢体末端的不自主运动。在做主动运动时不自主运动明显加重，安静、睡眠时减轻。保持一定的姿势困难。同时常常伴有发音困难、流口水、进食障碍等。

由于脑瘫儿童在运动或维持姿势时肌肉张力高低不定，常见异常的姿势突然出现或突然消失，身体难以保持静止，因此平衡能力受到很大影响。异常的肌肉张力常累及面部与发音器官，而出现言语不清、说话费力、语句不连贯等情况。腱反射一般无异常，原始反射中的侧弯反射持续存在，智力较少受到影响。

3）共济失调型：主要表现为肌肉张力偏低，上下肢动作不协调，距离辨别不准确。运动时可见身体有粗大的摇摆。站立、步行的发育延迟。站立时以双下肢外展、足间距加宽来保持稳定。行走时身体摇摆不定，上肢在有意接近物体时可出现震颤。语句不连贯，无高低音调的区分。精细动作的准确性差。可见眼球震颤、舌肌颤动等。智力一般不受影响。

4）弛缓型：两岁以下的脑瘫儿童表现出身体与头颈发软、无力，肌肉张力低下，仰卧时呈青蛙状，膝腱反射检查可以引出或亢进。此型可以是其他类型的先期表现。随着年龄的增长逐渐转变成痉挛型或手足徐动型。

5）强直型：较少见，主要表现为主动、被动运动均困难，四肢、躯干伸直样僵硬。在运动时，躯干、四肢阻力增高，以铅管样强直为主。

6）震颤型：很少见，主要表现为四肢静止时有震颤。

7）混合型：表现为两种或两种以上各类型的特点，最常见的是痉挛型与手足徐动型同时存在。

（2）以瘫痪部位分型（图5-3-44）：

1）四肢瘫：四肢与躯干均受累，上下肢严重程度相似。

2）双重性偏瘫：四肢均受累，但双上肢受累严重，有时左右侧严重程度也不一致。

3）双瘫：四肢均受累，上肢及躯干较轻，双下肢受累较重。

4）三肢瘫：三个肢体受累。

5）截瘫：只有双下肢受累，双上肢基本正常。

6）偏瘫：一侧肢体及躯干受累，常见上肢症状程度较重。

7）单瘫：单个肢体受累，此型较少见。

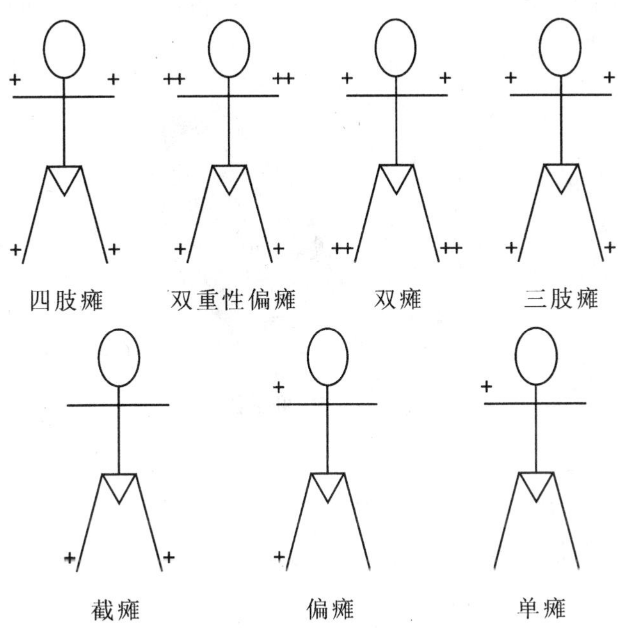

图 5－3－44 以瘫痪部位划分脑瘫类型

3. **脑瘫的合并障碍** 虽然脑瘫是以运动障碍为主的疾患，但还可以合并其他障碍，如生长发育落后，智力低下，癫痫，视、听觉障碍，牙齿发育不良，咀嚼、吞咽、唇闭合困难，言语障碍，情绪、行为异常等。长期的运动和姿势异常也可引起继发性肌肉肌腱挛缩、关节畸形、关节脱位等。

4. **康复手段** 脑瘫儿童康复的基本方针是：通过医疗、心理、教育、社会、工程等方面的干预措施，使脑瘫儿童从身体上、心理上、社会上、职业上得到最大程度的恢复和补偿。

（1）全面康复的内容：对具有脑瘫高危因素的儿童，应逐步开展全面的康复，包括医疗康复、教育康复、社会康复、职业康复等。

（2）综合康复的内容：遵循神经发育学的规律，将全面康复内容有机地结合起来，对脑瘫儿童采取综合的康复手段，包括运动疗法、作业疗法、语言疗法、中医（按摩、针灸）、物理疗法（声、光、电、水、磁、冷热等）、特殊教育（包括引导式教育）、音乐治疗、感觉统合训练、心理治疗、药物与外科手术治疗、矫形器纠正等，并对年长患儿实施社会与职业前的培训等。

（三）训练内容和方法

1. **头部控制训练** 抬头和头部控制是正常儿童运动发育过程中最先表现出来的技能。只有在头部控制良好的基础上，才能诱发出其他运动。

（1）仰卧位训练：患儿仰卧，双下肢屈曲，头、躯干摆正。训练员双手握住患儿

肘部，将其上肢伸直，手掌稍向下压，将患儿慢慢拉起至坐位，可促使患儿头部向前保持抬高。(图 5－3－45)

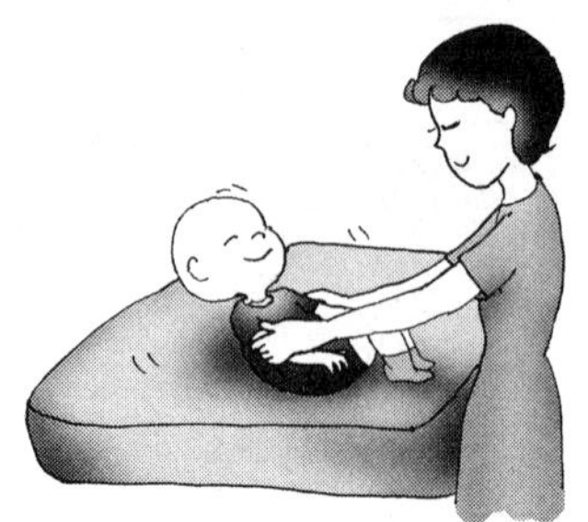

图 5－3－45　仰卧位训练

（2）俯卧位训练：

1）患儿俯卧，用前臂和肘支撑身体。训练员在其头部前方，通过色彩鲜艳且能发出声音的玩具吸引患儿主动抬头或用手指叩击患儿颈后，刺激患儿抬头。同时对其说："抬头、抬头"（见图 5－3－46）

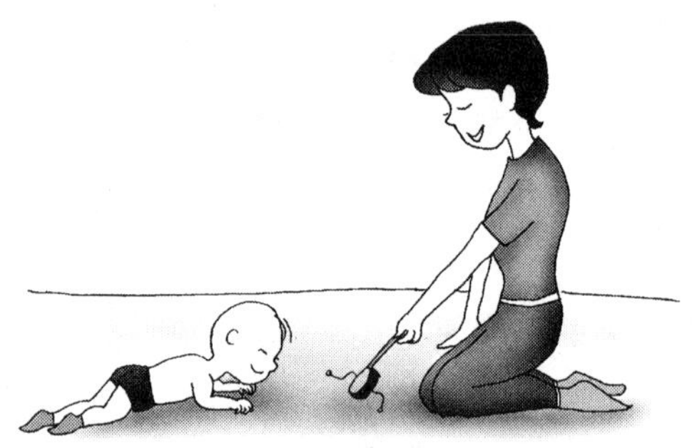

图 5－3－46　一般俯卧位训练

2）对因背部肌肉力量较弱而主动抬头有困难的患儿，可以以头高足低的形式俯卧在楔形垫或枕头上，使患儿双腿伸直，双手前伸。将玩具放在患儿头部前方或上方，鼓励其抬头看玩具，并伸手抓玩具。(图 5－3－47)

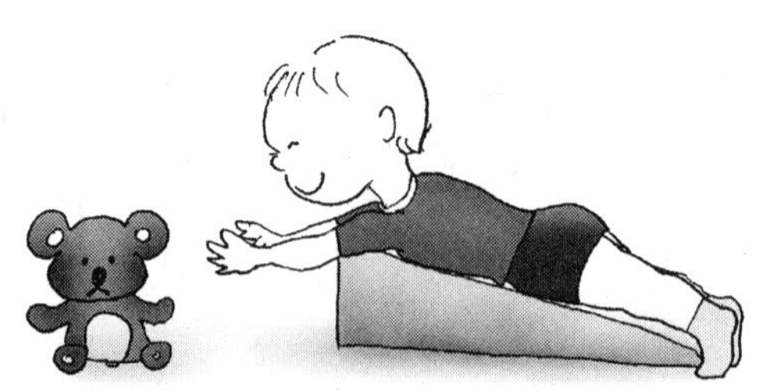

图 5－3－47　楔形垫上的俯卧位训练

（3）坐位训练：将患儿双腿分开，坐在训练员屈曲的大腿上，以面对面的游戏来诱发训练患儿抬头，以增强肩部的控制能力和背部肌肉的力量，同时纠正不对称的姿势。（图5-3-48）

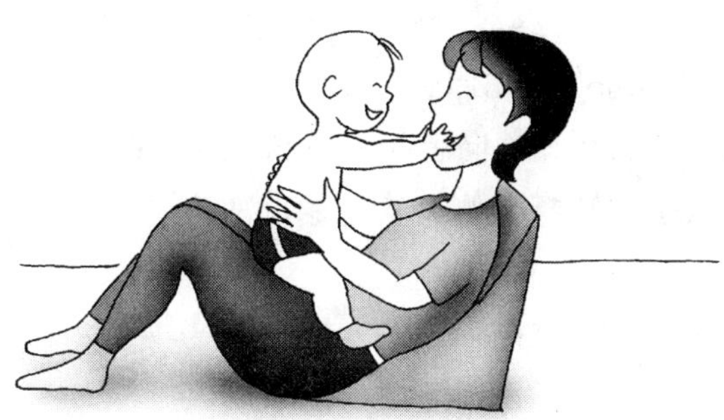

图5-3-48　坐位训练

2. **翻身训练**　在患儿获得较好的头部控制能力之后立即开始翻身训练。翻身训练可以扩大患儿的活动范围，为爬行做好准备。

（1）由下肢带动翻身：

1）患儿仰卧，训练员用双手分别握住患儿的两踝，使其一侧下肢伸直，而将另一侧下肢屈曲，并将屈曲的下肢压向伸直的下肢，辅助其以双下肢带动骨盆与躯干旋转到对侧，同时说“翻身”。（见图5-3-49）

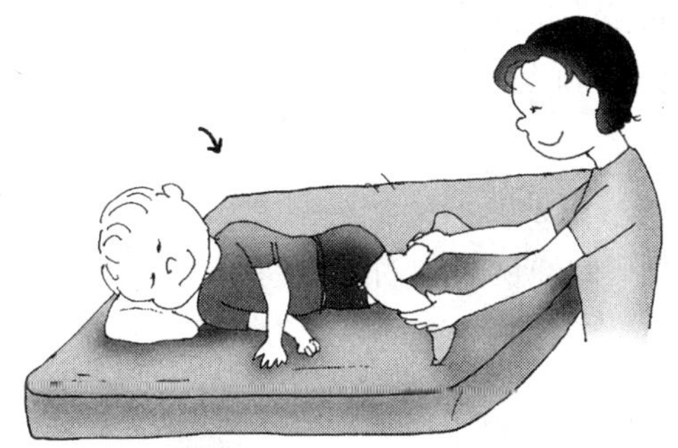

图5-3-49　由下肢带动翻身至侧卧或俯卧位

2）患儿俯卧，双上肢伸向头的前方。训练员用双手分别握住患儿的两踝，辅助其用双下肢带动身体转为仰卧位，并同时说“翻身”。（见图5-3-50）

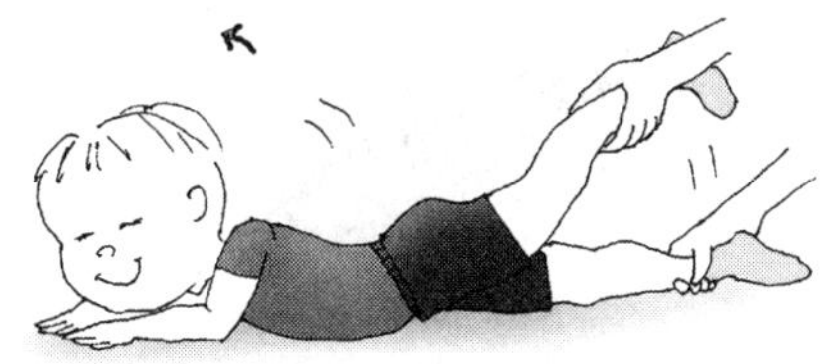

图5-3-50　由下肢带动翻身至仰卧位

（2）由上肢带动翻身训练：患儿自然仰卧，训练员用双手分别握住患儿的一侧手腕和另侧肩，使被握住手腕的上肢伸展后，向身体对侧做内收、内旋运动，辅助身体转为侧卧位或俯卧位。充分利用一侧上肢的运动过程，促使患儿头和身体及下肢自然翻转。（图 5-3-51）

（3）主动诱发翻身训练：患儿仰卧，训练员用色彩鲜艳、带声响或发光的玩具在前面吸引患儿注意，然后将玩具移向患儿的一侧，鼓励其转头，向侧方伸手抓取玩具。再将玩具逐渐抬高，吸引其转身至侧卧直至俯卧。反之可以诱发患儿自俯卧至仰卧的翻身。（图 5-3-52）

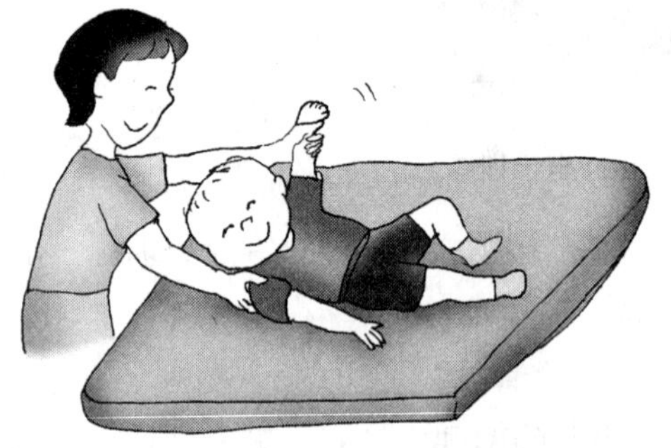

图 5-3-51　由上肢带动翻身至侧卧或俯卧位

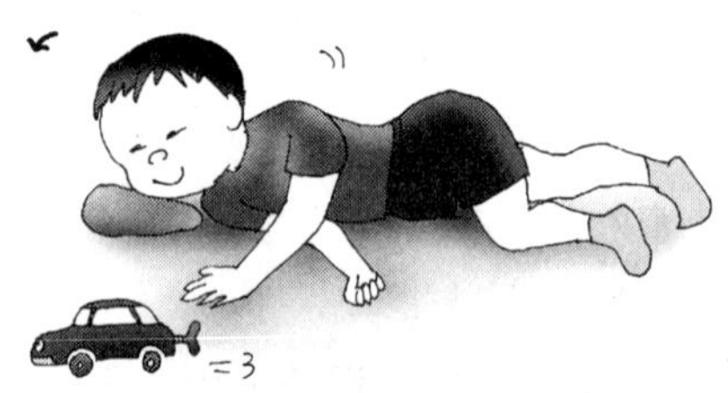

图 5-3-52　用玩具诱发翻身

3. **坐位训练**　在获得较好的头控制能力与躯干和骨盆控制能力的基础上，进行此项训练可提高患儿坐位保持和坐位平衡的能力，使患儿在坐位时能完成进食、交流、学习等活动。

（1）矫正异常坐姿训练：患儿取坐位，双下肢分开。训练员坐在患儿对面，用双腿轻压其双膝，使患儿双下肢伸展。同时，训练员双手握住患儿的肘关节，促使其抬头，挺直背，保持良好的坐姿。注意避免左上图的异常坐姿。（图 5-3-53）

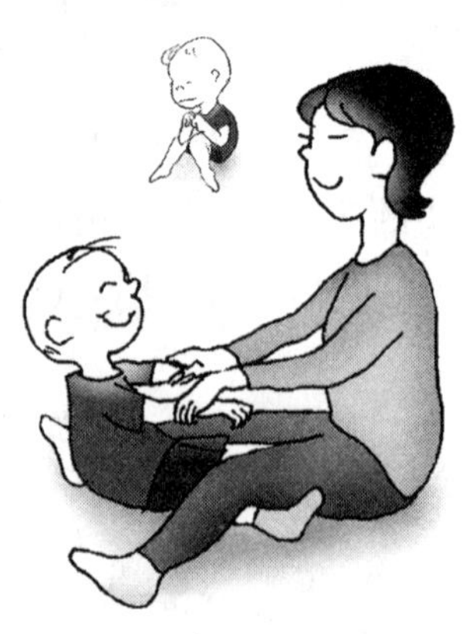

图 5-3-53　矫正异常坐姿

(2) 椅坐位训练：患儿坐在高靠背的椅上，双腿用布垫分开，双脚平踩在踏板上。胸前摆放一高度适宜的小桌，桌上放一些玩具，使患儿双手可在桌上自由玩耍。此训练适用于年龄在1岁以内或重度手足徐动的脑瘫儿。(图5-3-54)

(3) 骑坐位训练：患儿双下肢分开，骑坐在长条凳或训练滚筒上。两脚踩在地面上，放平。伸出双手，轻扶凳面，挺直背，保持坐位。此训练适用于下肢肌肉痉挛内收的脑瘫儿。(图5-3-55)

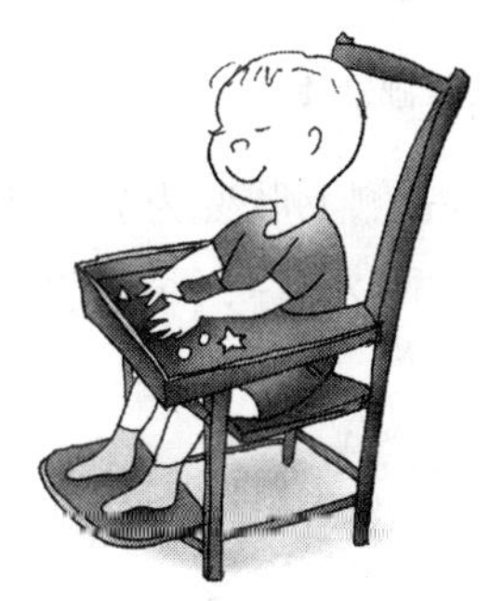

图5-3-54　椅坐位训练

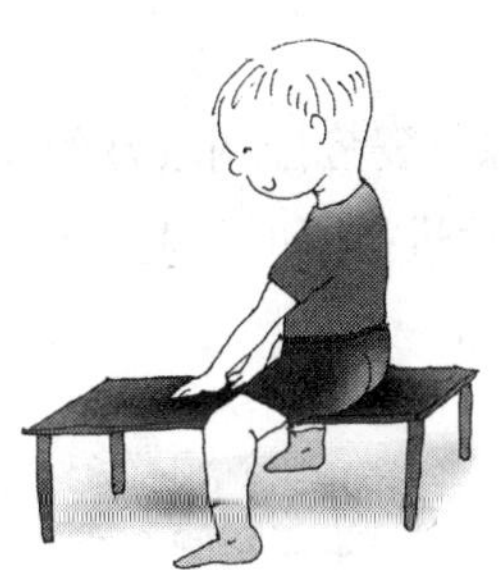

图5-3-55　骑坐位训练

(4) 坐位平衡训练：患儿坐在无靠背的凳子上，双腿稍分开，两脚平踩在地面上，坐稳。令患儿上举物体，身体向左右旋转。(图5-3-56)

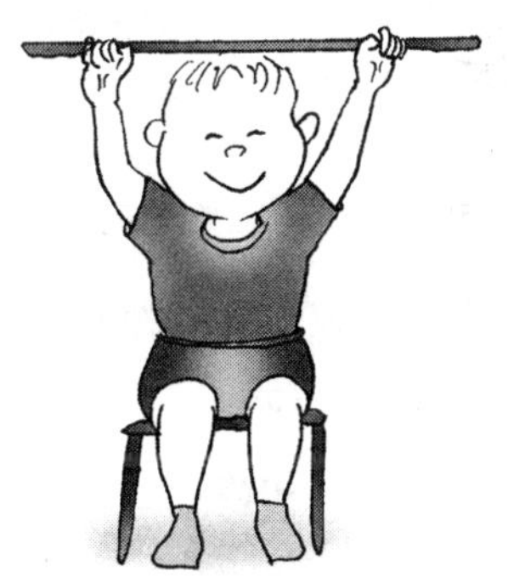

图5-3-56　坐位平衡训练

4. **爬行训练**　爬行是儿童早期移动的方式，也是日后行走的基础动作之一。通过爬行可提高四肢与躯干的控制、协调能力。

(1) 辅助髋部爬行训练：

1) 患儿用手和双膝支撑身体。训练员抬起患儿的髋部，并在其前方用玩具引诱，帮助其练习爬行。(图5-3-57)

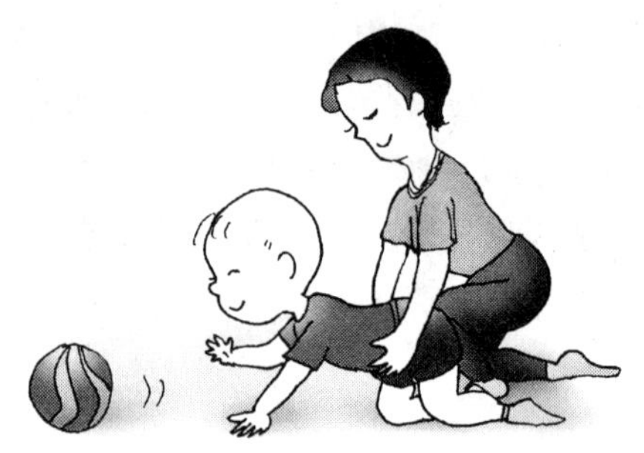

图 5-3-57 辅助髋部爬行训练基础动作

2）在手膝位姿势控制较好的情况下，令患儿抬起一侧上肢变为三肢支撑，上下肢交替训练。然后进行同时抬起一侧上肢和另一侧下肢的两肢支撑，并交替练习。（图 5-3-58a，b）

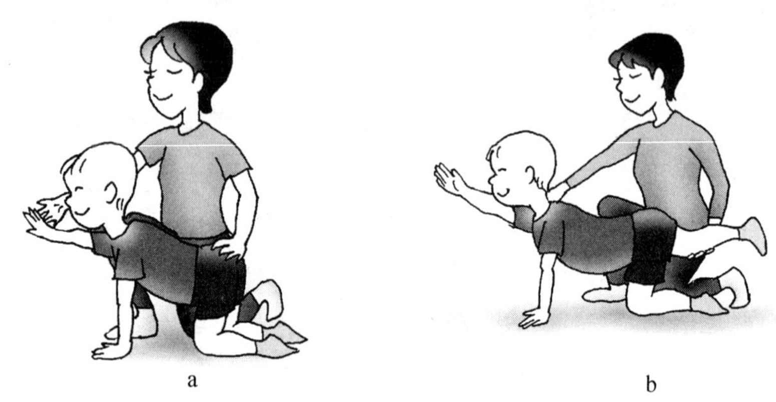

图 5-3-58 辅助髋部爬行训练减少支撑

（2）辅助膝部爬行训练：患儿用手和双膝支撑身体，双上肢伸直。训练员用双手压住其膝后部，帮助练习爬行。（图 5-3-59）

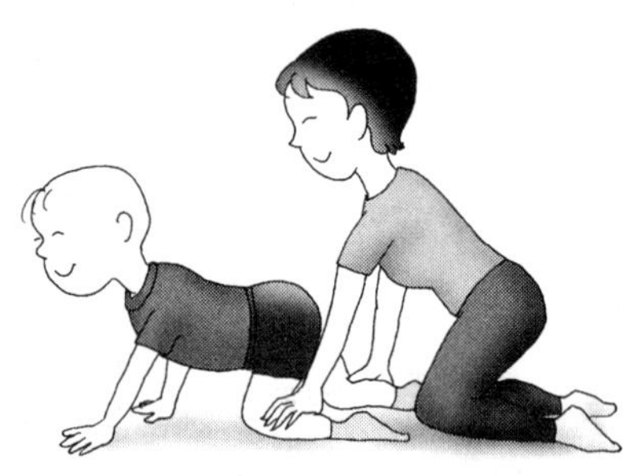

图 5-3-59 辅助膝部爬行训练

（3）辅助踝部爬行训练：训练员位于患儿后方，双手握住其脚踝，令患儿先伸出一只手向前方支撑，然后辅助向前移动对侧下肢。左右下肢交替进行训练。（图 5-3-60）

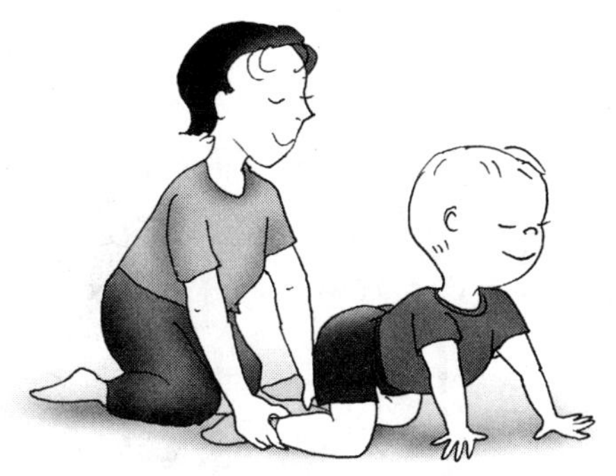

图 5－3－60　辅助踝部爬行训练

5. **站立训练**　站立训练可延长小儿站立时间，提高站立平衡能力，促进髋关节发育，为行走做好准备。

（1）器具辅助站立训练：用带子将患儿腰部适当固定。用垫子分开患儿的双腿，双脚平放，与肩同宽，保持站立位。在患儿胸前放置高度适宜的桌子，使其用双手在桌上玩玩具，训练下肢的负重能力。（图 5－3－61）

（2）站立稳定训练：患儿站立、双手扶在桌子上，双脚放平。训练员用双手扶助患儿骨盆两侧，并可向左右推动，促进其自己保持稳定。（图 5－3－62）

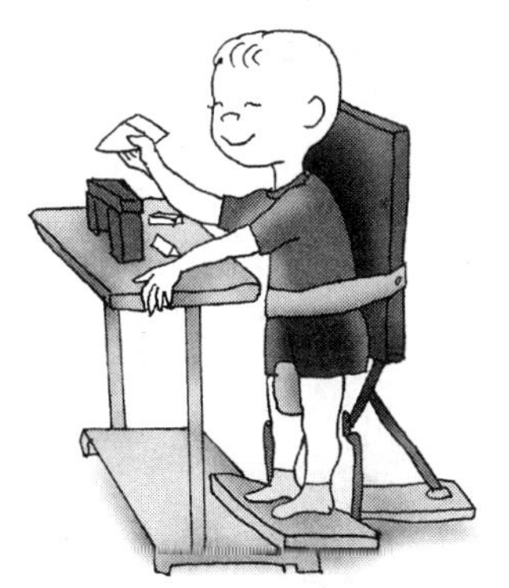

图 5－3－61　站立训练

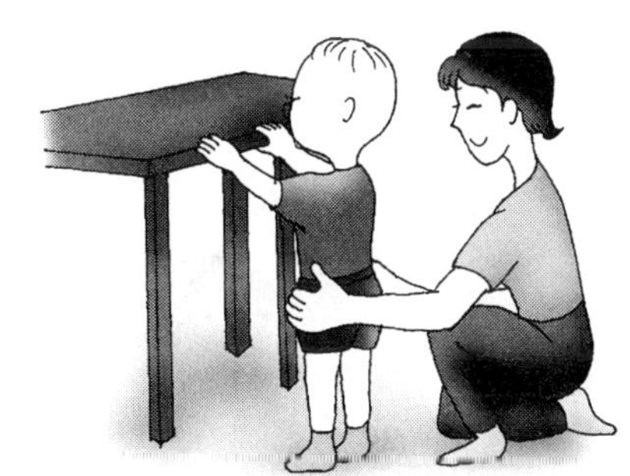

图 5－3－62　站立稳定训练

（3）平行杠内站立训练：患儿站在平行杠内，双手分别握住双杠，保持站立。（图 5－3－63）

（4）由坐位站起训练：患儿坐在凳子上，双足着地放平。训练员位于其前方，双手握住患儿的膝关节。让患儿躯干向前倾，逐渐由坐位站起来。（图 5－3－64）

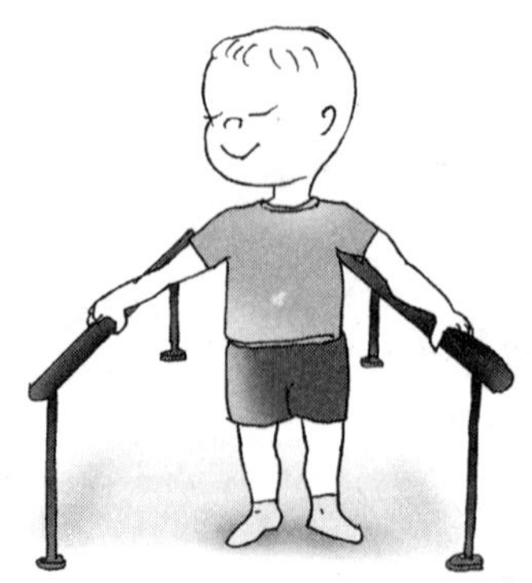

图 5－3－63　平行杠内站立训练

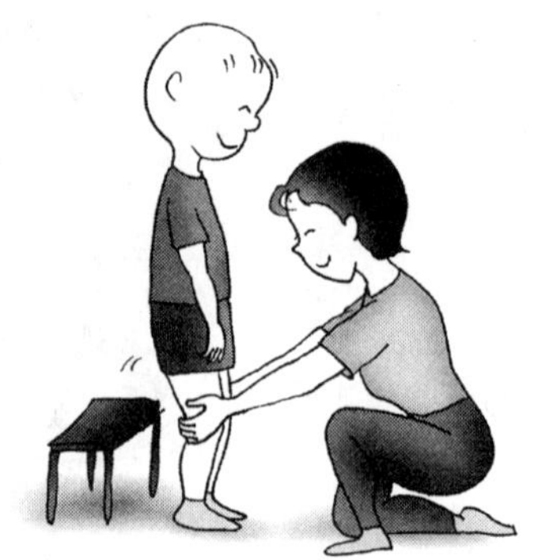

图 5－3－64　由坐位站起训练

6. 步行训练

（1）平行杠内步行训练：步行对患儿建立自信心及参与各种活动十分重要。此训练可提高患儿在行走中控制躯干及下肢的能力，逐步扩大其活动范围，增加与外界接触的机会。训练时应及时矫正异常步态并注意安全。

1）患儿站在平行杠内，双手分别握住双杠。训练员用双手扶助患儿一侧膝关节和踝关节。令患儿将另一侧下肢屈膝、抬起，然后按照从足跟到脚掌的顺序着地前行。（图 5－3－65）

2）患儿站在平行杠内，双手分别握住双杠。训练员从后部紧贴患儿身体，同时用自己的腿推动患儿双腿前行。（图 5－3－66）

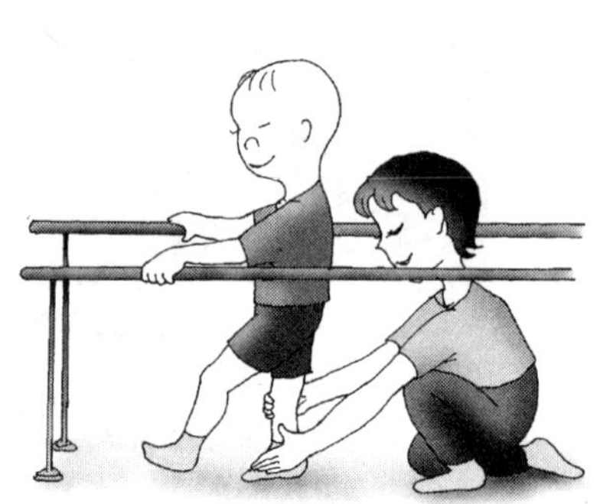

图 5－3－65　辅助膝踝部的行走训练

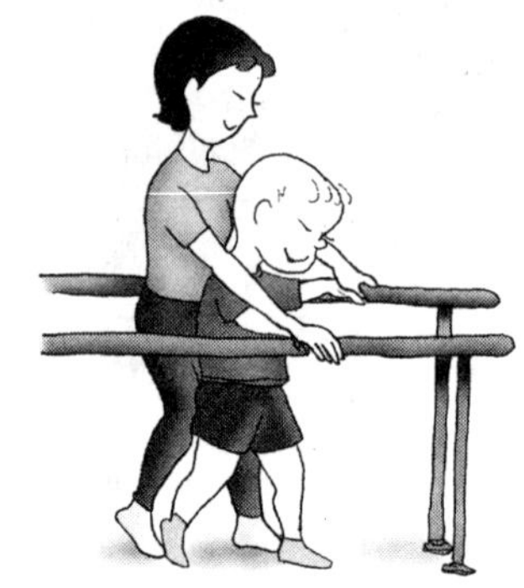

图 5－3－66　辅助腿部的行走训练

（2）步行器辅助训练：足下垂的患儿应在配戴小腿矫形器后，用双手扶住步行器练习行走。训练员应在其身后适当保护，以免发生危险。（图 5－3－67）

7. 上下台阶训练　此训练可提高患儿行走能力和运动协调能力，对患儿适应家庭、学校和社会生活具有重要的实用意义。

（1）跨步训练：患儿在平行杠内练习跨过高低不同的木块，用以提高行走能力。（图 5－3－68）

（2）辅助上下台阶训练：上台阶时，训练员由后方用双手分别扶住患儿的髋部和

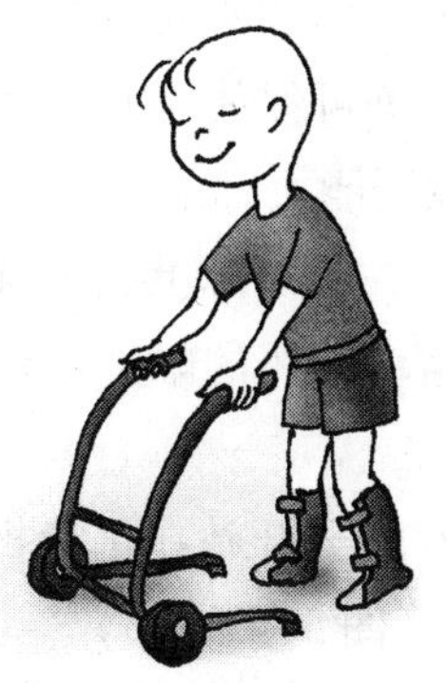

图 5－3－67 步行器辅助训练

肩，帮助其练习。在训练中逐渐减少帮助，直至患儿能够独立上台阶。下台阶时，训练员再自前方扶住患儿的髋和膝，辅助训练。(图 5－3－69)

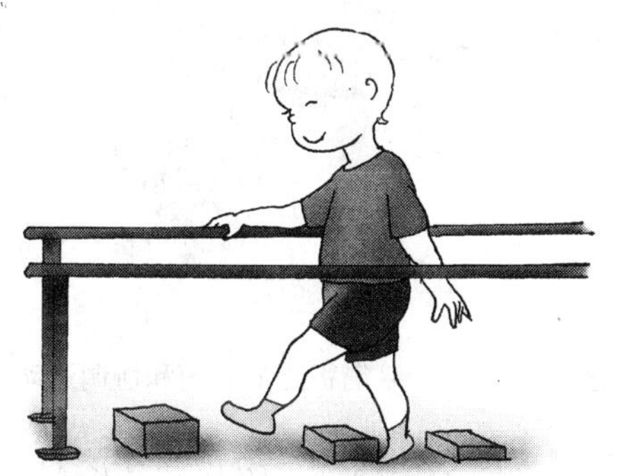

图 5－3－68 跨过高低不同的木块

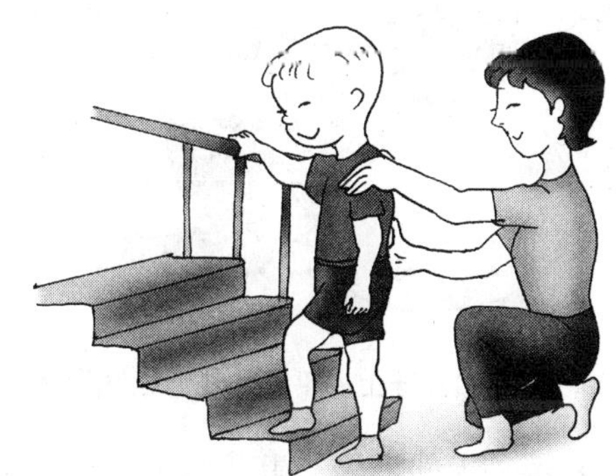

图 5－3－69 扶住髋与肩进行上台阶训练

（3）引导上下台阶训练：训练员在患儿的前方，用拉环引导其上下台阶。(图 5－3－70)

（4）独立上下台阶训练：躯干控制较好及上下肢活动较自如的患儿，可单手扶阶梯扶手上下台阶。训练员在患儿上台阶时需站在其身后，在患儿下台阶时则站在其前方进行保护。(图 5－3－71)

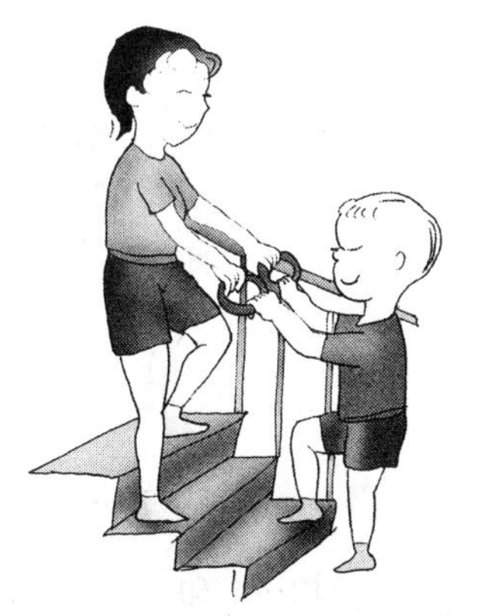

图 5－3－70 用拉环引导上下台阶

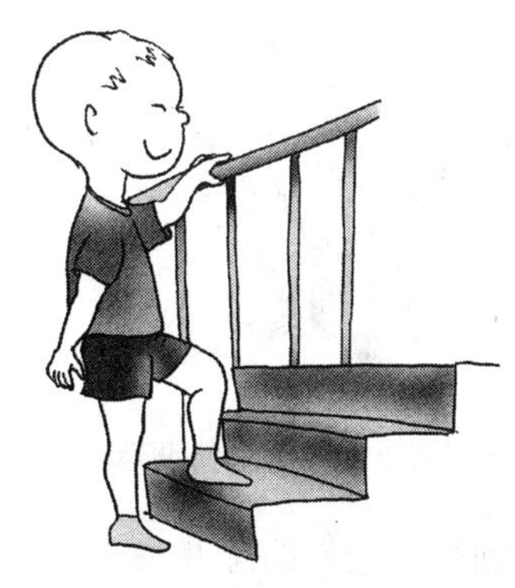

图 5－3－71 独立上下台阶训练

8. **平衡和协调运动训练** 平衡能力和协调能力是运动稳定的前提，可利用平衡板、球、滚筒等器具进行训练。通过训练可促使小儿在运动中及时调整姿势，提高反应能力和头、颈、躯干的平衡与协调控制能力。

（1）治疗球上的训练：患儿坐在治疗球上，训练员用双手扶住患儿的身体，轻轻向左、右、前、后滚动治疗球。晃动球体的幅度应以患儿能够保持坐稳为宜，防止其摔倒。（图 5－3－72）

（2）平衡板上的训练：患儿双脚分开站在平衡板上，训练员扶住其髋部两侧，帮助患儿身体重心在双脚之间转移。（图 5－3－73）

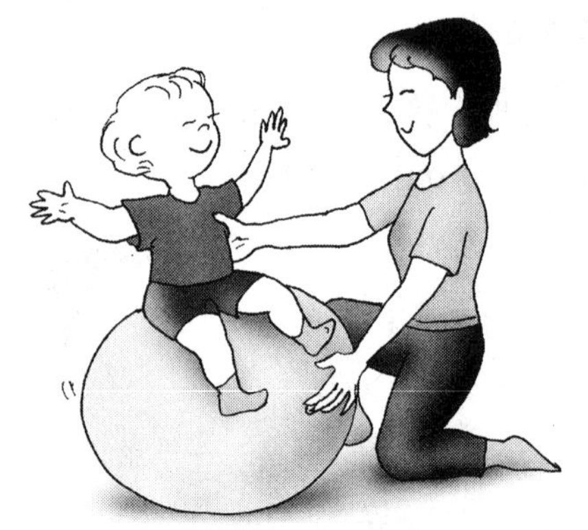

图 5－3－72 治疗球上的平衡和协调运动训练

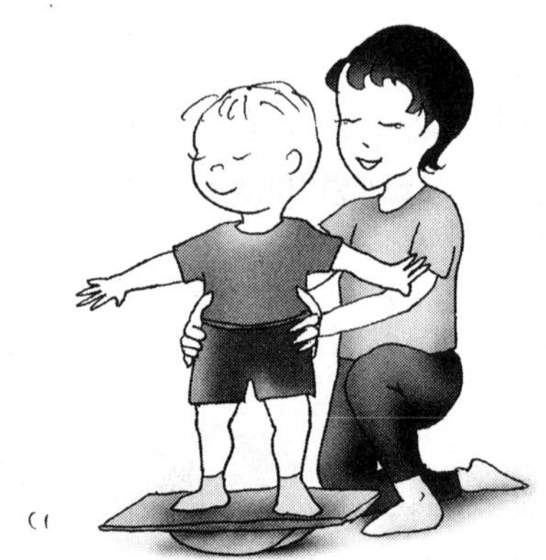

图 5－3－73 平衡板上的平衡和协调运动训练

（3）滚筒上的训练：患儿双手前伸，俯卧在滚筒上，训练员缓慢移动滚筒，使患儿随滚筒运动，手掌能触及地面垫子时即可。（图 5－3－74）

（4）举扔球训练：患儿双脚适当分开，站稳，双手将球上举，扔向地面，待球反弹时接住。（图 5－3－75）

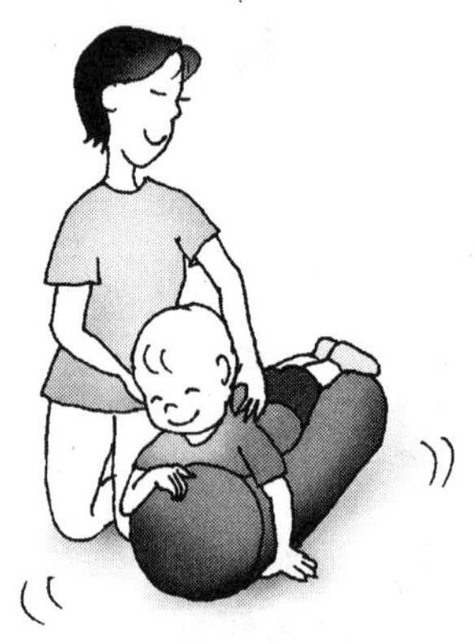
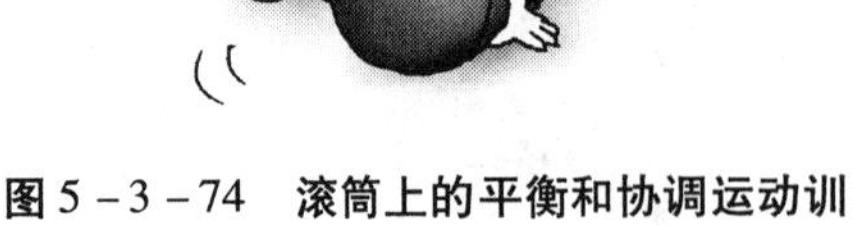

图 5－3－74 滚筒上的平衡和协调运动训练

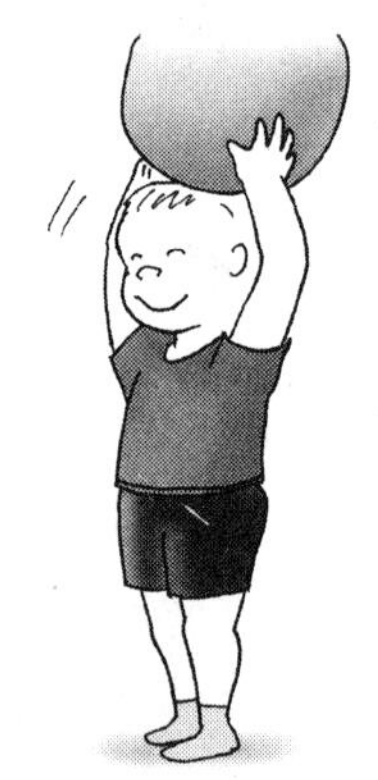

图 5－3－75 举球扔球的平衡和协调运动训练

9. **进食训练** 应鼓励患儿独立进食，这对改善手的灵巧性和上肢的运动能力十分有益。吞咽功能良好的患儿，进食训练最好在坐位进行；手抓握能力差的患儿，可使用辅助器具进食。

（1）半卧位进食训练：患儿取半卧位，训练员将其双腿分开，辅助患儿双手持物进食。训练时要注意避免小儿进食时呛咳，确保吞咽安全。(图5－3－76)

（2）坐位进食训练：对于坐位不稳的患儿，可用带子固定身体，使其两脚平稳着地。训练员将患儿的一只手掌心朝下平放，固定在桌面上，辅助另一只手抓住饭勺进食。(图5－3－77)

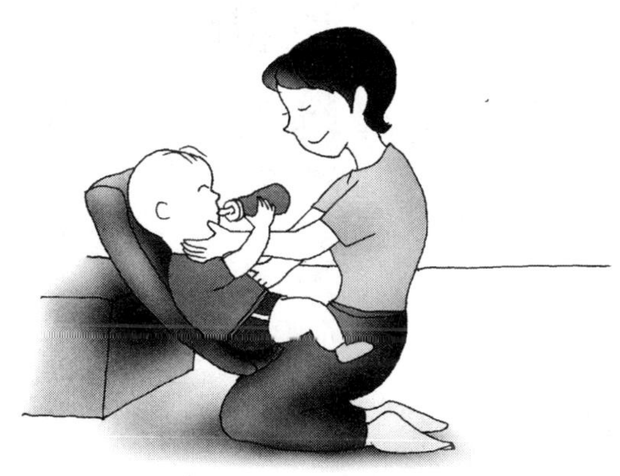

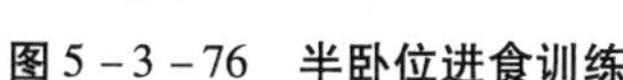

图5－3－76　半卧位进食训练

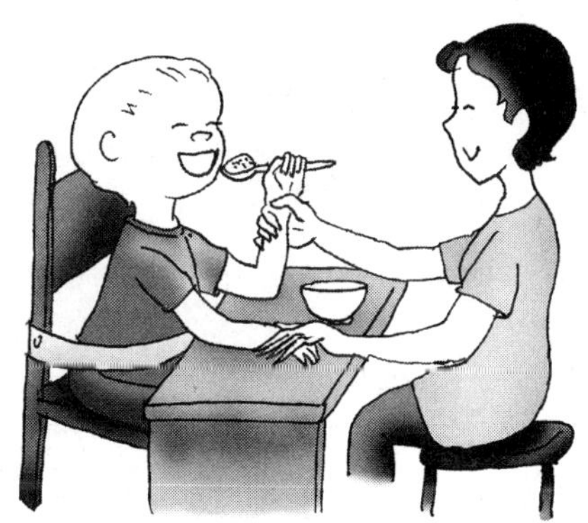

图5－3－77　坐位进食训练

（3）使用辅助器具进食训练：对于抓握有困难的患儿，可将勺把加粗或加上适当的约束带，以便于更好地抓握进食。(图5－3－78)

（4）使用特制水杯饮水训练：可让患儿使用双柄杯子饮水。训练其双手协调完成动作。(图5－3－79)

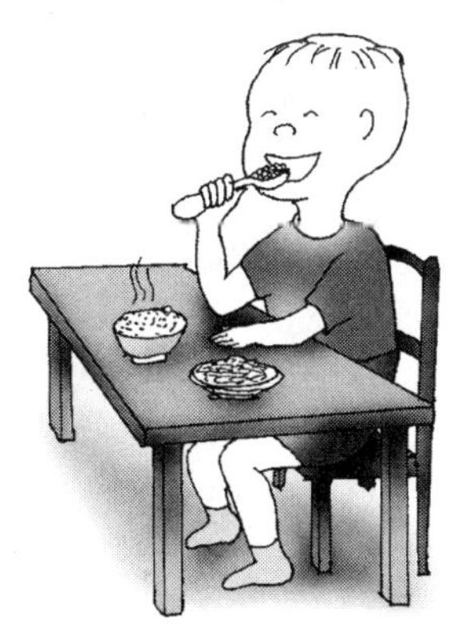

图5－3－78　使用辅助器具进食训练

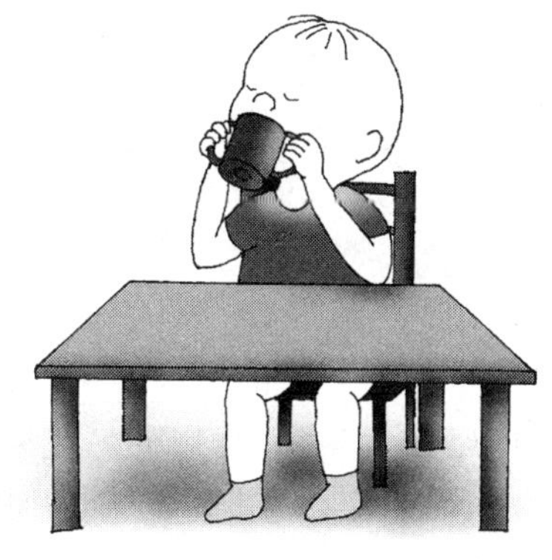

图5－3－79　使用特制水杯饮水训练

10. **穿脱衣物训练**　此训练可以使患儿逐步做到自己穿脱衣服，提高生活自理能力。

（1）选择适合的衣服：为便于患儿自己穿脱，应选择袖口、领口宽大的衣服，可用尼龙搭扣代替扣子或拉锁。(图5－3－80)

（2）辅助俯卧位穿衣训练：训练员帮痉挛严重的患儿俯卧在自己的双腿上，把衣服先穿入障碍较重的一侧肢体，然后再穿另一侧肢体。（图 5－3－81）

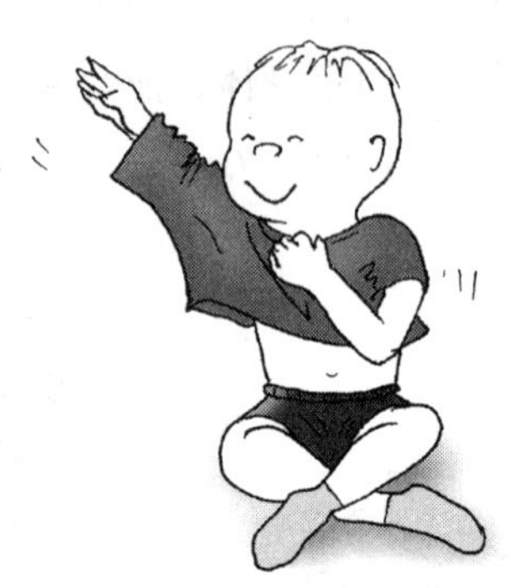

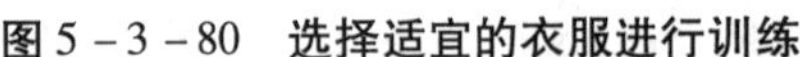
图 5－3－80　选择适宜的衣服进行训练

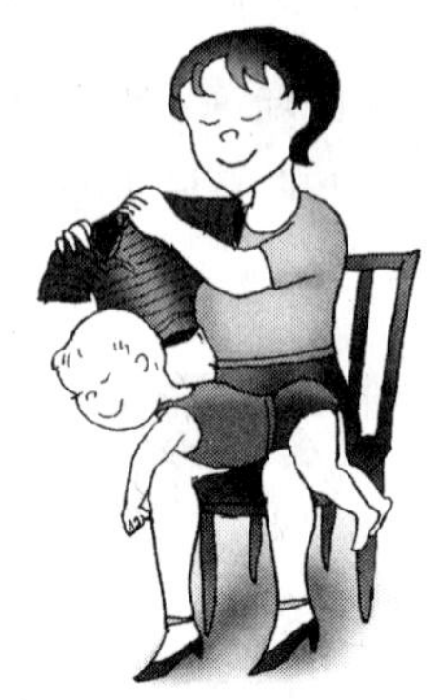

图 5－3－81　辅助俯卧位穿衣训练

（3）从后方辅助穿衣训练：对坐不稳的患儿，训练员应从后方固定其身体和下肢，保持坐位稳定。穿衣时，先穿障碍较重的一侧肢体。脱衣时，先脱障碍较轻的一侧肢体。（图 5－3－82）

（4）辅助坐位穿衣训练：患儿坐在凳子上，尽可能由其自己穿脱衣服。训练员从患儿的背后辅助其身体保持稳定，防止其从凳子上跌滑下来。（图 5－3－83）

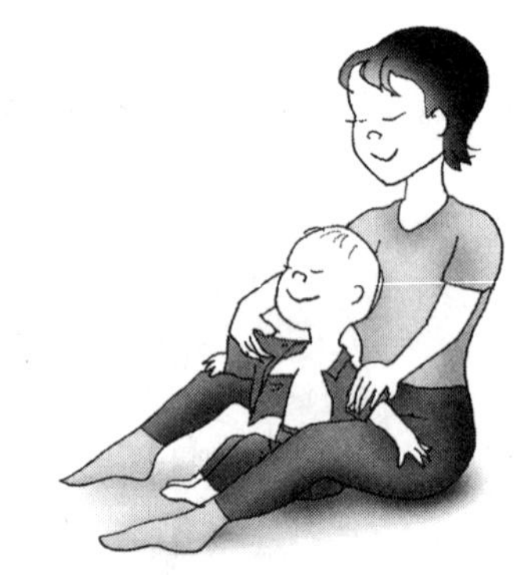

图 5－3－82　从后方辅助穿衣训练

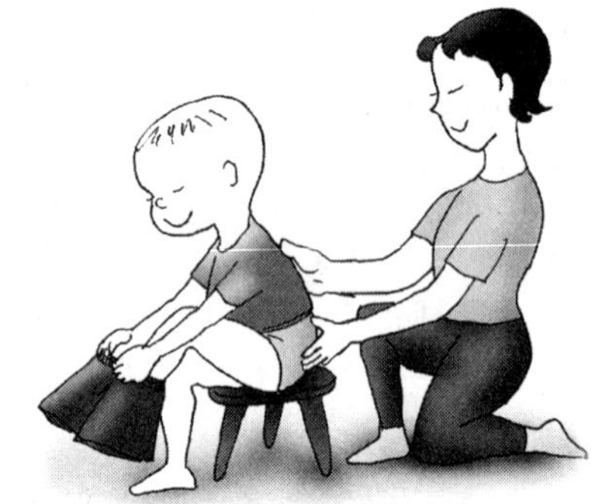

图 5－3－83　辅助坐位穿衣训练

（5）穿裤子训练：可以使患儿采取从坐位到仰卧位，或者从侧卧位到仰卧位逐步完成的方法。（图 5－3－84a，b）

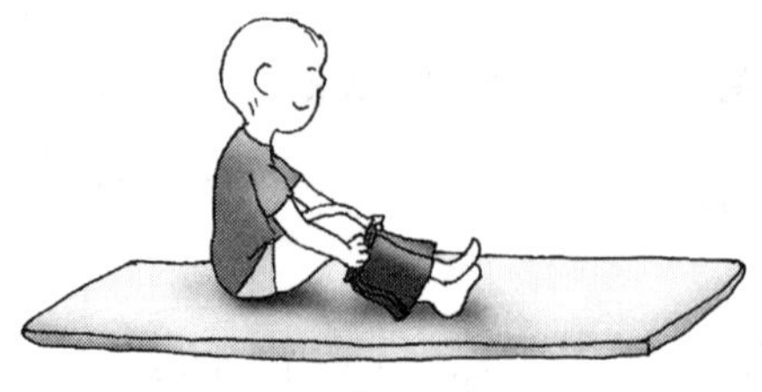

a

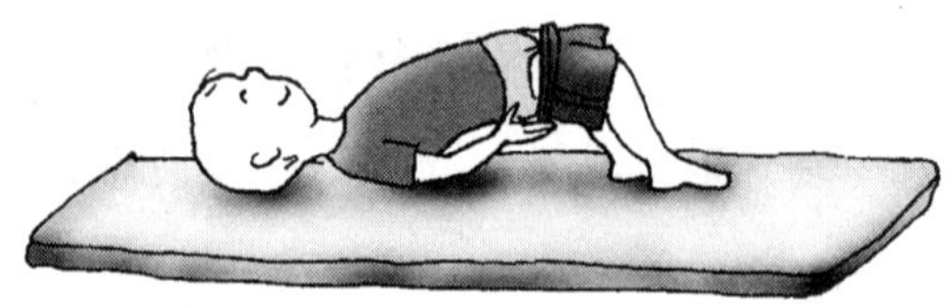

b

图 5－3－84　穿裤子训练

11. **洗漱和入厕训练** 应尽早教会患儿进行每天的个人卫生活动，如刷牙、洗漱、便后处理及控制大小便等，以提高其生活自理能力。

（1）刷牙训练：帮患儿握住牙刷柄。训练员握住其手臂，协助其上下刷牙。（图5-3-85）

（2）洗脸训练：将毛巾缝成套，套在患儿的手上洗脸。（图5-3-86）

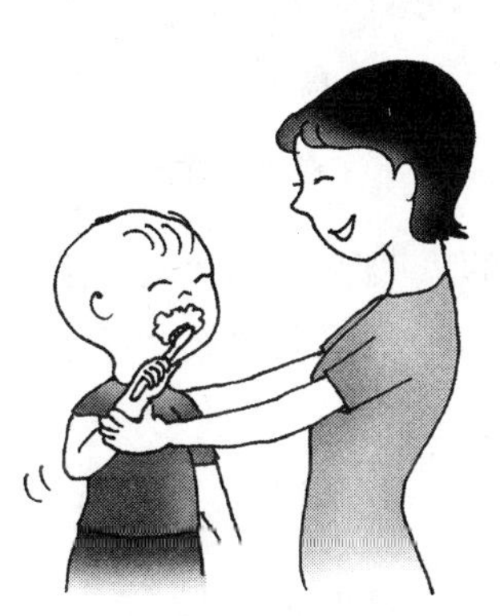

图5-3-85 刷牙训练

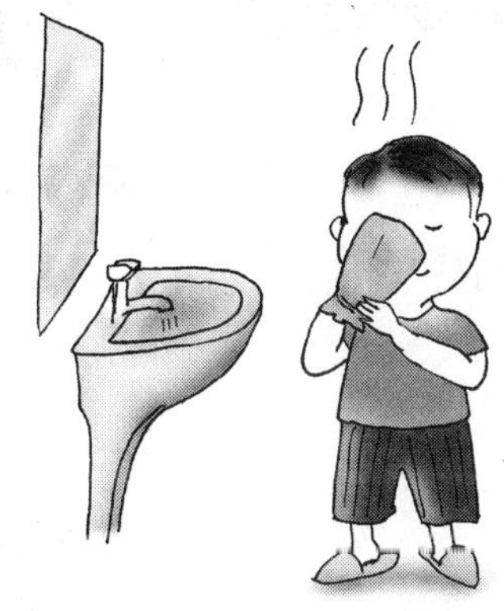

图5-3-86 洗脸训练

（3）坐便训练：坐位不稳定的患儿可用有靠背的坐便器。（图5-3-87a，b）

（4）安全入厕训练：坐便器附近应设扶手，以便于患儿便后清洁和穿脱裤子时扶持。（图5-3-88）

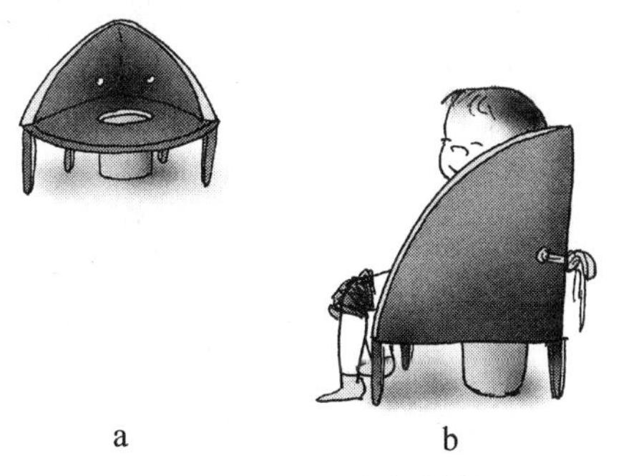

a b

图5-3-87 坐便训练

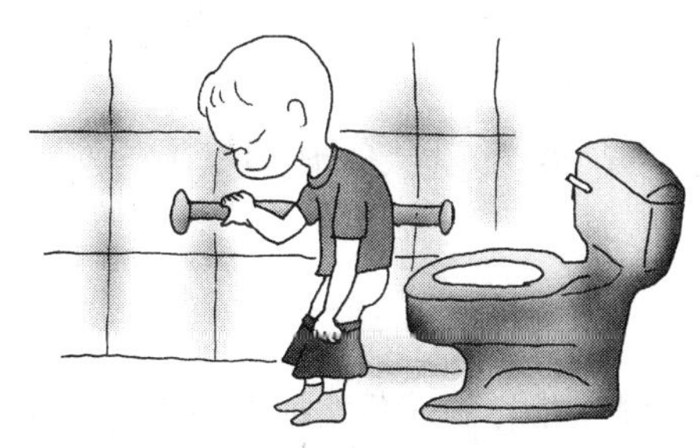

图5-3-88 安全入厕训练

12. **交流和参加集体活动训练** 鼓励患儿尽量与其他儿童一起游戏，参加集体活动，认识周围环境，使用公共设施和学习更多的知识，培养其形成健康的人格，融入社会生活。

（1）用图片表达意愿：语言表达困难的患儿可通过指点图片或用手势表达自己的愿望。（图5-3-89）

（2）参加集体游戏：鼓励患儿与其他孩子一起游戏，在游戏中与他人交流。（图5-3-90）

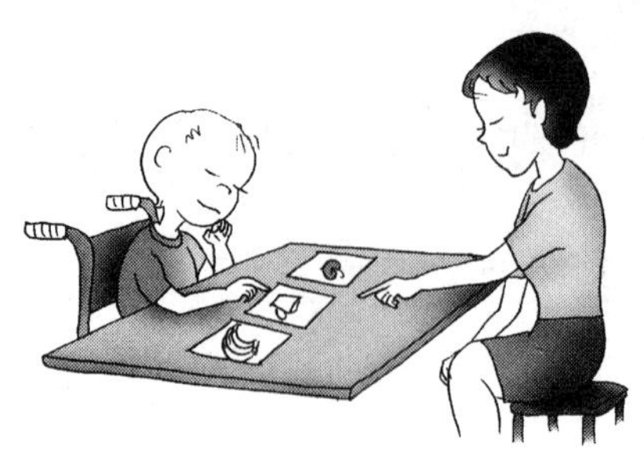

图 5-3-89 用图片表达意愿

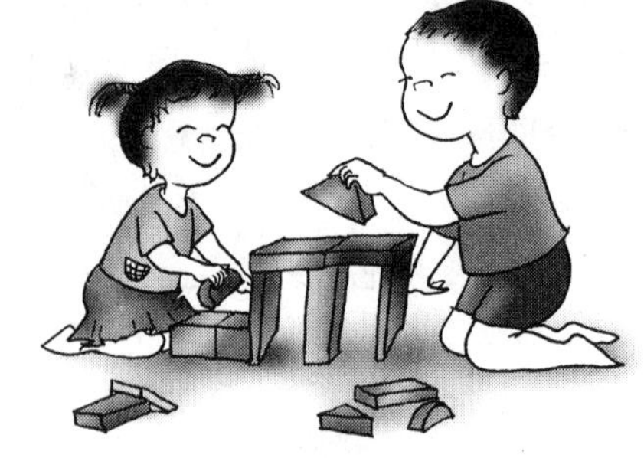

图 5-3-90 参加集体游戏

（3）认识环境：带患儿走出家门，认识社区周围环境，了解生活常识。（图 5-3-91）

（4）接受教育：创造条件，让患儿及时上幼儿园、进入学校接受教育。（图 5-3-92）

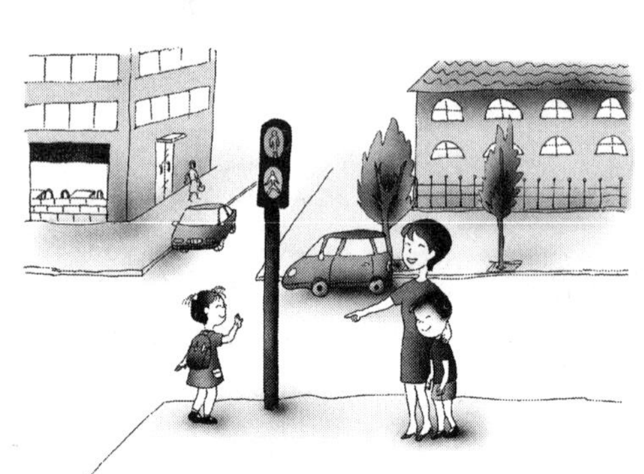

图 5-3-91 认识环境

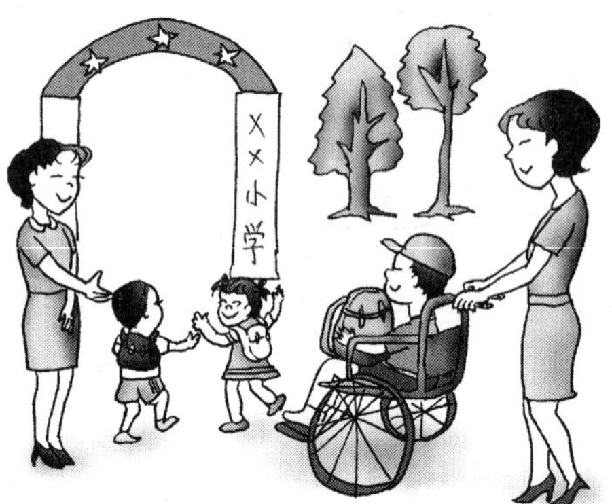

图 5-3-92 接受教育

四、截瘫的康复训练

（一）什么是截瘫

截瘫是指脊髓横断性损伤造成的两侧损伤平面以下神经功能丧失（包括感觉、运动、自主神经及二便控制等）所致的综合征。主要由外伤性脊髓损伤引起，也见于脊髓血管病、脊髓手术后等情况。脊髓损伤可以是完全横贯性或不完全性的，加上损伤平面的不同，临床表现会有很大的不同。

（二）截瘫的康复时机及主要方法

脊髓损伤患者急性期经过手术或药物治疗，虽然病情趋于稳定，但多数仍然会存在各种功能障碍，需要进行康复治疗。

1. **截瘫患者康复治疗的原则** 综合应用现代和传统医学技术，最大程度地调动患者残存的肢体功能，代偿已失去的功能，以减轻或消除功能上的障碍；根据实际需要，在其身体许可的范围内，帮助患者最大程度地恢复生活能力和劳动能力，重新参加社会生活，成为一个“残而不废”、有独立生活能力的人，从而达到“全面康复”的目的。

2. **截瘫患者康复治疗的时机**　截瘫患者的康复治疗应该尽早开始。脊髓损伤后，不论是否手术治疗，只要病情允许，无其他合并损伤，康复治疗即应尽早开始。由于截瘫患者的功能障碍持续时间较长，即使应用多种药物或手术治疗也不能全部治愈，所以，只要患者的功能障碍还存在，就需要坚持持久的康复治疗和训练。

3. **截瘫患者康复治疗的主要方法**

（1）心理治疗：脊髓损伤后，多数患者会出现各种不同程度的心理障碍，可以表现为痛苦、暴躁、愤怒、悲观等情绪变化。应该根据每个患者的实际情况制定切实可行的心理治疗计划，包括个别、集体、家庭和行为治疗多种方法。应该特别强调，在患者最困难的时候，家人、同事、单位领导都应伸出友爱的手，给予有力的心理支持，帮助患者渡过心理上的难关。对已婚者，妻子或丈夫的关爱至关重要。许多截瘫患者都要在配偶的爱护、帮助和鼓励下，走出情感和心理上的误区，重新鼓起生活的勇气，真正做到“身残志坚”。

（2）临床康复：根据病情的需要，应用药物和护理手段，预防和减轻各种并发症，促进各种功能的恢复。

（3）物理治疗：物理治疗包括运动疗法和理疗。运动疗法可以改善关节活动范围、增强残存肌力、提高体位变换和转移动作的能力、改善平衡和协调能力。水疗、光疗及生物反馈等理疗方法可起到镇痛、解痉的作用或促进运动功能的改善。

（4）作业治疗：作业治疗主要包括日常生活动作（如穿衣、进食、大小便、洗脸、刷牙、刮胡子等），职业性能力动作（如计算机使用），工艺劳动动作（如毛衣编织）。通过作业治疗使患者能够逐步适应个人生活、家庭生活、社会生活和劳动的需要。

（5）文体治疗：文体治疗是利用文娱和体育的手段（如打乒乓球、轮椅篮球）进行全身综合训练及轮椅的使用训练（包括技巧和耐力训练），并可以为将来参加社会活动进行适应性训练。

（6）中医传统康复：中医传统康复包括中药内服和外用、按摩、针灸、中药离子导入等方法，均可促进功能的恢复。

（7）康复工程：可以根据患者的实际需要，配制一些实用的矫形器帮助患者站立和步行，以补偿功能的不足。

（8）营养治疗：制订合理食谱、合理营养，既能适应康复训练的营养需求，又可增加身体的抗病能力，从而减少继发感染与褥疮的发生。

（三）截瘫患者的康复目标

截瘫患者的康复目标是要减少或减轻障碍。具体讲就是要通过综合康复治疗，降低残疾程度或防止残疾程度的加重，提高日常生活自理能力和就业能力，使患者重新回到家庭和社会当中。由于脊髓损伤部位的不同，每个患者的康复目标也不一样，一般应当按损伤节段制定康复目标。

1. 颈髓损伤

（1）颈4完全性损伤的四肢瘫痪者：

1）用嘴咬住一根小棍能操作仪器（如电脑等）。

2）维持呼吸功能并使呼吸功能得到加强。

3）预防和减少并发症。

（2）颈5完全性损伤的四肢瘫痪者：

1）用绷带把勺子绑在手上可以自己进食。

2）预防和减少并发症。

（3）颈6完全性损伤的四肢瘫痪者：

1）平地上能够自己驱动轮椅。

2）利用床栏或床栏上绑着的绳子可以翻身、坐起。

3）能完成一部分日常生活所需要的活动。

（4）颈7完全性损伤的四肢瘫痪者：

1）自己独立使用轮椅。

2）能够床上翻身、坐起及移动身体。

3）能自己进食、穿脱衣服、处理个人卫生。

4）独立完成上下床、上下轮椅等转移活动。

2. 胸髓损伤

（1）颈8~胸2完全性损伤的双下肢瘫痪者：

1）能完成日常生活所需要的基本活动。

2）可从事坐位工作。

3）配戴骨盆-长下肢矫形器在平行杠内（也可以用手扶着栏杆等固定物）能站立。

（2）胸3~胸12完全性损伤的双下肢瘫痪者：

1）能完成日常生活所需要的活动。

2）可从事坐位工作。

3）配戴长下肢矫形器、用拐及助行器进行有治疗价值的步行。

3. 腰髓损伤

（1）腰1~腰2完全性损伤的双下肢瘫痪者：

1）能独立完成日常生活所需要的活动。

2）配戴短下肢矫形器或长下肢矫形器、用肘拐或手杖能够在室内行走，上下楼梯。

（2）腰3及其以下完全性损伤的双下肢瘫痪者：能在房间内或室外步行（部分患者可能需用手杖或配戴矫形器）。

（四）常见障碍及其防治

1. **运动障碍的防治**　脊髓受损部位不同，其运动障碍表现也不一样，可能是四肢瘫痪，也可能是双下肢瘫痪。损伤早期，瘫痪肢体常呈松软状态，也称为弛缓性瘫痪。随着时间的延长，瘫痪的肢体日益变得僵硬，医学上称为肌张力增高；严重者还会经常抽筋（医学上称为痉挛），也称为痉挛性截瘫。防治方法：①防止或减轻肢体痉挛的功能训练。②药物治疗：痉挛较重者可以口服抗痉挛药物（应在医生指导下使用），如巴氯芬（又称力奥来素、郝智等），每片10mg。开始时，每次服半片（5mg），每日2次；如果痉挛仍不能控制，以后每隔1周，将1日量增加半片，最多可以增加到每日总量为8～10片。

2. **感觉障碍的防治**

（1）感觉丧失或减退：脊髓损伤所涉及的肢体的疼痛感觉及冷热感觉往往完全丧失或减退，由于感觉丧失，患者很容易被烫伤。在给患者用热水洗脚或用热水袋取暖时，应该注意水温不要过高、浸泡时间不要过长，要将热水袋用毛巾包好，以避免烫伤。

（2）疼痛：截瘫患者的瘫痪肢体常常发生疼痛，即截瘫性神经痛，疼痛性质表现不一。疼痛部位多位于脊髓损伤平面以下，疼痛可呈持续性，也可呈间断发作性。天气变化，尤其是阴雨天最容易使疼痛加重，泌尿系统感染或体温升高也可使疼痛加重。有些患者表现为疼痛严重而且难忍，甚至导致自杀，应引起注意。当疼痛明显而影响睡眠时可以服用止痛剂（应在医生指导下使用），如双氯芬酸片，每片25mg，每次服1～2片；也可以用针灸治疗。在医生的指导下，由亲友给予心理帮助也可减轻疼痛。疼痛严重者应到专科医院治疗。

3. **大小便障碍的防治**

（1）排便障碍：截瘫患者经常发生排便困难，大便干燥或排不出。因此，排便训练将伴随患者一生。防治方法：①养成正规的饮食、饮水习惯，多摄入蔬菜或水果等纤维成分多的食物。②定时按摩腹部，每日在一定时间试行排便，尽可能让患者自己在厕所里进行排便训练。③排便前用开塞露1～2支，经肛门快速挤入直肠内，也可以服麻仁润肠丸、复方芦荟胶囊或用番泻叶泡水喝等。

（2）排尿障碍：排尿障碍以尿排不出或（和）尿排不尽最为常见。排尿障碍者应当选用以下康复治疗方法：

1）及时开展膀胱排尿训练：训练的方法是用手指轻轻叩击下腹部、大腿根部以促进排尿。

2）截瘫患者自我导尿：凡通过轻轻叩击仍不能排尿者，或自我排尿后膀胱内剩下

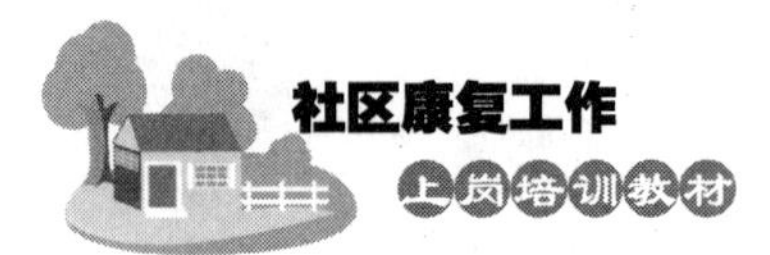

的尿量超过100ml者，均应该进行导尿。如果需要长期导尿，患者在出院前学会自我导尿则很重要，这样才能保证在回到家庭或社区后，提高生活自理能力，避免泌尿系统的损害。经过医生培训后，可以由截瘫患者本人完成导尿过程，所采用的方法是清洁间歇导尿技术。

自我导尿方法：准备好一次性导尿包和必须用品，先试行自己排尿（排出的尿量愈多愈好），用肥皂水洗手，再用消毒液擦手。男性患者用一手提起阴茎，另一手消毒尿道口周围，然后缓缓插入导尿管，导出尿液后缓缓拔管。女性患者的自我导尿操作难度比男性小，洗手、消毒与男性患者相同，然后将导尿管轻轻插入尿道，但不要误入阴道。

3）加强监测：平时注意观察尿液的颜色、有无混浊及臭味，一旦发现异常及时就医。如果无异常，也应当每年到医院检查一次泌尿系统情况。

排尿困难有时表现为尿失禁，即患者在不自觉的状态下就排尿了。解决办法：男性患者可以用外接集尿器（市场上有售）；女性患者可以用一次性集尿短裤。

4. 常见并发症的防治

（1）骨质疏松：截瘫患者容易发生骨质疏松。如果发生骨质疏松，则会出现腰背部疼痛，稍受外力即容易发生骨折。防治方法：①避免强度过大的运动，以免发生骨折。②调节饮食结构，多吃含钙食物如海产品等。③多晒太阳，有条件者也可以用人工紫外线照射。④在保证安全的前提下经常站立，每日站立不少于2小时。⑤药物治疗：常用的药物有乳酸钙、葡萄糖酸钙、活性钙、降钙素、维生素D等。应在医生指导下使用药物。

（2）褥疮：褥疮也叫压疮，是指由于局部长期受压而导致受压部位的皮肤及皮下组织坏死和破溃，多发生于头后枕部、肩胛部、两髋部、骶尾部、足跟及内外踝部，是截瘫患者一生中都必须预防的并发症。因此，要求患者及其家属高度注意预防和加强自我管理。①加强自我管理：长期卧床者每昼夜至少观察全身皮肤2次，尤其是褥疮好发部位。患者本人可以用镜子进行观察，四肢瘫者则由亲属帮助观察。当发现局部皮肤发红时，必须定时变换体位，缩短局部受压时间，还可用酒精棉球轻擦局部或轻轻按摩。②定时减压：坐轮椅的患者，每隔30分钟至1小时做一次支撑减压运动。如果能够多采取俯卧位，也可减少褥疮的发生。③移动时注意安全：皮肤的微小擦破伤都可能发展成褥疮，所以，床上移动时要防止蹭破臀部皮肤，坐轮椅时还要防止轮椅的扶手造成伤害，另外还要防范便座、墙角、门框和桌椅等硬物碰擦患者皮肤。④经常保持皮肤的清洁和干燥：每天用蒸过的专用毛巾擦拭皮肤一次，尽量减少床单的皱槽，内裤不要过紧。

（3）咳嗽无力：高颈段损伤患者的呼吸和咳嗽力量减弱，痰常常不易咳出，容易引起肺部感染。防治方法：①经常翻身，轻叩背部，由下而上，每次2～3分钟。②鼓励能坐的患者多坐，并帮助活动双上肢以带动胸部运动。③鼓励患者做咳嗽动作，咳嗽的力量不足时，在患者咳时同步加压患者下胸部两侧。具体方法是：以两手掌覆盖在患者整个前胸部，随着其呼气时加压，这样反复压迫，而且使用较强的手法，就能促使气管内的分泌物咳出。

（4）下肢静脉血栓形成：截瘫患者多数长期卧床，在卧床期如果出现一侧大腿肿胀、增粗，肿胀大腿的皮肤温度可能增高，这极可能是下肢深部静脉内有血栓形成，造成血液回流困难。下肢静脉血栓形成的严重后果是静脉中的栓子脱落，脱落的栓子顺着血流进入心脏，再到肺里，造成肺栓塞，肺栓塞常可导致突然死亡。在截瘫患者中，下肢静脉血栓形成的发生率高达50%。因此，要特别重视下肢静脉血栓形成的预防。常用的预防办法是：①每日定时进行下肢的被动活动训练。②减少平卧时间，睡眠时用薄薄的枕头将双下肢垫高。③在医师的指导下可以口服肠溶阿司匹林40～80mg（1～2片），每日1次，以减少血栓形成的机会。

一旦怀疑是下肢静脉血栓形成，就暂时停止肿胀下肢的活动，活动有可能促成栓子的脱落。有条件时，应请有经验的医师给予确诊，及时治疗。

（5）自主神经反射异常：自主神经反射异常又称自主神经过反射、自主神经反射亢进，多见于第6胸髓及第6胸髓以上脊髓损伤的患者。

1）主要表现：自主神经反射异常的患者，常常突然感到双颞侧有剧烈的搏动性头痛，面部或上胸部出汗，皮肤潮红，焦虑不安，心跳加快或变慢，血压明显增高（往往比平时的血压高出40mmHg以上）。

2）发生原因：自主神经反射异常多数由于内脏或截瘫平面以下的不良刺激引起。常见的原因有：膀胱内的尿液充盈过多、导尿管不通畅、数天没有排大便而使直肠内有大量粪块、褥疮、足趾嵌甲、下肢痉挛、鞋袜或衣裤穿戴过紧等。

3）处理方法：尽快找出诱发因素并着手解决；让患者坐起来，双足垂于床边，使血液向腹腔和下肢集中；上述办法无效时，则使用快速降压药物，如硝苯地平（又称心痛定）10mg（1片）舌下含服。

（五）训练内容和方法

1. **翻身训练**　适用于脊髓完全性损伤的肢体瘫痪而上肢有功能的患者，目的：①防止身体局部受压时间过长而造成褥疮。②防治肺部感染。③提高患者在床上的活动能力。

（1）患者仰卧，双上肢上举（如果需要，应穿固定背心）。

（2）双上肢向左右甩摆数次，利用惯性向一侧翻身。（图5－3－93）

2. **坐起训练**　适用对象同翻身训练，目的：①提高日常独立生活的能力，在坐位下完成进食、穿脱衣物及学习等活动。②为进一步训练打好基础。

（1）患者仰卧，一手拉住绑在床栏上的绳子，另一手撑床。

（2）双手用力，抬起上半身，支撑身体坐起。（图5－3－94）

3. **坐位平衡训练**　适用对象同翻身训练，目的同坐起训练。

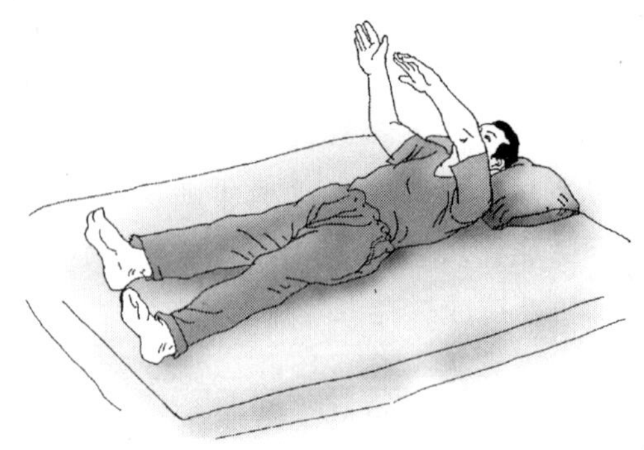

图 5－3－93　翻身训练

（1）患者坐位，双腿伸直。

（2）双手缓缓向上抬起，然后放下，反复进行抬放活动，并逐渐延长抬起的时间。（图 5－3－95）

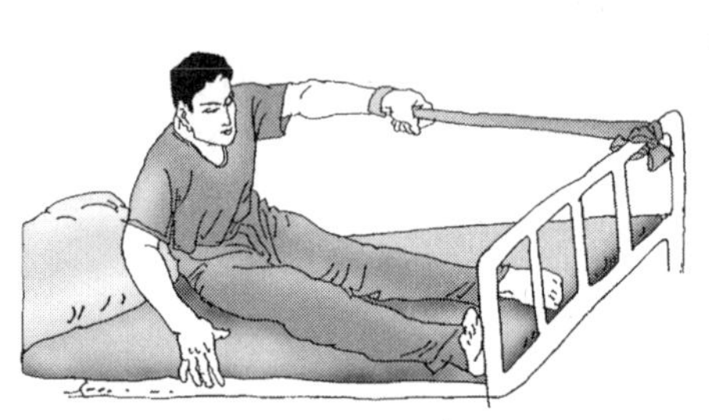

图 5－3－94　坐起训练

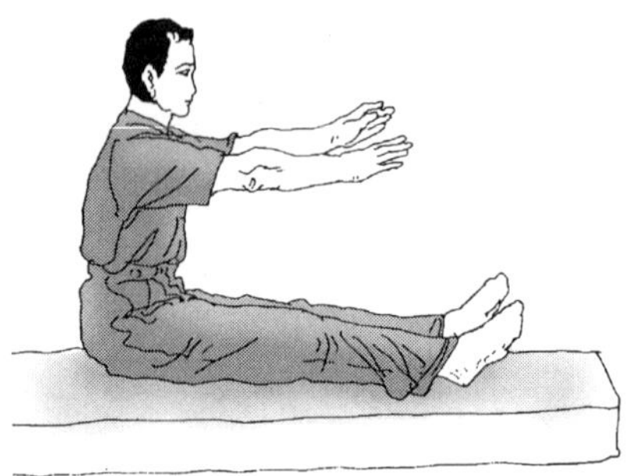

图 5－3－95　坐位平衡训练

4. **支撑减压和移动训练**　适用于颈 7～胸 2 完全损伤、上肢功能正常或功能基本正常的患者，目的：①增加两上肢的支撑力。②减少体重对身体局部的压迫，以免发生褥疮。③提高在床上移动身体的能力。

（1）床上支撑训练：患者取床上坐位，双腿伸直，双手扶支撑器；双手用力，将身体撑起，使臀部抬离床面。（图 5－3－96）

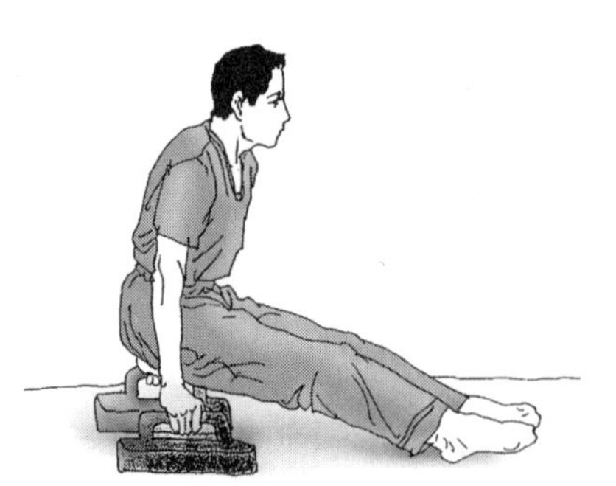

图 5－3－96　床上支撑训练

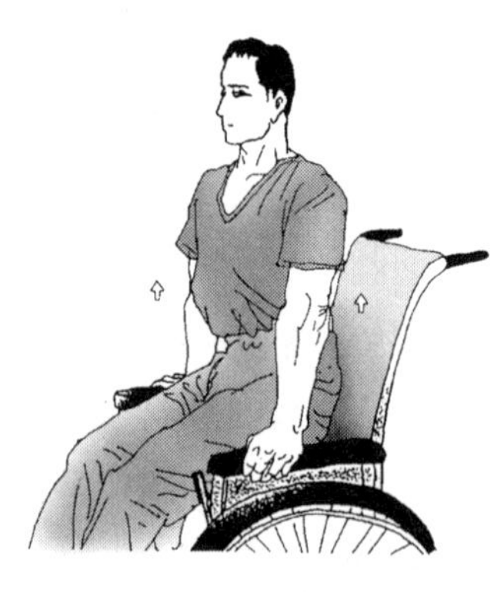

图 5－3－97　轮椅上支撑训练

（2）轮椅上支撑训练：患者坐在轮椅上，闸住轮椅，双手扶轮椅扶手；双手用力支撑，使臀部抬离轮椅并保持几秒钟；每隔半小时做一次。（图5－3－97）

（3）向前方移动训练：患者坐于床上，双腿伸直，双手放在身后用力支撑床面，使臀部抬离床面并向前移动。（图5－3－98）

（4）向侧方移动训练：患者坐于床上，双腿伸直，双手在身体两侧用力支撑床面，使臀部抬离床面并向一侧移动。（图5－3－99）

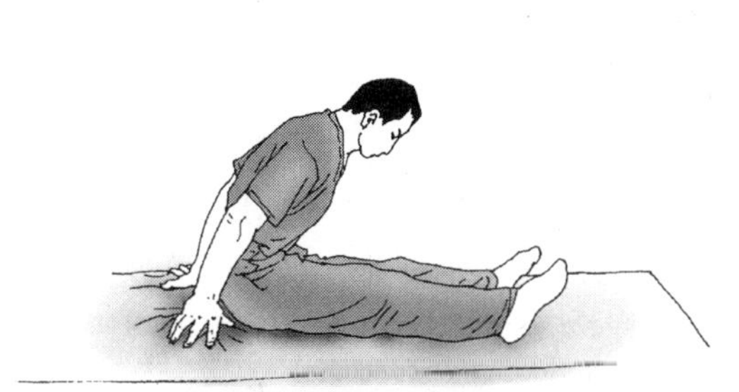

图5－3－98　向前方移动训练

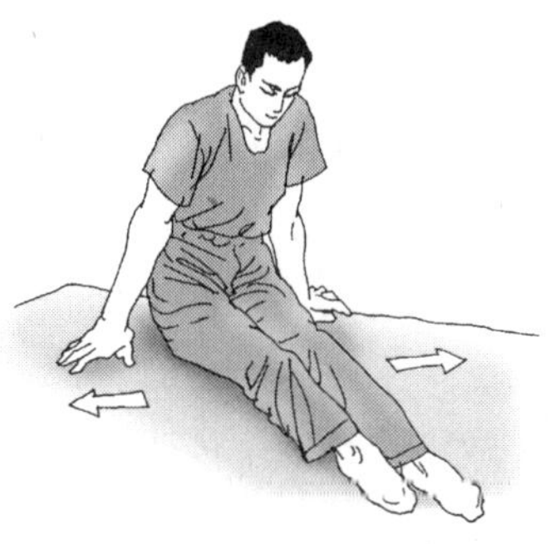

图5－3－99　向侧方移动训练

5. **转移训练**　适用于上肢有一定功能或功能正常的截瘫患者，目的：①完成床与轮椅之间的转移，为使用轮椅创造条件。②提高独立生活的能力。

（1）辅助转移训练（由轮椅转移到床上）：训练者面对患者，双膝抵住患者双膝；患者一手扶住训练者肩部，另一手自然下垂；训练者双手扶患者臀部，用力将患者托起，帮助患者缓慢转移到床上。（图5－3－100）

（2）向前方转移训练（由轮椅转移到床上）：轮椅正对床边，闸住轮椅；患者将双腿放到床上，双手扶轮椅扶手，用力支撑，将臀部从轮椅前方移到床上。（图5－3－101）

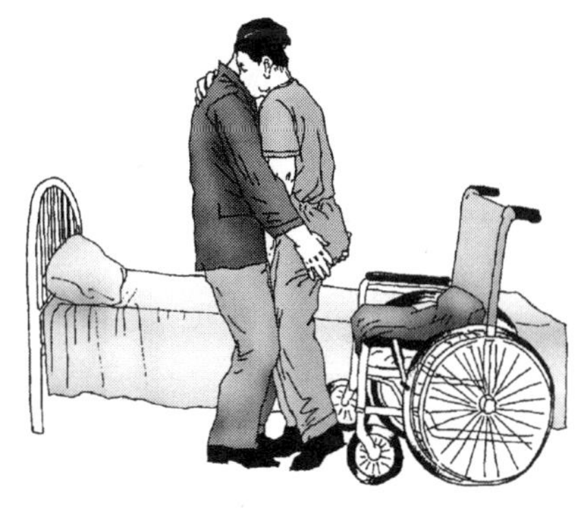

图5－3－100　辅助转移训练

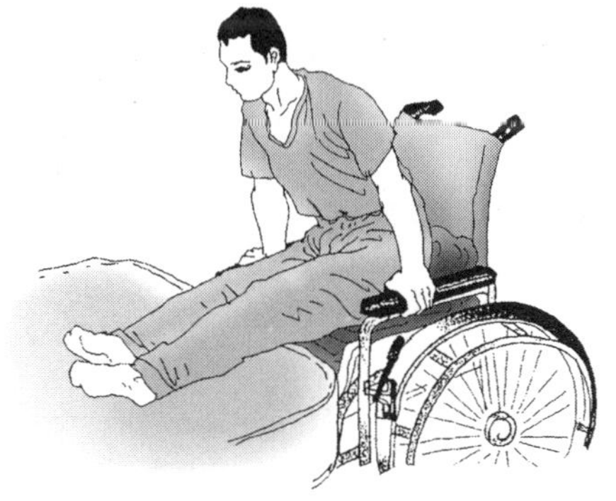

图5－3－101　向前方转移训练

（3）向侧方转移训练：轮椅斜对床沿，并与床沿成45度角，闸住轮椅；患者一手撑床，另一手撑轮椅外侧扶手，使臀部离开轮椅并转移到床上。（图5－3－102）

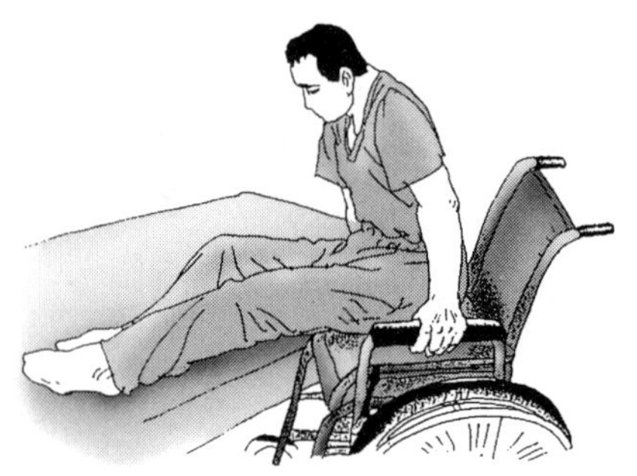

图 5－3－102　向侧方转移训练

（4）面对轮椅由地面坐到轮椅上的训练：放好轮椅并且闸住，面对轮椅，一手扶轮椅椅面，一手撑地，提起臀部；双手扶轮椅椅面，跪在轮椅前；双手支撑轮椅，提起身体，放松一只手，转动身体坐到轮椅垫上。（图 5－3－103a，b，c）

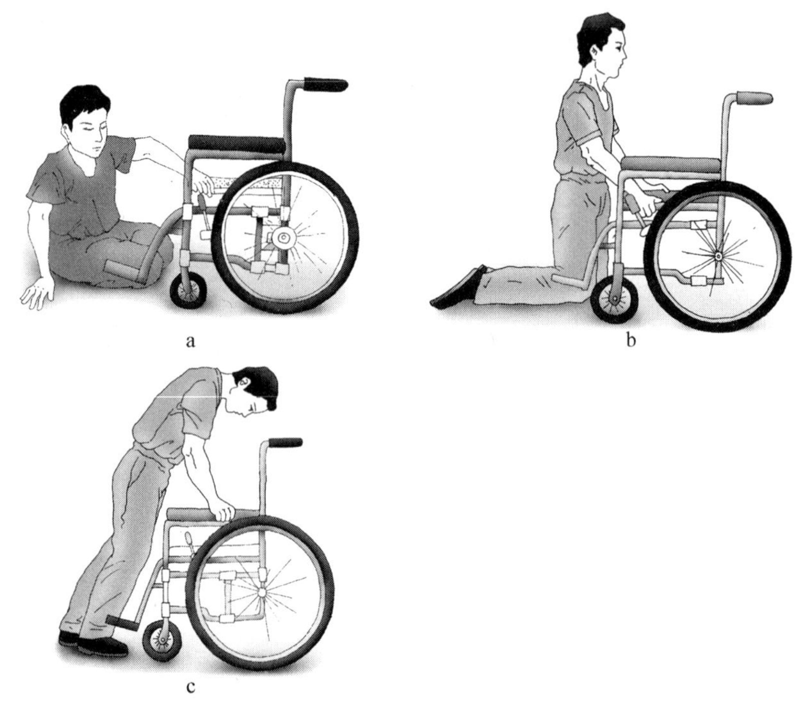

图 5－3－103　面对轮椅由地面坐到轮椅上的训练

（5）背对轮椅由地面坐到轮椅上的训练：摆好轮椅并闸住，背对轮椅，用双手扶住轮椅椅面；双手支撑，提起臀部并靠向轮椅；低头抬臀坐到轮椅垫上。（图 5－3－104a，b，c）

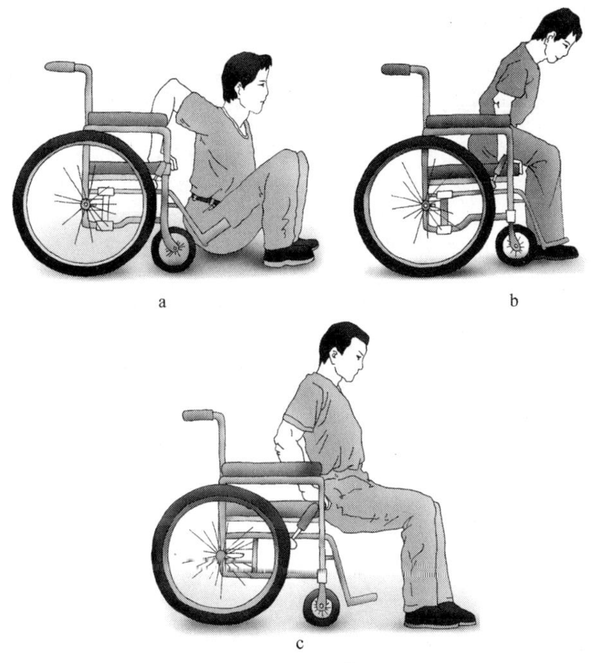

图 5－3－104　背对轮椅由地面坐到轮椅上的训练

（6）侧对轮椅由地面坐到轮椅上的训练：摆好轮椅并闸住，将靠近轮椅的手撑在轮椅上，另一手撑地；双手用力支撑，将臀部抬起坐到椅垫上；一手扶在腿部并向上移动；坐直，并调整好姿势。（图 5－3－105a，b，c，d）

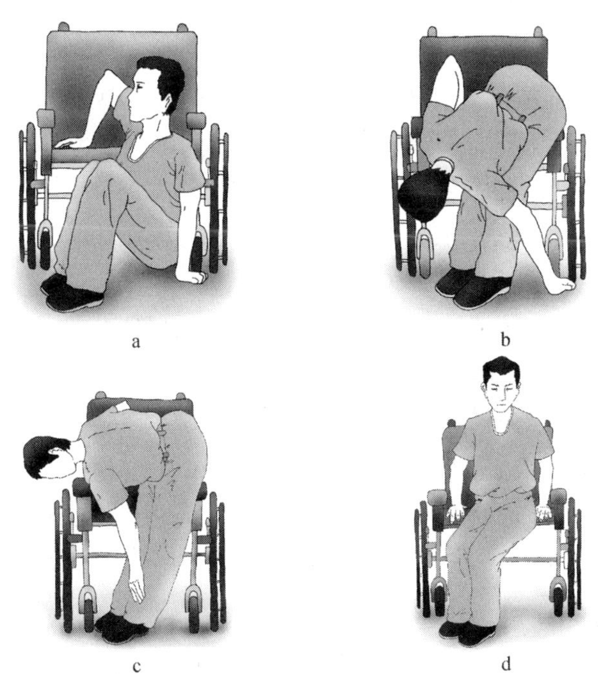

图 5－3－105　侧对轮椅由地面坐到轮椅上的训练

6. **站立训练** 适用于上肢有功能的截瘫患者。如果患者站立起来头晕、血压下降，很可能是体位变化造成的低血压，此时不能进行站立训练。可以先逐步抬高床头，然后再慢慢坐起。经过一段时间的训练，待血压稳定后再开始站立训练，目的：①改善患者的心肺功能。②预防骨质疏松，预防泌尿系统感染。③改善患者的心情。④为步行训练打好基础。

（1）站起训练：训练者面对患者，双腿分开站立，双手扶在患者腋下，并用力向上托举；患者下肢配戴矫形器，身体前倾，用力支撑双拐站起。（图 5－3－106）

（2）平行杠内站立训练：患者下肢配戴矫形器，双手握持平行杠（在家庭中可以用栏杆等其他牢固的固定物代替）站立；训练者一手扶住患者髋部，另一手扶住患者胸部；患者挺胸站直，站立时间逐渐延长，每次站立 20～30 分钟。（图 5－3－107）

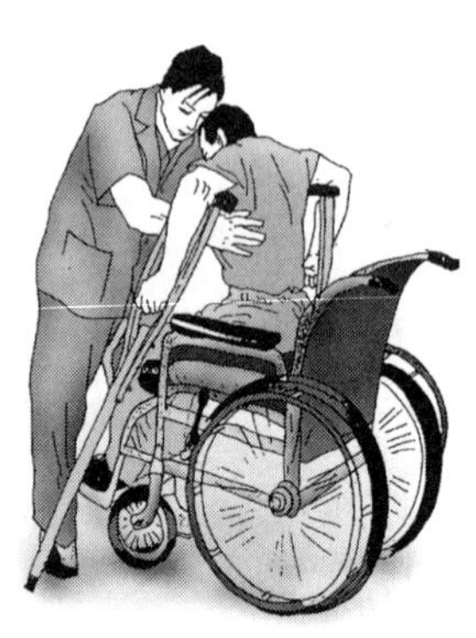

图 5－3－106 站起训练

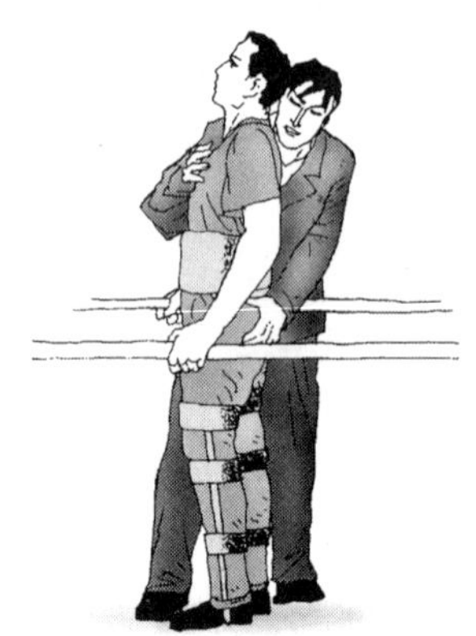

图 5－3－107 平行杠内站立训练

7. **轮椅操作技巧训练** 适用于上肢功能正常，将来主要依靠轮椅生活或有时候需要使用轮椅的截瘫患者，目的：①掌握轮椅的操作技巧，学会跨越路面障碍，避免跌伤，从而扩大生活活动范围。②参加社会生活。

（1）用后轮保持平衡的训练：训练者将患者及轮椅后轮放在平衡位；患者向前驱动轮椅时，身体向后倾；后退时，轮椅回到平衡位；在上述训练基础上。训练者做非接触性保护，让患者反复练习，掌握要领，保持平衡。（图 5－3－108a，b，c，d）

（2）上马路镶边石的训练：面对镶边石，轮椅前轮离镶边石数厘米；抬起前轮并向前置于镶边石上；调整轮椅。使前轮退至镶边石边缘；双手置于驱动手轮恰当位置；向前驱动轮椅，完成上镶边石动作。（图 5－3－109a，b，c）

（3）向后退下马路镶边石的训练：背对马路，后轮退到镶边石边缘；双手控制驱动手轮，缓慢下降后轮；转动驱动手轮，使前轮从镶边石上下来。（图 5－3－110a，b，c）

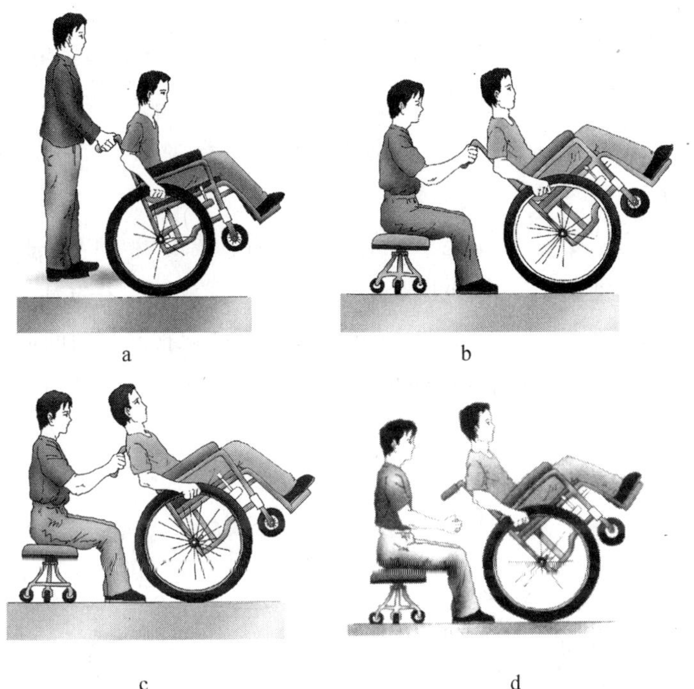

图 5－3－108　用后轮保持平衡的训练

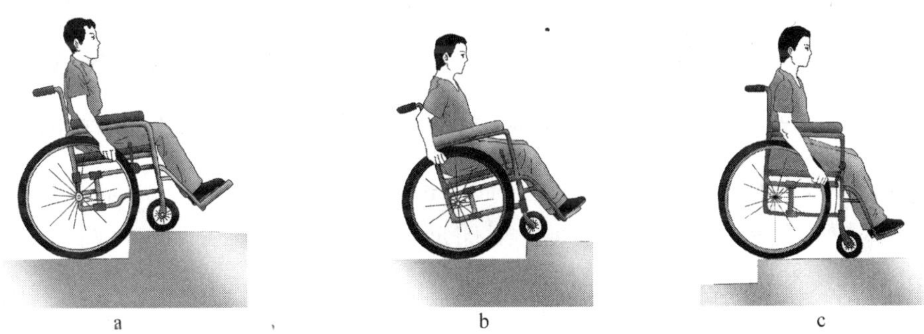

图 5－3－109　驱动轮椅上马路镶边石的训练

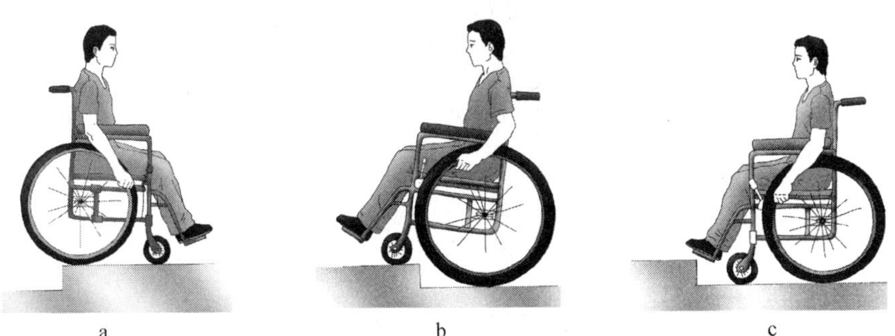

图 5－3－110　驱动轮椅下马路镶边石的训练

（4）向后跌倒时保证安全的训练：用后轮维持平衡并驱动轮椅时，轮椅有向后翻倒的危险。当轮椅即将翻倒时，为减少患者的损伤，头向一侧（右侧）扭转并用该侧（右侧）手迅速抓住驱动轮，另一侧手（左手）同时抓住该侧（右侧）扶手或坐垫，这样，头部和背部不会着地，膝关节也不会撞击脸部（该训练必须在康复专业人员的指导下进行）。（图 5－3－111）

8. **步行训练** 适用于上肢功能正常的截瘫患者，需要者可以配戴下肢矫形器，目的：①提高患者步行能力。②增强生活自信心。③预防和减少并发症。

（1）摆至步步行训练：适用于胸 6～胸 8 损伤者。双拐同时向前伸出着地；双上肢用力支撑，两腿向前摆至拐杖着地点的同一水平线。（图 5－3－112）

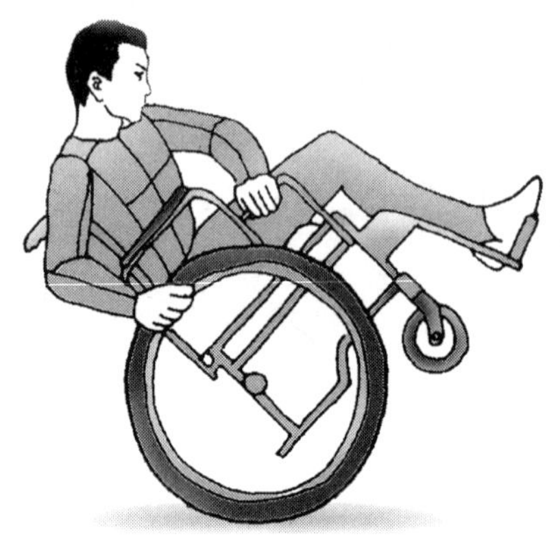

图 5－3－111 向后跌倒时保证安全的训练

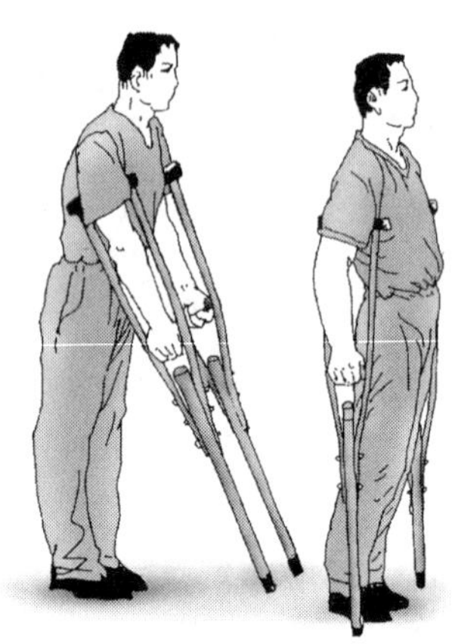

图 5－3－112 摆至步步行训练

（2）四点步步行训练：适用于腰 1～腰 2 损伤者。训练者站在患者身后，双手扶其髋部给予保护；患者一侧拐杖先前伸，对侧足迈出；继之，另一侧拐杖前伸，对侧足再迈出。两侧交替向前步行。（图 5－3－113）

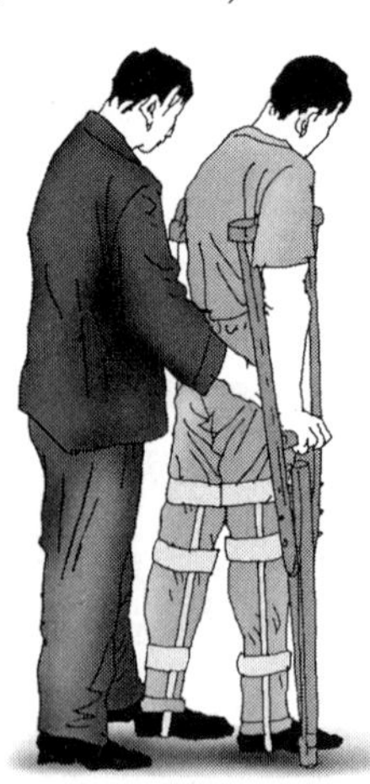

图 5－3－113 四点步步行训练

9. **增加肌力和关节活动范围的训练**　适用于上肢功能基本正常的截瘫患者，目的：①增加上肢肌力以满足驱动轮椅、支撑身体等动作的需要。②防止关节挛缩（即关节僵硬而难以活动）及四肢肌肉萎缩。

（1）上肢肌力增强训练：两手上举哑铃，可反复进行；也可以用沙袋、拉力器等器具训练。（图 5－3－114）

（2）髋膝关节屈伸训练：患者仰卧，双手扶一侧膝关节，用力使腿尽量屈曲贴近胸腹部，两腿交替训练。（图 5－3－115）

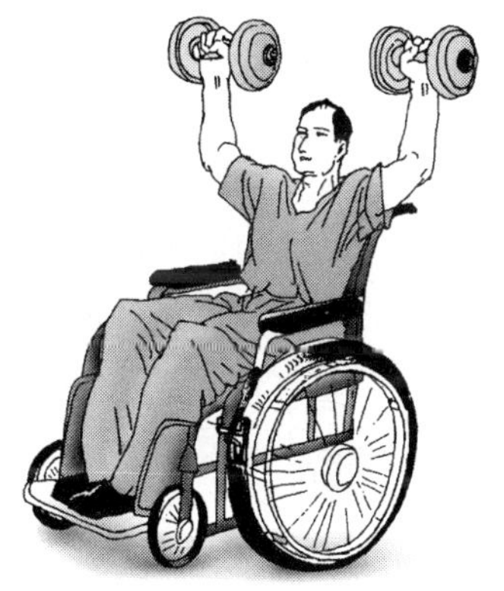

图 5－3－114　上肢肌力增强训练

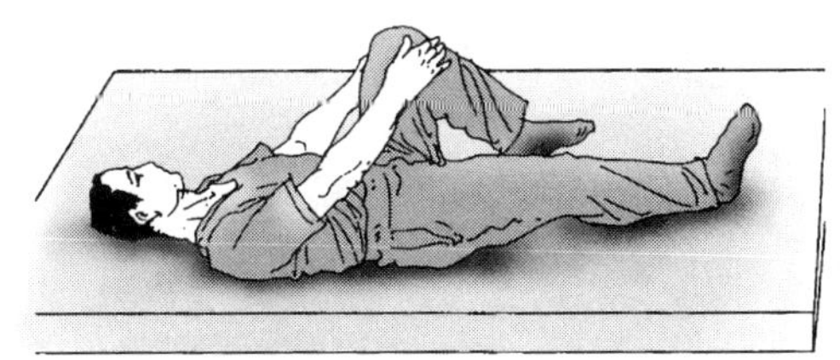

图 5－3－115　髋膝关节屈伸训练

（3）髋膝关节转动训练：患者坐位，将一腿弯曲，脚放在另一侧腿上，两腿交替训练。（图 5－3－116）

（4）下肢肌肉牵拉训练：患者坐位，双腿分开；一手按压膝盖以防弯曲，另一手握足底的前部，并用力牵拉。（图 5－3－117）

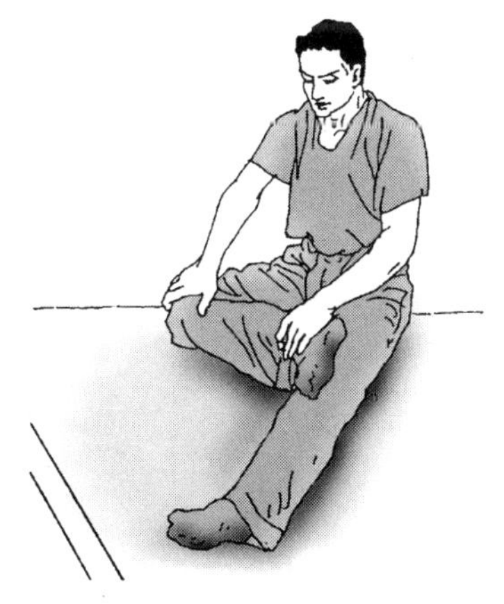

图 5－3－116　髋膝关节转动训练

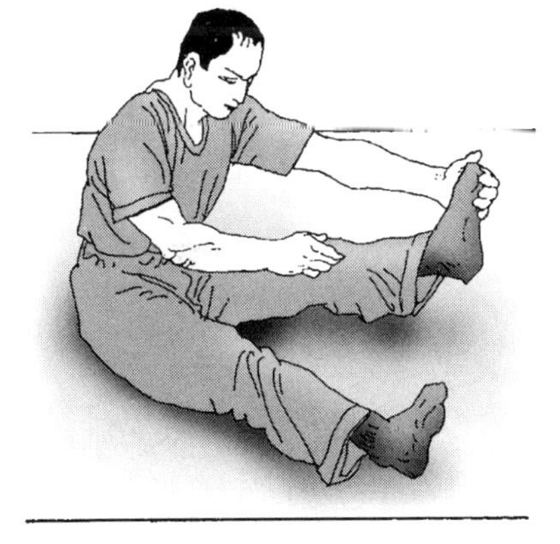

图 5－3－117　下肢肌肉牵拉训练

10. **穿裤子和入厕训练**　适用于上肢功能基本正常的截瘫患者，目的是提高患者的日常生活自理能力。

（1）穿裤子训练：患者坐位，一腿屈膝；将一条裤腿套住该下肢并拉提至膝部以上。

以同样方法穿对侧；然后侧卧位，用一侧肘支撑身体，用另一侧手将裤腰提至腰部，系好裤子。（图 5－3－118）

（2）入厕训练：闸住轮椅；一手抓住安装在墙壁上的扶拦，一手撑住轮椅扶手；将身体撑起，臀部从轮椅移到坐便器上；并可训练便后清洁动作。（图 5－3－119）

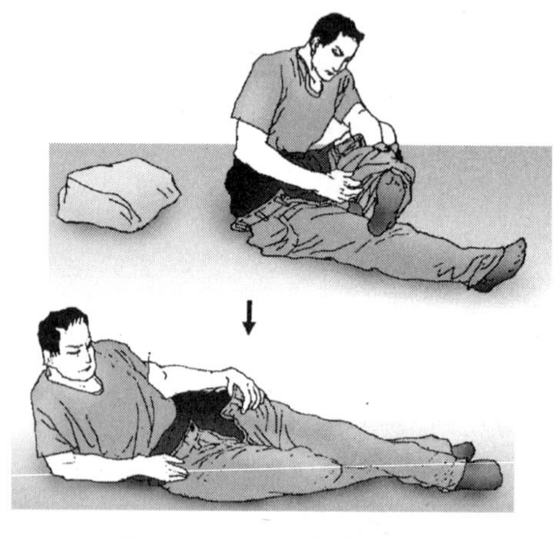

图 5－3－118　**穿裤子训练**

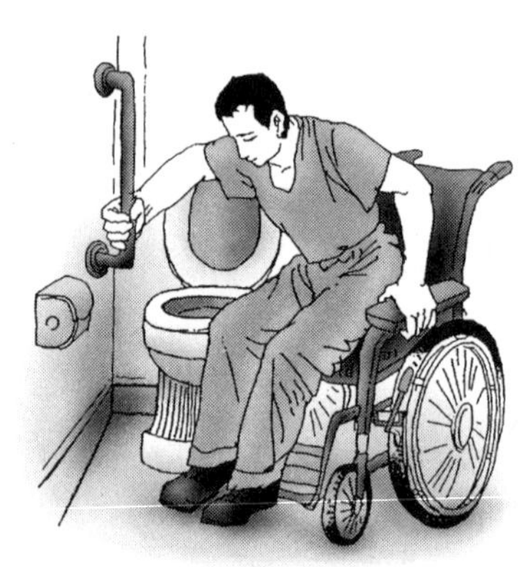

图 5－3－119　**入厕训练**

11. **职业和文体活动训练**　适用于上肢功能基本正常的截瘫患者。职业活动训练的目的是使患者掌握适宜的工作技能，如操作电脑、修理电器、手工艺制作及其他脑力劳动等，从而提高自立于社会的能力。文体活动训练可提高身体多种功能、增强体质、愉悦身心，使患者更全面地融入社会生活。

（1）职业活动训练：根据患者功能状态、文化素质和择业需要，选择合适的技能培训项目。（图 5－3－120）

（2）文体活动训练：根据患者功能状态、个人爱好和具体环境条件，选择合适的文体娱乐项目，如轮椅篮球、轮椅乒乓球等。（图 5－3－121）

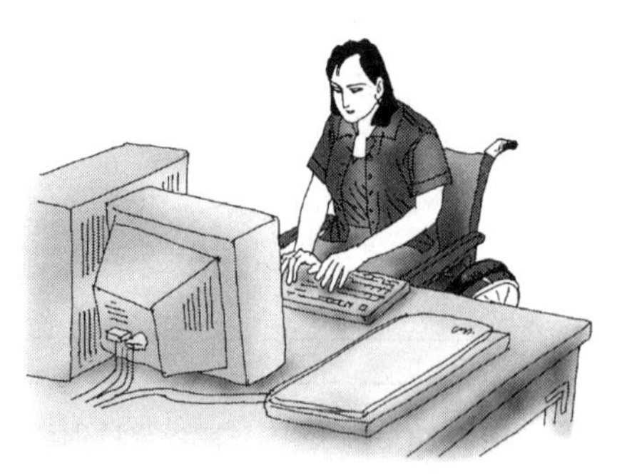

图 5－3－120　**职业活动训练**

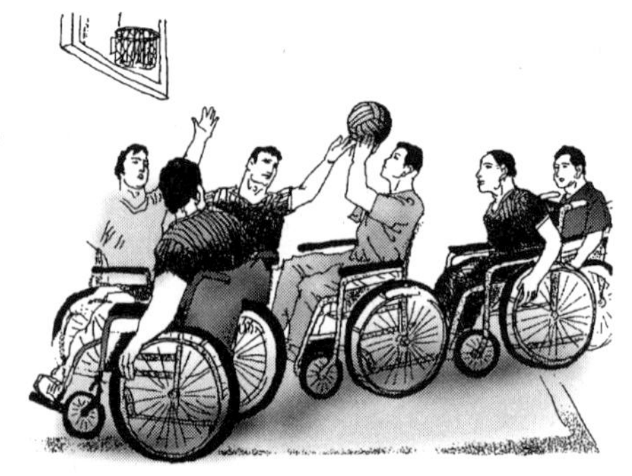

图 5－3－121　**文体活动训练**

五、骨关节疾患的康复训练

（一）什么是骨关节疾患

骨关节疾患是指由于外伤、感染、先天性发育异常、退行性变、免疫功能障碍等原因造成骨和关节损害，从而导致行走、活动等运动功能受影响的一组疾患。社区中最常见的骨关节疾患有骨关节病与类风湿性关节炎，另外还有骨折。

骨关节病是由于关节退化、关节软骨被破坏所致。其特征是进行性关节软骨消失、骨增殖和出现不同程度的关节僵硬与不稳定，导致功能减退，甚至丧失。包括骨关节炎、增生性关节炎、肥大性关节炎、退行性关节炎、变形性关节病等，最常侵犯膝、髋、腰、颈等负重关节。骨关节病的发病率随年龄的增长而增高，且女性高于男性。

类风湿性关节炎是以对称性、多发性周围关节炎为特征的一种慢性多系统受累的自身免疫病。多发于腕、肩、肘、膝、踝等大中关节和指（趾）与指（趾）间等关节。

（二）康复基本知识

1. **正常骨关节的解剖结构**　关节由骨与骨连接组成，具有关节面、关节囊、关节腔、关节软骨四个部分。关节面一般为一凸一凹，凸为关节头，凹为关节窝。关节面上被覆关节软骨，可缓冲运动时的震荡。关节有一个由结缔组织构成的包囊，称为关节囊。关节囊是密闭的，其内的腔隙叫关节腔。关节囊分两层：外层为致密的纤维层，内层为滑膜层，由薄而疏松的结缔组织构成。滑膜分泌滑液于关节腔中，可减少关节运动时的摩擦。有的关节还有一些辅助结构，如膝关节内有韧带及半月软骨板等，其作用为增强关节的稳定性和增大关节的活动范围，减少关节软骨面的磨损。（图 5 – 3 – 122）

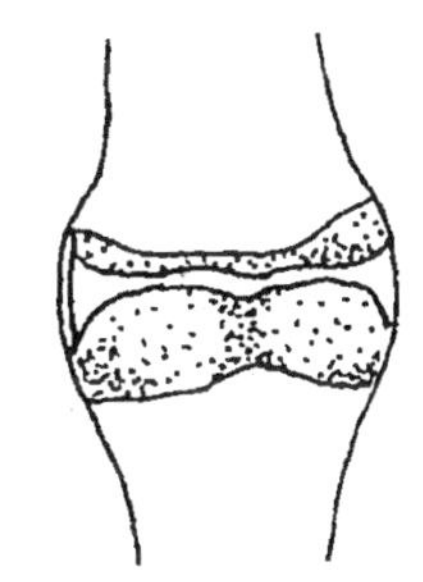

图 5 – 3 – 122　正常骨关节的解剖结构

2. **骨关节病多发关节、诱因及症状**

（1）多发关节：骨关节病多发生于负重关节，以下肢膝、髋关节为多见，其次为脊柱的关节突间关节、手指远端指间关节（50%）、足大趾与跖趾关节、拇指腕掌关节、下颌关节、肩锁关节。在原发性骨关节病中，腕、肩和外侧跖趾关节很少累及，如有累及应怀疑类风湿性关节炎或其他炎性关节病。

（2）诱因：

1）年龄：年老者软骨发生退行性变（又称老化），其基质丧失硫酸软骨素，剩下无支架的胶原纤维。

2）性别：男女均可受累，但原发性多发骨关节炎较多见于妇女。

3）遗传：赫伯登结节有显著的家族倾向。

4）关节创伤：如关节骨折或脱位和慢性劳损（如肥胖、先天性髋关节脱位、膝外翻）易发生继发性骨关节炎。

5）关节疾病：继发性骨关节炎可继发于炎性关节疾病、内分泌紊乱（如糖尿病、肢端肥大症）、新陈代谢紊乱（如血色素沉着病、褐黄病、软骨石灰沉着病、假痛风）、畸形性骨炎、发育紊乱（如股骨头骨软骨病、股骨头骨骺滑脱）、神经病性关节炎（又称夏科氏骨关节病）和缺血性坏死。

6）气候因素：感受潮湿、寒冷后常有症状。

7）饮食因素：大骨节病所致的骨关节炎，可能由于食用带有镰刀菌素的谷类而致病。

（3）症状：发病缓慢，好发于髋、膝、指间、脊柱关节等。起初，仅受累关节活动不灵便。关节不灵便、持续性隐痛等感觉在早晨起床时或久坐起立时最为明显，经片刻活动后即行消失，但活动久又感不适，可伴有关节肿胀、活动受限。当关节囊挛缩后，于剧烈活动时，因刺激囊内神经而出现疼痛，甚至可发生持续性疼痛，这些症状随年龄增长而加重，很少有关节强直，但关节活动时有摩擦音。

3. **类风湿性关节炎与骨关节病的区别** 类风湿性关节炎好发于腕、肩、肘、膝、踝等大中关节和手指的指间关节和掌指关节。其与骨关节病最本质的区别是血沉常增快，类风湿因子常为阳性，对称性多个关节受累，受累关节的肿胀多为软组织肿胀所引起，疼痛、僵硬、屈伸不便，常有全身发热、乏力等症状和贫血及皮下结节等。若病情进一步发展，可造成关节变形、周围肌肉萎缩、运动障碍加重，而影响日常生活活动。

（三）训练内容和方法

1. 骨关节病训练内容和方法

（1）休息：适用于急性期的患者，目的是减轻疼痛和避免炎症的加重。卧床时注意床垫不要太软，并避免长时间采用同一种卧姿，可短时俯卧；卧床期间，应适当进行各关节的被动运动或简单的主动运动。关节炎治疗效果的好坏，在一定程度上取决于休息与活动安排是否合理，过分的静止休息容易造成关节僵硬、肌肉萎缩、体质下降；过度的活动则容易导致关节炎症加重，关节面磨损破坏而加重病情。

（2）热疗：应用热疗可以减轻疼痛，放松紧张的肌肉，改善局部血液循环，减轻肿胀，有助于增大关节活动范围。但对于关节红肿、疼痛明显，处于急性炎症期的患者和发热的患者，可用冷疗代替热疗。在家庭进行热疗可采用热水浴、热敷（用热水袋、热湿毛巾、电热毯等），每天热疗 1 ~ 2 次，每次 20 ~ 30 分钟。如同时结合中草药热洗或热敷，效果会更好。

（3）冷疗：冷疗用于关节急性炎症期或关节肿胀较重时，具有限制炎症的发展、减轻关节肿胀、缓解疼痛、减少关节受损害等作用。在家冷疗可使用冰块、冰袋、冷水，每天1~2次，每次约20分钟。

（4）恢复肌力练习：在关节炎急性期或关节活动受限明显时，虽然关节不宜做活动，但为保持肌力，可进行肌肉等长收缩练习。慢性关节炎患者，如有肌萎缩，可在能耐受的情况下，加强关节的主动运动，适当进行抗阻运动。在老年性膝关节炎出现大腿前部肌肉（股四头肌）萎缩、膝关节软弱无力时，应注意锻炼股四头肌，以加强膝关节的稳定性。在增强膝关节病患腿股四头肌力量方面，可用橡皮条辅助做抗阻力训练（图5-3-123a，b），还可做用力向下压脚后跟的训练（图5-3-124）和强化股内侧肌的训练（图5-3-125）。

（5）减轻关节负担：减肥、控制体重、避免重负荷，有助于减轻关节负担；使用手杖，可适当分散下肢负重；用支具、矫形器也可以起到保护关节、矫正关节挛缩与畸形的作用。

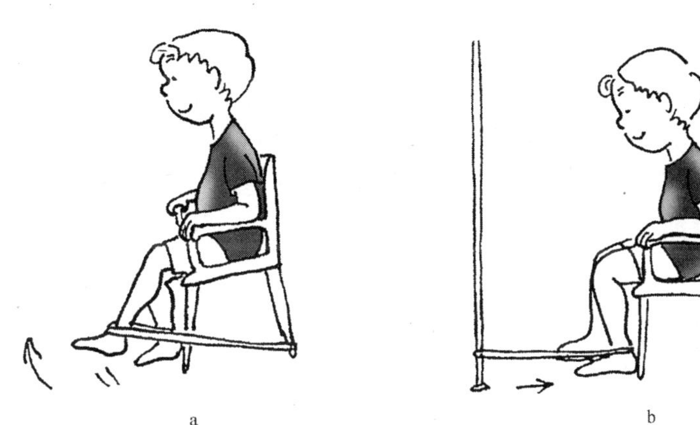

a　　　　　　b

图5-3-123　用橡皮条辅助做抗阻力训练

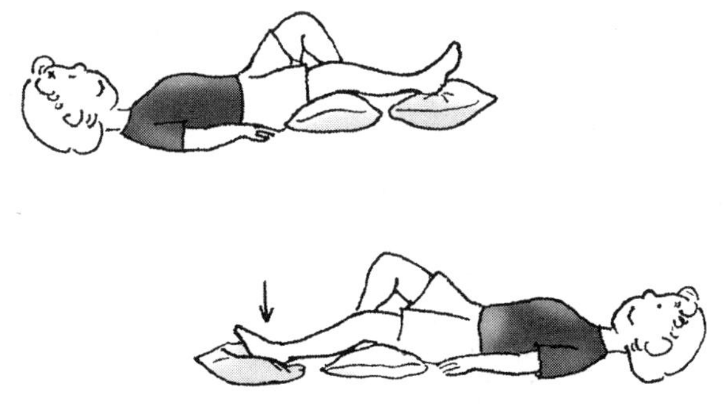

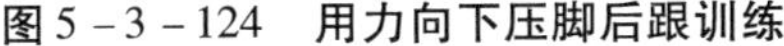

图5-3-124　用力向下压脚后跟训练

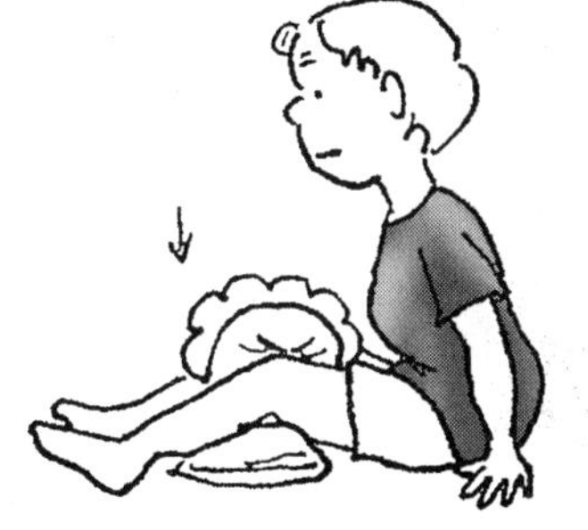

图5-3-125　强化股内侧肌训练

2. 类风湿性关节炎的训练内容和方法

（1）休息和轻度活动：患者在急性期的症状以关节肿胀、疼痛为主，关节局部炎

症以及全身症状均较明显，应卧床休息，减少较剧烈的活动，适当进行较轻的活动，休息的程度应以能消除疲劳、减轻或解除局部浮肿为适宜。

（2）预防关节挛缩：由于疼痛，类风湿性关节炎患者通常保持的是关节囊最松弛、疼痛较轻的不良肢位，长时间维持此肢位可造成肌肉萎缩，关节强直、挛缩和畸形。休息时，应用夹板将肢体关节置于功能位，并做短期的固定，以提供支持，减轻负重和疼痛。在夜间可戴用局部外固定装置。由于受累关节连续固定1～2个月即有可能发生强直，所以白天应将装置定时取下2～3次，并按摩患部关节周围肌肉和活动关节。一旦关节肿痛明显减轻，即应停用局部外固定装置。另外，每日应适当采取俯卧位，以避免长时间使髋关节处于屈位的不良姿势。

（3）运动训练：目的主要是缓解疼痛、预防畸形的发生或延缓其发展、防止关节破坏和畸形、保持关节功能。何时开始作业治疗，取决于疾病的严重程度以及患者的功能性活动是否受到影响。

1）基本原则：保护关节。①保护关节的第一步是注意疼痛信号。②维持肌肉力量和关节活动范围：可练习受累关节肌肉的等长（静力性）收缩或在关节无疼痛范围内的等张收缩。③在关节最稳定的解剖位和功能平面内使用。④避免加重畸形的体位和活动。⑤尽量利用大关节。⑥活动中始终使用正确的运动模式：如从椅子或床上站起时，用手掌而不用手背支撑。⑦避免长时间处于一种体位。⑧保持活动与休息的平衡。⑨减少用力：避免受累关节过多用力或抗阻力活动，可减少关节进一步损伤。

2）肌力训练：①等长练习：每天保持70%最大等长收缩水平6s，重复5～10次，用力时吸气，放松时呼气。②动态练习：可以增强肌力和耐力。在施加外界阻力前，抗阻力关节至少可以完成8～10次的抗重力活动。每日练习2次，可采用体操或用器具辅助运动，如手指、手腕、髋、膝、踝的屈伸及抗阻力练习。如四肢训练（图5－3－126）、膝关节训练（图5－3－127）、肩与躯干的训练（图5－3－128）和头颈部的训练（图5－3－129）。

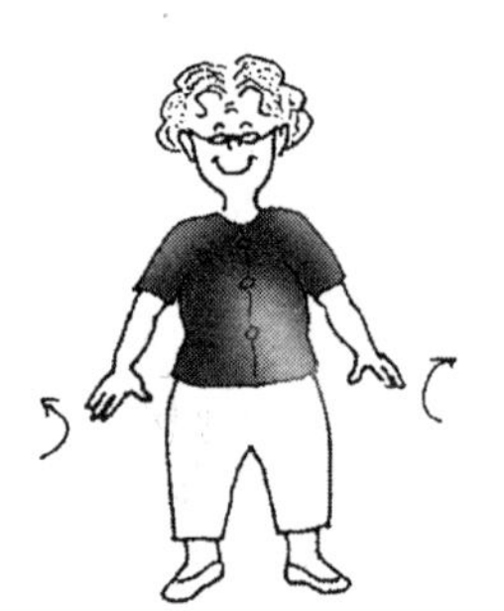
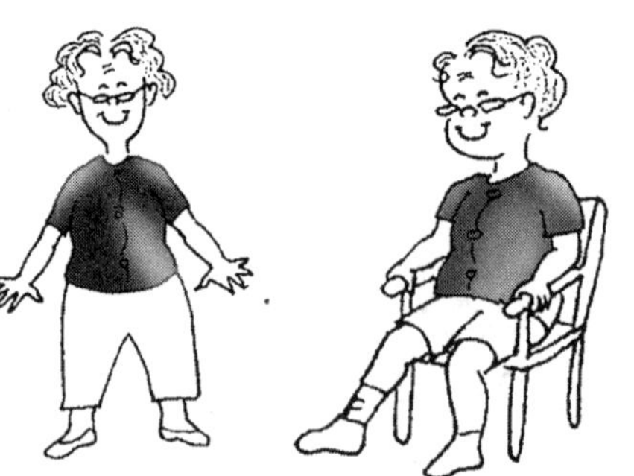
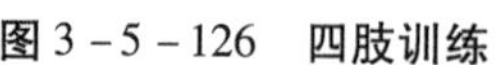

图3－5－126　四肢训练

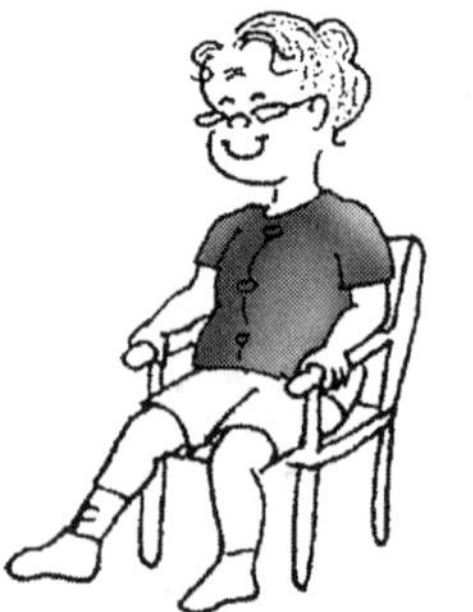
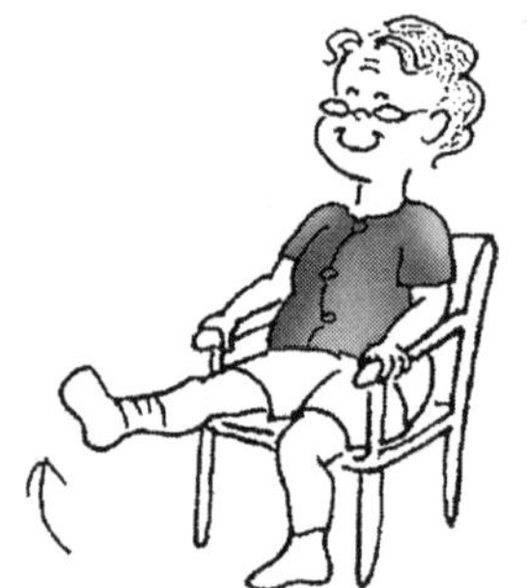

图3－5－127　膝关节训练

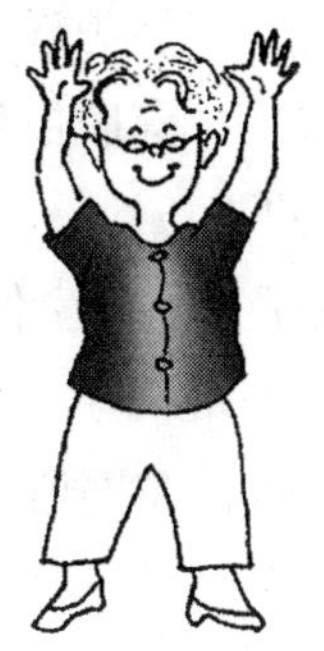
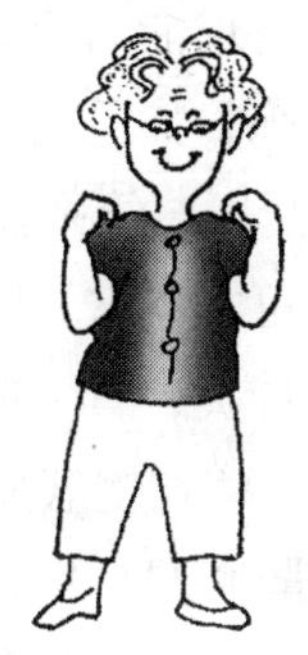

图 3－5－128　肩与躯干的训练

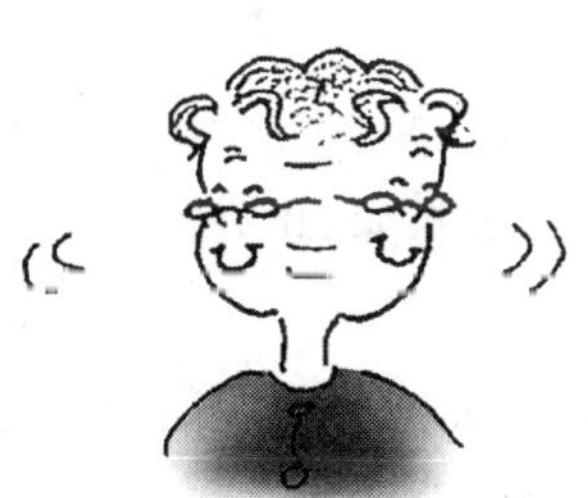
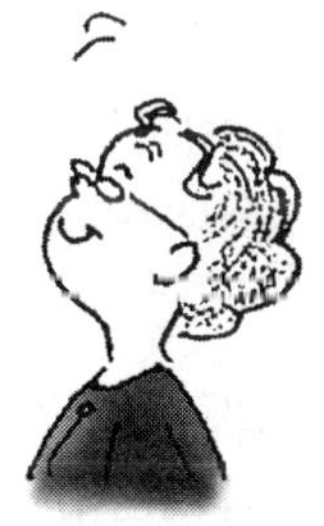
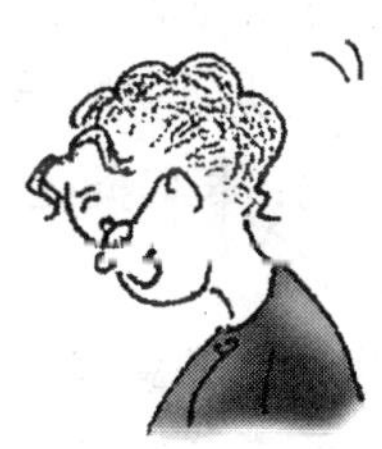

图 3－5－129　头颈部的训练

3）维持关节的活动范围训练：应在确认没有关节破坏（关节软骨损害、关节软骨下骨质疏松、韧带断裂等）的情况下进行轻柔、重复、由主动过渡到辅助和被动的全范围关节活动训练，每日 1～2 次，注意训练不应引起关节的剧烈疼痛，以防关节损害。在全范围活动前，应给予小量准备活动。必要时可用温热疗法配合或在水中运动，使关节活动易于进行。

急性期不要过度牵拉关节组织。以主动和主动助力活动作为关节的主要活动方式。晚上适当进行主动活动，可减轻次日早晨的晨僵。

（4）使用辅助器具：①减轻炎症：炎症期一般采用休息位手夹板。②对不稳定关节提供支持，减轻疼痛：要教育患者在急性发作期和畸形发生后，经常戴夹板或支具。③保持工作中关节的良好位置。④教育患者选择和使用适宜的辅助具以使关节受力最小：重量轻，耐用、使用方便；一物多用，避免重复选择多个辅助具；操作简便，容易掌握；在操作时，减轻对其他关节的影响。⑤改善环境。

为尽可能达到自理，有时需要设计制作一些生活辅助用具，如长把牙刷、粗把梳子、方便使用的食具等。

（5）物理疗法：

1）浅表热疗：包括湿热袋、蜡疗、热水浴、湿热敷等，治疗时间 15～20 分钟，温度以 45℃为宜。

2）深部热疗：慢性期的患者可用短波、微波、超声波，以增加组织的伸展性。

（6）作业活动及生活自理能力训练：对生活自理能力较差的患者，鼓励并指导其尽量完成日常生活活动训练，如进食、取物、梳洗、穿脱衣物、进出浴池、上下楼梯等。还可通过学习编织、折纸、绘画技能训练手的灵巧性。

（7）生活设施改造：可在浴室、厕所安装扶手，垫高坐便器，换成长把水龙头等。

（8）传统康复疗法：针灸，具有疏通阻滞的经络气血，解除痹痛的功效，以循经取穴为主，也可取阿是穴。病在皮肤肌肉者宜浅刺，在筋骨关节者宜深刺并留针，在针刺治疗时可加艾灸以温散寒邪，每日或隔日 1 次，15 天 1 疗程。可据病情选用相应的推拿按摩疗法：如改善肌肉、皮肤的血液和淋巴循环以拿捏、摩、揉等法为主；松解肌肉粘连以弹拨、拿捏、屈伸关节等法为主。施用手法后患者感觉局部舒适，关节轻松和不发生肿胀为适度。

（9）日常生活活动指导：工作中应多次短时休息，注意节省体能，不要过劳；衣着应宽松、保暖；长时间处于同一种姿势，如坐位时应每隔 20 分钟即站立或改变一下姿势并伸展身体。

3. **四肢骨折后的康复**　各种类型的骨折，包括开放性骨折和闭合性骨折，经妥善处理后，均应进行康复训练。骨折后康复治疗一般分两期进行：

（1）愈合期（固定期）：骨折经复位后固定或牵引 2～3 天，损伤反应开始消退，肿胀与疼痛减轻时，应开始康复训练。此期康复的基本方法是以运动疗法为主：

1）伤肢近端与远端未被固定的关节应做各个方向的主动运动，必要时给予助力。上肢应做肩外展、外旋和掌指关节屈曲运动；下肢应做踝背屈的主动运动。中老年人关节更易挛缩，应特别注意早期康复训练。

2）在做牵引或被夹板、石膏固定的区域，当骨折端基本稳定，无明显疼痛时，即可开始有节奏地进行肌肉等长性收缩练习，以预防或减轻废用性肌萎缩及肌腱粘连。

3）骨折经用夹板固定后 1～2 周，即可开始进行带夹板的伤区关节小幅度的、无痛的主动运动，再逐步扩大活动幅度及用力程度。但必须注意避免做与骨折移位方向一致的运动，防止骨折端重新移位。例如，前臂骨折禁忌前臂旋转。这些方向的运动必须待骨折基本愈合后再做。

4）为维持正常的生理和运动功能，在病情允许的情况下应尽早下床活动。

（2）恢复期（固定拆除后）：此期骨折已基本愈合，外固定去除，康复训练的主要目的是促进关节活动范围扩大与肌力的迅速恢复，提高日常生活活动能力。

1）扩大关节活动范围：①主动运动，受累关节进行各个方向的主动运动并逐渐增加运动幅度。②被动运动，最好由康复人员进行，动作应平稳、缓和，不引起明显疼痛和肌痉挛。切忌动作过猛，以免引起新的损伤和骨化性肌炎。③助力运动，注意应以主动运动为主，助力运动为辅。

2）提高肌力：①肌力为 0～1 级时，应做轻柔的按摩和主动肌肉收缩练习。②肌力为 1～2 级时，除主动肌肉收缩外，还可做助力运动、温水浴中运动等。③肌力为 3

级时应以主动运动为主。④肌力为 4 级时，除做主动运动外，应以抗阻运动为主。有关节损伤时，应采用等长收缩训练，以避免再损伤。肌力与关节活动训练可同步配合进行。

3）恢复日常生活自理能力：当关节活动范围和肌力有所恢复时，即应开始生活自理能力训练，不仅可促进运动功能的恢复，也可减轻他人照料之负担。起居活动如清洁，饮食，穿、脱衣服，入厕等；一般活动如起立、站、步行、上下楼梯、下蹲、弯腰拾物等。

注意：患者若有局部炎症、化脓性骨髓炎、病理性骨折、关节血肿、伤口局部有异物或骨折尚未复位时，应停止功能训练，需由专科医生进行相应的治疗。

4. 肩周炎的康复

（1）概述：肩周炎是肩关节周围炎的简称，是指肩关节及周围软组织退行性改变所引起的肌肉、肌腱、滑囊、关节囊等肩关节周围软组织的广泛慢性炎症反应。过去多发生在 50 岁以上人群，故又称为“五十肩”。主要表现：肩部疼痛、压痛、活动障碍。肩关节活动尤以上举、外展、内外旋受限，肩周特别是肱二头肌长头腱沟压痛，病程长者肩周肌肉可以出现痉挛或萎缩。

（2）功能障碍特点：肩关节功能性活动受限，是肩周炎功能障碍的最大特征。①急性期：又称为疼痛期，持续数周或数月。肩部自发性疼痛，为持续性，表现不一。活动受限发生在疼痛症状明显后的 3～4 周，但肩还有一定范围的活动度（外展 45°～75°，后伸 10°～30°，外旋 30°，上举 110°）。②慢性期：为中间期，此期持续数月至一年。疼痛期肌肉保护性痉挛造成的关节功能受限，已发展到关节挛缩性功能障碍的程度。肩关节功能活动严重受限，各方向活动范围比正常者减少 20%～50%。肩关节外展可低于 45°，后伸仅 10°～20°，内旋小于 10°，上举小于 90°。③恢复期：又称末期，持续半年至两年多。此期肩痛基本消失，粘连逐渐消除，关节慢慢松弛，关节活动逐渐恢复。但肌萎缩则需较长时间的锻炼才能恢复正常。

（3）运动疗法：急性期治疗目的为缓解疼痛，维持关节活动范围，预防关节功能障碍。慢性期治疗目的为恢复关节活动功能。恢复期治疗目的主要是继续加强功能锻炼，增强肌肉力量，恢复或改善已发生废用性萎缩的肩胛带肌，恢复三角肌等肌肉的正常弹性和收缩功能，以达到全面康复和预防复发的目的。

（4）治疗方法：①急性期要避免过多使用患侧关节，但要维持肩关节活动范围。一般可采用一些自我主动练习，维持肩关节活动或减轻受限的程度，如“钟摆样运动”。②慢性期要进行肩屈－伸作业治疗（如推滚筒、推斜面砂磨板等）、肩内收－外展作业治疗（编织等）、肩旋转作业治疗（乒乓球、投球练习）、整体作业治疗（肩关节转轮练习尽可能做最大范围活动，达到牵拉的目的）。③恢复期可用木棒、木哑铃做摆动练习，用体操棒、肩梯、肋木做助力练习。肌力练习以三角肌练习为主，可用哑铃、拉力器进行抗阻练习或等速练习。

（5）其他治疗措施：医疗体操、物理因子治疗、药物治疗、推拿按摩、手术等。

第四节　智力残疾的康复

一、智力残疾基本知识

（一）智力残疾的概念

智力残疾也叫做智力障碍，是指智力显著低于一般人的水平，并伴有适应行为的障碍。智力残疾是由于神经系统结构和功能障碍而使个体活动和参与受到限制，需要环境提供全面、广泛、有限和间歇的支持。

智力残疾包括：在智力发育期间（18 岁之前），由于各种有害因素导致的精神发育不全或智力迟滞；或者智力发育成熟以后，由于各种有害因素导致智力损害或智力明显衰退。

（二）智力残疾的分类

1. 按智力与适应性分类

（1）轻度智力残疾：发展商 75 ~ 55 分或智商 69 ~ 50 分，同时具有轻度的社会适应障碍。轻度智力障碍儿童具有基本的生活自理能力，能承担简单的家务劳动。早期教育对他们的发展十分重要，他们可以进入幼儿园、学前班接受早期康复训练和学前特殊教育，在小学正常班级随班就读，学科学习（如语文或数学等课程）方面存在不同程度的困难，但大多数人能完成小学阶段的基本学习，具有一般日常生活所需的语言交往能力，具有简单的阅读和应用写作能力（如写留言条、请假条、简单的应用文书等），具有简单的计算能力；青少年期可以接受职业教育和职业训练，成年后可以从事简单的职业劳动，参与社区生活。他们在生活环境变化时需要得到他人的支持和帮助。

（2）中度智力残疾：发展商 54 ~ 40 分或智商 49 ~ 35 分，同时具有中度的社会适应障碍。中度智力残疾儿童具有一定程度的生活自理能力，可以完成部分简单的家务劳动，在基本生活方面需要得到他人的支持和帮助。他们一般较早被发现，并在 3 岁前后被确诊，可以及时进行早期康复训练，在康复站或学前特殊教育班接受学前教育，进入义务教育阶段可以在特殊教育学校或班级接受以适应日常生活为主的功能性教育，能够认识常见的文字和进行简单的计算。少数中度智力障碍儿童具有一定的特殊能力，如音乐能力，在专门训练下可以达到一定的水平。部分中度智力障碍儿童可能存在语言方面的沟通问题或行为问题，可以借助于康复训练和行为支持得到显著改善。经过一定的职业训练，在适当的支持下，他们可以在专门的工作岗位或在正常的工作环境下从事生产劳动，参与社区活动，与周围人建立友谊和信任的关系。

（3）重度智力残疾：发展商 39 ~ 26 分或智商 34 ~ 20 分，同时具有严重的社会适应障碍。重度智力残疾儿童常在出生后不久被确诊，应当对其积极进行早期干预与训练。训练主要集中在生活自理、简单语言沟通和人际交往方面。经过长期系统的训练，重度智力残疾儿童的生活功能会得到显著的改善，独立生活能力得到增强。另外，要评估重度智力残疾儿童生活的具体环境，配置适当的辅助措施和工具，帮助他们实现基本的生活功能。

（4）极重度智力残疾：发展商在 25 分及其以下或智商低于 20 分，同时存在极为严重的社会适应障碍。极重度智力残疾儿童基本没有独立的生活能力，常常伴随着多重障碍，包括运动障碍、日常生活障碍、言语沟通障碍和心理方面的疾病等，需要得到长期持续的支持和帮助，但他们也具有一定的潜能，可接受一定的康复训练和必要的治疗，并在一定程度上改善生活自理状态，表达需求和情感等。应为极重度智力残疾儿童提供各种行为支持和身体协助，让其感觉到周围人对他们的关心、尊重。

2. **按支持程度分类**　自 1992 年以来，国际社会对智力残疾采用了按支持程度进行分类的方式。按支持程度进行分类，为智力残疾人康复训练和家庭社区服务提供了一个新的角度。从支持所需要时间的长短、次数，需要的环境以及要求的资源，来描述一个智力残疾人维持正常生活方式所需要的支持程度，将智力残疾人分为以下四类：

（1）间歇支持：在为数不多的情境中，提供短暂、视需要而定的支持。例如，一个智力残疾人只是在生活环境发生变化时，如生病或面临失业时，需要短暂的支持，以维持正常的生活。

（2）有限支持：在少数几个情境中需要的相对固定，持续一定时间的，每月数次的支持。例如：一个智力残疾儿童在学校学习语文或数学等，需要提供相对固定的、持续时间不长的支持；一个成年智力残疾人在某一工作环节中需要一定的支持。

（3）广泛支持：在若干固定的场合中，需要比较持续的、专业性的支持。例如一个智力残疾儿童在生活、学习或工作等某些特点的场合，需要有专业人员通过诊断、干预和评估，提供专业支持以及自然支持。

（4）全面支持：在许多或所有的场合中，需要提供持续、专业的支持。例如一个智力残疾人在生活、学习和工作的场合中，由专业人员提供多方面的专业支持和相关服务，甚至这种支持需要维系终身。

（三）智力残疾的诊断

早期发现、早期康复对智力残疾者极其重要，已成为人们的共识。根据现实需要，这里着重介绍智力残疾儿童的诊断。及时进行早期诊断需要经过以下步骤：

1. **早发现**　一般来讲，最早发现儿童发展迟缓的往往是母亲或家里最接近、最关心儿童的亲人。但是，由于家人缺乏经验或常识，也由于感情上难以接受自己孩子发展迟缓的事实，可能造成拖延，错过了早期康复训练的最佳时机，致使问题严重化。让家长尽早意识到问题、敢于面对现实，成为早期发现、早期康复训练和学前教育的关键。

（1）观察：观察儿童的动作、语言、思维、想象、学习以及人际关系和生活自理能力等方面的情况。最先观察到的是动作方面的发展迟缓，如：不能抬头、不会翻身、坐立不稳、不会爬行等；手部动作笨拙、协调能力差，手的动作和眼睛不能配合。然后发现其他方面的发展迟缓，如：不会说话、词汇贫乏，不会唱数、点数，不能与同龄儿童一起玩耍等；不会自己上厕所、穿衣、吃饭等。经验表明，母亲及家人对儿童进行观察后所提供的有关情况对于诊断儿童是否存在智力障碍最为重要。

（2）比较：由于现在很多家庭只有一个孩子，如果父母单独观察自己一个孩子各方面的情况，会由于经验不足而不能及时地发现存在的问题。因此，必须将自己孩子与别的同龄儿童作比较，以便发现存在的差异。家长要认识到，在正常范围内，孩子会有一定的个体差异，有的孩子发展较早，有的孩子发展相对迟一些；有的孩子在一些方面发展早些，而在另一些方面发展比较迟。因此，应该全面地比较。如果一个孩子在较多方面发展得均比较迟缓，且比较明显，就应该引起家长的注意。这时家长应该向专家进行咨询。

（3）咨询：当家长发现自己的孩子可能存在发展迟缓时，可以向当地妇幼保健医院（站）、儿童保健医生、心理咨询医生、特殊教育教师或康复训练人员进行咨询，了解智力障碍的基本知识、智力残疾儿童的临床表现等，并且在他们的指导下对孩子进行必要的检查和诊断。

幼儿园或学校的教师容易发现儿童在学习方面存在的问题，包括在数学概念与计算方面、语言理解和表达方面、人际关系和日常社会生活方面存在的显著问题。教师发现儿童存在智力问题时，应该与家长（或监护人）联系，需要让家长了解真实情况以便配合。

2. **筛查**　是指对可疑的儿童作初步的认定，以便决定是否进一步诊断。筛查的目的是将确定不是智力残疾的儿童排除，仅留下可能性较大的婴幼儿作进一步的诊断。以下两种情况下需要采用筛查的方法。

（1）当怀疑儿童可能存在智力发展迟缓，但不具备正式诊断条件时，可以考虑用筛查工具进行初步认定，对不够筛查标准的儿童予以排除。对进入筛查范围的儿童应当继续转介到县级以上的医院或有关部门诊断确认。

（2）在进行大面积调查时，可以利用一些简便的筛查方法，如丹佛发展筛选测验等方法，较快地将大部分正常儿童排除，保留少数的可疑儿童作进一步诊断。例如采用专门的儿童智力筛查量表（工具）进行筛查。智力筛查工具的特点是正常儿童可以很快地完成，智力残疾儿童需要用较多的时间去完成，且获得的分数低于一定的标准。

这样可以将正常儿童从筛查群体中较快地排除。

3. **诊断**　智力残疾儿童的诊断必须在县级以上的医院和康复机构进行，由专业人员诊断鉴定。婴儿时期发育快，轻微异常变化也可能包含着重要的信息，需要特别仔细地观察和辨认。因此，早期诊断需要采用比较综合的措施。通过对儿童生理发育、运动能力发展、生活适应能力、社会交往能力和语言能力等方面进行全面的诊断。对于三四岁以后的儿童，可以采用正式的智力测验工具和社会适应量表，从智力和日常社会适应能力两个方面进行诊断。同时还需要进行必要的医学检查，如染色体、神经发育、大脑病理等。到目前为止，并非每一个智力残疾儿童都可以检查出确切的病因，尚有相当一部分智力残疾儿童病因不明。

二、智力残疾儿童的康复训练

（一）康复基本知识

1. **康复训练的途径**　智力残疾儿童的康复训练可以在家庭、社区、学前教育机构（如幼儿园）、普通学校、学前康复机构和特殊教育学校进行。刚出生的婴儿到3岁前，主要是在家庭中进行康复训练，随着逐年长大，可以先尝试到幼儿园接受融合教育，然后到普通学校随班就读；当幼儿园融合教育存在困难时，可以尝试到学前康复机构接受康复训练；进入学龄期，也应该优先选择普通学校随班就读，如有困难再到特殊教育学校就读。按照这样的顺序寻求康复训练对儿童发展、参与社会生活更为有利。

2. **制定个别化训练计划**　为了使康复训练能够系统有效地进行，应该针对每个儿童的实际情况制定一个适合该儿童的个别化训练计划。制定这一计划的步骤是：首先根据六个领域中的训练目标，对照儿童的具体状况进行观察，了解儿童的现有水平，确定最适合该儿童的训练目标，列入个别化训练计划，从而有针对性地对儿童进行康复训练。

3. **实施康复训练**　可以在学校、机构或家庭中进行。这里主要介绍在社区和家庭中进行的康复训练。

（1）情景训练：在家庭生活的自然场景中进行训练是家庭康复中最重要的方式，效果好，方法简单。情景训练的关键是将个别化训练计划中的目标分配到生活自然场景中。如将生活自理的训练目标分配到起床、就餐和如厕的各个生活场景中，家长可以在这些场景中自然而然地训练儿童学会生活。

（2）亲子活动：父母与孩子每天进行多次（每次30分钟左右）训练活动。活动的关键是结合孩子和父母的兴趣以及生活环境（生活场景），针对个别化计划中的目标来设计适合自己孩子的活动。

（3）社区与家庭中简单易行的训练：第一，用口头提示或讲解的方式指导孩子做。第二，如果孩子不会，可以采用给孩子示范的方法，做一遍给孩子看，然后再让他做。

第三，如果还不会，采用手把手（接触身体）的方法，部分地协助他做，直到孩子得到最少量、最需要的协助来做成这件事。在社区和家庭训练中应该采用“最少协助原则”，不宜过多地帮助或替代孩子做。

4. **评估** 康复训练始终伴随着评估。目前采用最多、最容易做的方法，就是依据活动的独立程度，评估训练效果。评估的标准分为四级：第一级，自己独立完成，给最高分，3 分。第二级，口头协助完成，给 2 分。第三级，身体协助完成，给 1 分。第四级，完全由他人代替完成，记 0 分。每一个教学目标在训练前有一次评估，在训练后又有一次评估，通过比较训练前后的分数，从中看出训练的效果。还可将分数做成一个记录册，每一段时间（3 个月或 6 个月）整理一次，能够清楚地看出康复训练的效果。

（二）训练内容和方法

1. 运动能力训练

（1）翻身：侧卧位翻到仰卧位，仰卧位翻到侧卧位，侧卧位翻到俯卧位。（图 5－4－1）

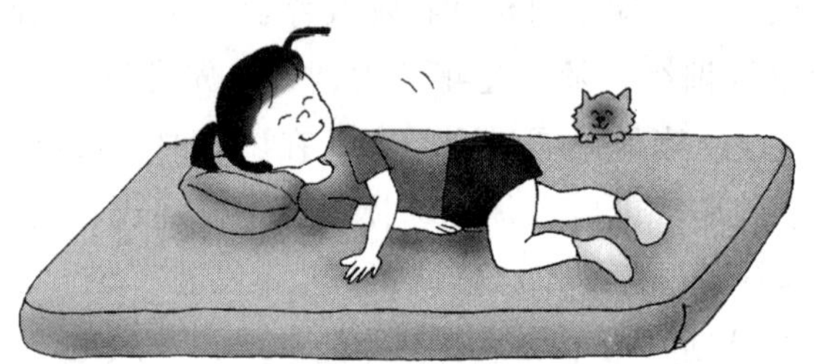

图 5－4－1 翻身

（2）坐：保持长坐位 3 分钟，保持端坐位 3 分钟。（图 5－4－2a，b）

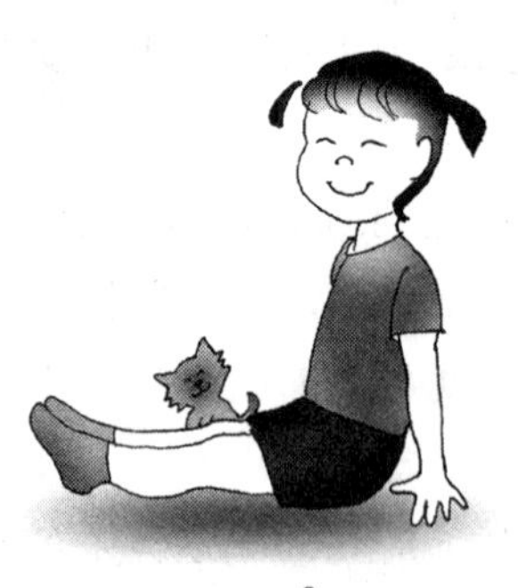

a

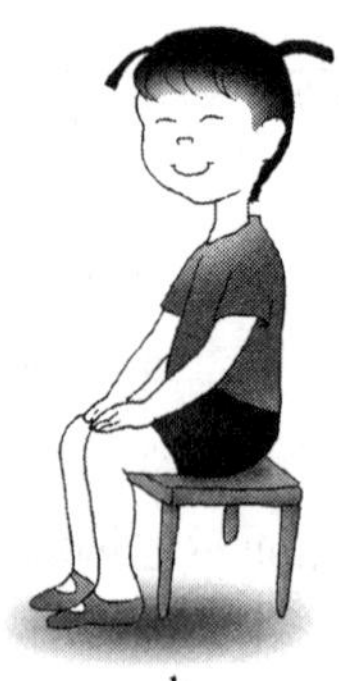

b

图 5－4－2 坐

（3）爬：用双手、双膝支撑爬行 3 米。（图 5－4－3）

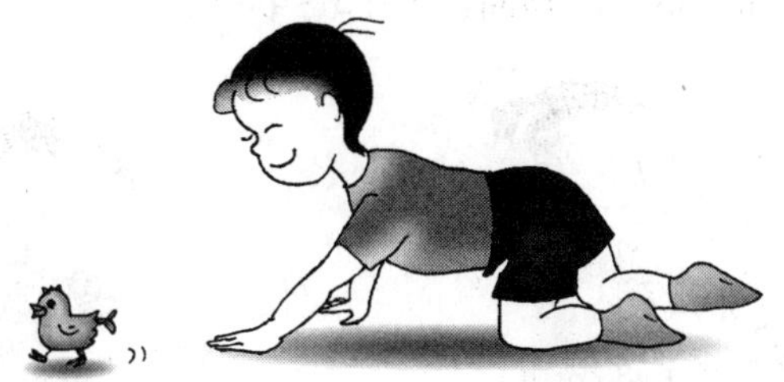

图 5－4－3 爬

（4）站：两脚全脚掌着地站立 2 分钟。（图 5－4－4）

（5）步行：在平地上连续走 20 单步。（图 5－4－5）

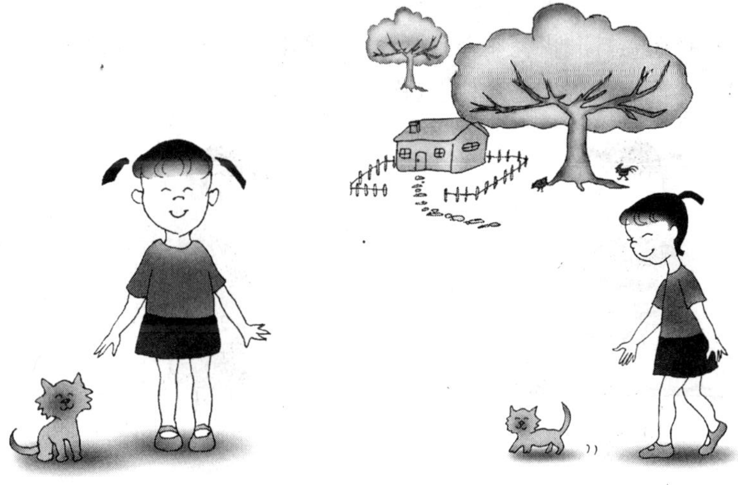

图 5－4－4 站

图 5－4－5 步行

（6）上下台阶：连续上下 6 级台阶。（图 5－4－6）

（7）跑：向前跑 5 米。（图 5－4－7）

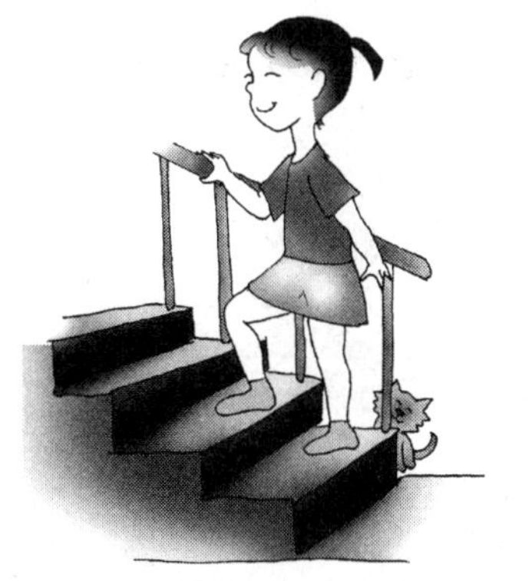

图 5－4－6 上下台阶

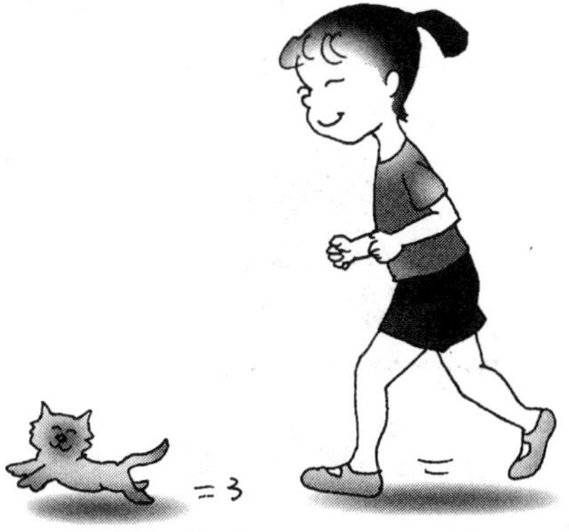

图 5－4－7 跑

（8）伸手取物：伸手够玩具或物品。（图 5－4－8）

（9）捏取：用拇指和食指捏取物品。（图 5－4－9）

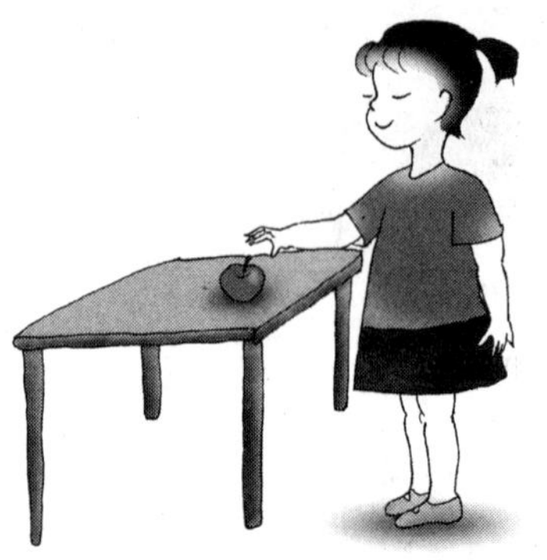

图 5－4－8 伸手取物

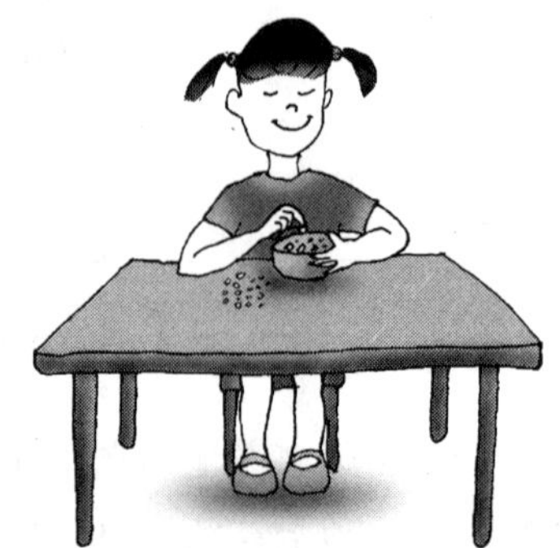

图 5－4－9 捏取

（10）拧盖：将瓶盖拧开再将瓶盖拧紧，反复两次。（图 5－4－10）

（11）系扣子：把上衣的扣子系住。（图 5－4－11）

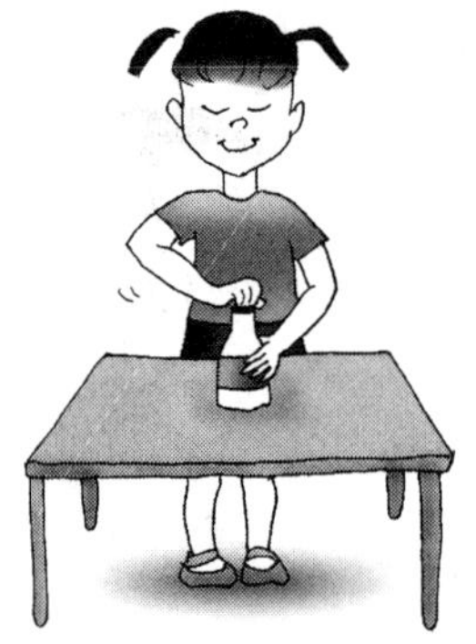

图 5－4－10 拧盖

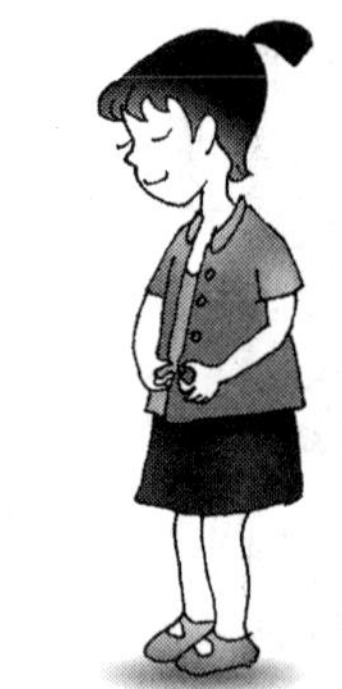

图 5－4－11 系扣子

（12）穿珠子：将 5 颗珠子穿到绳子上。（图 5－4－12）

（13）折纸：将纸对折，抹平。（图 5－4－13）

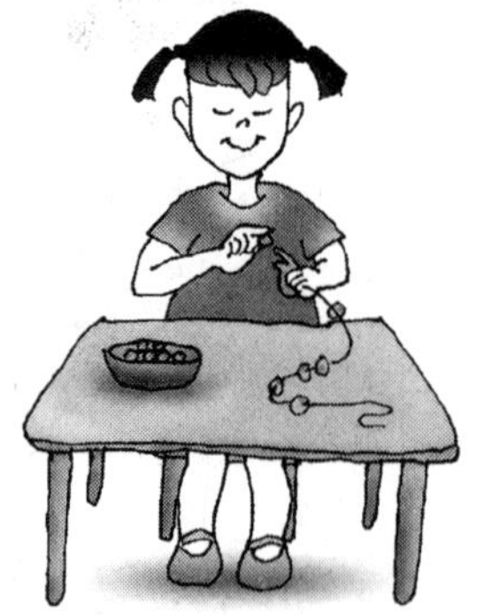

图 5－4－12 穿珠子

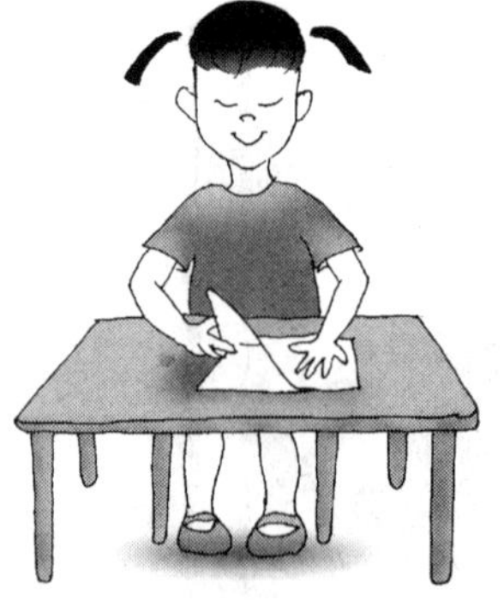

图 5－4－13 折纸

2. 感知能力训练

（1）注视物体：注视前方物体5秒钟以上。（图5－4－14）

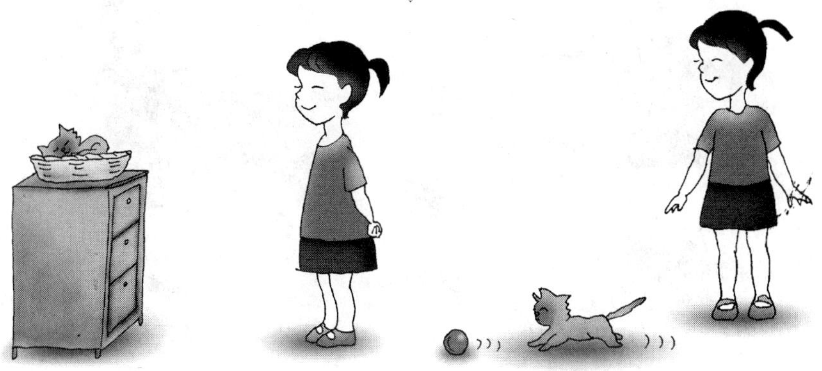

图5－4－14　注视物体　　　　图5－4－15　追视移动物体

（2）追视移动物体：用目光追随移动的物体。（图5－4－15）

（3）分辨味道：分辨酸甜咸苦辣等常见味道。

（4）分辨气味：分辨香臭。（图5－4－16）

（5）分辨常见生活环境中的声音：分辨3种以上经常听到的声音。（图5－4－17）

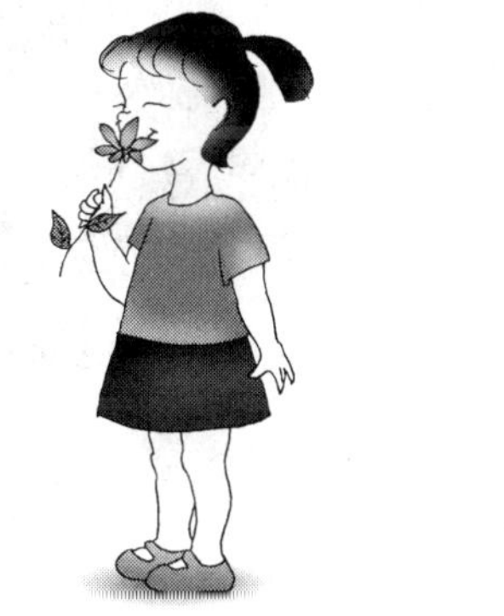

图5－4－16　分辨气味

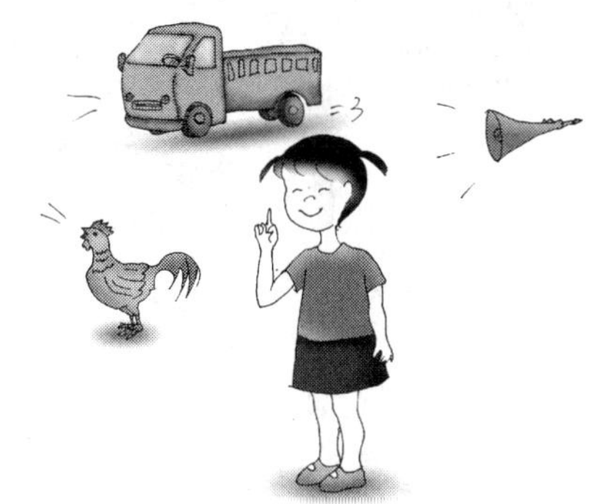

图5－4－17　分辨声音

（6）触觉分辨：触摸物体，分辨冷热、干湿、软硬。（图5－4－18）

3. 认知能力训练

（1）认识物体的存在：说出从眼前消失的东西。（图5－4－19）

（2）物品归类：将相同的物品归在一起。（图5－4－20）

（3）认识物体之间的常见关系：分辨大小、长短、高矮。（图5－4－21）

（4）认识颜色：分辨3种以上的颜色。（图5－4－22）

（5）认识方位：分清里外、上下、前后。（图5－4－23）

（6）认识形状：认识圆形、方形、三角形。（图5－4－24）

（7）分辨有无：分辨容器中有无东西。（图5－4－25）

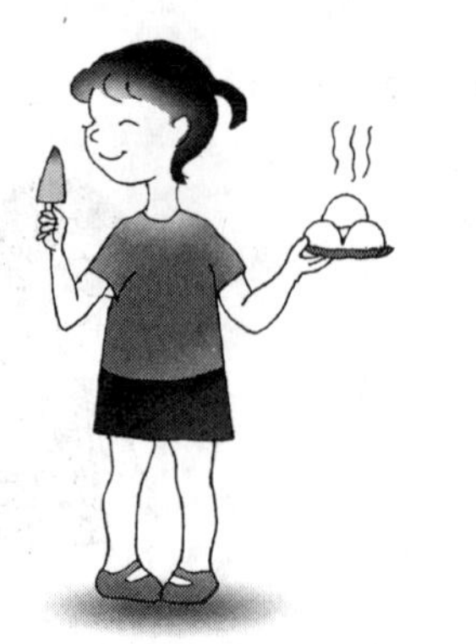

图 5-4-18　分辨冷热

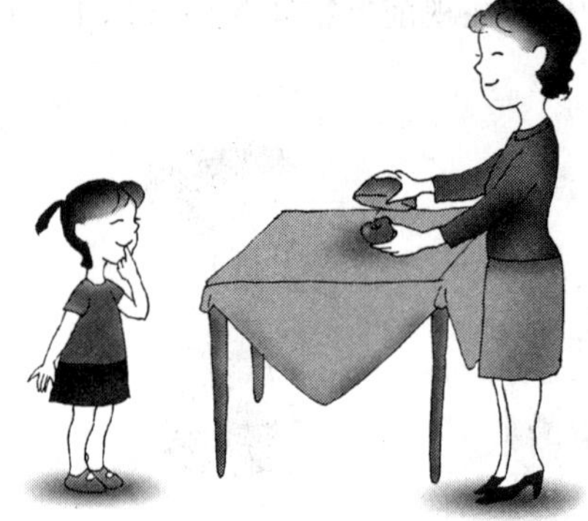

图 5-4-19　认识物体的存在

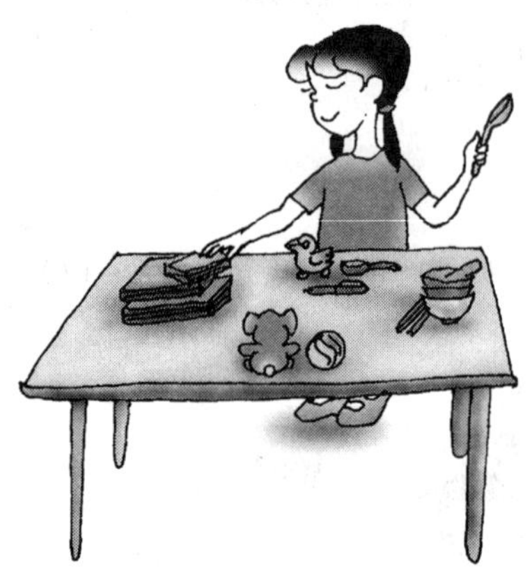

图 5-4-20　物品归类

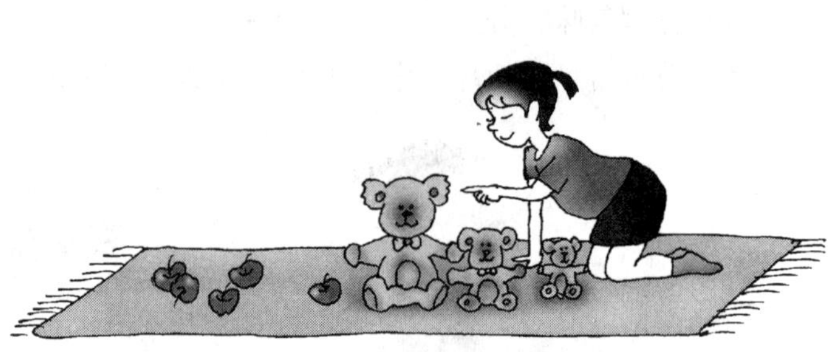

图 5-4-21　认识物体之间的关系

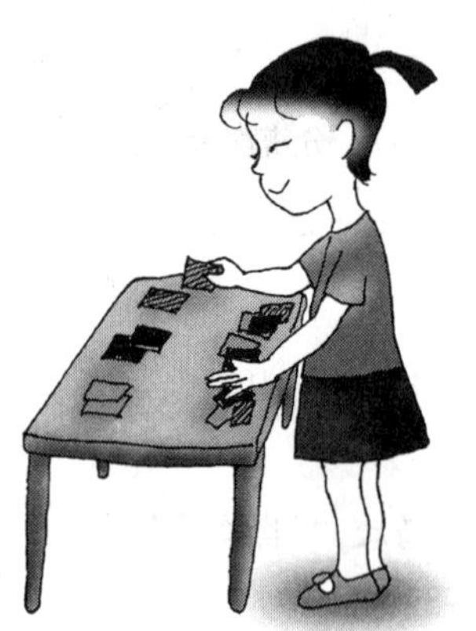

图 5-4-22　认识颜色

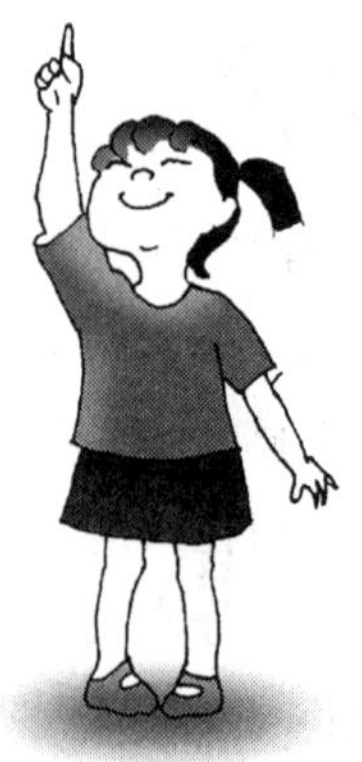

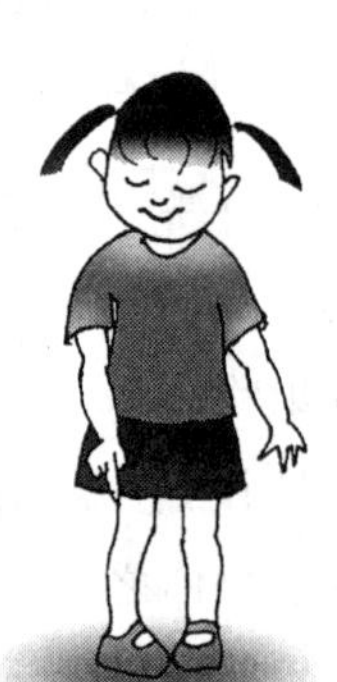

图 5-4-23　认识方位

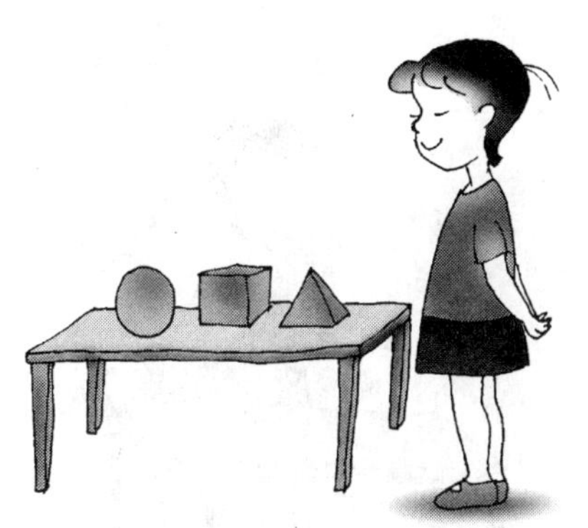

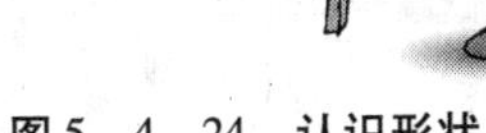
图5-4-24　认识形状

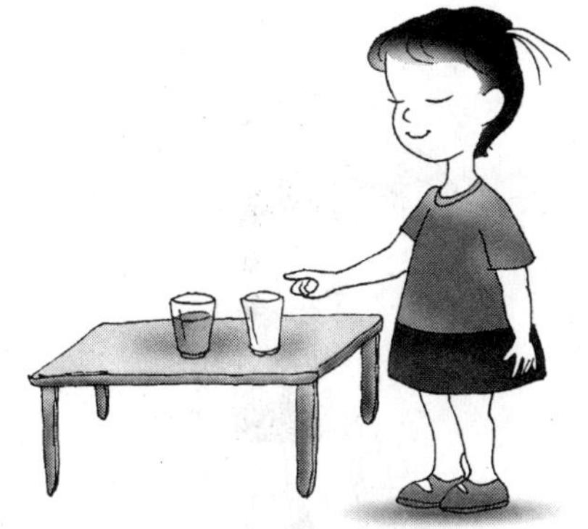
图5-4-25　分辨有无

（8）认识蔬菜、水果：认识3种以上常见蔬菜、水果。（图5-4-26）

（9）知道天气情况：知道晴天、阴天、雪天、雨天。（图5-4-27）

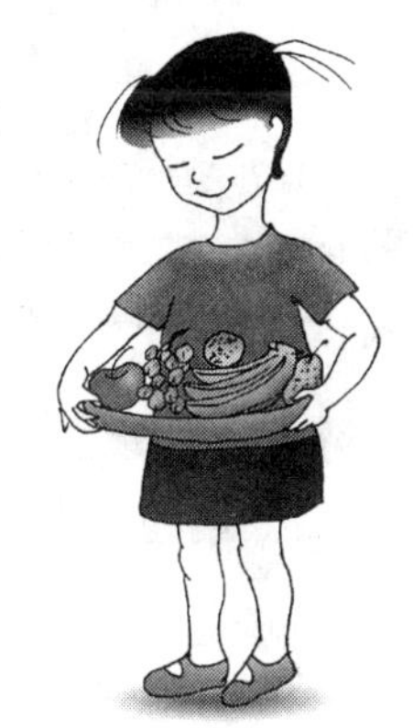
图5-4-26　认识蔬菜、水果

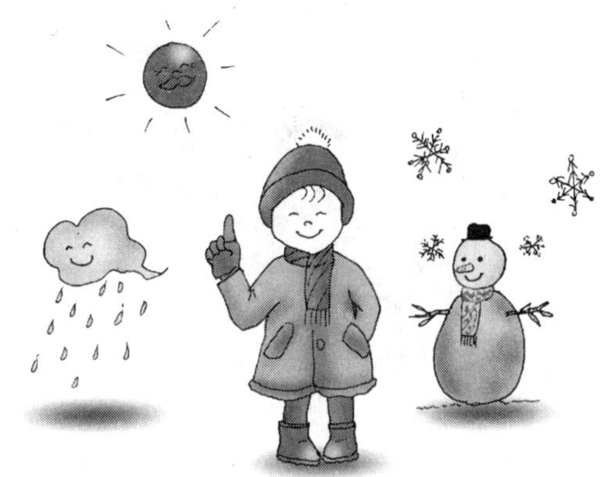
图5-4-27　认识天气

（10）知道因果关系：知道吃了脏东西会肚子痛，知道天冷了要多穿衣服，知道饿了要吃东西，知道下雨天出门要打雨伞。（图5-4-28）

（11）点数：点着实物数出1到10。（图5-4-29）

（12）认识时间：知道上午、下午、早、中、晚。（图5-4-30）

（13）认识钱币：知道用钱买东西。（图5-4-31）

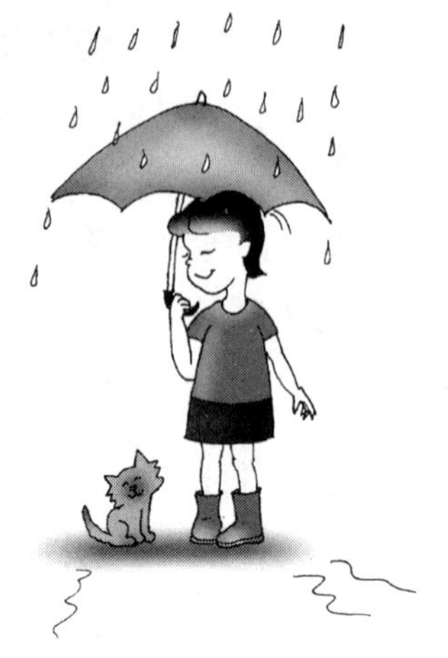

图 5－4－28　认识因果关系

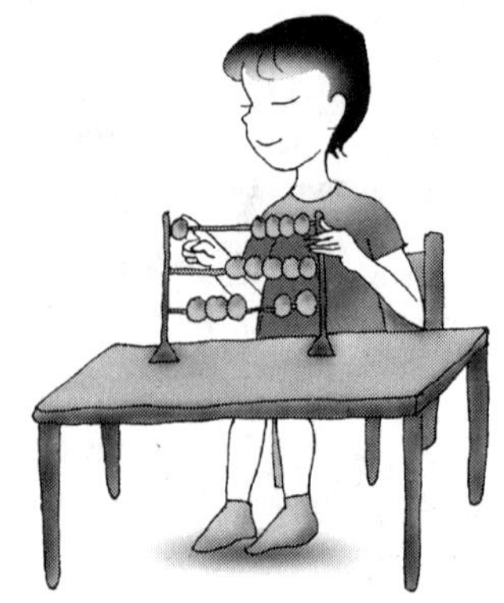

图 5－4－29　点数

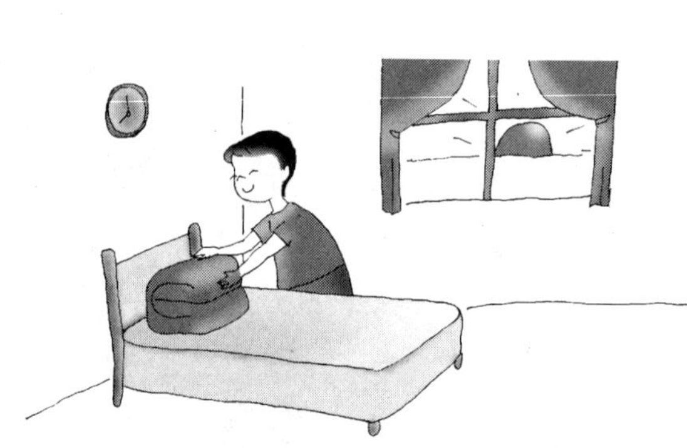

图 5－4－30　认识时间

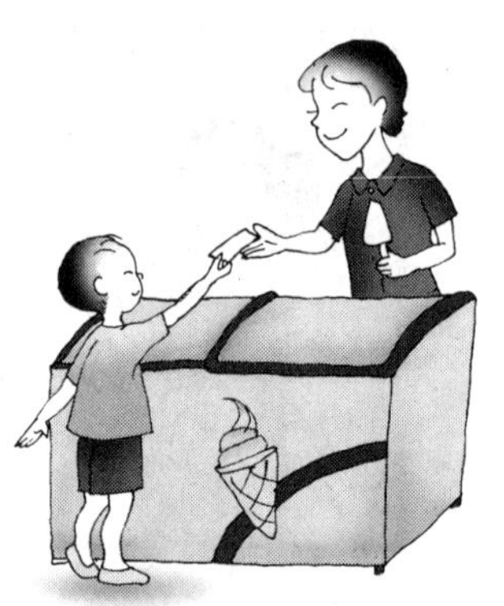

图 5－4－31　认识钱币

4. 语言交往能力训练

（1）知道自己的名字：听到叫自己的名字时有反应。（图 5－4－32）

（2）服从简单的指令：明白别人的手势或语言表达的意思，有恰当的反应。（图 5－4－33）

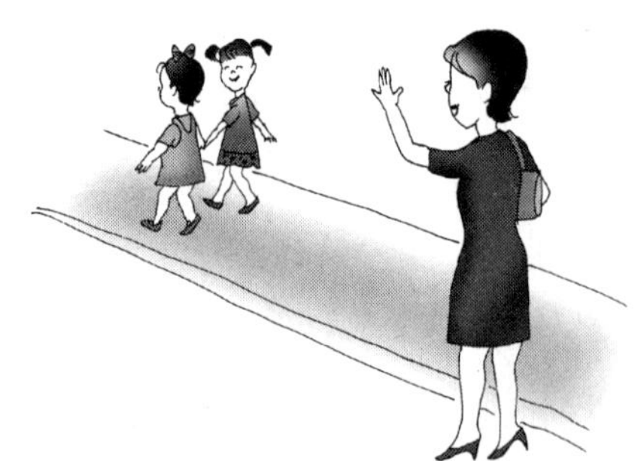

图 5－4－32　知道自己的名字

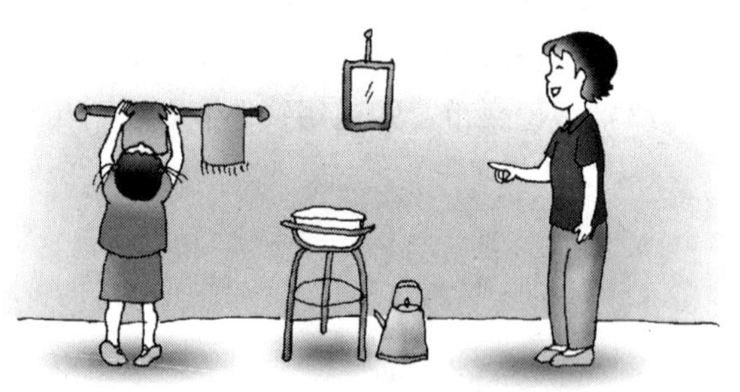

图 5－4－33　服从指令

（3）表达需求：用语言表达，用手势或体态表达，用交流板或者用图画指出。（图5－4－34）

（4）说简单的短句：正确说出5个常用的词和3个简单的短句。（图5－4－35）

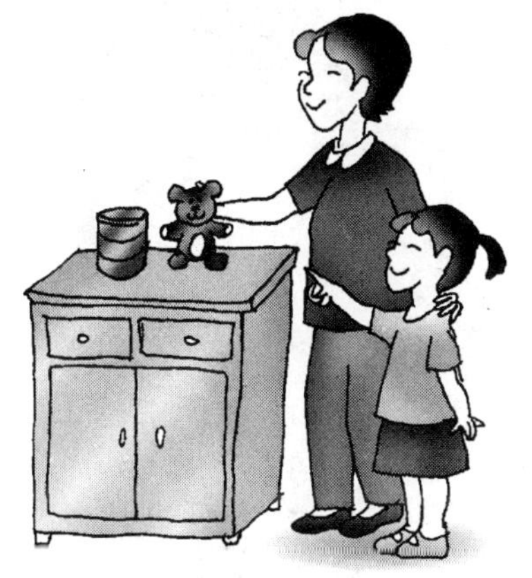
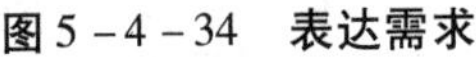
图5－4－34　表达需求

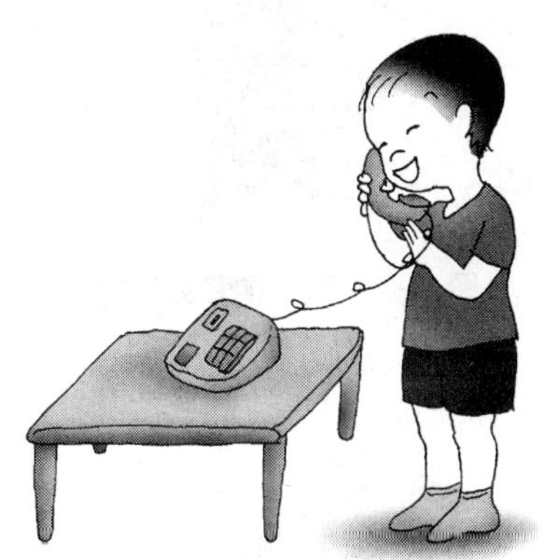
图5－4－35　说句子

（5）语言交流：有问有答，简单对话。（图5－4－36）

（6）书写的基本能力：持笔、画线、写自己的名字。（图5－4－37）

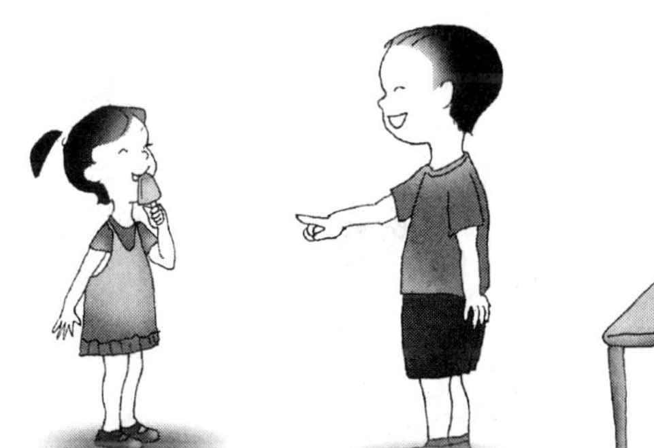
图5－4－36　语言交流

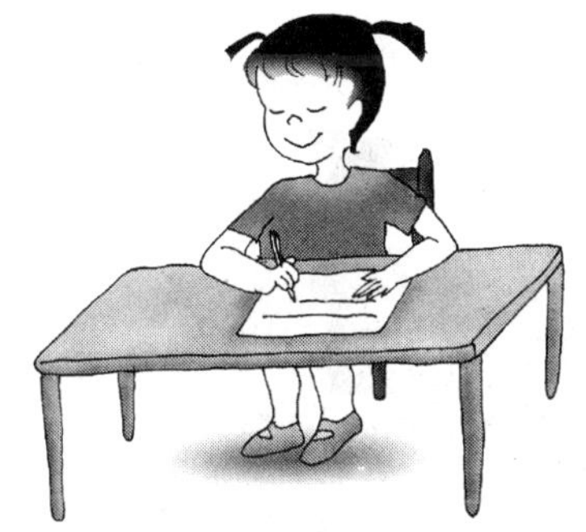
图5－4－37　书写

5. **生活自理能力训练**

（1）拿着食物吃：拿着食物送到口中咀嚼、咽下。（图5－4－38）

（2）用餐具吃：使用两种常用餐具，如筷子、勺。（图5－4－39）

（3）用餐具喝：先学自己抱着奶瓶喝，再学拿着杯子喝。（图5－4－40a，b）

（4）小便自理：表达要小便的意思，到指定的厕所，对着便池排尿。（图5－4－41）

（5）大便自理：表达要大便的意思，到指定的厕所蹲坑排便，便后自己擦干净。（图5－4－42）

（6）脱衣服：摘帽子、解围巾、脱衣服、脱鞋袜。（图5－4－43a，b）

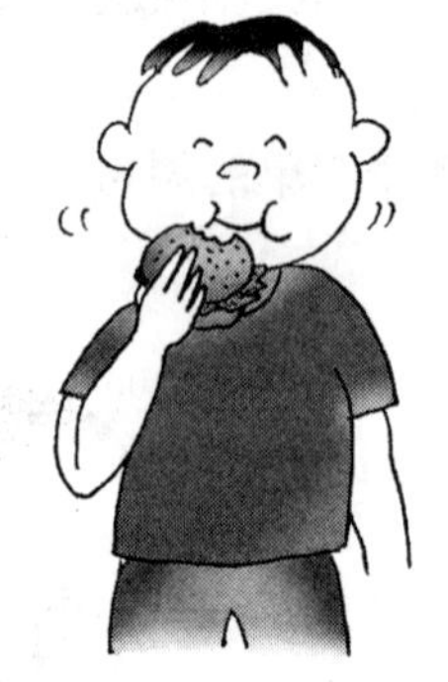

图 5－4－38　拿着食物吃

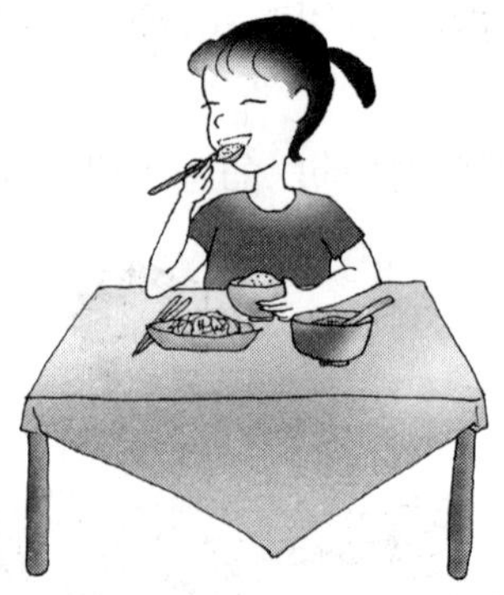

图 5－4－39　用餐具吃

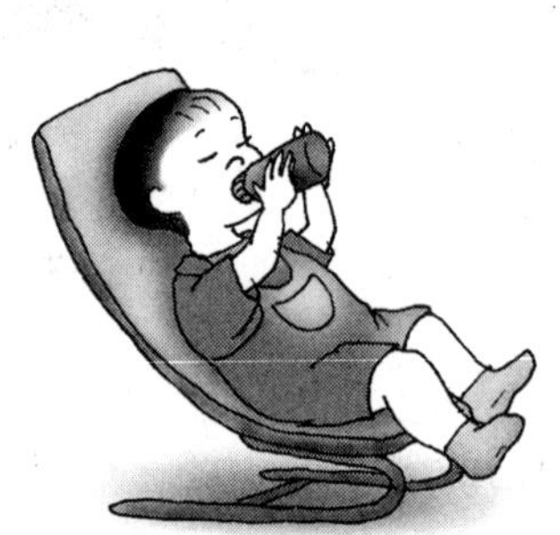

a

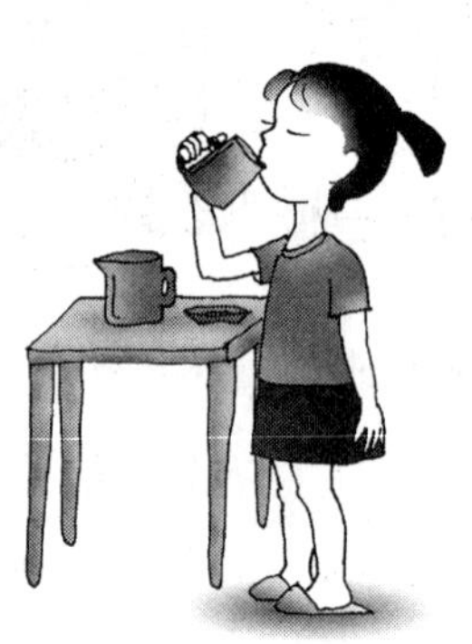

b

图 5－4－40　用餐具喝

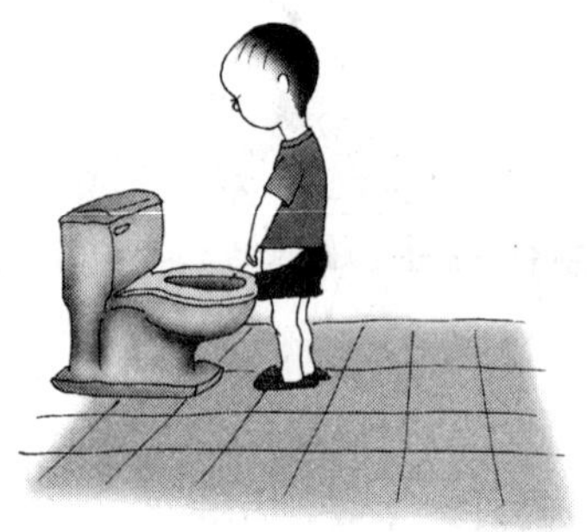

图 5－4－41　小便自理

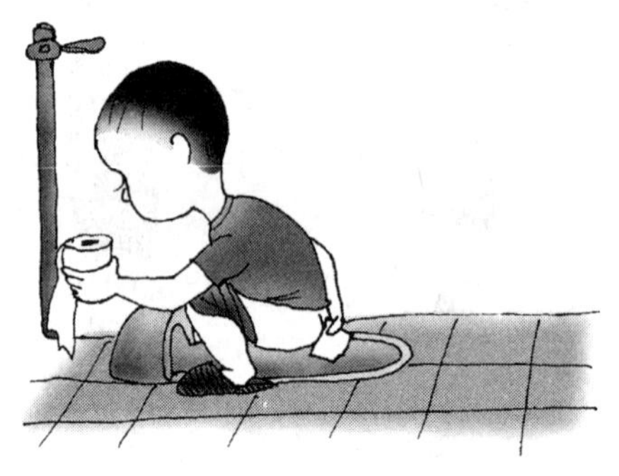

图 5－4－42　大便自理

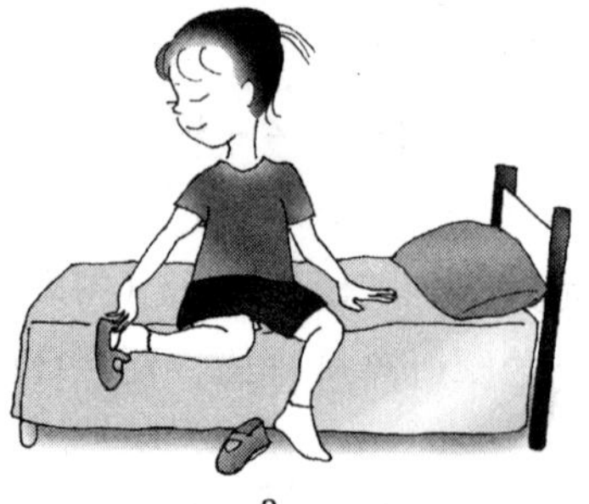

a

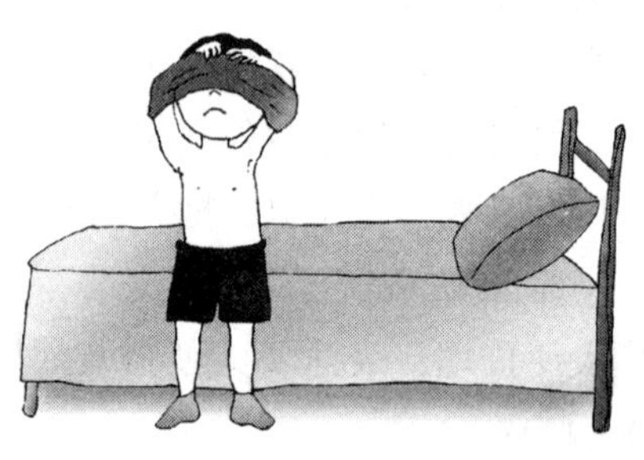

b

图 5－4－43　脱衣服

（7）穿衣服：分辨衣服上下、前后，穿好。先穿一条胳膊，再穿另一条胳膊，按顺序系好扣子。（图 5 -4 -44）

（8）穿鞋袜：认识自己的鞋袜，对准左脚与右脚，先穿一只脚，再穿一只脚。（图 5 -4 -45）

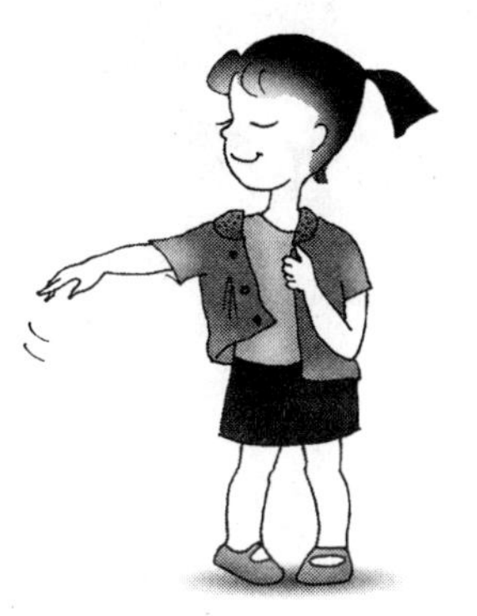

图 5 -4 -44 穿衣服

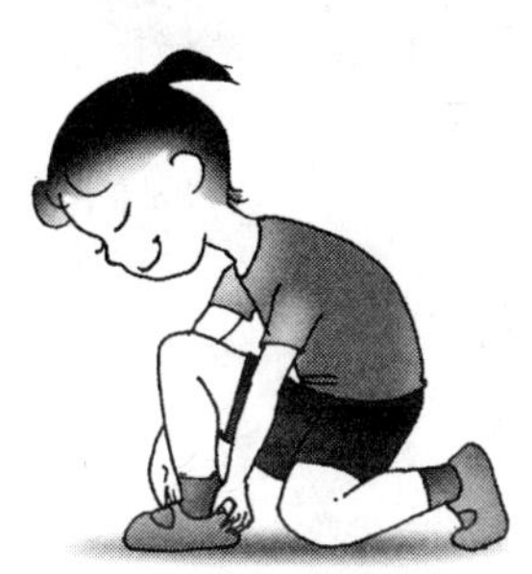

图 5 -4 -45 穿鞋袜

（9）刷牙：用杯子盛水，含一些漱口，把牙刷蘸湿，挤上牙膏，上下刷遍每一颗牙。（图 5 -4 -46）

（10）洗脸：将毛巾在水中洗洗，拧干，用毛巾擦脸。（图 5 -4 -47）

（11）洗手：把手蘸湿，擦些肥皂，反复搓洗，在水里洗净肥皂，擦干。（图 5 -4 -48）

（12）洗脚：坐在矮凳上，把两脚泡在水中，先洗一只脚，再洗另一只脚，分别擦干，穿上鞋。（图 5 -4 -49）

（13）盖被子：认识自己的床和被子，躺在床上，打开被子盖住身体。（图 5 -4 -50）

（14）叠被理床：叠好被子，放好被子，放到指定的位置。（图 5 -4 -51）

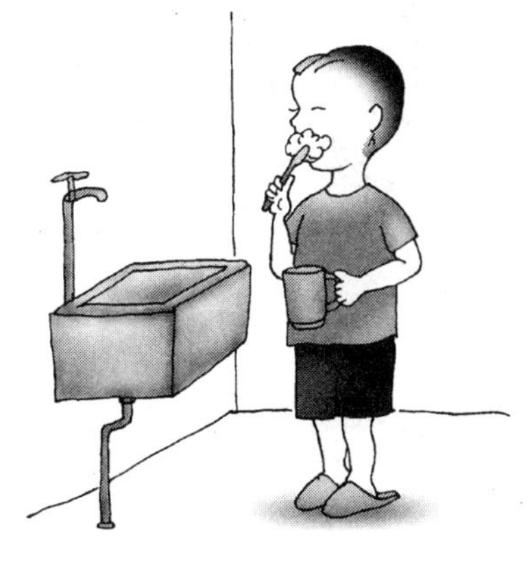

图 5 -4 -46 刷牙

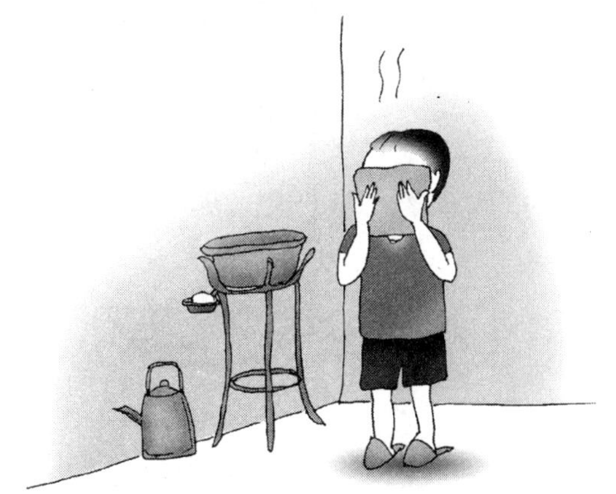

图 5 -4 -47 洗脸

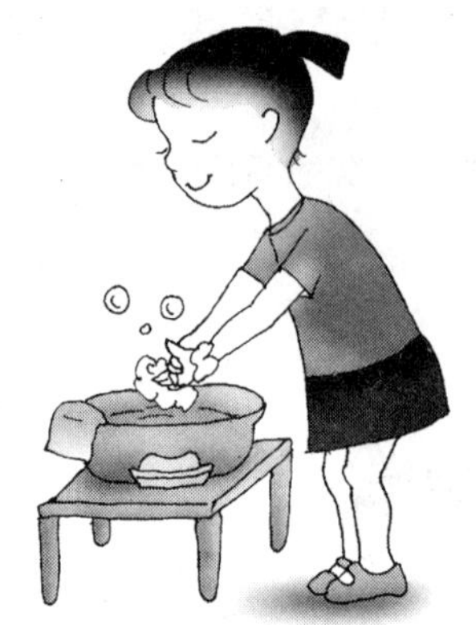

图 5-4-48 洗手

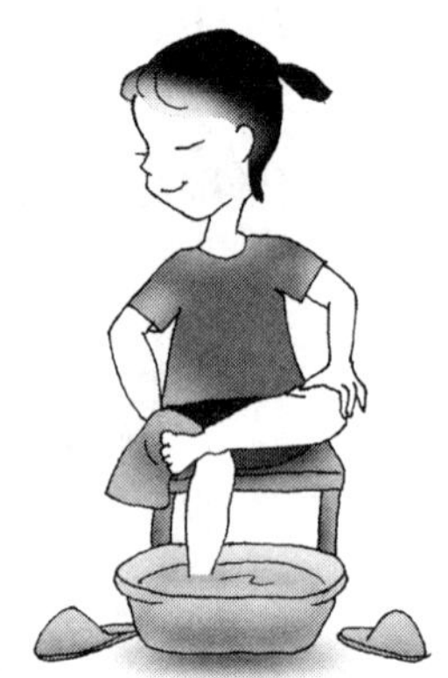

图 5-4-49 洗脚

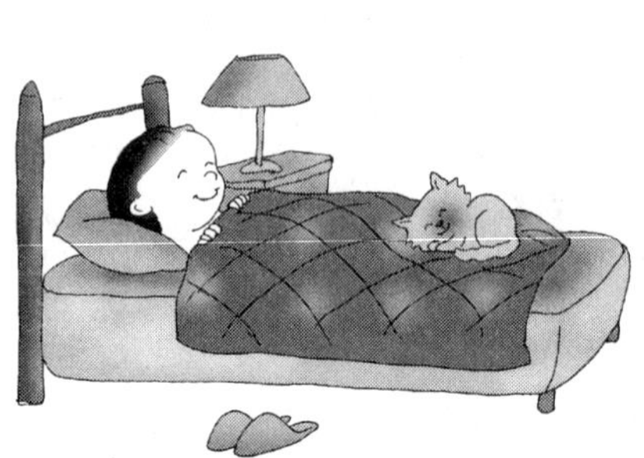

图 5-4-50 盖被子

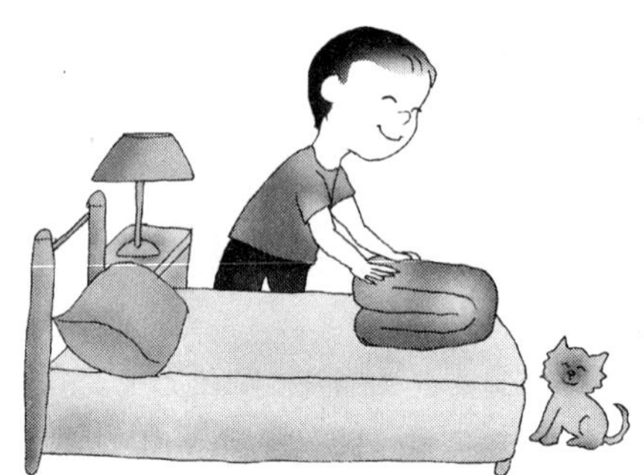

图 5-4-51 叠被理床

（15）认识家庭的内部环境：认识房间、厕所、厨房的位置。（图 5-4-52）

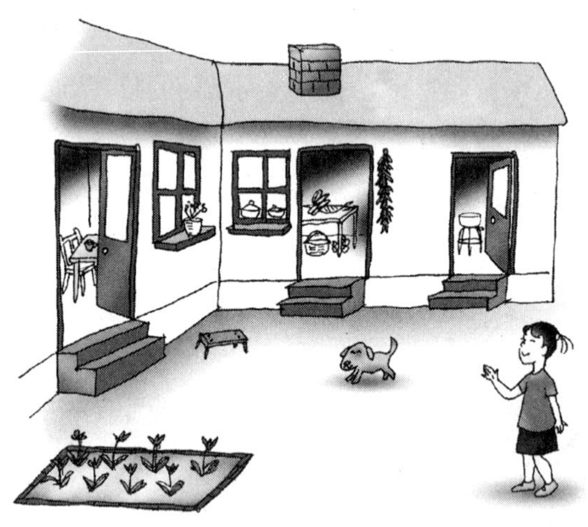

图 5-4-52 认识家居环境

6. 社会适应能力训练

（1）知道自己：知道自己的姓名、性别、年龄。（图 5-4-53）

（2）认识熟悉的人：认识家庭成员、亲密接触者三人以上。（图 5－4－54）

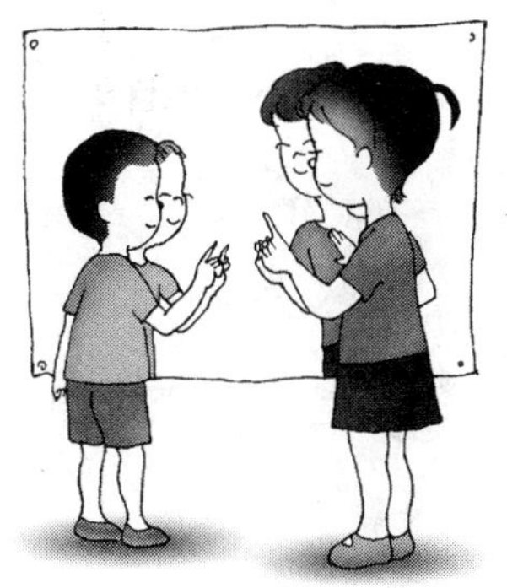

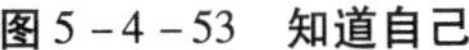

图 5－4－53　知道自己

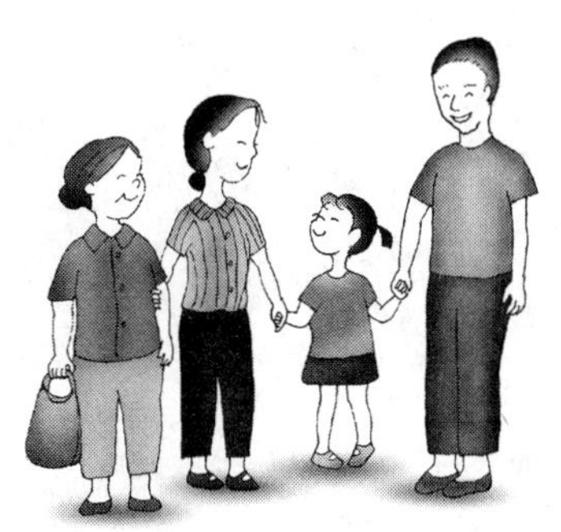

图 5－4－54　认识熟悉的人

（3）认识家庭的外部环境：从离家不很远的地方找到家，知道家庭住址与周围环境。（图 5－4－55）

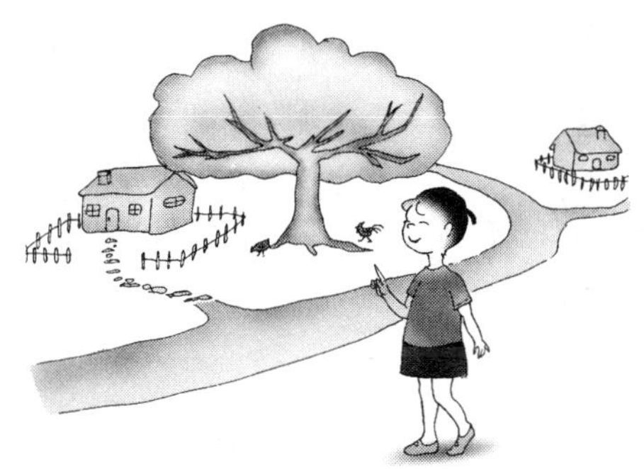

图 5－4－55　认识家庭周围环境

（4）知道居家安全：不把他人带进家，随手关好房间门，不给陌生人开屋门，不跟着陌生人走。（图 5－4－56a，b）

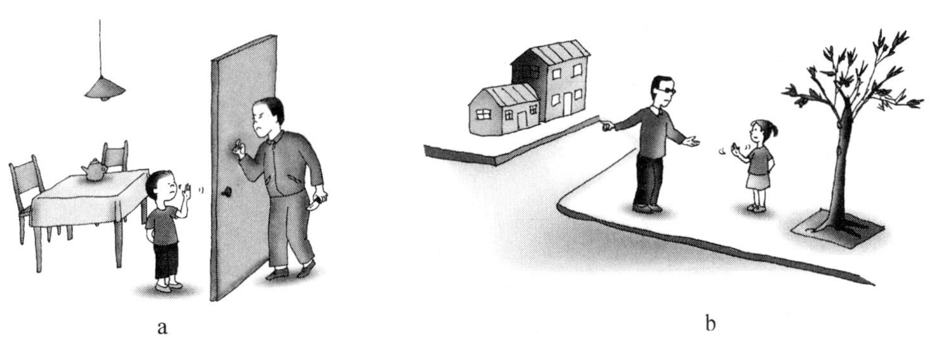

a　　b

图 5－4－56　知道居家安全

（5）认识公共设施：认识附近的商店、邮局。（图 5－4－57）

（6）参加集体活动：与小朋友一起游戏、娱乐。（图 5－4－58）

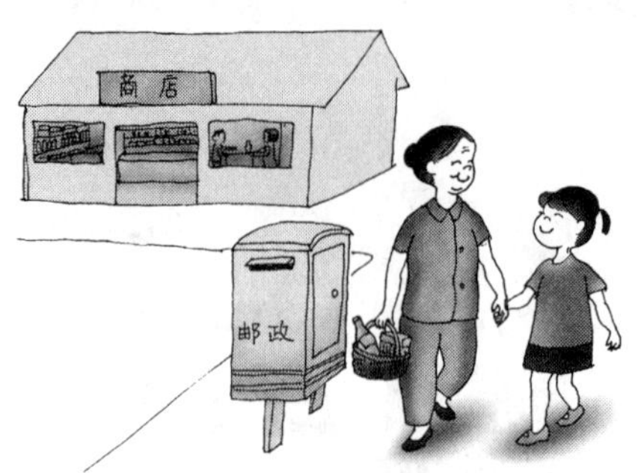

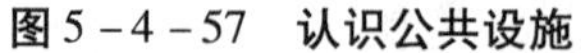
图5-4-57 认识公共设施

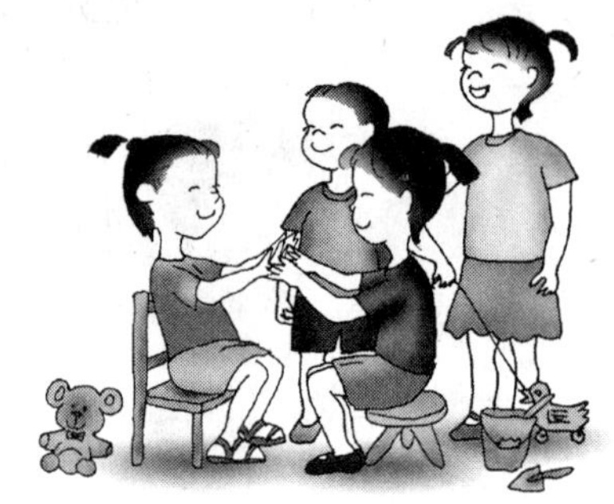
图5-4-58 参加集体活动

（7）懂得安全知识：知道水、电、火等对人有危害，躲着汽车。（图5-4-59a，b，c）

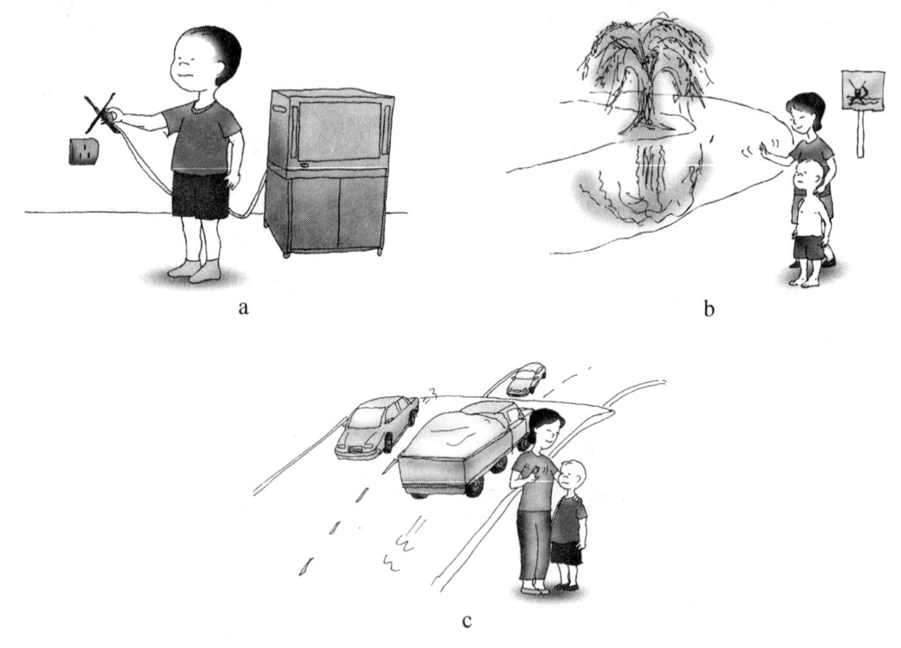

图5-4-59 懂得安全知识

（三）家庭与社区支持

1. **家庭支持** 对智力残疾儿童的家庭提供支持十分重要。通过必要的支持，帮助他们克服由于儿童智力残疾带来的心理挫折感和困惑，从阴影中走出来，积极为儿童康复训练与生涯发展进行不懈的努力。母亲及其家庭的核心成员是支持的重点，通过支持树立信心、获得专业知识和方法，他们可以为儿童的康复和成长持续做许多积极有益的事情。家庭支持包括对家长和其他家庭成员进行心理咨询和辅导。目的是帮助他们重树生活信心，面对现实，改变对儿童的消极或不切实际的期望，对儿童未来有积极的看法，学习与智力残疾相关的专业知识和方法；鼓励他们积极参与到康复训练工作中，参与家长之间的相互支持；指导他们为儿童的生活、教育建立支持系统，寻求资源，维护和倡导儿童权益与尊严。家庭支持对于儿童及其家庭具有十分重要的价值，也会收到非常显著的康复成效。

2. **社区支持** 社区是智力残疾儿童及其家庭生活的重要环境。通过社区支持，改善智力残疾儿童及其家庭周边的亲戚、朋友和邻居及同事对智力残疾的认识，并为儿童及其家庭提供协助和资源，可以显著地改变儿童及其家庭的生活状态。社区支持主要是通过宣传教育，提高社区居民对残疾人的公共意识，形成对残疾人积极正面的情感态度，学习科学的康复知识；鼓励与组织社区居民参与支持系统的建构，为儿童及其家庭营建出积极的生态环境。社区组织应该根据有关政策提供社区资源和康复途径，协助儿童及其家庭解决经济和生活中的实际困难，为儿童及其家庭提供平等参与的环境和机会，协助家庭和儿童参与到社区生活中。社区支持不仅可以改善智力残疾儿童及其家庭的生活质量，也可以提高社区生活的文明程度，改善社区的人文气氛，建设和谐社区。

三、成年智力残疾人的康复训练

（一）康复基本知识

1. **成年智力残疾人的危险隐患** 与常人相比，智力障碍成人对突然发生的事件，如地震、车祸或煤气泄漏、失火、重物撞击等意外情况反应迟钝，无自我保护意识，较易伤亡。智力障碍女青年易受骗上当，甚至怀孕；智力障碍男青年易被骗，易被教唆做坏事等。

2. **成年智力残疾人面临的社会问题** 成年智力残疾人面临一系列社会问题，包括社区接纳、就业安置和职业辅导等，还包括如何相对独立地生活、提高生活质量等，还包括将来适应工作变化、社会生活和医疗保障、晚年生活安置等重要内容。

3. **社区康复训练的意义**

（1）使成年智力残疾人建立自信心和产生工作愿望。了解、掌握一定的职业知识、技能，并持应有的态度，形成积极向往新的工作和生活的愿望。

（2）使成年智力残疾人建立积极的工作态度和职业道德。这是康复工作成功的基本保障。

（3）教育、训练成年智力残疾人对相关的知识进行学习，对工作技能进行实际的操作练习，掌握现代化的科学知识和工作技能。

（4）使成年智力残疾人既能掌握技术，又能熟悉工作环境，达到提高工作效率的目的。

（5）发现成年智力残疾人在职业活动中可能存在的问题，同时发现成年智力残疾人对职业的适应情况，并就今后的职业发展提出相应的建议。

4. **成年智力残疾人的康复原则**

（1）自立性原则：要将成年智力残疾人看成是富有生活潜力的、具有相当能力的人，尊重他们的内心愿望和他们对生活的希望，帮助他们实现生活愿望，成为自立自强的人。

（2）个别化原则：为每一个成年智力残疾人建立个人档案，指导康复训练服务与康复评定。通过个别化原则对成年智力残疾人提供持续的、具有针对性的康复训练服务。

（3）小步子、多重复的原则：将一个学习任务分解为若干小的学习任务，通过分步练习、重复练习、再综合训练，可以达到比较好的训练效果。

（4）功能性原则：借助于功能性，可以从广泛的角度去追求有效的康复效果。

（5）充分发挥潜能的原则：发现成年智力残疾人身上的闪光点，利用积极的一面进行训练，有助于扬长补短。

（6）参与性原则：让成年智力残疾人本人参与、家人参与和社区参与，使他们在家庭生活和社会生活中担当起适合他们能力的角色。

（二）训练的内容和方法

1. **生活自理能力训练**

（1）穿脱衣物：

1）穿、脱上衣：能够穿、脱各种内衣，汗衫，拉链上衣，外套上衣等。（图5－4－60a，b，c）

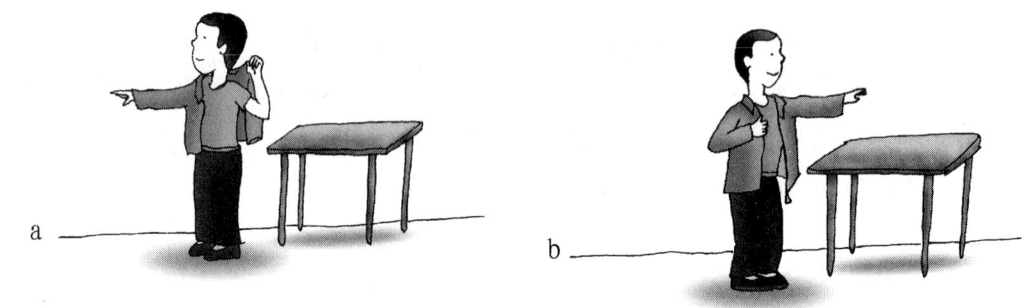

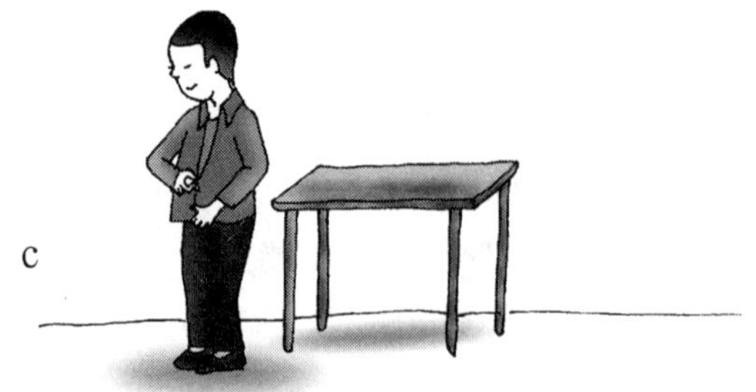

图5－4－60　穿上衣

2）穿、脱裤子：能够穿、脱内裤，休闲短裤，长裤，外套长裤等。（图 5 - 4 - 61a，b，c，d）

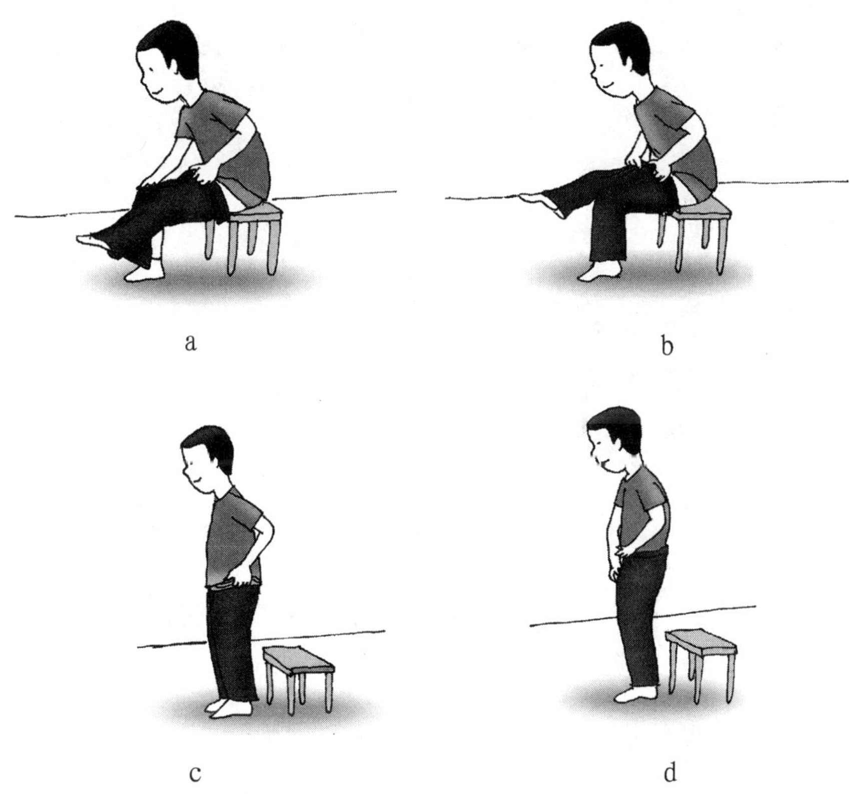

图 5 - 4 - 61　穿裤子

3）穿、脱鞋袜：能够穿、脱短袜，长袜，拖鞋，休闲鞋，需要系带的鞋等。（图 5 - 4 - 62）

（2）睡眠与起床：睡前准备好自己的床铺、被子，睡前能将衣物脱下、整理，放在固定的地方；起床后自己穿好衣裤，整理好卧具。（图 5 - 4 - 63）

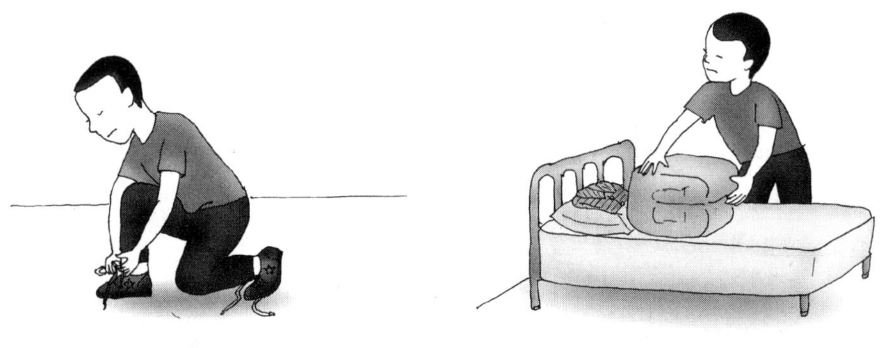

图 5 - 4 - 62　穿鞋　　图 5 - 4 - 63　叠被理床

（3）洗漱清洁：

1）洗手、洗脸：能够洗手，做到饭前、便后洗手；能够洗脸，做到早、晚洗脸，根据需要洗脸。（图 5－4－64）

2）漱口刷牙：会漱口刷牙，能够早、晚漱口刷牙，根据需要刷牙。（图 5－4－65）

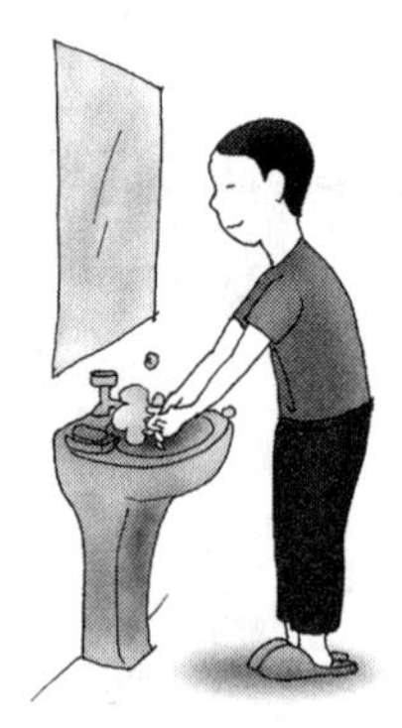

图 5－4－64　**洗手脸**

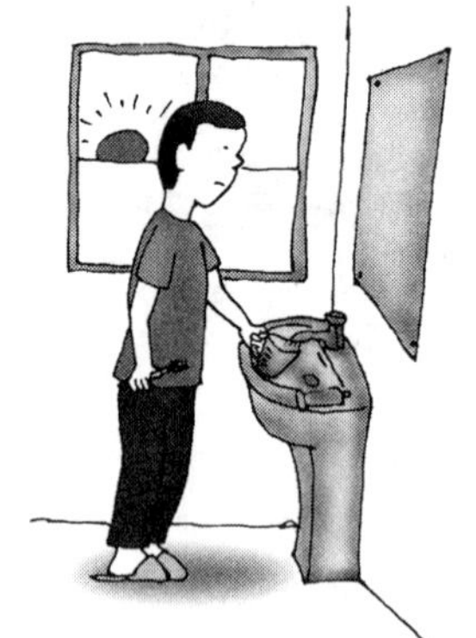

图 5－4－65　**刷牙**

3）洗脚：会洗脚，能够做到每天洗脚，根据需要洗脚。（图 5－4－66）

4）洗头：会洗头，能够经常洗头，根据需要洗头。（图 5－4－67）

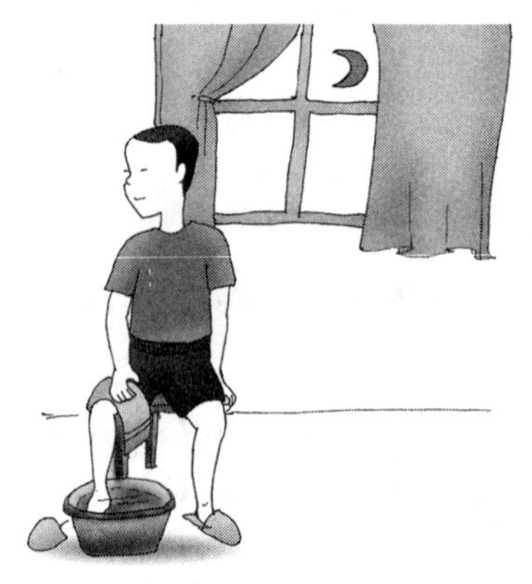

图 5－4－66　**洗脚**

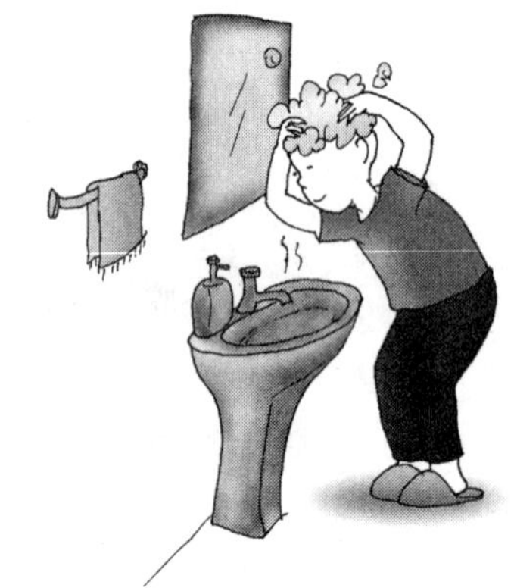

图 5－4－67　**洗头**

5）洗澡：会洗澡，能够经常洗澡，根据需要洗澡。（图 5－4－68）

6）梳理修饰：会梳理修饰（包括梳头、整理发型、剃胡须），能够根据个人的爱好简单化妆、打扮等。（图 5－4－69）

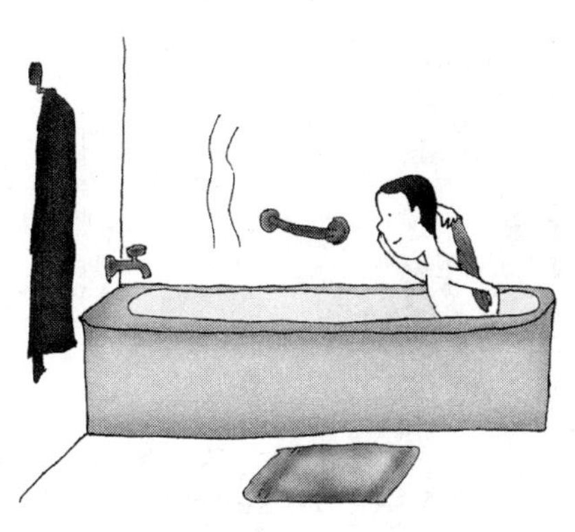

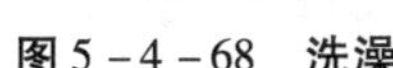
图5-4-68　洗澡

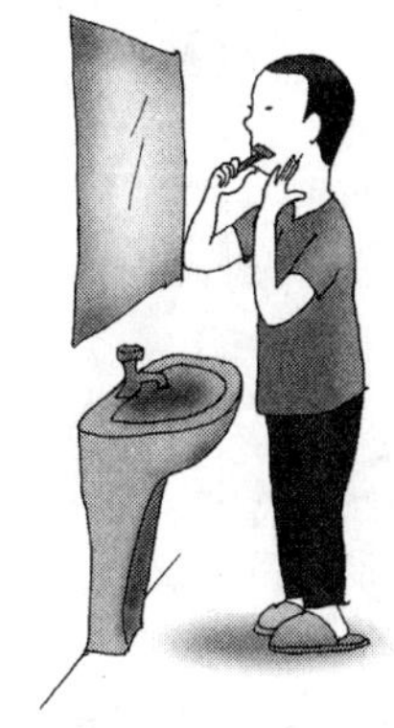
图5-4-69　梳理修饰

（4）用餐：

1）喝水：具有喝水或喝饮料的能力，养成喝开水的习惯，能够选择有益于自己健康的饮料。

2）进食：具有基本的进食能力，能够使用常见餐具（如汤匙、筷子和碗等）进餐。

3）注意饮食卫生：有饱觉，不偏食，不吃变质食品，不吃不利于自己健康的食品（如糖尿病人不吃过多的含糖食品或能够遵医嘱进食等）。

4）遵守就餐礼仪：能够遵守基本的就餐礼仪（如不挑食、能够在餐桌上就餐等），就餐时礼貌待人。（图5-4-70）

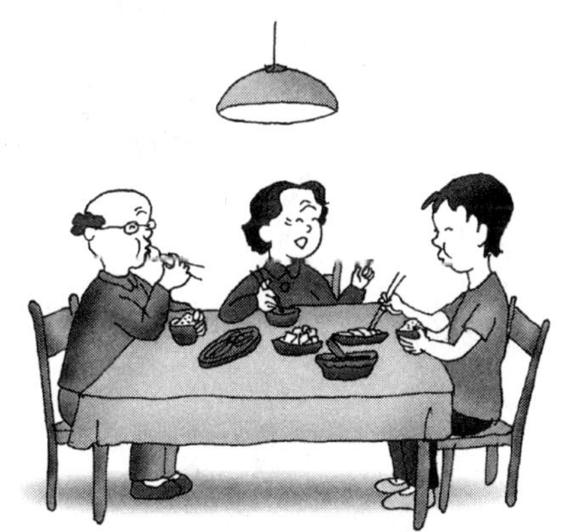
图5-4-70　就餐

（5）二便自理：

1）使用家里的厕所：能够独自使用家里的卫生间大小便，然后清洗，维护厕所清洁。（见图5-4-71）

2）使用公共厕所：能够分辨男女厕所，能够独立使用各种环境中的公共厕所。（图5-4-72）

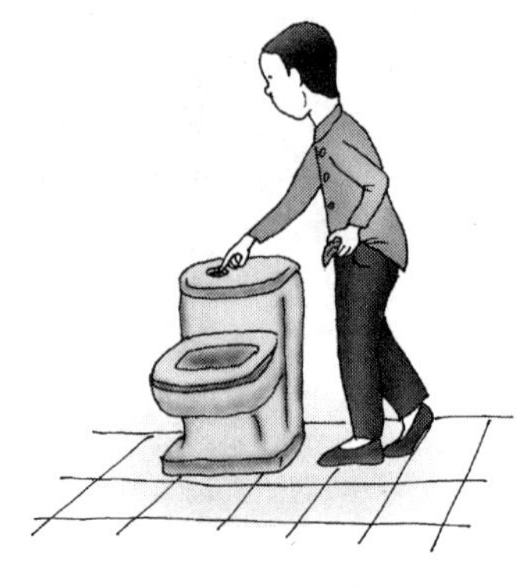

图 5 - 4 - 71　如厕

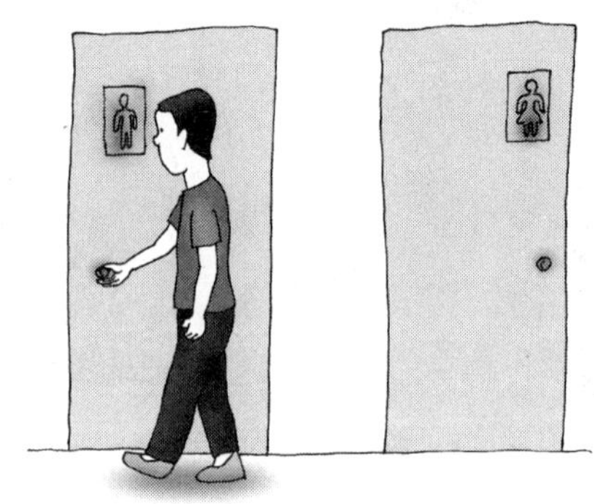

图 5 - 4 - 72　用公厕

（6）了解性知识：

1）了解一般性知识：对异性有适当的礼仪；有适当的性行为；能够处理月经或遗精；不在公开场合暴露身体或发生自慰行为，不做不恰当的身体接触。（图 5 - 4 - 73）

2）具有婚姻常识：了解婚姻与合法的性行为，计划生育知识，有抚养孩子的知识。（图 5 - 4 - 74）

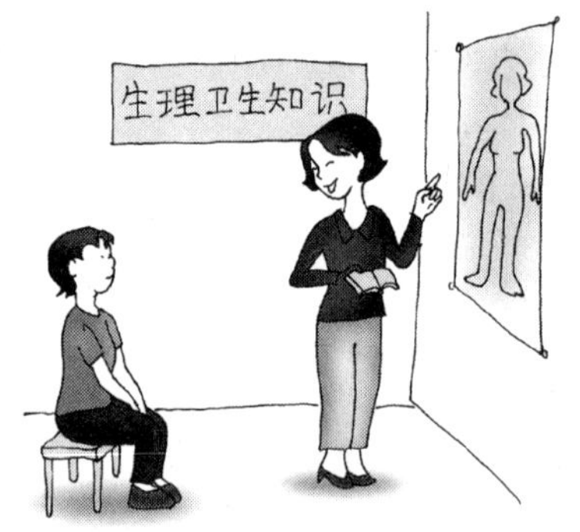

图 5 - 4 - 73　学习性知识

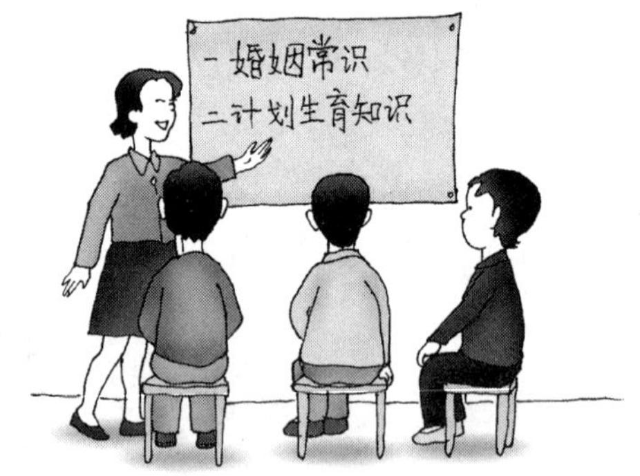

图 5 - 4 - 74　学习婚姻常识

3）防止性暴力：不受他人的引诱发生性行为；不对异性实施性骚扰或性侵犯。（图 5 - 4 - 75）

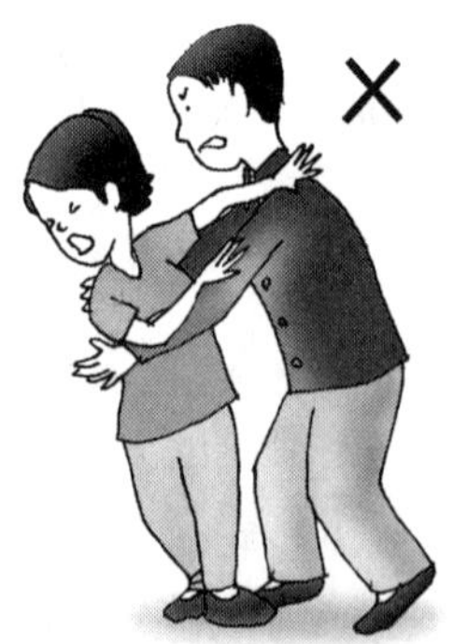

图 5 - 4 - 75　防止性暴力

2. **社会生活能力训练**

（1）文明：

1）知道自我形象、能控制情绪：在家里、工作单位、社交场合、公共场所表现得体、有礼貌。（图5－4－76）

2）懂得尊老爱幼：有孝敬老人、照顾幼小者的行为。（图5－4－77）

3）与家人、邻里友好相处，互助、合作：能够关心家人、与邻里和睦相处。（图5－4－78）

4）与人交往使用文明用语：适当场合恰当使用“您”、“请”、“您好”、“没关系”、“对不起”、“再见”、“谢谢”。（图5－4－79）

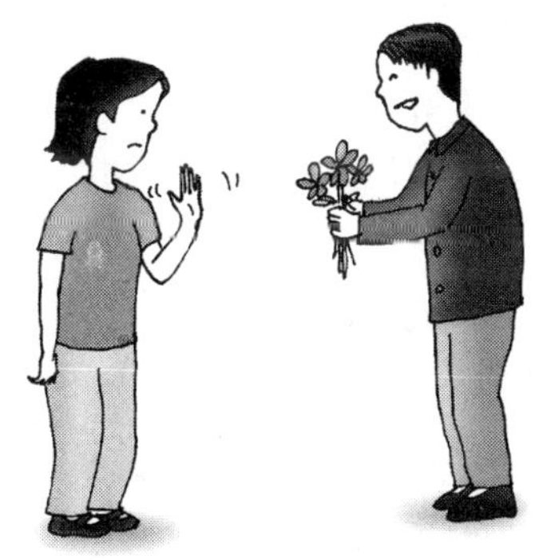

图5－4－76　讲礼貌

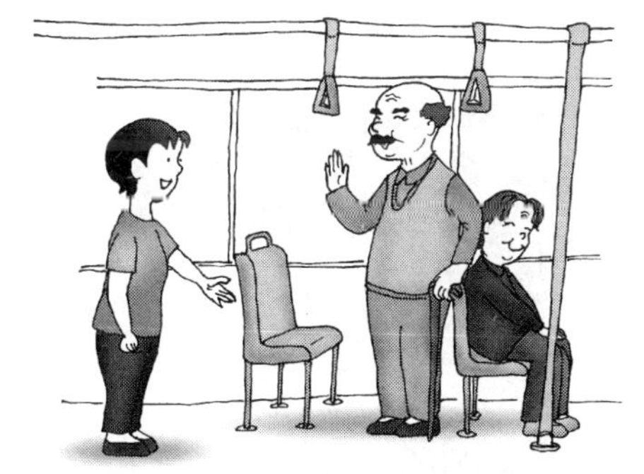

图5－4－77　尊敬老人

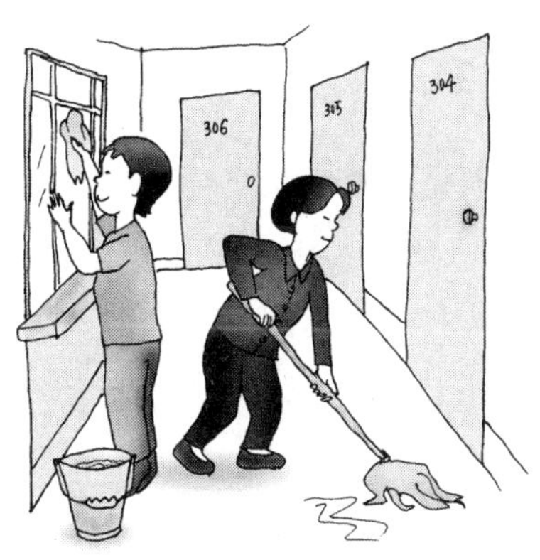

图5－4－78　与人合作

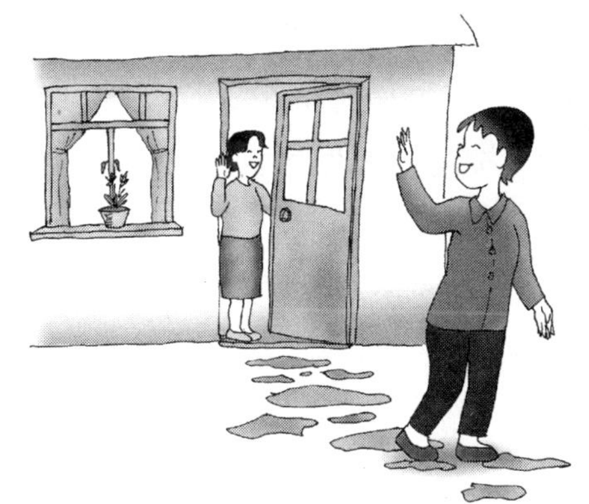

图5－4－79　文明用语

5）接待客人：主动让座、倒水、交谈、迎送客人。（图5－4－80）

（2）礼仪：

1）做客：文明敲门，主动问好，说明来意，办完事告别。（图5－4－81）

2）接受帮助或受礼时礼貌答谢：接受帮助、接受礼品时表示感谢。（图5－4－82）

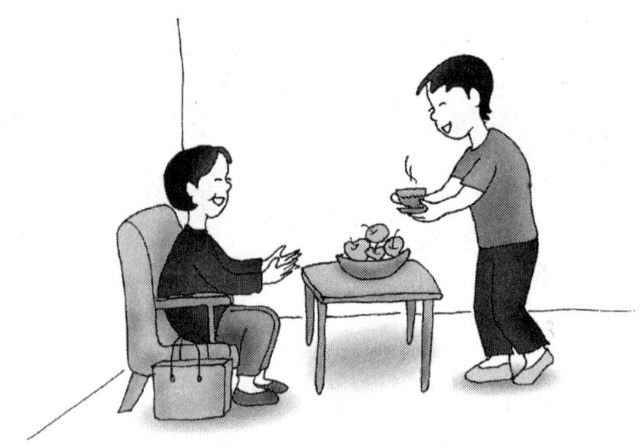

图 5-4-80　接待客人

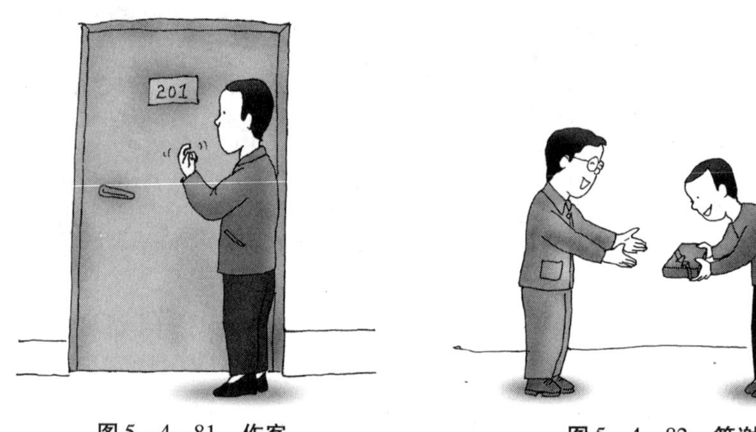

图 5-4-81　作客

图 5-4-82　答谢

3）拒绝不能或不愿做的事：对不应该做的事、不愿做的事会礼貌地拒绝。（图 5-4-83）

4）懂得尊重他人：与人交往有礼貌，姿态、服饰得体，不大声吵或哭闹，不干扰别人休息、工作。（图 5-4-84）

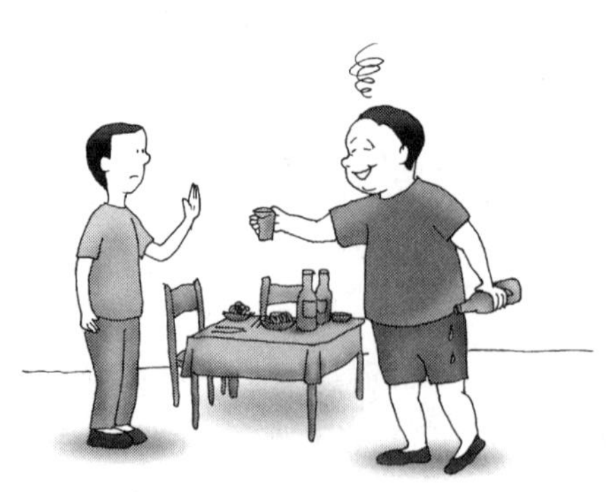

图 5-4-83　拒绝

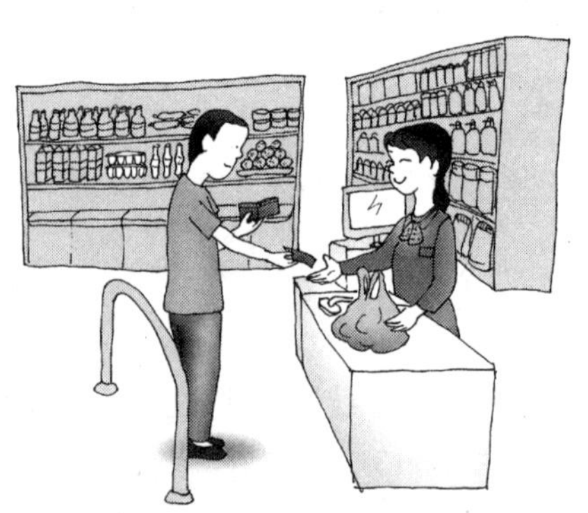

图 5-4-84　尊重他人

5）公共场所文明着装、守规矩、讲卫生：男不光膀子，女不穿短、透、露的衣服；乘车不挤、不抢座；不随地吐痰，不随地扔果皮纸屑；不跨一米黄线。（图 5－4－85）

6）穿着礼仪：能根据自己性别和不同的场合穿着恰当的衣物，根据季节或节日选择适当的服饰。（图 5－4－86）

（3）熟悉社区环境：

1）知道社区地理位置及重要标志：能说出社区地点及周围重要建筑物或标志。（图 5－4－87）

2）使用社区内公共设施：能使用公共厕所、公用电话、车站、商店、银行、邮局、饭馆。（图 5－4－88）

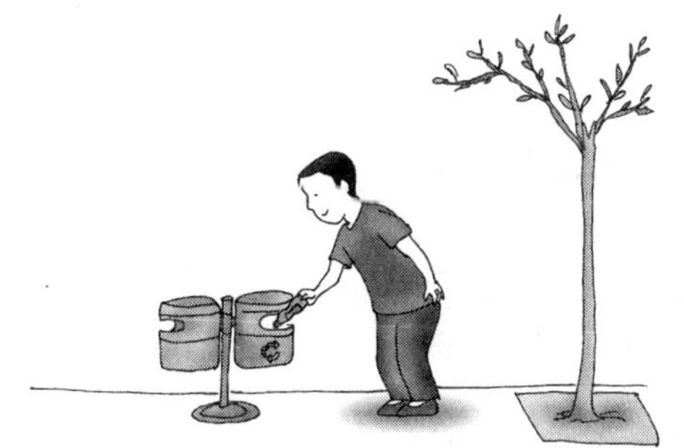

图 5－4－85　讲究公德

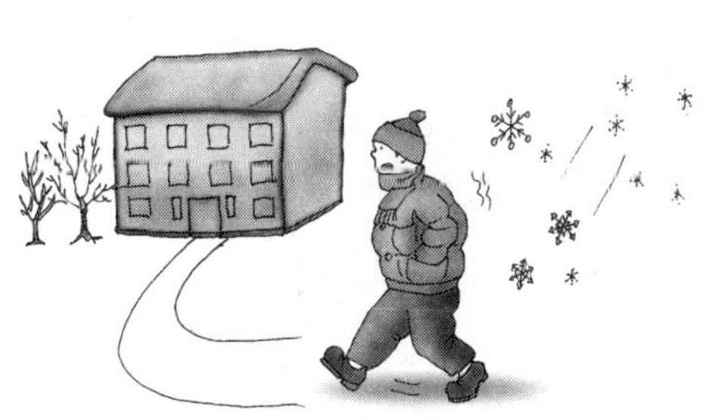

图 5－4－86　穿着得体

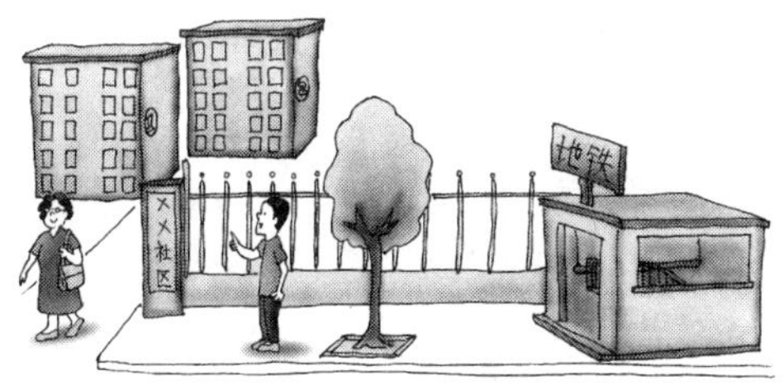

图 5－4－87　了解社区环境

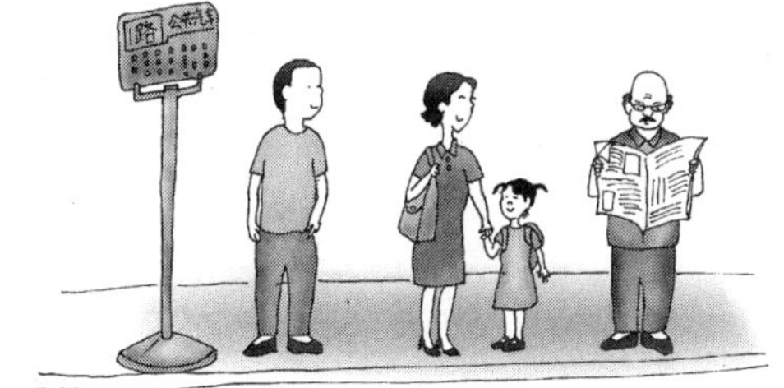

图 5－4－88　使用公共设施

3）会购物：认识商店，能找到自己准备购买物品的柜台，知道购物程序，会选购商品，懂得简单购物常识。（图 5－4－89）

4）参加社区活动：能主动参与社区植树、大扫除、文体活动等。（图 5－4－90）

5）会保护社区环境：懂得并保护社区卫生、绿化与安全环境。（图 5－4－91）

6）会阅读杜区通知，填写生活中常用的表格：主动阅读社区通知，知道社区重大活动及要求，会填写个人简历、登记表及存取款单，交水电费。（图 5－4－92）

7）发现可疑人或问题及时报告居委会：发现问题，并能够及时找到居委会报告情况。（图 5－4－93）

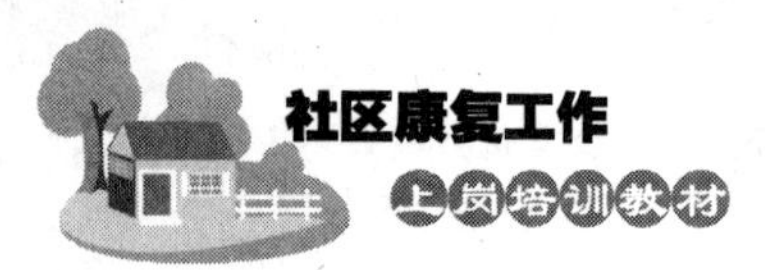

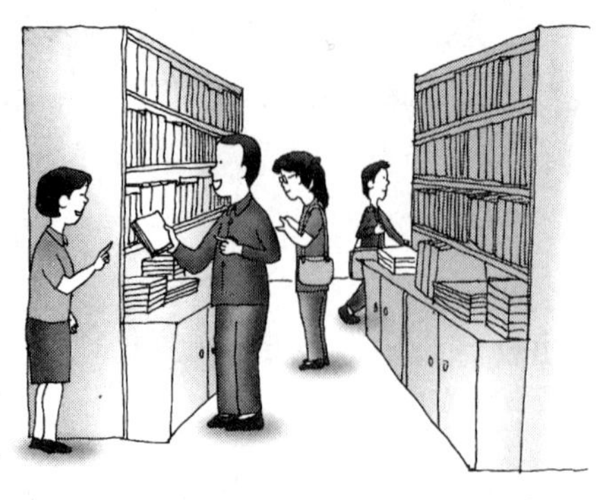

图 5－4－89　**购物**

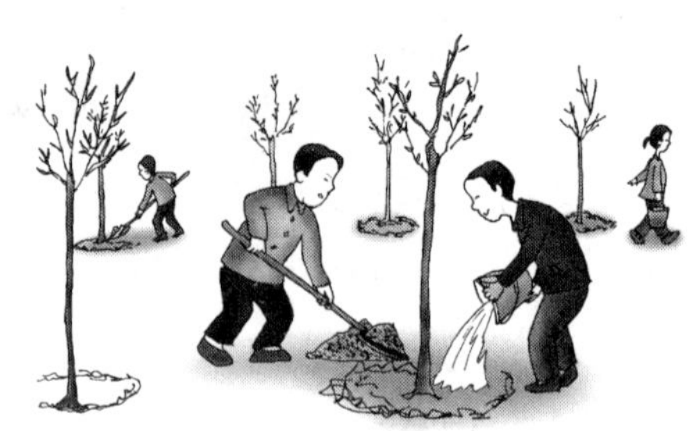

图 5－4－90　**社区活动**

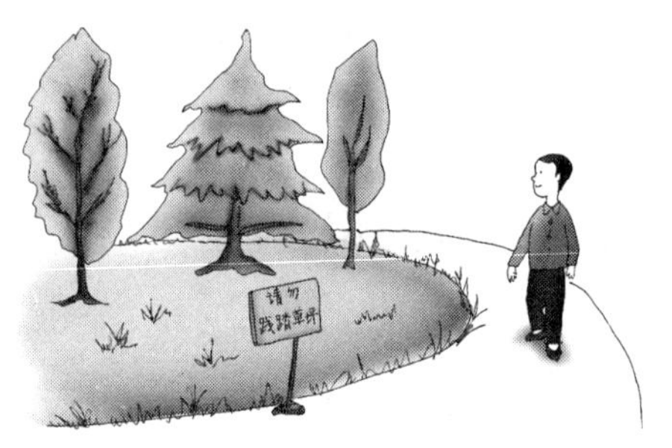

图 5－4－91　**保护环境**

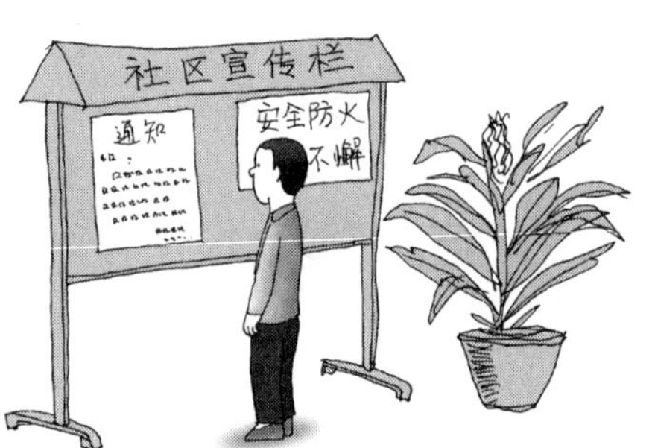

图 5－4－92　**阅读通知**

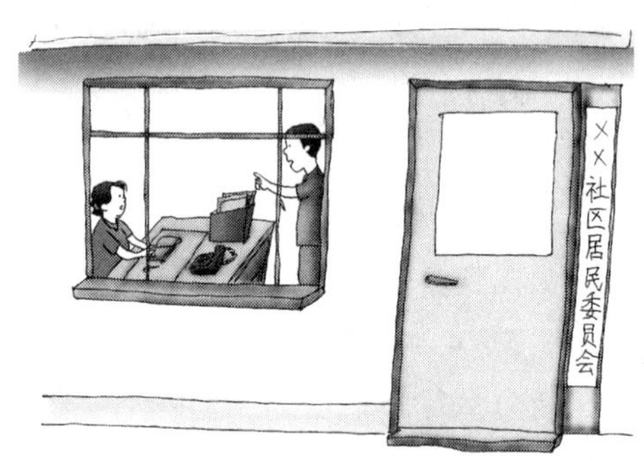

图 5－4－93　**报告居委会**

（4）安全常识：

1）懂得饮食卫生常识：能做到不吃腐烂变质、不干净食品，不吃零食，不偏食、挑食，按时进进餐，不过饱，不喝酒，不吸烟，做到饭前便后洗手，知道病从口入，懂得讲究卫生。（图 5－4－94）

2）知道预防感冒：依天气变化换衣服，不随便穿脱衣物。（图 5－4－95）

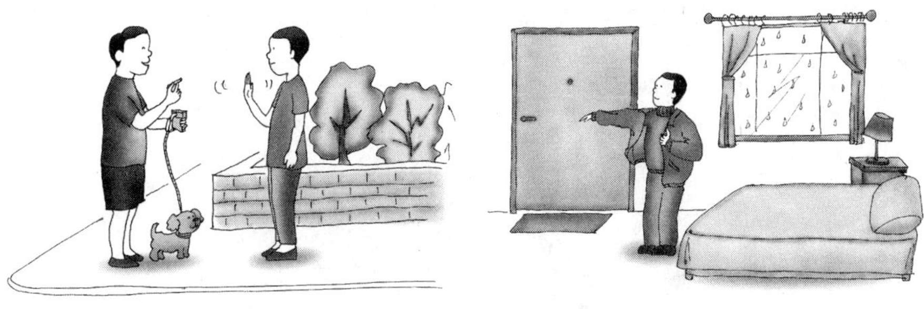

图 5 -4 -94　拒绝吸烟　　　　图 5 -4 -95　预防感冒

3）知道男女有别、保护隐私：有自我保护意识和能力，尊重自己。（图 5 -4 -96）

4）懂得遵守交通法规：不闯红灯，行进时走便道，过马路时走人行横道，骑车走慢行道，安全礼让。（图 5 -4 -97）

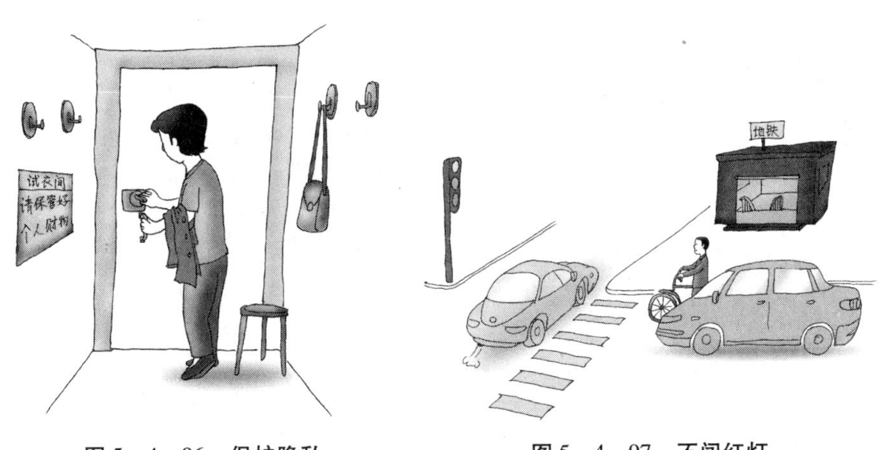

图 5 -4 -96　保护隐私　　　　图 5 -4 -97　不闯红灯

5）能小心避开危险：懂得自觉远离建筑工地或出事地点（如打架、交通事故等）。（图 5 -4 -98）

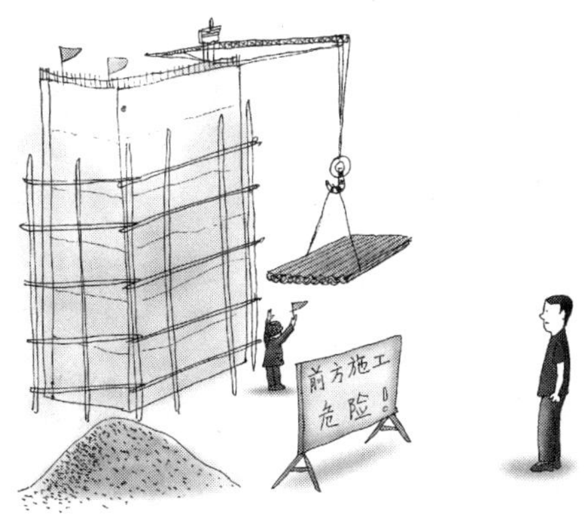

图 5 -4 -98　避开危险

6）遇到危险时呼救：记住电话号码及功能（火警119，匪警110，医疗急救120）。（图5－4－99）

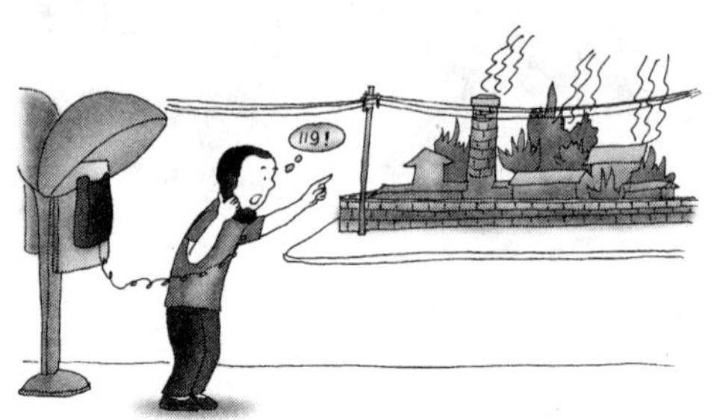

图5－4－99　呼救

7）能注意用药安全，妥善放置酒精、汽油等化学物品：不乱吃药，把药品、化学物品放在妥当的地方，安全保管。（图5－4－100）

8）能拒绝陌生人：不与陌生人接触、交往。（图5－4－101）

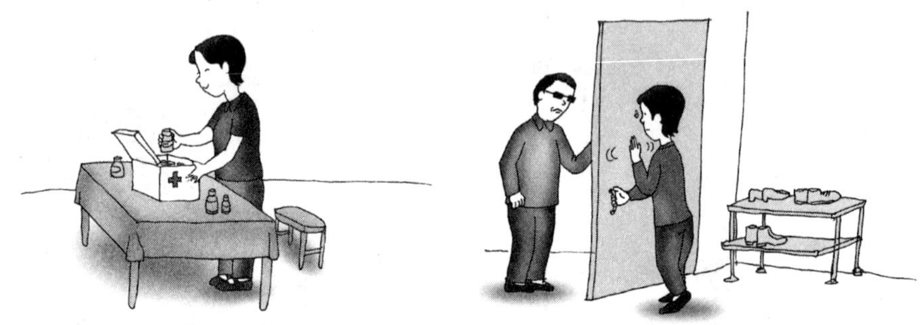

图5－4－100　安全保管药品　　图5－4－101　拒绝陌生人

9）知道防火、防盗、防汛、防震等简单常识：知道用火、用电注意事项，知道防盗、防汛、防震，发现情况及时报告居委会。（图5－4－102）

（5）文体活动：

1）个人休闲娱乐：能自己唱歌、做操、舞剑、绘画、写书法、看电视。（图5－4－103）

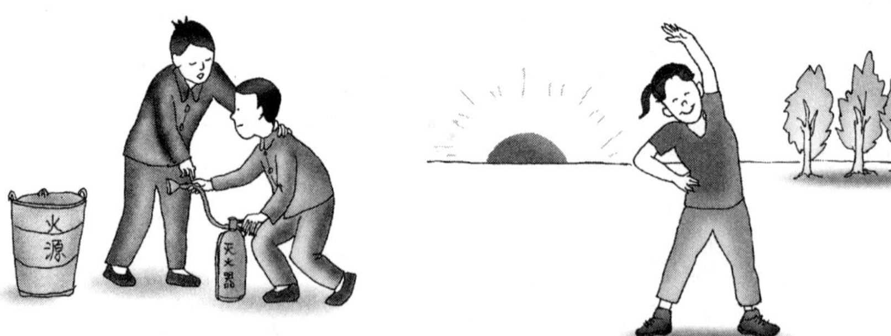

图5－4－102　防火　　图5－4－103　休闲

2）与家人共同娱乐：能与家人打扑克、聊天、旅游。（图 5－4－104）

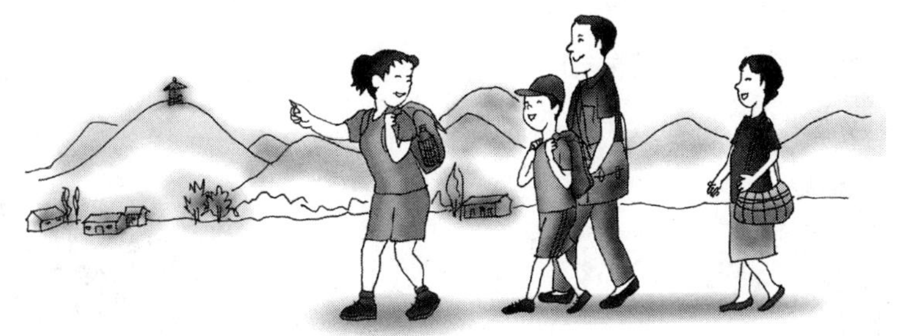

图 5－4－104 共同娱乐

3）参加社区娱乐活动：能参加社区文体活动、教育培训活动及公益活动。（图 5－4－105）

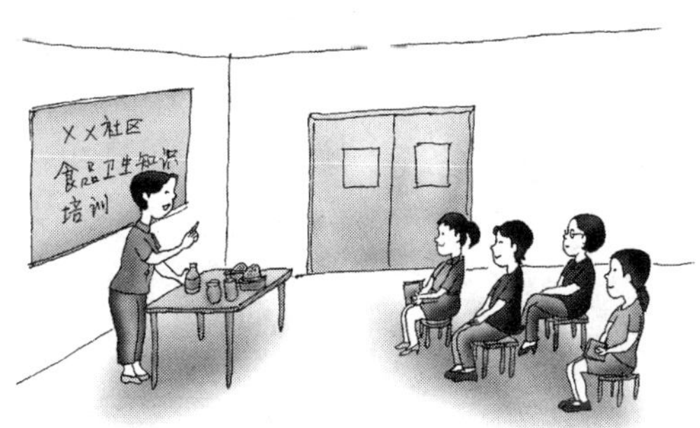

图 5－4－105 参加社区活动

3. **就业能力训练**

（1）对职业的了解：

1）认识了解多种职业：知道工人、农民、售货员、送奶工、清洁工等的形象特征，知道他们的工作责任。（图 5－4－106）

2）了解报酬：知道工作作为一项社会性的生活活动，能给自己和家人带来物质收入，带来生活的独立，提高生活质量。（图 5－4－107）

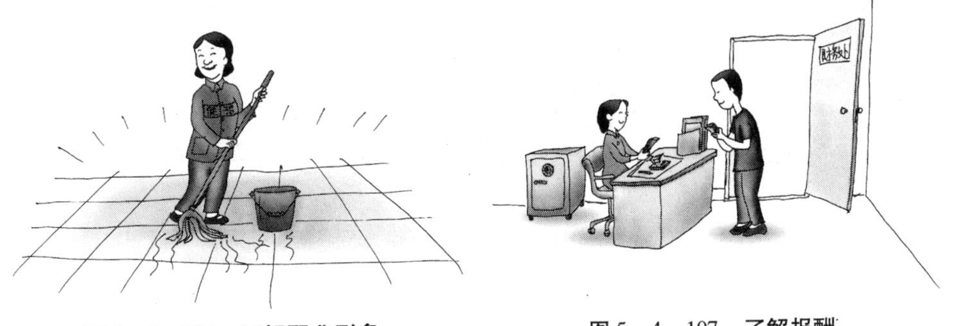

图 5－4－106 了解职业形象

图 5－4－107 了解报酬

3）自身评价：对自己的身体和劳动技能状况有正确的评价，形成积极向往新的工作和生活的愿望。（图 5－4－108）

4）学习技能：知道对相关的知识进行学习，对工作技能进行实际的操作练习，才能适应工作的要求。（图 5－4－109）

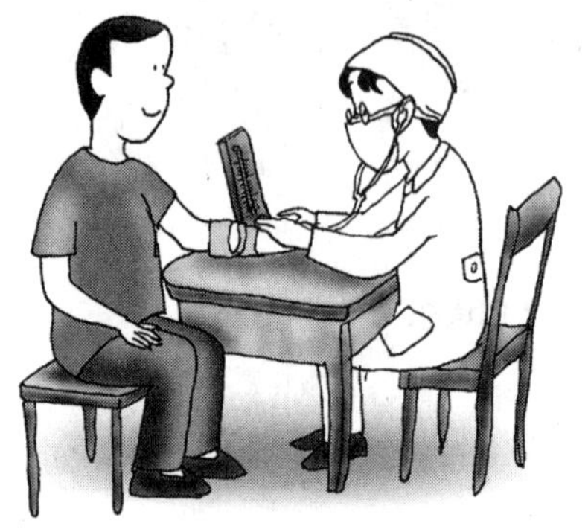

图 5－4－108　评价自身健康状况

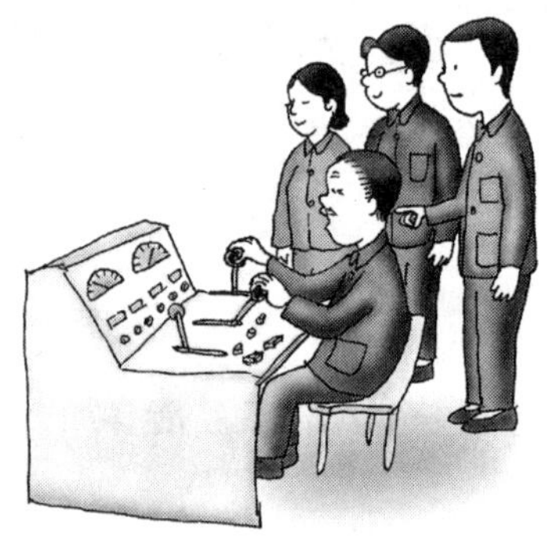

图 5－4－109　学技能

5）端正劳动态度：工作认真、积极、主动、守时、守纪。（图（5－4－110）

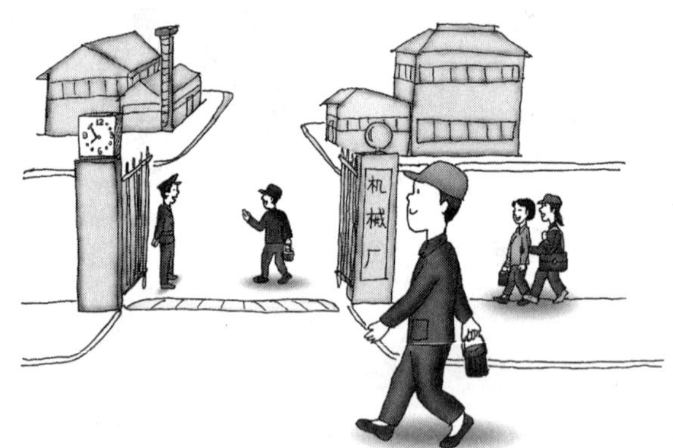

图 5－4－110　按时上班

6）培养优秀工作品质：做事有始有终，工作有责任心。（见图 5－4－111）

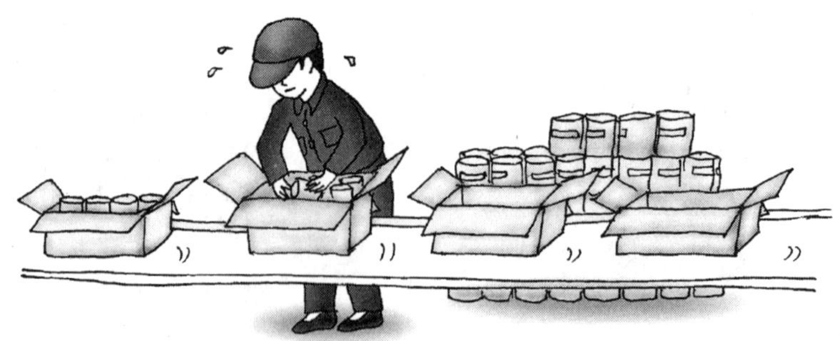

图 5－4－111　努力工作

（2）掌握基本劳动技能：

1）有家务清洁技能：正确使用清洁工具、洗涤用品，会擦拭家中常用物品，能将垃圾分类，及时处理垃圾。（图5－4－112）

2）整理衣物：会折叠衣物、被褥，能适时晾晒衣物、被褥，做好衣物保养、保存，进行简单缝补。（图5－4－113）

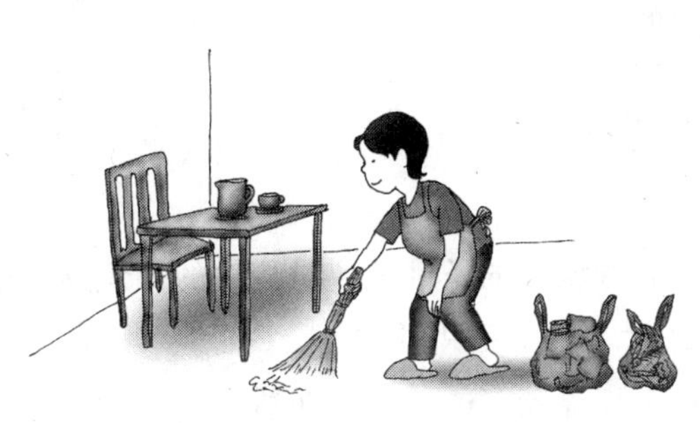

图5－4－112　清洁

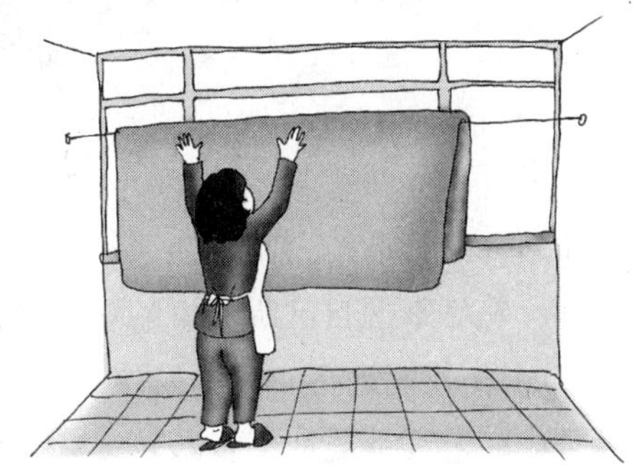

图5－4－113　晒被

3）布置居家环境：会摆放家具，适当布置装饰物，合理使用家庭空间，依质地、色彩搭配客厅、卧室。（图5－4－114）

4）使用工具：正确使用工作所需材料和用具，并做简单维护、保养。（图5－4－115）

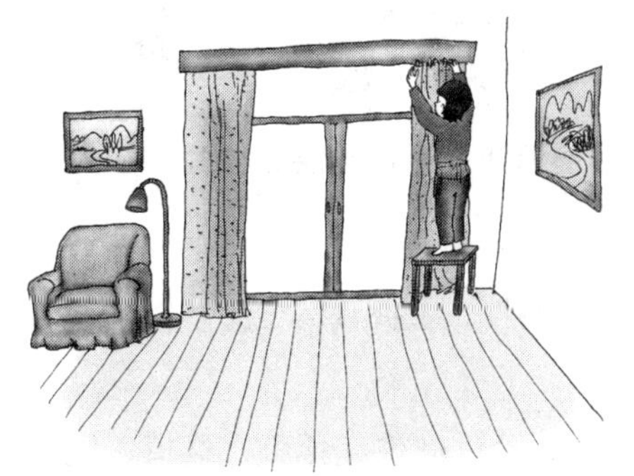

图5－4－114　布置居室

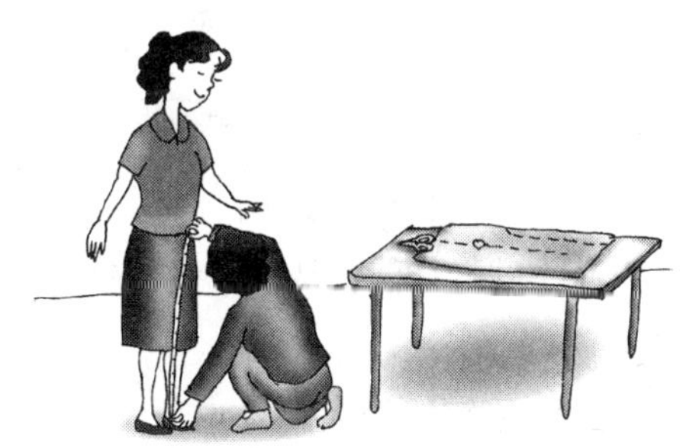

图5－4－115　使用工具

5）管理财务：会核算自己的工作量及工资，会简单记账，会安排开支，会预算并留有结余。（图5－4－116）

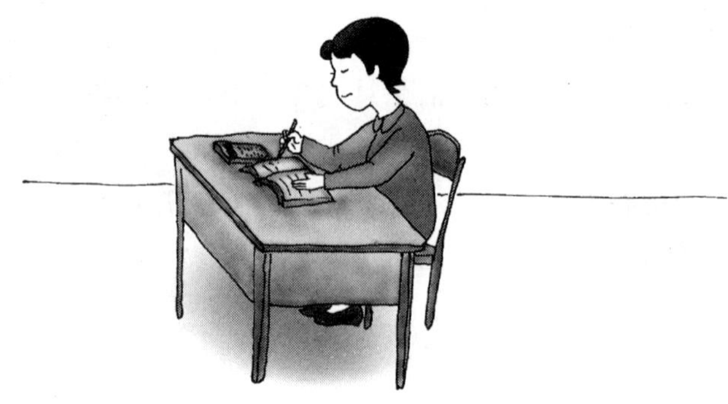

图 5－4－116　管理财务

（3）掌握简单工作技能：

1）熟练掌握自己所从事的职业技能：在教育训练的条件下，对相关的知识进行学习，对工作技能进行实际的操作练习，达到熟练和独立运用的程度。（图 5－4－117）

2）在监督下能从事步骤较多的工作：对于步骤较多的工作，在适当的提示下，能保质保量地完成任务。（图 5－4－118）

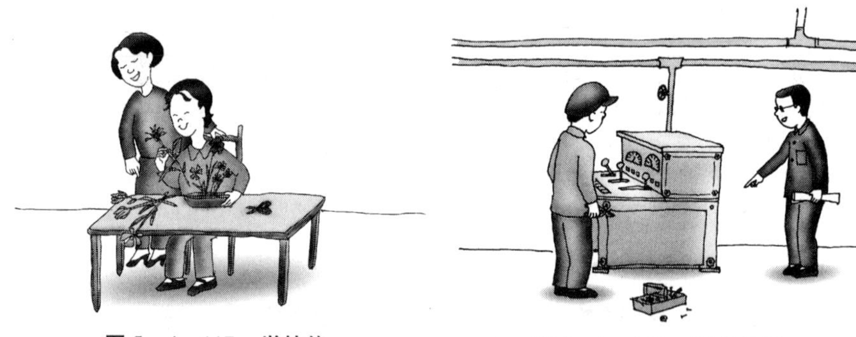

图 5－4－117　学技能　　图 5－4－118　完成任务

（4）掌握农业生产技能：

1）花木栽培技能：认识了解常见花木的名称、特性，掌握栽培方法及技术。（图 5－4－119）

2）作物栽培技能：做好平整松土工作，能正确进行播种、育苗、移植、施肥、中耕、灌溉、排水，依作物收获季节及时收获贮藏。（图 5－4－120）

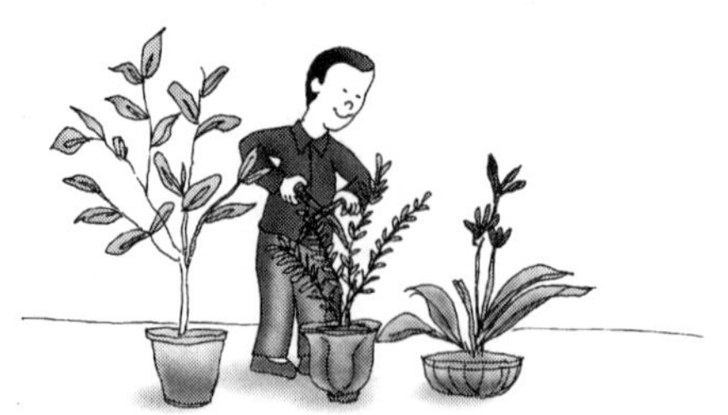

图 5－4－119　栽培花木

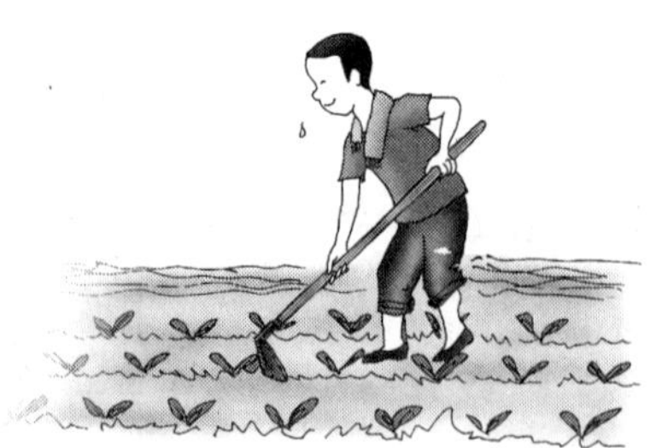

图 5－4－120　种庄稼

3）饲养家禽与家畜：了解熟悉家禽与家畜的名称、习性、饲养方法、主要食物及清洁卫生管理，能做预防、治疗常见病的工作。（图5－4－121）

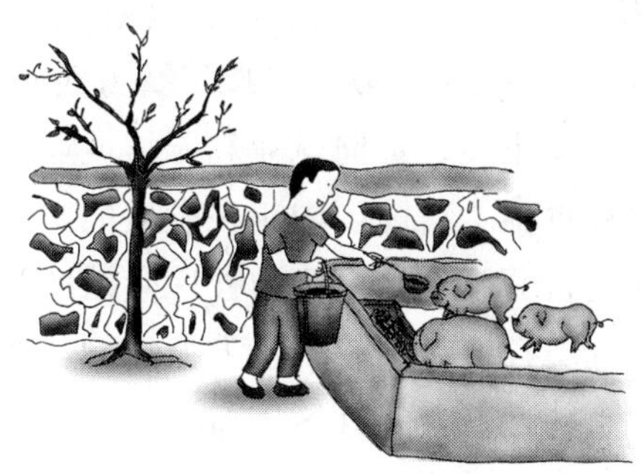

图5－4－121　饲养家畜

（5）参加社会服务：

1）参加公益活动：参与社区绿化、扶助弱势群体等公益活动。（图5－4－122）

2）社区清洁工作：在居委会的安排下，会做社区公共环境卫生服务。（图5－4－123）

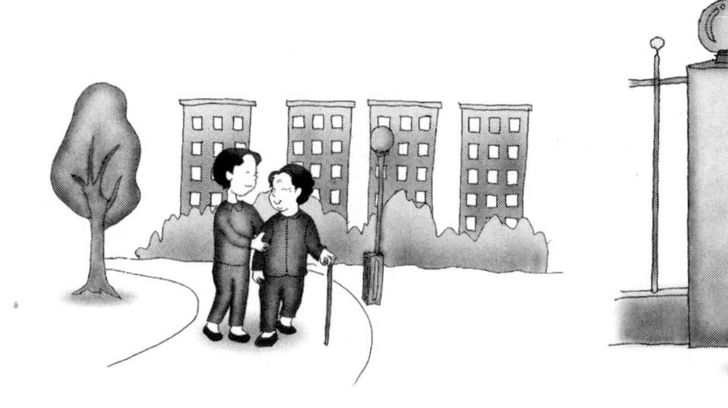

图5－4－122　公益活动

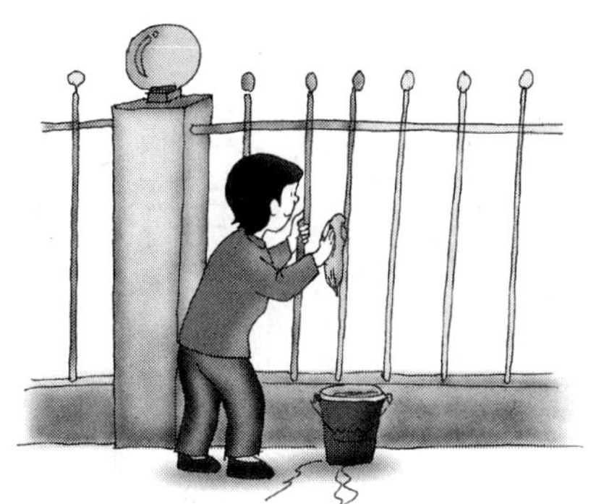

图5－4－123　社区清洁

（三）家庭与社区支持

1. **家庭支持**　对成年智力残疾人的家庭支持与对儿童智力残疾人的家庭支持有所不同，对智力残疾儿童的家庭支持主要是对其父母的支持，对智力残疾成年人的家庭支持是以对智力残疾人本人的支持为主，协助他们过上独立的成年生活。家庭支持的主要内容包括个人生活自理、独立居家生活、青春期心理卫生和健康、人际关系问题、处理个人财务、利用社区服务、参与社区生活等方面。其中，青春期问题成为智力残疾儿童过渡到成年时的具有挑战性的问题，应该妥善处理。成年智力残疾人的青春期教育主要包括教会他们保护个人隐私、维持性健康，恰当处理两性人际关系，尊重家庭的生活习俗，并与当地的文化和民俗民风保持一致。让成年智力残疾人拥有健康有趣的休闲娱乐活动，如鼓励他们从事动植物养殖、学会一些休闲爱好、参与体育活动，以丰富他们的日常生活。绝大多数的成年智力残疾人的家庭支持是在社区康复背景下，主要通过自然支持结合必要的专业支持的方式进行，只有为数不多的个案，如有严重的疾病或多重障碍的成年智力残疾人，需要在专门的康复机构内进行康复。

2. **社区支持** 成年智力残疾人的社区支持主要关注两个领域，一是劳动康复与就业，二是平等参与社区生活。劳动康复与就业是成年智力残疾人社区支持的核心问题。如何让成年智力残疾人通过劳动康复，走向就业和维持就业，这不仅关系到他们的经济来源，也关系到他们的生存价值。目前国内正在发展的阳光之家、温馨家园和阳光家园等，是成年智力残疾人进行劳动康复，迈向社区生活的重要一步；更重要的是通过社区支持帮助他们就业。我国各地区均有残疾人按比例就业的法规，为成年智力残疾人就业安置提供了机会。支持性就业是社区支持的重要内容。首先，利用按比例就业法规，为残疾人开拓工作机会，对获得的工作机会进行工作样本与环境分析，与残疾人的个人能力、特长和兴趣进行匹配，制定出帮助智力残疾人就业的支持计划。根据支持计划对个案进行集中训练、现场支持、跟踪辅导等环节，协助成年智力残疾人成功获得就业岗位，并维持就业。社区要为成年智力残疾人平等参与社会生活创造条件，如杜绝歧视，提供机会，鼓励残疾人参与社区公益活动，让他们履行社会公民的权责，成为社区的平等一员。

第五节　精神残疾的康复

一、精神疾病的防治

（一）什么是精神疾病

精神疾病是指在各种生物因素、心理因素及社会环境因素的影响下，大脑功能活动发生紊乱，导致认知、情感、意识和行为等精神活动不同程度地受到障碍的一类疾病。精神疾病主要包括：

（1）器质性精神障碍，如老年痴呆症。

（2）精神活性物质引起的障碍，如酒精、非成瘾物质和一氧化碳所致的精神障碍。

（3）精神分裂症和其他精神病性障碍，如偏执型精神病。

（4）情感性精神障碍，如躁狂症和抑郁症。

（5）应激相关障碍，如神经症。

（6）心理因素相关障碍。

（7）人格障碍和冲动控制障碍。

（8）精神发育迟滞与心理发育障碍。

（9）童年和少年期的多动障碍、品行障碍，如多动症。

（二）什么是精神病

精神病是精神疾病中较为严重的类型，包括精神分裂症、偏执型精神病、情感性精神障碍和器质性精神障碍等，但不包括神经症、人格障碍及一般的心理障碍。

（三）精神疾病的防治原则

1. **早发现、早诊断、早治疗的原则** 尽可能通过科学、正规、系统的治疗，消除患者的精神症状，为进一步康复奠定基础。

2. **长期服药的原则** 鉴于目前药物治疗尚未能达到根治的目的，为了控制症状，有些精神病人需要坚持长期服药，因为一旦停药，他们的病情便有复发的可能，比如精神分裂症患者。

3. **综合性治疗的原则** 包括药物治疗，物理治疗（电休克、脑波、激光和音乐），生活、学习、工作、人际交往、职业技能训练和劳动就业等方面的综合措施，可以提高治疗效果和预防复发，更可以提高病人的生活质量，促进其回归社会。

（四）精神病的药物治疗

在种类繁多的精神病治疗手段中，药物治疗是最为重要的一种。目前，常用的治疗精神病的药物有几十种，它们通过不同的机理作用于人的中枢神经系统，起到治疗效果。按其作用大致可分为抗精神病药、抗抑郁药、抗躁狂药与抗焦虑药四类。

1. **用药原则**

（1）在医生指导下使用的原则：治疗精神病的药物通常都是作用于中枢神经系统的，药理比较复杂，需要掌握的临床指征和注意事项较多，可能发生的副作用也较多，所以一定要在专科医院或专科医生的指导下使用，切忌让病人或病人家属自行到药店购药使用。

（2）严格掌握适应证的原则：精神病的药物治疗并非简单地对号入座，必须熟悉所用药物的作用机理、适应证和副作用等，才能安全、合理地使用。

（3）掌握用药剂量的原则：每次用药的剂量、药量的增减、使用疗程都是很有讲究的，要从小剂量开始，缓慢增量，使用足够的药量和达到足够的疗程。

（4）个体化的原则：要针对每个病人的不同情况，选用不同的药物、给药方法和给药剂量，不能完全按照书本简单、机械地操作。

（5）对症处理的原则：要随时注意病人用药后出现的不良反应及副作用，并且及时给予对症处理。

2. **药物的选择** 给病人选用最适合的药物（表5－5－1），需要把握以下两点：

（1）根据疾病的性质确定基本用药的种类。

（2）针对病人的主要症状（靶症状）选用药物。

表5-5-1 抗精神病药物简介

药名	适应证	靶症状	常用治疗剂量（毫克/日）
氯丙嗪	精神分裂症、情感性精神障碍、偏执型精神病等	兴奋躁动、幻觉妄想、各种思维障碍、行为紊乱等	口服300~600 （肌内注射每次25~50）
奋乃静	同氯丙嗪	幻觉妄想、焦虑紧张、思维障碍、淡漠退缩等	口服20~40 （肌内注射每次5~10）
氟哌啶醇	同氯丙嗪	兴奋躁动、躁狂状态、幻觉妄想、思维障碍等	口服10~30 （肌内注射每次5~10）
舒必利	同氯丙嗪	木僵违拗、淡漠退缩、思维障碍等	口服400~800 （肌内注射每次100~200）
氯氮平	同氯丙嗪	兴奋躁动、幻觉妄想、思维障碍等	口服150~300
利培酮（维思通）	同氯丙嗪	幻觉妄想、淡漠被动、思维障碍等	口服2~4
喹硫平	同氯丙嗪	幻觉妄想、淡漠被动、思维障碍等	口服400~800
奥氮平	同氯丙嗪	幻觉妄想、淡漠被动、思维障碍等	口服10~20
阿立哌唑	同氯丙嗪	幻觉妄想、淡漠被动、思维障碍等	口服10~30

3. 给（换）药的方法和剂量、疗程的掌握

（1）给药必须遵循“由少到多，逐步增加”的原则。首次给药剂量应视患者的具体情况确定，一般第一天的给药剂量不超过常用有效治疗剂量的1/3。

（2）由于首次给药剂量与有效治疗剂量之间常存在一定的差距，故需逐步递增药量。通常每3－4天增加一次药量；要分3－4个阶段增至有效治疗剂量。在增量的过程中，要密切观察病人的反应，如出现过度镇静（如嗜睡）、体位性低血压或明显的不适感，应暂缓增量，待不良反应消失后再考虑增量。

（3）在临床工作中，没有固定的疗程时间，但对大多数病人来说，通常一个疗程为3~4个月。

（五）我国的精神病防治康复工作模式

1. 社会化 以社会化的手段，从中央到地方，在政府部门的领导下，社会各界广泛参与，充分利用社会资源，建立组织管理网络，完善技术指导和康复治疗体系。其中，社区是社会化工作体系中的重要环节。

2. **综合性**　将预防、治疗、康复结合在一起，采取药物治疗、心理疏导、文体娱乐治疗、日常生活活动训练、社会适应能力训练，以及工疗、农疗、职业技能训练等，对精神病人进行治疗与康复，为他们回归社会生活创造条件。社区医生应当充分利用社区内的资源，并挖掘潜力，扩展综合性防治的外延。

3. **开放式**　解除关锁与禁锢，让精神病人在相对开放的环境中治疗与康复，帮助其回归社会，过正常人的生活。随着生物医学模式向生物－社会－心理医学模式的转化，精神病的防治与康复更加注重人本主义，与过去精神病院的封闭式管理相比，开放式的管理更加符合这一原则，而且有利于借助于医疗机构以外的力量促进病人康复，当然也就有利于病人的心理康复与社会康复。

二、精神残疾的全面康复

（一）什么是精神残疾

精神残疾是各类精神病患者的病情持续一年以上未愈，由于存在认知、情感和行为障碍，而影响其社会功能，阻碍其在家庭中与社会上行使应尽职责的情况。

（二）精神残疾的康复原则

1. **综合训练的原则**　除了坚持长期用药以外，精神残疾的康复重点是日常生活能力与社会参与能力的保持与增进。要将生活、学习、工作、娱乐、与人交往等方面的训练融入日常生活当中，贯穿于生命旅途的全程。

2. **以劳动就业为目标的原则**　不但要开展与职业技能有关的训练，而且要积极创造条件，争取全社会的理解和支持，为患者的就业开辟道路。

3. **创造和谐氛围的原则**　要为精神残疾人的亲属、邻居及密切接触者讲解相关知识，共建和谐的环境氛围，以便帮助他们及早、全面地回归社会。

（三）精神残疾的康复方法

1. **心理治疗**　心理治疗是应用心理学的理论和技术去治疗和矫正精神病人的病态心理。常用的心理治疗方法有个别心理治疗、集体心理治疗、心理咨询治疗、催眠和暗示治疗、行为治疗等，只有经过专门培训的专业人员才能真正规范地施治。

2. **工娱治疗**　工娱治疗是通过工作、劳动、娱乐、文体活动转移病人对病态体验的注意力，从而减少和消除精神症状，改善患者的情绪，提高病人对外界环境的适应能力，建立生活信心。这是目前在社区中使用的康复措施，应予以足够的重视。

3. **物理治疗**　物理治疗包括电休克治疗、脑波治疗、激光照射治疗、音乐治疗等。

其适应证各不相同，但在临床中的治疗价值却是不容忽视的。这些可以求助于社区医院的专科医生，在必要时使用。

4. **职业康复** 职业康复是为患者修复或重建职业技能，谋求或维持适当职业的过程。可以使患者充分发挥个人的潜能，恢复为家庭、为社会做贡献的能力，以实现他们的人生价值和人格尊严。医院、工疗站、农疗站、社区和患者的家庭等都应当承担起对患者的职业康复任务。职业康复包括以下过程：

（1）工作技能评估：实施职业康复前，要对患者的当前工作技能进行评估，对照病前情况，找出差距，明确目标，制定合理的康复计划。

（2）工作适应性训练：按照职业康复的计划，安排病人到相应的工作环境，使其逐步融入。如果患者不适应这样的环境，就要耐心地、策略地，从工作时间、工作内容与范围上采取循序渐进的方法，使其逐渐适应。

（3）职业技能训练：要结合病人的实际情况考虑职业定位，作出职业定位以后，就应进行职业技能训练，使病人渐渐地掌握从事该种职业的本领。对于是否保持病前的职业，应当根据个体情况，不可以一概而论。

（4）庇护性就业：病人虽然掌握了一定的职业技能，也不一定能够像正常人那样工作和生活。要帮助他们摆脱病人的角色，同时坚持继续治疗。这需要周围人的宽容和照顾。因此，为病人营造这种环境是非常必要的。

（5）过渡性就业：当病人具有了较好的职业技能，病情稳定3～5年以上时，就可以考虑就业问题了。在正式就业以前，需要一定的就业过渡期，以保证其对职业的适应。在这个过渡期，病人仍需得到别人的关照，有些大型企业创办的“康复车间”，就具有这样的作用。

（6）工作安置：工作安置是病人真正回归社会的体现，需要根据其工作能力等因素进行具体考虑，当然并非越简单越好。在现实生活中，人们往往自觉或不自觉地设置了障碍，影响精神病人回归工作岗位。所以，需要全社会对精神病人献出爱心；否则，精神病人的工作安置只能停留在理想阶段。

（7）职业保持：精神病人的职业保持需要两方面因素来决定：一是病人在工作安置以后能否胜任；二是对精神病人职业的保护性政策。前者在很大程度上取决于病情能否持续稳定，后者则需要政府和社会的帮助。

（8）社会技能训练：用训练的方法和学习的原则帮助精神病人学会人际交往和生活技能，并广泛应用和持续保留。其中包括：①用药；②休闲娱乐；③个人仪表和卫生；④钱财管理；⑤恰当的会谈；⑥使用交通工具；⑦待客与约会；⑧准备食品；⑨保持生活环境整洁；⑩外出购物与遵守社会规范等。这些内容应该列入训练的计划当中，采用行为矫正、情境模仿、示范指导、作业练习等多种措施，长期坚持。

第六节 孤独症儿童的康复

一、孤独症的概念

孤独症也称自闭症，是广泛性发育障碍中的代表性疾病，其症状的涵盖面非常广泛，包括情感、认知、社交、沟通、自主神经功能、整合功能及适应行为等多方面的功能损害，通常起病于三岁以内，其患病率约为儿童人口的2/万~5/万，男女比例为4:1。

二、孤独症的主要表现及特征

（1）社会交往能力障碍，或称为异常的社会性反应。

（2）严重的人际沟通障碍。

（3）刻板的行为模式和固定的行动程序。

（4）75%患儿有不同程度的智力缺陷，少部分高功能孤独症患儿的智力处于正常或接近正常水平，但在社会适应能力方面存在明显障碍。

（5）约1/3的患儿在少年或成年早期伴有不同程度的癫痫发作。

（6）约有2/5的患儿伴有多动症状，他们活动过度，注意力极度涣散。一些高功能的孤独症患儿会多次反复不停地问同一个问题。

（7）认知障碍不理解这个世界的人和物、人与人及其相关关系，听不懂指令，缺乏想象力，对抽象概念理解困难。

（8）感知觉发展异常表现为听觉、视觉、触觉、嗅觉、味觉过度敏感或过度迟钝。

（9）动作发育不良表现为动作笨拙，协调能力差，生活自理能力低下，使用工具困难。

（10）由于多重障碍引发的情绪行为障碍有焦虑、恐惧、紧张、自伤、自残、尖叫、冲动、攻击，大发脾气较为常见；另一些患儿极端退缩，不做任何事，社会功能明显低下。

三、孤独症儿童康复训练基本原则

1. **接受与理解的原则** 正视孩子患病的事实，全方位地接纳患儿，理解孩子的疾患，给孩子巨大的精神关怀，绝不当面对孩子发脾气。

2. **尊重的原则** 尊重孩子的自我世界，对他们在学习中遇到的困难给予必要的辅助，逐渐把他们引入一个多彩而有意义的世界中去。

3. **关爱的原则** 用亲切的话语、微笑的面孔、充满慈爱的眼神和温柔的抚触传达对孩子的关爱，让孩子在爱的氛围中成长。

4. **赞赏的原则** 调整心态，转换角度，用心发现孩子的每一点进步，真心夸赞他们，培养他们的自信心与好习惯。

5. **目标合理的原则** 要因人而异地制订合理的康复训练目标。孤独症儿童康复训练的最终目标，应该是最大限度地挖掘和开发患儿的潜在能力，教他们掌握简单的生活自理技能、生存技能、劳动技能以及与人交往的技能，尽力提高生活质量、融入社会。

6. **三早的原则** “三早”指的是“早发现、早诊断、早干预”。0～3 岁是大脑发育的最佳时期，7 岁以前是学习语言和养成习惯的最佳时期，错过了这个时期，康复的效果就会大打折扣。

四、影响康复效果的因素

1. **个体因素** 主要是指个体能力的差异，孩子的能力不同，年龄不同，康复训练的效果也不尽相同，这就是家长不得不面对的事实。教育工作者的任务是挖掘每个孩子最大的潜能，并努力促进他们潜能的发挥，这其中干预的年龄是一个很重要的因素。儿童教育的关键期是在 6 岁以前，早期发现、早期诊断、早期干预是康复训练的重要原则，越早效果越好。

2. **环境因素** 包括家庭环境和社会环境。

（1）家庭环境：家庭的经济状况、家庭成员之间的关系、对孩子的教养方式及教养态度等都是影响康复训练效果的重要因素。

（2）社会环境：主要是指幼儿园、学校的接纳度和社区的接纳度，环境对孩子的发展有着很大的影响，在接纳的大环境中，对能力较差的孩子，建立特殊支持服务系统，给予更多心理层面上的保护和支持，可以帮助他们适应环境。

五、康复训练的内容和方法

（一）特殊教育训练

根据孩子的个体差异以及智力水平，进行科学的测试评估并制定切实可行的康复训练计划及目标，要把技能分成若干个细小步骤，从简单到复杂，循序渐进地教给他们。

主要训练包括模仿、感知、粗大动作、精细动作、手眼协调、非口语认知、口语认知、生活自理技能、社会交往技能及行为矫正。

1. **模仿训练** 主要包括操作物品模仿、声音模仿，对没有语言的孩子，从动作模仿逐渐进入到声音模仿是比较容易成功的。

2. **感知训练** 主要包括听觉训练、视觉训练及触觉训练。

3. **粗大动作训练** 这是整个教育训练中的重要部分，要注意与课堂和家庭教学活动紧密地结合起来。

4. **精细动作训练** 涉及手和手指的活动，是发展生活自理能力、画画、书写以及职业技能的基础。

5. **手眼协调训练** 指双手和双眼的协调合作，主要通过画画与操作物品来实现。

6. **非口语认知训练** 包括对语言、手势和象征性符号交往的理解认知及对物品的辨别、配对、分类、排序等，没有口语的孩子也能学会这些技能。

7. **口语认知训练** 包括发音、用单词表达、说短语、说完整话、回答问题、描述活动和事件、社会性对话、问问题、回忆、复述、语言技能等。

8. **生活自理技能训练** 包括穿脱衣服训练、饮食自理训练、洗漱训练、大小便习惯训练，以及帮助做家务、培养兴趣和获得休闲娱乐技能的训练。

9. **社会交往技能训练** 包括社会性游戏技能、社会性互相交往技能两方面。

10. **行为矫正训练** 对自伤、破坏、攻击、自我刺激与重复刻板行为等进行矫正。

（二）行为干预训练

行为干预训练其实就是行为矫正训练的延伸，目的是减少问题行为，促进建设性行为，如增加社会化行为，减少攻击、冲动等各种不良行为。矫正的方法有“强化”、“隔离”、“故意忽视”、“惩罚”、“塑造与链锁”及“渐隐”等。其中“正强化”及“消退”两种方法最为常用：正强化是针对良好行为的发生给以奖励；消退，也叫做负强化，是针对接受惩罚的患儿，一旦出现了良好行为，便减少或撤除惩罚。由于孤独症患儿行为表现各异，行为矫正最好采用一对一的方法进行。

传统的行为干预训练是通过控制环境以增加、减少或保持某种行为。治疗中控制行为的条件与结果，帮助孩子增加恰当的行为，减少不恰当的行为。同时还要做到“四不”、“四要”：不要只是惩罚问题行为，而是要多鼓励良好行为；不要只是埋怨，而是要应用ABC（A＝前因，即问题行为出现前的情况，时间、地点、对象、行为发生的经过；B＝行为，即具体的问题行为本身；C＝结果，即问题行为出现后的处理方式、效果，你做了什么？孩子做了什么?）模式认真分析，找出引起问题行为的原因及处理的策略；不要只是阻止，而是要善于利用和转移；不要只说：“不许这样做!”而是要说：“我来帮你这样做。”

（三）感觉统合训练

感觉统合训练是以游戏的方式对儿童的前庭、肌肉、关节、皮肤及多种感官给予刺激，针对大脑对外界信息的处理不良问题进行矫正，促进脑神经细胞的成熟，使神经细胞间形成正常通路，促进神经功能的发展。感觉统合训练不只是一种生理上的功能训练，而且是协调心理、大脑和躯体三者之间相互关系的训练。这种训练可以促进儿童感觉系统的发育，增强儿童的自信心及自我控制能力。在游戏中增加感觉信息的输入，尤其是增加对前庭的刺激量，可以促进感知觉的协调，改善大脑的功能。

1. **滑板训练** 让孩子俯卧于滑板上，挺胸抬头，并拢双腿，从滑梯上向下俯滑至地面（铺有地毯），再从地面滑回起始处。这样反复来回滑行多遍。训练的目的是调整前庭功能、本体感觉功能，使触觉的敏感程度趋于正常，促进大脑功能的协调发展。(图5－6－1)

2. **吊缆训练** 让孩子俯卧于吊缆上，训练人员前后、左右晃动吊绳。孩子适应后可进行旋转运动。其强度和时间要根据孩子的反应情况确而定。还可进一步拓展训练方法，比如吊缆游戏加插棒、吊缆游戏加接球等。目的是调整前庭功能，促进“手—眼—脑”功能的协调。(图5－6－2)

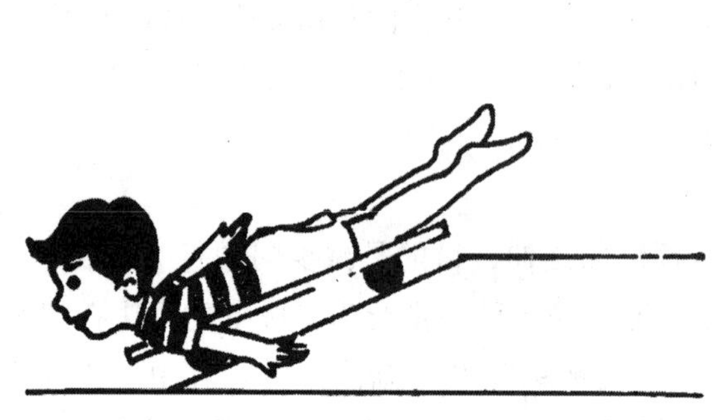

图5－6－1 滑板训练

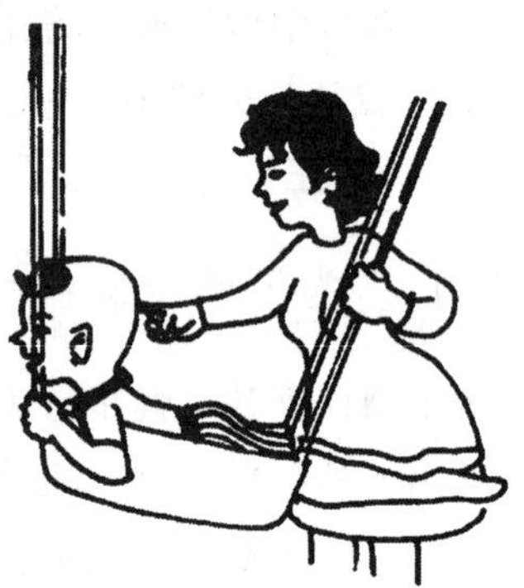

图5－6－2 吊缆训练

3. **旋转浴盆训练** 让孩子坐在底部为半球状的塑料盆中，训练者轻轻摇晃塑料盆，强度及时间可根据孩子的反应进行调整。目的是调整平衡觉、本体感觉及触觉，促进眼球的协调能力。(图5－6－3)

4. **圆柱吊缆训练** 把圆柱悬吊于平衡架上，悬吊滑轮可向各个方向转动，让孩子用上下肢环抱圆柱进行前后、左右的晃动，适应后再进行旋转运动。目的是调整平衡觉与触觉，促进视听功能。(图5－6－4)

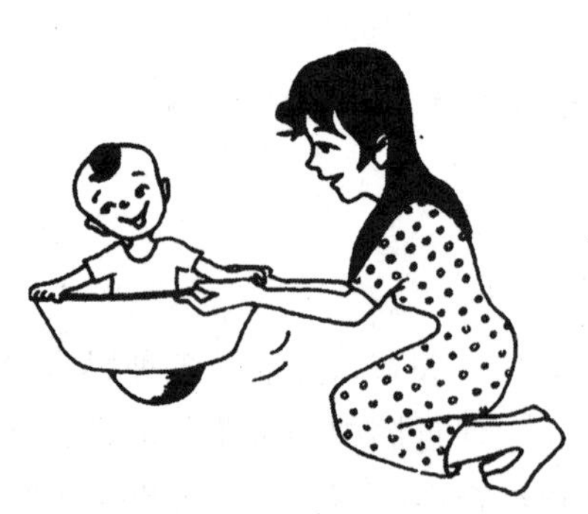

图5－6－3 旋转浴盆训练

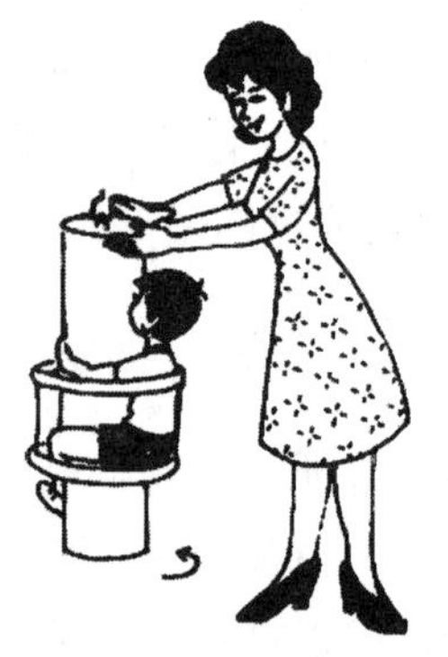

图5－6－4 圆柱吊缆训练

5. **蹦蹦床训练训**　练人员抓住孩子的双手，让孩子在蹦蹦床上跳跃，配合着口令、音乐更能增加孩子的兴趣。根据孩子的具体情况，可以在跳跃的基础上变换花样，比如跳跃 + 接球，跳跃 + 投球入网。训练人员应当配合表情或语言奖励，以激发孩子的兴趣和信心。目的是调整前庭功能，促进本体感觉与手眼协调能力。(图 5 – 6 – 5)

6. **垫上训练**　训练人员扶住孩子的双足，让孩子在垫子上进行翻滚训练；对能听指令的小孩，可以在有节奏的口令或音乐的引导下进行连续翻滚。为强化训练力度，将软垫呈 30 度角左右倾斜，或将软垫摆成阶梯状，让孩子侧身从上往下滚。目的是调整触觉敏感度，促进身体动作的协调等，对大脑双侧的协调或运动功能的发展大有好处。(图 5 – 6 – 6)

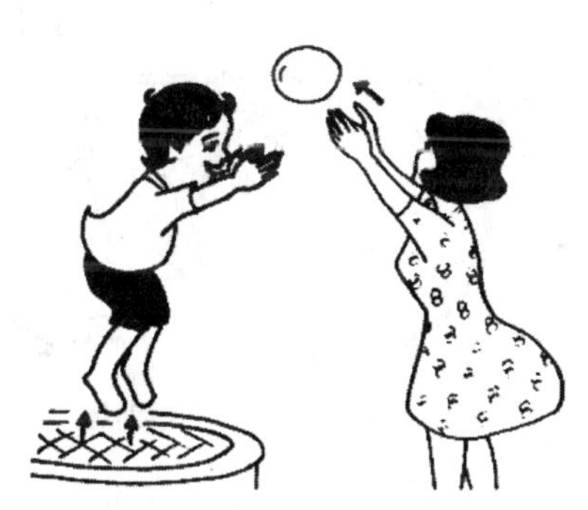

图 5 – 6 – 5　蹦蹦床训练

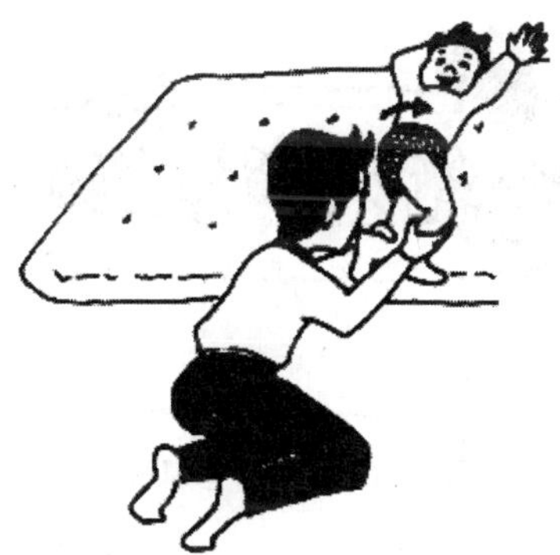

图 5 – 6 – 6　垫上训练

7. **走线训练**　在地上画一条直线或波浪形曲线或一排脚印，让孩子踩着行走。足尖对着足跟，双臂向两侧伸展，抬头看着正前方，始终踩着线走到终点。练熟后，可端着水碗或头顶水碗开展比赛，增加难度和趣味性。目的是调整平衡觉、本体感觉，促进中枢觉醒状态。(图 5 – 6 – 7)

8. **蟹行训练**　让孩子们一起按路径排成一排，和着音乐、口令或儿歌，模仿螃蟹横行的样子走路，行走距离根据孩子的体力而定。目的是调整平衡觉、本体感觉，促进手—眼—脑的协调与颈肌控制能力。(图 5 – 6 – 8)

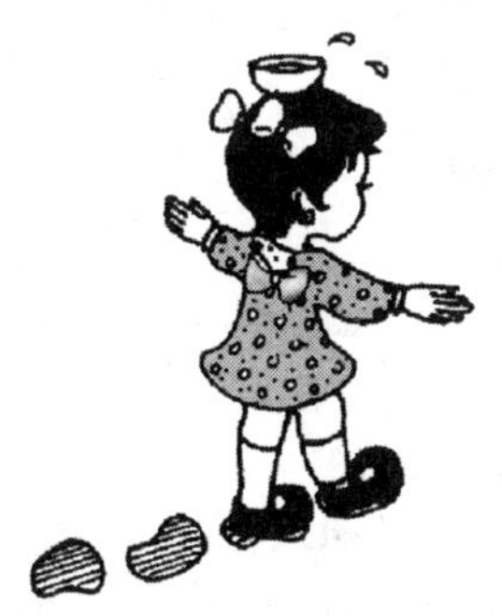

图 5 – 6 – 7　走线训练

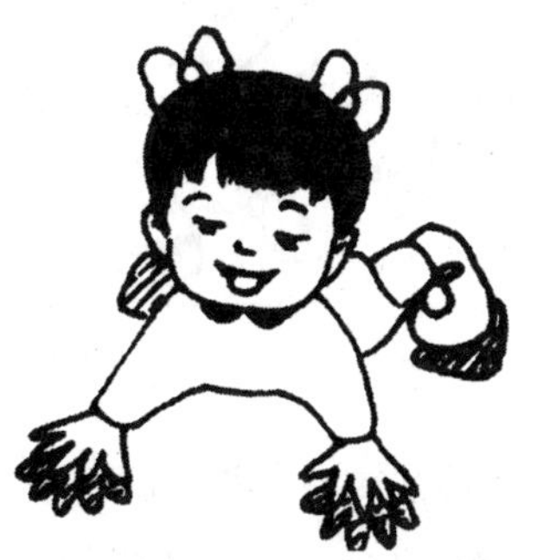

图 5 – 6 – 8　蟹行训练

9. **爬行训练** 设计曲线路径、路中障碍及山洞等（可利用桌、椅、纸箱等），让孩子分别模仿蜗牛、青蛙等动物的姿势越过障碍物，到达终点后再返回起始点。目的是促进平衡觉、触觉及运动觉的协调发展，促进颈部肌肉的控制能力。

10. **球池训练** 引导孩子跳入球池，将全身埋入球中，再做各种动作，如坐、站、俯卧、翻滚，使身体各部位都接受到刺激。目的是调整触觉统合功能，促进前庭平衡、本体感觉等能力的发展。（图5－6－9）

11. **大龙球训练** 可以取仰卧位、俯卧位、坐位，在大龙球上随意运动。目的是调整触觉、平衡觉、本体感觉，促进视听觉能力的发展。（图5－6－10）

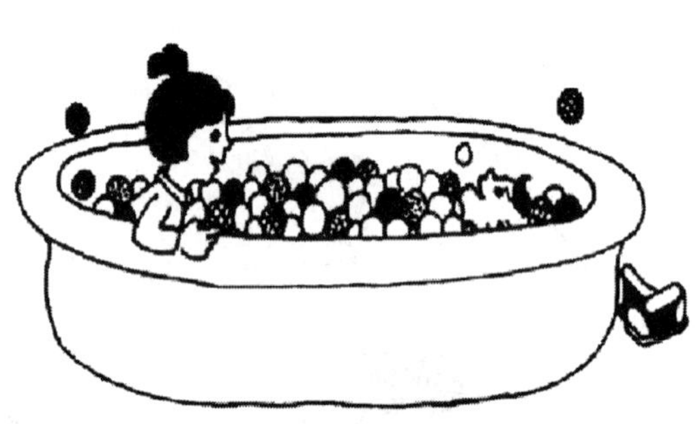

图5－6－9 球池训练

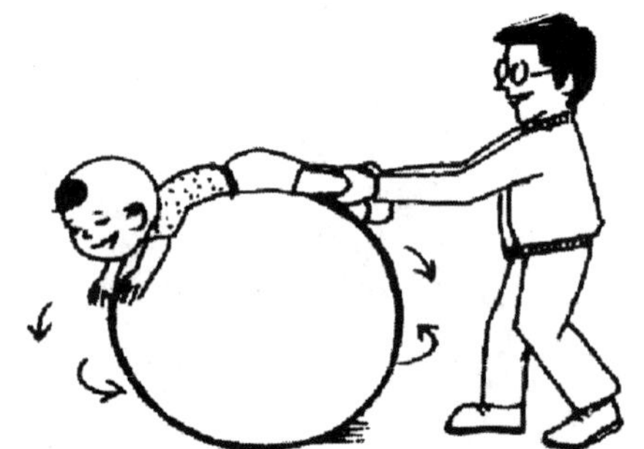

图5－6－10 大龙球训练

12. **浴巾蛋卷训练** 用浴巾将孩子卷裹起来（除头颈部外），并使孩子滚动起来，使躯体充分地受到刺激。目的是调整触觉敏感度，促进身体协调能力的发展。（图5－6－11）

13. **软垫压身训练** 用泡沫软垫或木棉枕头将孩子夹于其中，挤压全身（除头颈部外），从下肢往上肢挤压、揉搓，顺序为：小腿→大腿→臀部→腰→背→上肢。挤压时注意孩子的表情，用力不要太重太猛，逐渐加大力度。目的是调整触觉敏感度。（图5－6－12）

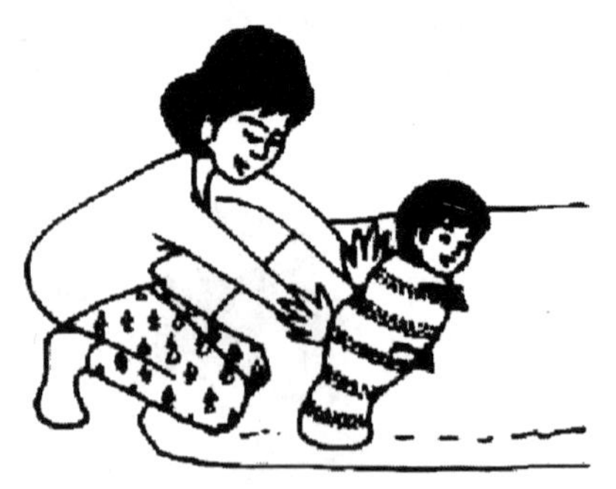

图5－6－11 浴巾蛋卷训练

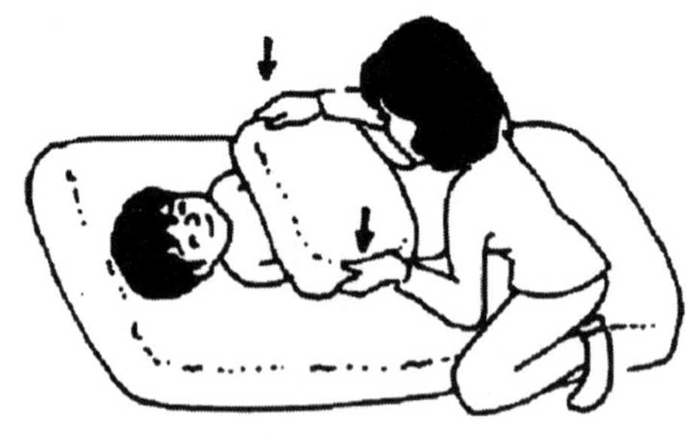

图5－6－12 软垫压身训练

14. **冷热刺激训练** 用冰袋刺激触觉敏感部位，如手背、手心、面部、足背、前臂，让孩子慢慢适应。如果孩子愿意自己做，可先让孩子自己试着做。同样的道理，也可以将冰袋与热水袋交替运用。目的是唤醒脑干系统，调整触觉敏感度。（图5－6－13）

15. **触觉拓展训练**　用吹风机吹孩子的手背、手心、脸部，冷、热风交替进行。也可用粗糙的麻布或搓澡布给孩子摩擦或揉搓肌肤，但要注意切勿擦伤皮肤。还应当经常带孩子进行水浴、沙浴、空气浴。目的是唤醒脑干系统，调整触觉敏感度。（图 5－6－14）

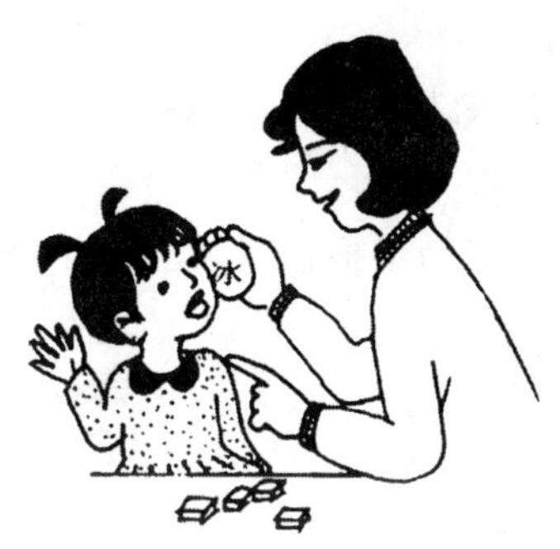

图 5－6－13　冷热刺激训练

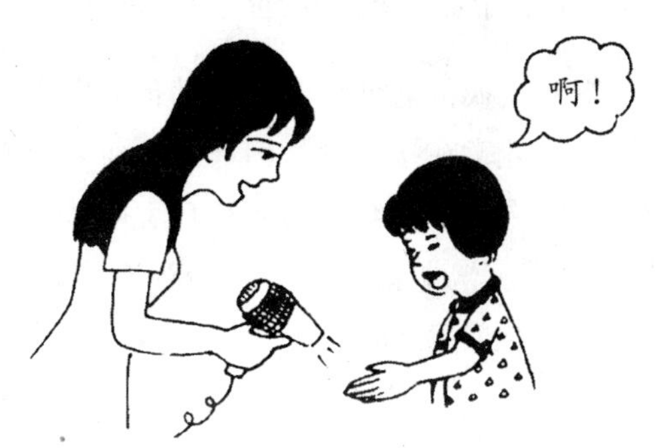

图 5－6－14　触觉拓展训练

（四）听觉统合训练

听觉统合训练其实也是感觉统合训练的一种，该方法通过让受试者聆听经过调制的音乐，即利用训练仪，根据患者的听觉测试情况，决定是否过滤掉某个音频、减少高频或低频，来矫正受试者听觉系统对声音的处理失调，并刺激脑部活动，改善受试者对某些声音的过度敏感，以及语言障碍、交往障碍、情绪失调和行为紊乱。

（五）注意力训练

纠正孤独症患儿注意力短暂、易分散的训练方法如下：第一步，建立“目光接触”，也就是训练者与患儿对视。第一，让患儿“看着我”；要求患儿坐在椅子上，训练者坐在孩子对面，手持孩子喜欢的小食品或玩具（强化物），举到患儿的眼前，同时呼唤孩子的名字，并说：“看！”当患儿与训练者目光接触约 1 秒钟时，立刻把强化物给他。“看着我”这一指令可以分解成“看”—“看着”—“看着我”。第二，引导患儿听、看、触摸周围的人与物，培养他关注周围的人物与事物，而不是“视而不见”、“听而不闻”。第三，利用患儿的无意注意去发展他的有意注意，比如利用儿童喜欢的物品（包括食品）作为交换条件（如果他服从指令，就可以得到喜爱的物品）引导儿童注意学习目标。

（六）音乐康复训练

音乐能超越语言直达情感世界，可以开启孤独症患儿封闭的内心，使其与外界交流情感。音乐可同时刺激多个器官，加强整体的协调能力。大多数孤独症患儿都对音乐有特殊的爱好，有些音乐或音响对患儿有不可抵御的穿透力，能够带来意想不到的突破性效果。音乐的音响高低起伏、长短停顿与语言的抑扬顿挫之间有着共同的特点，对患儿的心理记忆、语言获得都有促进作用。音乐也适合于多人合作，当患儿能够相互配合共同歌唱或演奏时，人际交流能力也就开始产生了。

（七）图片交换沟通系统训练

图片交换沟通训练就是帮助孤独症儿童用图片来表达自己的意愿和想法。有人担心孤独症儿童在接受图片沟通的训练后会过于依赖这种方式，而使其语言的发展更为迟缓；但有的研究结论与此相反，发现这种沟通方式有助于他们学习和使用语言。图片沟通训练增进了患儿沟通的意愿和动机，在沟通的过程中，也就有助于发展口语能力。

（八）结构化教学

孤独症儿童的感知觉特点和刻板行为模式使得他们在接受、理解语言和执行指令方面存在相当多的困难，而对视觉信息的接受和加工表现出很大的优势。结构化教学法把与学习有关的资料、物品及工作步骤作了系统的安排，并且有醒目的视觉指示，通过改造患儿的学习和生活环境，利用他们的视觉优势。对那些语言发育迟缓、难以运用词汇进行表达的患儿，仅凭对话进行教学是很难收到效果的，但可以通过绘画、图片、记号等各种工具帮助患儿理解和作出反应，提高他们的注意力，促进他们的适应能力，并使之建立正确的做事规律。训练时把训练任务分解成最小，把最简单的元素呈现给孩子，一个步骤一个步骤地教孩子做，每个步骤都通过一定的辅助，反复几个回合，循序渐进地完成。如完成脱袜的动作，可以分解为：双手插进袜口，向下用力推；把袜子推过脚跟；双手抓紧袜口，继续向下推，同时将脚抽出。（图 5－6－15a，b，c）

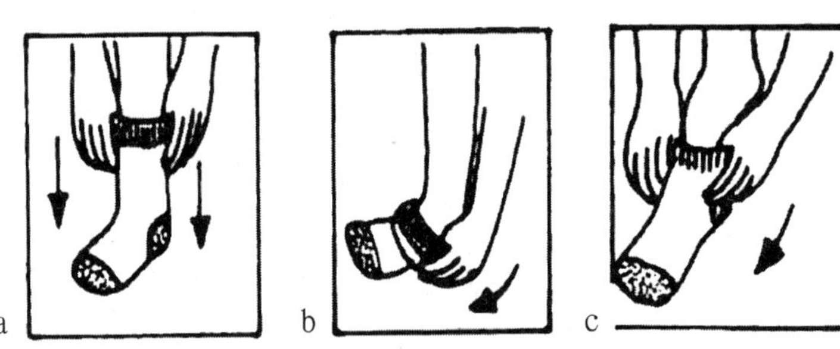

图 5－6－15　穿袜子的分解动作

（八）语言训练

语言训练的目的是帮助不曾说话的患儿开口说话。

1. **语言能力的相关训练**　详见表 5－6－1。

表5-6-1 语言能力的相关训练

训练内容	训练意义
注视人物	培养交流能力及与人配合的能力
听从简单指令	培养与人合作的能力
动作模仿	从动作模仿过渡到声音模仿
使用手势符号	从借用手势符号表达过渡到使用口语
理解物品名称	从理解名称过渡到说出词语

2. **发音训练** 详见表5-6-2。

表5-6-2 发音训练

训练种类	训练方法
主动发音	训练者示范并教患儿吹蜡烛、吹纸条、吹风车、吹气球、吹口哨、吹口琴、漱口、吐水等控制呼吸的方法、活动唇部的方法及用舌发音的方法
被动发音	训练者用双手帮助患儿变化口型，用压舌板帮助患儿张口，用棒糖引导患儿伸舌，让患儿发出“a、o、u”的声音

3. **语言理解与表达训练** 在自然环境与日常生活中不失时机地跟患儿说话，即使他不反应，也要给以丰富的语言刺激和必要而及时的提示，告诉他“这是……”“这叫做……”，同时用眼睛与他对视，并用手指给他看，帮助他理解并启发他重复，使他针对具体事物进行表达。必须坚持不懈，多多示范，才能引导患儿用语言交流。

第六章　辅助器具与无障碍环境

第一节　残疾人辅助器具概述

一、辅助器具与辅助技术

辅助器具是一大类产品的统称，这些产品都是根据不同类别的功能障碍而专门设计制作的，不仅可以惠及各类残疾人，帮助他们生活、学习、就业，且改善功能迅速、效果明显、操作性强、直接有效。

为残疾人提供辅助技术服务是残疾人康复工作的重要组成部分和基础性工作。辅助技术服务包括了配置各类辅助器具产品，还包括配置产品过程中对残疾人的状况评估、产品选择指导、使用训练、适应性改造和针对使用者与服务人员的技术培训。

二、辅助器具的分类

（一）按功能分类

国际上对残疾人辅助器具是按照使用功能分类的，根据国际标准等同采用的国家标准，辅助器具按照使用功能共分为十一个大类。

（1）个人医疗用辅助器具类。

（2）技能训练辅助器具类。

（3）矫形器和假肢类。

（4）生活自理和防护辅助器具类。

（5）个人移动辅助器具类。

（6）家务管理辅助器具类。

（7）家庭和其他场所使用的家具及配件类。

（8）通讯、信息和讯号辅助器具类。

（9）产品和物品管理辅助器具类。

（10）环境改善辅助器具类。

（11）休闲娱乐辅助器具类。

（二）按使用人群分类

国内通常是按照使用者的残疾类别，将残疾人辅助器具分为视力残疾类、听力残疾类和肢体残疾类等多种。

三、残疾人辅助器具的主要作用

（一）功能代偿和补偿

残疾人因为残疾所丧失的功能可以通过辅助器具得到替代和补偿。下肢截肢的残疾人装配了假肢就可以正常走路，像健全人一样生活；有的截肢者经过训练，配戴假肢还能参加体育比赛；具有残余听力的聋人，配戴合适的助听器，就可以重新听到外界的各种声音。

（二）支撑和限位

残疾人由于某些功能障碍而导致身体功能的不平衡或负重能力不够，可以通过辅助器具起到支撑和稳定的作用。例如有的脑瘫儿童无法自己保持坐位和站立，可以通过坐姿椅和站立架，予以必要的支撑和限位，使其保持坐和站的稳定。

（三）预防和保护

在四肢骨折和脊柱损伤早期，及时装配矫形器，可以预防损伤进一步加重；偏瘫早期应用肩吊带，可以防止肩关节脱位。

（四）改善状况

残疾人通过应用各类训练用辅助器具，可以有效改善全身状况；应用各类转移装置，可以完成从卧位到坐位或如厕等转移，减轻护理者的劳动强度。

第二节　辅助技术服务

社区康复工作人员在辅助技术服务方面需要做好三件事：第一是辅助器具的需求识别与需求评估；第二是辅助器具的使用训练指导；第三是辅助器具使用的跟踪回访。

一、辅助技术服务内容

（一）知识普及

通过电视台、电台、互联网以及报纸、杂志、宣传挂图和小册子等多种渠道、多种方式，宣传普及辅助器具知识，让残疾人了解辅助器具的品种、规格、功能、适用对象、使用方法，同时了解申请配备辅助器具的途径和方法，以及购买辅助器具的相关信息。

让残疾人及其亲属了解什么是辅助器具，辅助器具有多少种，各种辅助器具有什么特点、适合哪些人使用，这些是开展辅助技术服务的前提。

（二）需求调查

深入残疾人家庭，调查了解残疾人对辅助器具的需求，并登记在册，这些是开展辅助器具服务的基础。需求调查为辅助器具服务的开展提供准确、客观的依据，是科学、有效开展服务工作的先决条件。需求调查对本地区残疾人的辅助器具服务工作的宏观决策以及服务机构的运作、组织管理都起着重要的作用，只有搞好需求调查，才能确定服务对象，根据需求制订辅助器具的配发方案，从而提供有效的服务。

（三）评估适配

根据残疾人的功能障碍开展辅助器具需求评估，针对康复目标帮助残疾人选购成品或量身定制合适的辅助器具，保证该辅助器具能够满足使用者的特殊需求，并与使用者的身体形态及功能状况相吻合。

（四）使用训练

由于人们接受新事物会有一个过程，更何况是身体外的物品，因此辅助器具在适配后，需开展适应性训练，教会使用者辅助器具的使用技巧，帮助使用者逐渐习惯或坚持使用辅助器具，以利功能的改善和避免弃用。

（五）跟踪回访

辅助器具在适配后，需进行跟踪回访，及时发现使用过程中的不适合性，及时提出修改或调试意见，动态观察其使用效果，确保辅助器具的有效性。

（六）维修服务

辅助器具在使用过程中会时常发生损坏，因此需要及时维修，有些专用辅助器具还需要由专业技术人员进行维修，只有维修好的辅助器具才可能继续使用，确保使用中的安全、有效。

（七）转介服务

对有特殊需要或定制辅助器具的残疾人，需转介到辅助器具专业服务机构接受服务，确保辅助器具适配的有效性。

（八）信息服务

信息服务包括两个方面：一是信息发布；二是信息咨询。

1. **信息发布**　通过传统媒介，更要注重通过互联网发布辅助器具的有关信息。产品信息包括：产品品种、规格、功能以及使用方法和适用人群；国内外新产品、新技术信息；有关辅助器具服务的政策、规定；服务机构的工作动态等等。

2. **信息咨询**　通过和残疾人面对面地交流，或者通过信函、媒体和互联网解答残疾人对辅助器具的有关问题，达到普及知识、沟通信息的目的。

（九）贫困补贴

争取政府补贴，寻求社会资助，对贫困的残疾人辅助器具实施补贴，通过各种方式帮助他们免费获得需要的辅助器具。

（十）质量监督

辅助器具产品涉及到残疾人的人身安全和生活质量，因此，要观察所配的辅助器具是否质量可靠，出现保质期内的质量问题要及时反馈，以便国家质检部门和生产设计部门督促其改进。

二、辅助器具适配服务流程

（一）接待残疾人

了解残疾人的基本情况，包括身体、家庭、居住环境及经济条件等，并记录在案，建档立卡。

（二）全面评估

对服务对象进行身体功能评估、辅助器具需求评估、生活和工作环境评估，全面了解服务对象的经济状况及个人意愿。

1. **身体功能评估**　评估服务对象的身体功能，以保证所选择的辅助器具能够满足使用者的特殊要求。功能评估包括：身体姿势控制；身体各部位的运动能力；视觉、听觉、触觉功能；自理生活的能力；与他人交流、沟通的能力以及心理状态。

2. **辅助器具需求评估** 根据服务对象的个人意愿、兴趣及特长，结合现有能力，充分了解其对辅助器具的需求，保证所选择的辅助器具能够有效地提高他的能力。

3. **环境评估** 对服务对象的生活和工作环境进行深入了解和考察，保证所选择的辅助器具能在使用者的生活和工作环境中发挥预期的作用。

（三）辅助器具的设计

在全面评估服务对象的身体功能、个人技能和生活、工作环境以及经济能力的前提下，根据辅助器具使用性能对残疾人身体功能的要求进行正确设计，确保所设计的辅助器具能帮助实现预定的康复目标。

（四）配置辅助器具

在完成辅助器具的评估和设计后，就要给使用者提供具体产品。提供产品有三种情况：

1. **成品** 有现成的通用产品，就直接向使用者提供现成的辅助器具成品。
2. **改制品** 现成的产品不适合直接使用，需对产品的局部进行改制，形成改制品。
3. **定制品** 有些残疾人需要的辅助器具根本没有现成的产品，改制也不行，则必须专门设计、专门制作。这就是量身定制品。

（五）使用训练

在使用者获得辅助器具之后，还要教会他们如何正确使用，保证辅助器具能够充分发挥作用。

（六）配置效果评估

经过使用训练后，残疾人已经能够独立使用辅助器具，在此基础上对辅助器具配置进行最后的效果评估。经过评估确认所配置的辅助器具达到了残疾人预期目的后，辅助器具评估适配工作才算全面完成。

（七）跟踪回访

经过评估适配，残疾人获得满意的辅助器具后，很长时间内还要进行跟踪服务，包括使用效果的跟踪、维修服务的跟踪、对辅助器具新需求的跟踪等等。

三、适配服务的主要工作内容

（一）辅助器具的需求评估

社区康复工作人员对辅助器具的需求评估与辅助器具专业服务人员对辅助器具的

需求评估范围不同。前者重点在于分析障碍者的活动能力，提出通过辅助器具帮助而要实现的目标。如针对一位下肢瘫痪者，所提出的辅助器具需求是：需要一个适合下肢瘫痪者移动的辅助器具。强调的是所需辅助器具的类别。后者是根据前者提出的要求，运用工程学的知识，帮助选购、设计、改制、定制适合残障者的辅助器具，强调的是辅助器具的性能、尺寸。如对一位下肢瘫痪者，辅助器具专业人员所提出的辅助器具需求则是适合个体尺寸及结合上肢能力的某一特定的辅助器具，假设上肢能力好，则辅助器具需求是一台手动轮椅，且座深、座宽、扶手高度、脚踏高度都要与个案的身体相适合。（表6－2－1）

辅助器具的评估，需分类进行。

1. 开始接触个案时要问的问题

（1）你想要做什么？你能告诉我最想做的三件事吗？

（2）是什么限制你做这件事情？

（3）你希望辅助器具帮助解决什么问题？

（4）你的辅助器具将在哪里使用？在卧室吗？在洗手间吗？还是外出用？

（5）你知道有现成的辅助器具商品吗？

（6）你认为需要特别改装吗？

（7）你对使用辅助器具持开放态度吗？是欢迎还是讨厌？

2. 了解个案的愿望　从一系列问题中寻找出个案最想解决的问题，充分了解他的想法，对辅助器具日后使用起着重要的作用。值得注意的是哪些愿望可能通过辅助器具解决，哪些愿望是高于现实的。辅助器具不是万能的，切不可以给残疾者不可实现的预期。

3. 确认个案的困难与需求并排序　将个案的困难与需求按主次排序，或按要求的强烈程度排序。

4. 分析个案的具体情况

（1）残疾类别：肢体障碍、视力障碍、听力障碍、言语障碍、智力障碍、精神障碍及多重障碍。

（2）年龄分段：<6岁的学龄前、6～16岁、小学～高中教育段、16～59岁就业年龄段、>59岁老年段。

（3）残疾程度：一级、二级、三级、四级。

（4）身体功能障碍：利用各种评估量表对障碍进行量化描述。

（5）个人家庭背景、文化、兴趣爱好、居住环境及使用辅助器具的环境。

5. 了解各类辅助器具的作用及使用要求　如手动轮椅，可以帮助下肢障碍者移行，但使用要求是上肢必须功能健全。只有了解了辅助器具，才有可能在困难与辅助器具之间找到解决方案。

表 6－2－1　深圳市残疾人辅助器具需求评估表

编号：　　　　　　　　　　　　　　　　　　交表日期：

<table>
<tr><td>姓名</td><td colspan="2"></td><td>性别</td><td></td><td>出生年月</td><td></td><td>民族</td><td></td></tr>
<tr><td>身份证号</td><td colspan="4"></td><td>深圳户籍</td><td>□是□否</td><td>所属区</td><td></td></tr>
<tr><td>地址</td><td colspan="4"></td><td>邮政编码</td><td></td><td>联系电话</td><td></td></tr>
<tr><td>残疾证号</td><td colspan="3"></td><td>监护人</td><td colspan="2"></td><td>电邮</td><td></td></tr>
<tr><td colspan="9">曾使用的辅助器具：________________　□经常用　□偶尔用　□不使用</td></tr>
<tr><td>残疾情况</td><td colspan="8">伤残原因：□外伤　□疾病　□先天异常　□药物　□其他
残疾类型：肢体：□脑瘫　□偏瘫　□截瘫　□截肢　□儿麻　□其他
言语：□失语　□构音障碍
视力：□盲　□低视力
精神：□孤独症　□精神障碍　□智力　□听力　□其他
残疾等级：□一级　□二级　□三级　□四级</td></tr>
<tr><td>基本活动能力</td><td colspan="8">交流困难：□看　□听　□读　□写　□说
下肢困难：□坐　□站　□转移　□短距离步行　□长距离步行
上肢困难：□手抓住　□手握住　□举起　□推　□拉
生活自理困难：□刷牙　□梳头、剃须　□穿着　□进食　□喝水　□洗澡　□入厕
人际交往困难：□认知　□记忆　□注意力　□理解　□学习困难
□就业困难　□娱乐活动困难　□社区活动困难　□体育活动困难</td></tr>
<tr><td rowspan="10">需求评估意见</td><td>活动需求与使用目的</td><td colspan="7">□日常生活　□训练　□就学　□就业　□娱乐　□社区活动　□体育
□其他：________________________</td></tr>
<tr><td>使用环境</td><td colspan="7">室内：□卧室　□洗手间　□床上　□餐桌、书桌　□其他
室外：□社区　□学校　□工作场所　□外出</td></tr>
<tr><td rowspan="2">辅助器具需求</td><td colspan="7">□个人医疗辅助器具　□技能训练辅助器具　□假肢、矫形器
□护理防护辅助器具　□个人移动辅助器具　□家务辅助器具
□家具及配件　□交流信息辅助器具　□操作用辅助器具
□改善环境辅助器具　□休闲娱乐辅助器具</td></tr>
<tr><td colspan="7">□定制　□改制　□成品　经费：□自费　□补助　□免费</td></tr>
<tr><td colspan="2">推荐辅助器具</td><td colspan="2">适配目的</td><td colspan="2">注意事项</td><td colspan="2">价格控制上限</td></tr>
<tr><td colspan="2"></td><td colspan="2"></td><td colspan="2"></td><td colspan="2"></td></tr>
<tr><td colspan="2"></td><td colspan="2"></td><td colspan="2"></td><td colspan="2"></td></tr>
<tr><td colspan="2"></td><td colspan="2"></td><td colspan="2"></td><td colspan="2"></td></tr>
<tr><td colspan="8">转介到________________________________专业服务机构</td></tr>
<tr><td colspan="8"></td></tr>
<tr><td colspan="3">评估人：
年　月　日</td><td colspan="3">审核人：
年　月　日</td><td colspan="3">服务对象（签名）：
年　月　日</td></tr>
</table>

在辅助器具的需求评估中要十分清楚地知道，不同的残疾类别有各自不同的困难，不同的年龄段有各自不同的需求目标，同类的残疾由于残疾程度不同，就会有可能实现或不可能实现的愿景。总之，辅助器具的需求评估，以需求为导向，以评估为依据，以使用并实现预定目标为最终效果。

6. **辅助器具的专业评估**　由辅助器具专业人员完成，主要是在障碍、需求、环境与辅助器具间找到对应所需辅助器具，决定辅助器具的设计、材料、加工工艺和外观，决定辅助器具的解决方式是定制、改制还是购买成品。

（二）辅助器具的使用训练指导

1. **适应指导**　根据辅助器具功能及使用说明，对使用者进行循序渐进的使用指导，如第一天只使用1～2小时、第二天使用2～4小时，逐渐在3～6天达到使用要求。使个体有逐渐适应的过程。这点对成年人尤为重要。

2. **操作指导**　指导使用者掌握辅助器具的正确操作方法。

3. **技巧指导**　训练使用者在现实环境中使用辅助器具的技巧（如手动轮椅过道路障碍的训练）。通常，定制类辅助器具（如假肢、矫形器、助视器、助听器）大多在专业服务机构里训练，即使回到社区，也需按专业机构的要求开展训练。

（三）辅助器具使用跟踪回访

辅助器具不仅仅是配送就完成了任务，还要观察使用情况。在过去已配送的辅助器具里，时常会发生少用和弃用现象。因此，社区康复工作人员的另一个重要任务是对辅助器具使用的效果进行跟踪回访，及时了解、反馈辅助器具的使用情况，尽可能地组织修改调试，避免弃用而导致的浪费。

1. 评价辅助器具效果的常用问题

（1）这个辅助器具能做什么？能否帮助实现评估当初的目标？

（2）辅助器具的使用是否容易学会？

（3）辅助器具操作是否便利？是否经常使用？

（4）辅助器具是否能和其他设备相兼容？

（5）辅助器具是否美观？不美观是否难以接受？

2. **辅助器具的回访**　通常，需要在辅助器具配送后的1周到3个月内进行回访。（表6－2－2）

表 6－2－2　深圳市辅助器具回访/结案表

回访人员：　　　服务地域：　　　区　　　街道：　　　社区电话：　　　个案编号：

回访项目名称：　　　　　　　　　　回访日期：　年　月　日

<table>
<tr><td rowspan="3">基本资料</td><td>个案姓名</td><td></td><td>性别</td><td></td><td>出生日期</td><td></td><td>民族</td><td></td></tr>
<tr><td>职业</td><td></td><td>户籍所在地</td><td></td><td>开案时间</td><td colspan="3">年　月　日</td></tr>
<tr><td>家庭住址</td><td colspan="3"></td><td>联系电话</td><td colspan="3"></td></tr>
<tr><td rowspan="15">回访记录</td><td>回访辅助器具名称</td><td colspan="2"></td><td colspan="2">制作人</td><td colspan="3">□自费　□补助　□免费</td></tr>
<tr><td>辅助器具适配时间</td><td colspan="2">年　月　日</td><td colspan="2">回访</td><td colspan="3">□首次　□第二次　□第　次</td></tr>
<tr><td>生活自理</td><td colspan="7">□完全自理　□需他人部分帮助　□完全依赖他人帮助</td></tr>
<tr><td>致残原因</td><td colspan="7">□遗传　□先天　□疾病　□药物中毒　□创伤或意外损伤　□噪声
□有害环境　□原因不明　□围产期因素　□接受热辐射　□其他</td></tr>
<tr><td>残疾类别</td><td colspan="7">□视力残疾：○盲　○低视力　□听力残疾　□言语残疾
□智力残疾　□精神残疾　□多重残疾
□肢体残疾：○偏瘫　○截瘫　○脑瘫　○截肢　○儿麻　○其他
□未评定</td></tr>
<tr><td>残疾等级</td><td colspan="7">□一级　□二级　□三级　□四级　□未评定</td></tr>
<tr><td rowspan="2">辅助器具类型</td><td colspan="7">□个人医疗辅助器具　□技能训练辅助器具　□假肢矫形器　□护理防护辅助器具　□个人移动辅助器具　□家务辅助器具　□家具及配件　□交流信息辅助器具　□操作用辅助器具　□改善环境辅助器具　□休闲娱乐辅助器具</td></tr>
<tr><td colspan="7">□成品　□改制　□定制　□其他</td></tr>
<tr><td>适配辅助器具主要作用</td><td colspan="7">□稳定和支持　□固定和保护　□预防/矫正畸形　□抑制痉挛　□提高功能
□代偿肢体部分功能　□其他</td></tr>
<tr><td>辅助器具使用情况</td><td colspan="3">□弃用　□坚持使用
□1 小时/天　□4 小时内/天
□8 小时/天　□8 小时以上/天</td><td>使用效果</td><td colspan="3">□提高生存质量　□改善独立生活能力　□就学　□就业</td></tr>
<tr><td>辅助器具适用环境</td><td colspan="7">室内：□卧室　□洗手间　□床上　□餐桌、书桌　□其他
室外：□社区　□学校　□工作场所　□外出</td></tr>
<tr><td>弃用原因</td><td colspan="7">□个案自身因素　□辅助器具适用训练缺乏　□辅助器具处方不当
□辅助器具适配不当　□辅助器具损坏　□其他</td></tr>
<tr><td>个案满意度</td><td colspan="7">□满意　□不满意　原因：</td></tr>
<tr><td>辅助器具处理</td><td colspan="7">□现辅助器具符合实际应用　□辅助器具训练　□检查修改　□重新适配
□其他</td></tr>
<tr><td>个人意见及其他需求</td><td colspan="7"></td></tr>
</table>

续表

结案	结案原因	□现辅助器具符合实际应用　□案主不愿意继续接受服务　□情况有变（如案主死亡）　□其他
	个案确认	个案知道服务已结束并知道在有需要时如何得到服务　□是　□否
	备注信息	

个案签字：　　　　　　结案人：　　　　　　结案日期：　　　　　　督导签字：

第三节　常用辅助器具

社区康复工作人员要开展辅助器具的咨询服务，需了解都有哪些辅助器具，各种辅助器具都有什么作用、适合什么样的残疾人。只有熟悉和了解辅助器具，才能做好咨询服务。

一、辅助器具的常用品种

按照国家标准的分类，辅助器具有11个主类，下分次类和支类，种类繁多，而且每个支类下又有不同尺寸的规格型号，社区康复工作人员需掌握最基本的辅助器具知识，下面将主类对应的常用辅助器具列入表6－3－1中。

表6－3－1　常用辅助器具分类列表

序号	国标分类	常用辅助器具
1	个人医疗用辅助器具	功率训练车（下肢）、语音血压计、手眼协调训练器、手指功能训练器、分指板、握力计、沙袋（绑式）、平衡训练踏板系列、滑轮吊环训练器、站立架、站立柜、手动起立床、防褥疮坐垫、充气床垫等
2	技能训练辅助器具	盲文学习器、儿童图形认知组件、尿失禁治疗器、认知图形插板、智力几何图形插板、仿真水果等
3	矫形器和假肢	上肢假肢、下肢假肢、假眼、假耳、假鼻、假牙、上肢矫形器、下肢矫形器、脊柱矫形器、补高鞋、矫形鞋、矫形鞋垫等
4	生活自理和防护辅助器具	坐便椅、冲凉椅、穿袜器、鞋拔、连裤服、轮椅雨衣、糖尿病鞋、儿童保护头盔、关节防护辅具、脱鞋器、穿衣器、带扶手坐便加高器、可升降马桶、便盆、尿壶、接尿袋、纸尿片、浴室防滑垫、长弯柄洗浴刷、带吸盘洗手刷、带吸盘指甲刷、带放大镜指甲剪、长柄梳、粗柄牙刷、语音体温计等
5	个人移动辅助器具	电动代步车、电动轮椅、轮椅、手杖、拐杖凳、腋拐、肘拐、助行架、腋拐配件、腋拐胶头、手杖胶头、防滑拐杖头、盲杖、转移板、移位机、盲人指南针等

续表

序号	国标分类	常用辅助器具
6	家务管理辅助器具	辅助切菜砧板、多功能单手切菜器、闪光水壶、粗柄勺、袖带式叉和勺、可升降衣架、带把手杯子、防洒碗、易握剪、带吸盘挡边的盘子、防洒碗等
7	家庭和其他场所使用的家具及其配件	多功能护理床加垫、自制坐垫、自制靠垫、扶手、带扶手坐便加高器、可移动斜坡、坐姿椅、儿童坐姿课桌、语音控制灯等
8	通讯、信息和讯号辅助器具	语音手机、电子扩视机（电子助视器）、读屏软件、助听器、望远镜（光学助视器）、放大镜、展文软件、握笔器、夹纸器、签名槽、盲文写字板、盲文电子笔、盲文记事本、语音计算器、盲文点显器、语音沟通板、大键盘电话、骨导电话、声光门铃、防溢报警器、触摸盲表、语音手表、语音报时器、震动闹钟、大字课本、听书机、翻书器、阅读架、盲文触摸语音地图、头控鼠标、超大号轨迹球鼠标等
9	产品和物品管理辅助器具	盲文压点钳、开塞露挤压器、长柄钥匙把、声控家电、折衣板、键盘敲击器、长柄洗浴水阀门开关、长柄拾物器、生活自助具等
10	用于环境改善的辅助器具	盲文皮尺、语音电子秤、盲人验钞机、环境控制器等
11	休闲娱乐辅助器具	盲人扑克、盲人专用带磁黑白棋、盲人专用象棋、盲人足球、盲人乒乓球台、搁牌架等

二、辅助器具的功能及应用

每种辅助器具都有各自不同的功用，要针对残疾人的功能障碍及需要实现的目标选择具有相应功能的辅助器具。

（一）肢体残疾者的辅助器具

1. 脑瘫儿童的辅助器具

（1）脑瘫儿童的主要障碍及活动分析：脑瘫儿童常见的障碍有：中枢性运动障碍，头和四肢不能保持在中立位，四肢痉挛，呈现角弓反张，姿势异常。继发障碍为脊柱侧弯，髋关节脱位、内收，膝关节过伸，跟腱挛缩导致的尖足、足内外翻、扁平足。这些障碍导致了脑瘫儿童的抬头、翻身、坐、爬、站、行走等活动受限。脊柱侧弯及各种异常会导致坐和站不能保持在良姿位，下肢的继发障碍会导致步态异常。因此，需利用辅助器具重建此类活动功能，防止不良姿位并矫正畸形。

（2）脑瘫儿童的辅助器具举例：根据障碍与活动分析，找寻能帮助建立基本活动功能的辅助器具，找寻保持良姿位的辅助器具，找寻能防止或延缓继发障碍的辅助器具。

1）抬头训练用辅助器具：利用辅助器具帮助患儿抬头或支撑头部。（图 6－3－1，

图6－3－2）

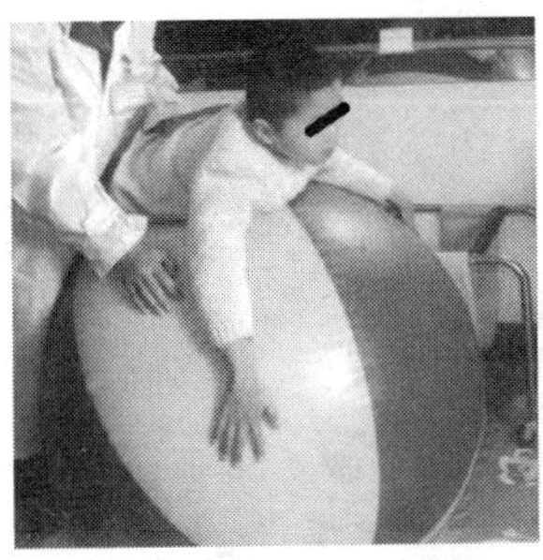

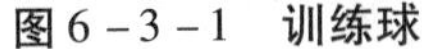

图6－3－1　训练球

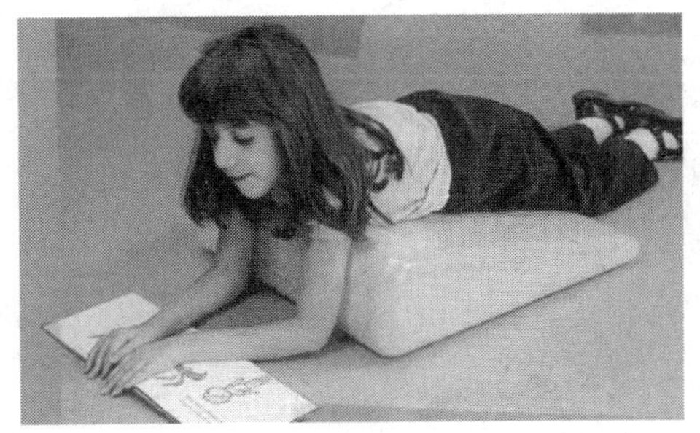

图6－3－2　楔形垫

2）侧卧具：防止卧位、翻身时的异常姿位，利用卧具的垫块，使患儿保持良好的卧姿。（图6－3－3）

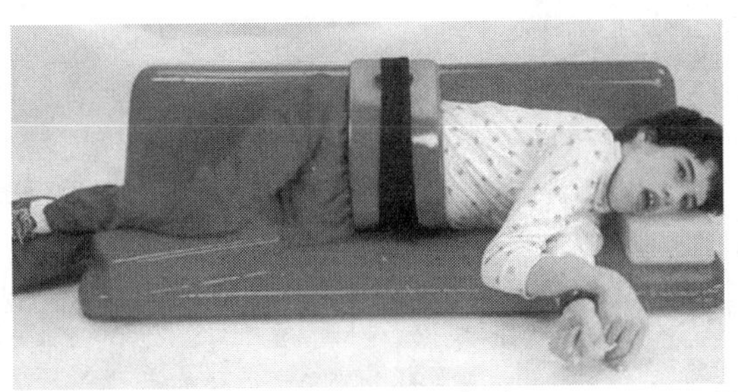

图6－3－3　侧卧具

3）坐姿保持辅助器具：根据不同的年龄及用途，选用不同的坐姿保持装置，使患儿保持良好的坐姿。（图6－3－4、6－3－5）

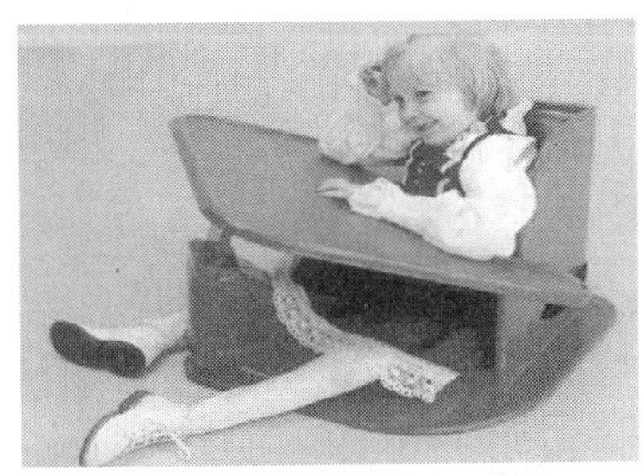

图6－3－4　坐姿角椅

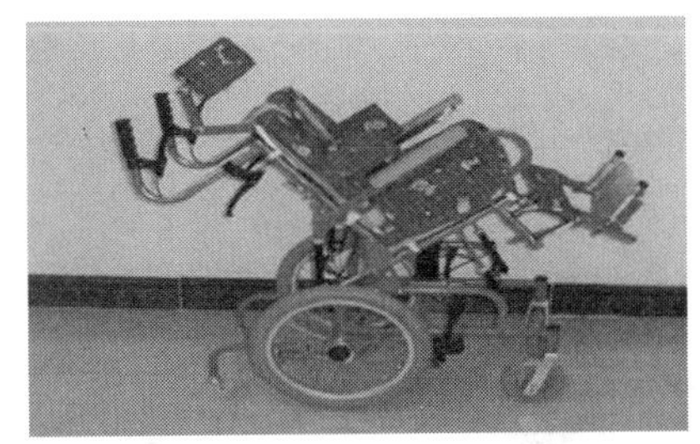

图6－3－5　摆位式坐姿椅

4）爬行训练用辅助器具：帮助患儿利用辅助器具学习爬行。（图6－3－6、图6－3－7）

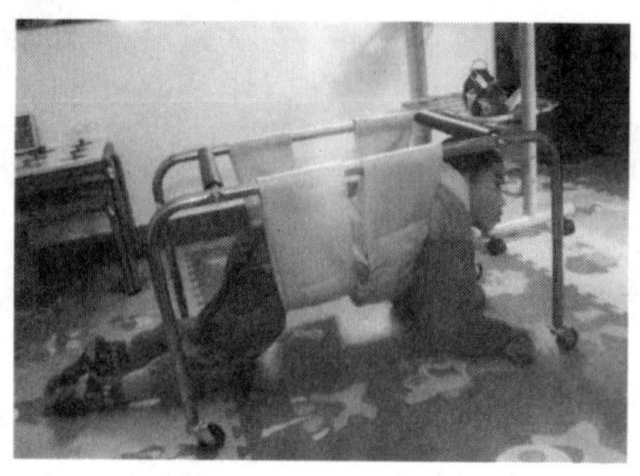

图 6－3－6 爬行架

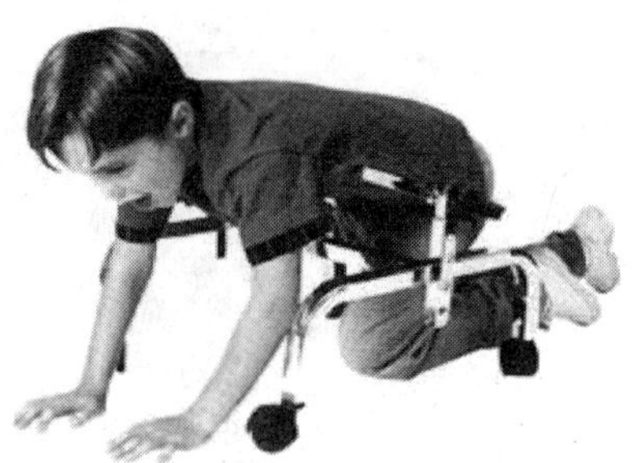

图 6－3－7 爬行车

5）站立训练辅助器具：帮助患儿练习站姿或保持站立平衡。（图 6－3－8、图 6－3－9）

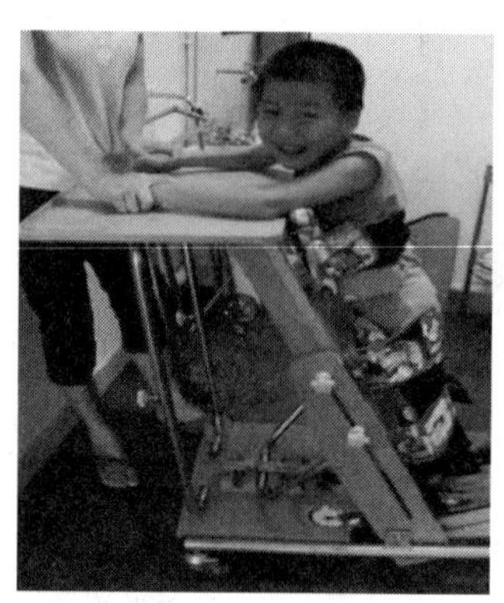

图 6－3－8 站立架

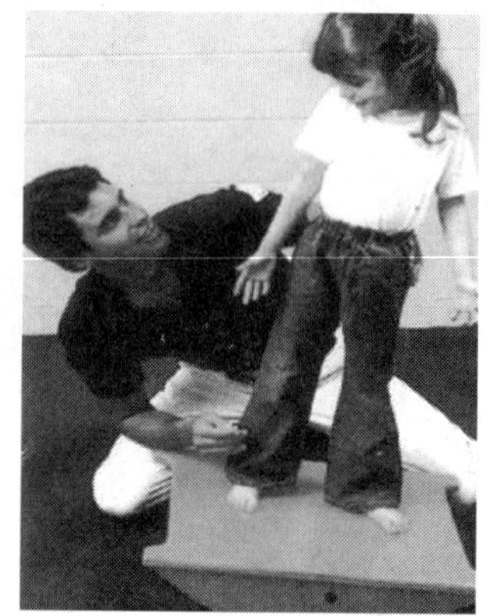

图 6－3－9 站立平衡辅助器具

6）行走训练辅助器具：帮助患儿在良好站姿下行走。（图 6－3－10、图 6－3－11、图 6－3－12）

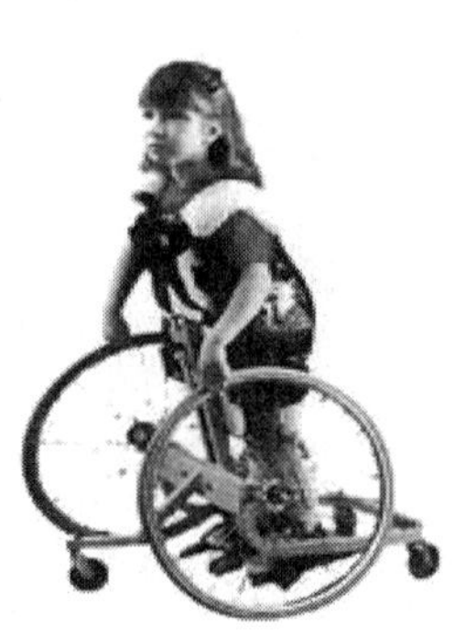

图 6－3－10 俯式站立移动辅助器具

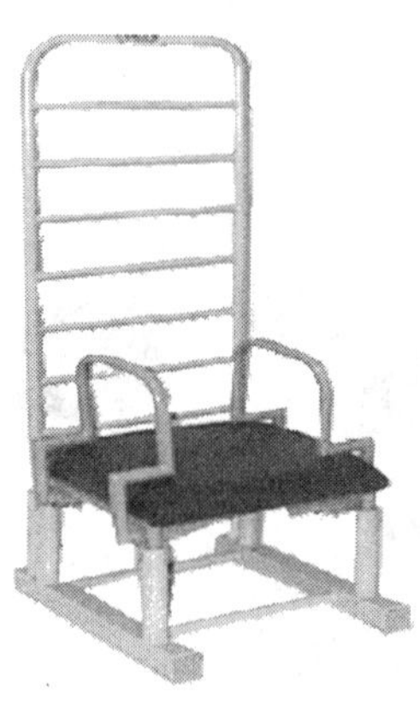

图 6－3－11 站立推椅

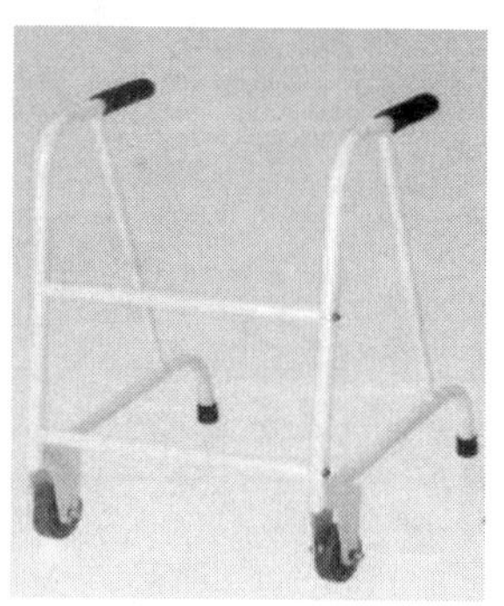

图 6－3－12 助行架

7）下肢矫形器：可根据患儿的具体情况，起到矫正变形、预防畸形的目的，从而使步态趋向于正常。（图 6－3－13～图 6－3－17）

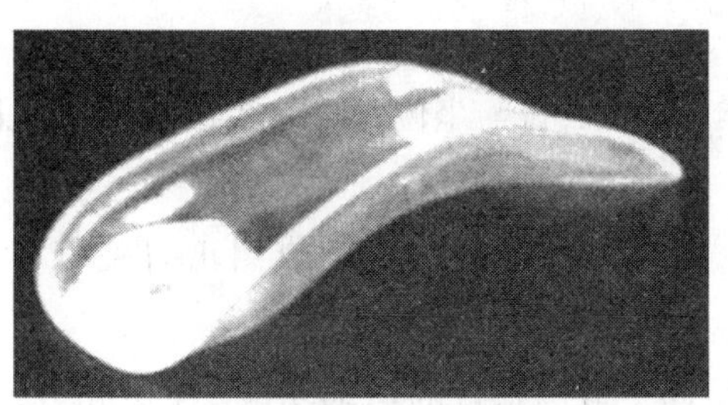

图 6－3－13 足弓托

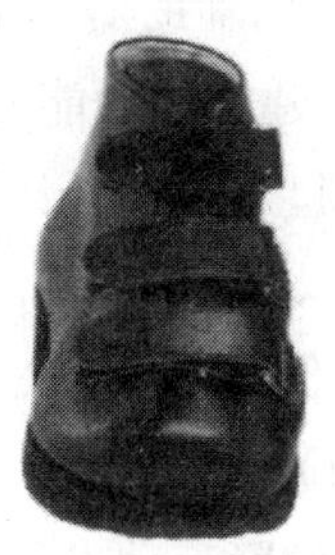
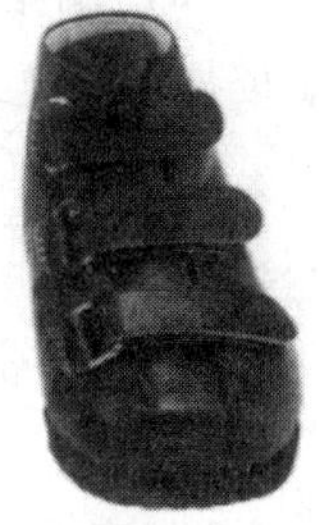

图 6－3－14 矫形鞋

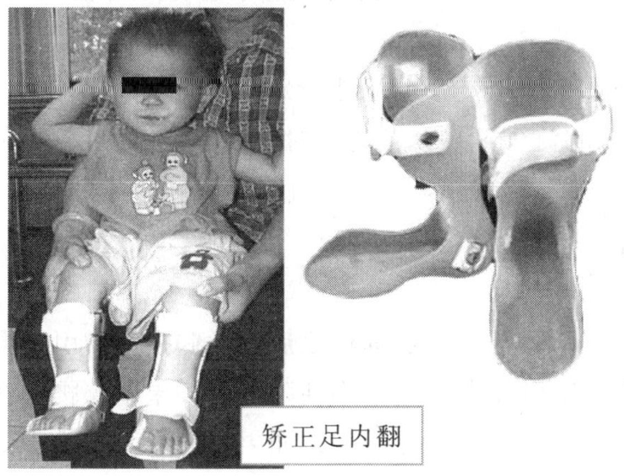

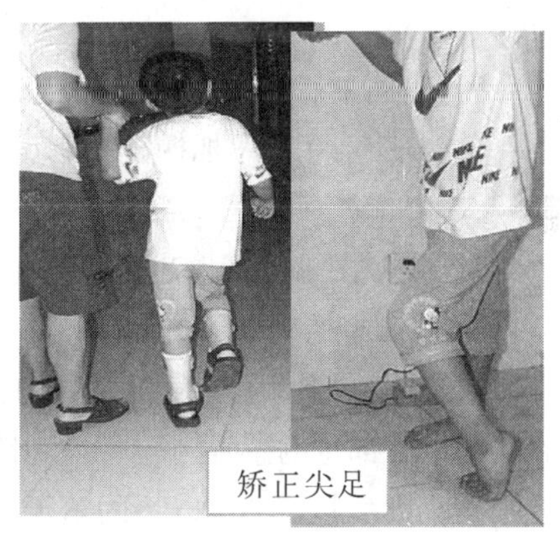

图 6－3－15 踝足矫形器

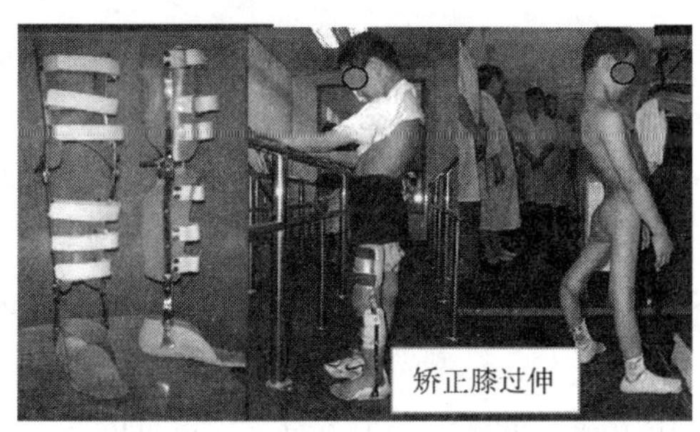

图 6－3－16 膝踝足矫形器

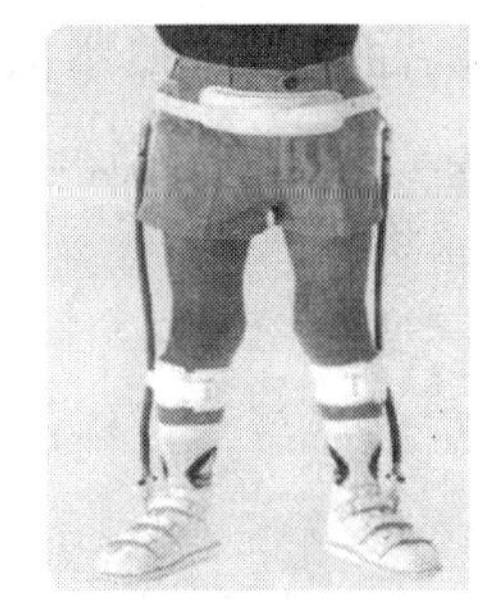

图 6－3－17 髋内旋矫形器

2. 偏瘫患者的辅助器具

（1）偏瘫患者的主要障碍及活动分析：偏瘫患者的常见障碍有：一侧上下肢感觉丧失、不能活动、活动困难或者不灵活，随着时间的推移会越来越僵硬，甚至为痉挛性瘫痪，姿势异常。部分患者，尤其是右侧肢体偏瘫的患者发生语言—言语功能障碍，说不出话或者说话不清楚；听不懂别人说话；书写困难，看着字却念不出，叫不出物品的名称和熟人的名字；日常生活能力下降；行走困难等。因此，需要利用辅助器具克服各种障碍，使功能得到最大程度的回复，争取达到生活自理。

（2）偏瘫患者的辅助器具举例：根据障碍与活动分析，找寻能够帮助患者保持正确姿位、恢复或重建各种功能的辅助器具。

1）软垫：垫起并支撑躯干与患侧肢体，防止卧位与坐位时的异常姿势。（参见图5－3－2）

2）肩吊带：保护肩关节，避免牵拉与大幅度运动，防止或纠正肩关节半脱位。（参见图5－3－34）

3）滚筒：用健臂带动患臂来回推动滚筒，锻炼患臂的运动功能。（参见图5－3－24）

4）小木柱：双手叉握并且移动木柱到指定位置，用健手带动患手运动。（参见图5－3－25）

5）助行器：包括各种拐杖与助行架，训练行走并且防止行走时摔倒。

6）扶手：用健手抓握牢固地安装在墙上的扶手，防治运动时摔倒。（参见图5－3－37）

7）识字图卡：帮助患者表达与交流。（参见图5－3－42）

3. 截瘫者的辅助器具

（1）截瘫者的主要障碍及活动分析：截瘫见于脊髓损伤之后，脊髓损伤常引起损伤平面以下部位的感觉障碍、运动障碍、反射异常以及大小便障碍。如果胸、腰段脊髓损伤，则引起该部位以下的躯干及双下肢瘫痪，俗称截瘫；如果颈段脊髓损伤，则引起躯干及双上肢与双下肢瘫痪，俗称“高位截瘫”。所有被累及的部位，功能都会受损甚至丧失。因此，需利用辅助器具使受损与丧失的功能最大程度地得到回复或代偿。

（2）截瘫者的辅助器具举例：根据障碍与活动分析，找寻能够帮助患者最大可能地回复功能或者得到功能代偿的辅助器具。

1）绳子：将绳子绑在床头，患者用一只手拉紧绳子，用另一只手支撑床面，由仰卧位坐起。（参见5－3－94）

2）下肢矫形器与平行杠：患者下肢配戴矫形器，双手握持平行杠，练习站立。（参见图5－3－107）

3）腋拐：上肢功能正常的截瘫患者使用腋拐训练站立与行走。（参见图5－311－2）

4）轮椅：帮助能够坐起的截瘫患者走出家门，参与社会活动。（参见图5－3－106）

5）哑铃：通过上举哑铃的训练，增强上肢的肌力，用以部分代偿躯体和下肢的功能。（参见图5－3－114）

（二）视力残疾者的辅助器具

1. **低视力者的辅助器具**　主要为光学助视器、电子助视器、学习用辅助器具、扩屏或读屏电脑软件辅助器具。（图6－3－18、图6－3－19）

特别需要注意的是，要防止辅助器具使用造成的二次伤害。如果长期使用光学助视器，长期用近距离俯视看姿，则会影响脊柱的正常发育。虽然电子助视器价格偏贵，但如果从长远考虑，不应当用时间及身体作为代价，应全面评价及选择辅助器具。社区康复工作者主要面对的是低视力儿童的康复问题，所以要重点了解这部分人的辅助器具需求。举例如下：

林某某，11岁。病因：先天性白内障；视力残疾四级。个案就读小学二年级，阅读课本困难，书写困难；常常因为看不清楚而做错算术题及写出错别字；双眼的矫正视力为0.2。

分析：个案由于视力障碍导致学习能力下降，且正处于就学年龄阶段，因此，首先考虑到个案需要就学辅助器具。

辅助器具需求：根据个案的视力情况，可以考虑使用助视器提高个案的视力，通过助视器帮助个案识别笔画复杂的字体，减少写错字、读错字的概率；降低阅读疲劳程度，延长阅读时间，加强阅读持久力，提高阅读效果。因此，最基本的需要是配光学助视器，在有条件的地方建议配电子助视器。

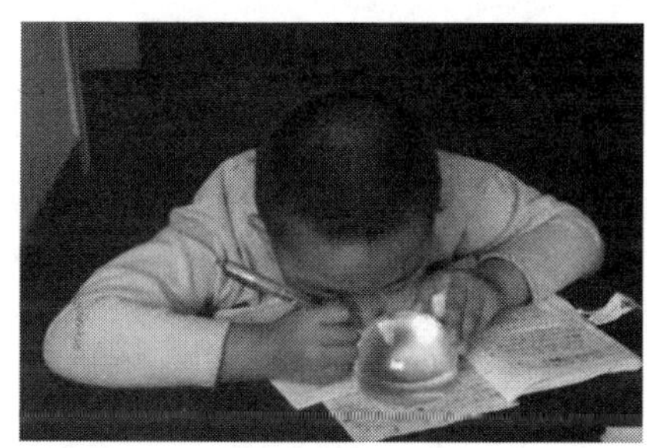

图6－3－18　镇纸式助视器

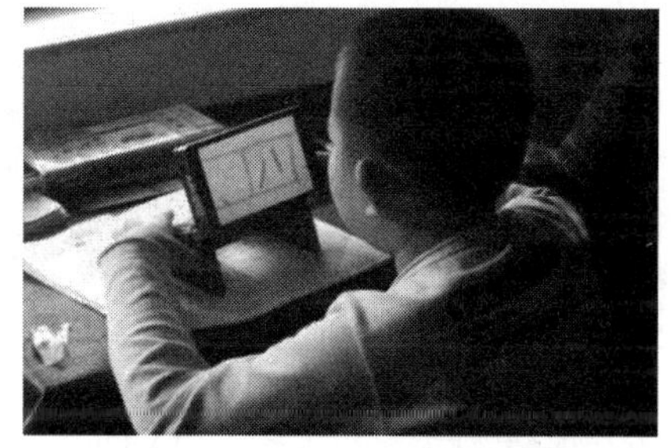

图6－3－19　电子助视器

2. **盲人的辅助器具**　盲人的主要障碍是行走中的路线选择问题与安全保障问题，以及生活、工作中因视力缺陷而带来的种种不便。所以，盲人的辅助器具主要有帮助安全行走用的盲杖（参见图5－1－22、图5－1－23），盲文书写纸，盲人用笔，触摸式拨号电话机，盲人专用电脑，以及语音提示性器具。

（三）听力语言残疾者的辅助器具

1. **聋人的辅助器具**

（1）助听器和人工耳蜗：应当尽早用配戴助听器或者手术植入人工耳蜗的方法解决聋儿的听力障碍，使聋儿在早期接受语言能力的训练。（图6－3－20、图6－3－21）

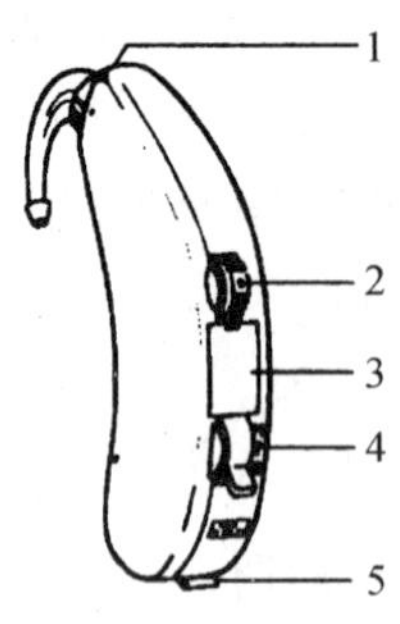

1. 麦克风　2. 音量旋钮

3. 音调控制　4. 开关

5. 电池仓

图 6－3－20　耳背式助听器

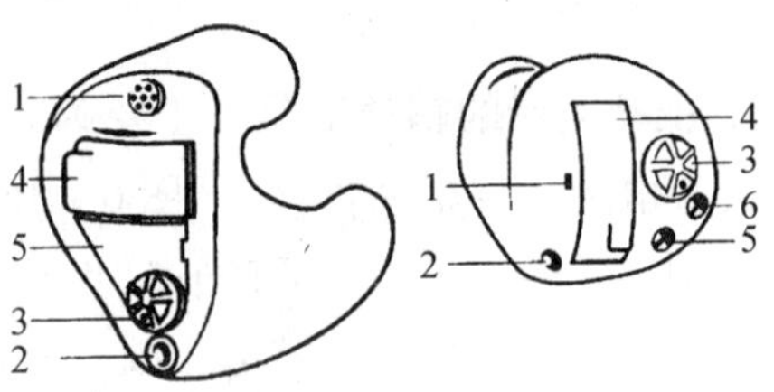

1. 麦克风　2. 气孔

3. 音量电位器　4. 电池仓

5. 音调控制　6. 声输出控制

左：耳甲腔式　右：耳道式

图 6－3－21　耳内式助听器

（2）闪光门铃与报警器：聋人居家应当安装闪光门铃。为了保证聋人的生活安全，应当在必要的地点、场合安装闪光报警器。这些辅助器具能够帮助聋人用视觉功能代偿失去的听力。

（四）智力障碍儿童的辅助器具

1. **智力障碍儿童的主要障碍及活动分析**　智力障碍儿童理解能力差，难以懂得社会规范，缺乏基本生活技能，难以适应社会生活。因此，需要利用辅助器具帮助他们提高这些方面的综合能力。

2. **智力障碍儿童辅助器具举例**　根据障碍与活动分析，找寻帮助智力障碍儿童提高理解能力和生活自理能力的辅助器具。实际上，一般的儿童玩具都可以用来训练智力障碍儿童，重要的是结合日常生活场景随时进行训练。（参见图 5－4－12、图 5－4－13、图 5－4－20～5－4－24）

（五）精神残疾者的辅助器具

1. **精神残疾者的主要障碍及活动分析**　精神残疾者的障碍包括感知觉、思维、情感、意志与行为等多个方面，其中孤独症儿童主要表现为沟通与交流障碍。因此，需要用辅助器具帮助他们改善症状，纳入正常的生活轨道。

2. **精神障碍者辅助器具举例**　根据障碍与活动分析，找寻改善精神障碍者的症状和提高孤独症儿童沟通能力的辅助器具。前者主要靠日常生活技能训练和各种愉悦身心的文体活动，辅助器具无非是工疗、农疗、文娱体育用具；后者也多用一般儿童玩具，但是感觉统合训练要用特殊的辅助器具，例如滑板、吊缆等。（参见图 5－6－1、图 5－6－2）

第四节　实用康复训练器具

一、康复训练器具的基本概念

康复训练器具是指用以弥补或训练人体因损伤或残疾而减弱或丧失的那部分功能，有效地克服因残疾造成的影响，达到提高残疾人训练效果和参与社会能力的辅助器具。

二、康复训练器具的适用对象

康复训练器具的使用者主要为偏瘫、截瘫、脑瘫、截肢等肢体残疾人；存在肢体功能障碍的老年人和慢性病人及骨折恢复期的患者，也需要根据情况选择使用。康复训练器具须在康复医生或康复员的指导下合理使用，才能提高康复训练效果，改善肢体功能状况。

三、康复训练器具使用介绍

（一）偏瘫康复器

1. **功用**　偏瘫康复器是偏瘫患者进行训练的辅助用具，适用于偏瘫患者坐在轮椅内，利用健侧的上肢对患侧上肢或下肢进行被动性的牵拉训练，以增加偏瘫肢体的关节活动度。

2. **使用方法**　患者坐在轮椅内，由训练人员将轮椅从康复器正面推入，至适当位置后使用刹紧装置使轮椅制动，然后开始训练。（图 6－4－1）

（二）木钉板

1. **功用**　将木棒准确地插到位，训练眼与手的协调功能，适用于成人的作业治疗。

2. **使用方法**　把木钉板倒出来，放在塑料盆里，然后把木棒插到板孔中，往复操作。可以把木钉板放在桌子上、椅子上、小凳上、地上，采用站立、坐、蹲或弯腰的姿势操作，还可以计时、计数，促进训练兴趣，达到训练效果。（图 6－4－2）

（三）套圈

1. **功用**　训练患者的眼手协调功能。

2. **使用方法**　根据训练者的需要，选择不同方式，可以把套圈放在桌子上、椅子上、地上等不同的高度，采用站立、坐着、蹲着或弯腰等不同的姿势进行训练。用手拿住导板，根据不同的方向转换手腕的位置，如脱出或套进小轴，往复运动，达到训

练效果。（图 6－4－3）

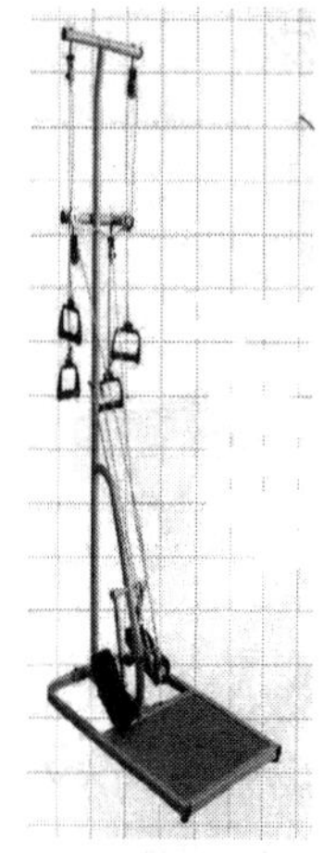

图 6－4－1　偏瘫康复器

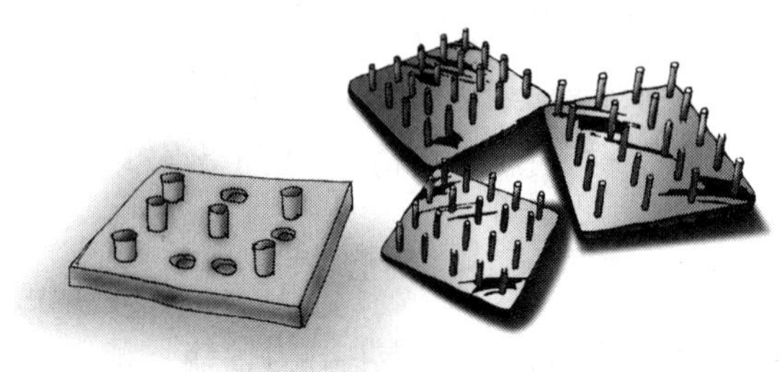

图 6－4－2　木板钉

（四）立式功率自行车

1. **功用**　适用于增强下肢关节活动度、肌力和协调功能的训练。

2. **使用方法**　选取合适的座位，座位有 1～10 档共 250 毫米的调节范围，训练者只需左旋松开定位调节螺栓，插入适合自己需要的座位档位孔，再拧紧定位调节螺栓，即可训练。根据需要可有阻尼 1～8 档的调节选择，以 1 档踏轻，8 档踏重，1～8 档逐步加大训练强度。可拎起后部脚管，使之离地，前脚管两头滚塑套可当轮子将本功率车移动到需要位置。后脚管两头偏心塑套可调节整体的平衡。（图 6－4－4）

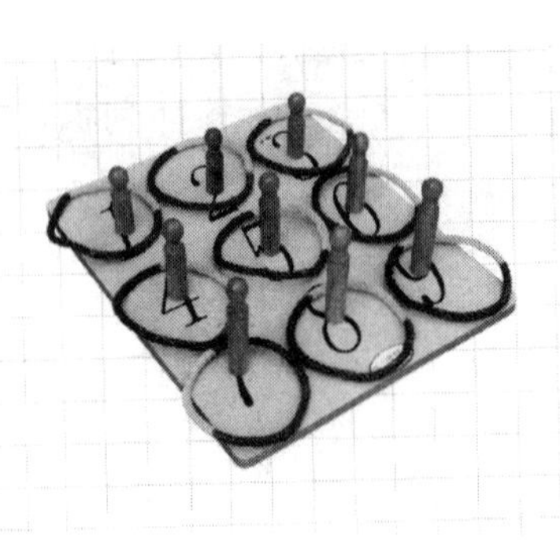

图 6－4－3　套圈

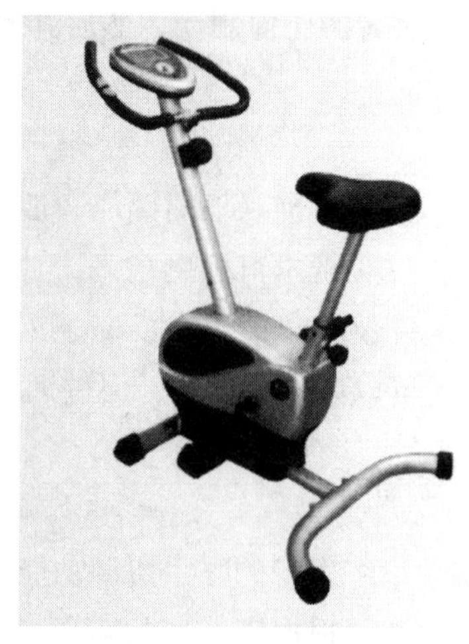

图 6－4－4　功率自行车

（五）肋木和肩梯

1. **功用**　借助于肋木杠进行上下肢体关节活动范围和肌力、坐站立、平衡及躯干的牵伸训练（肋木在使用过程中，切勿摇摆晃动）。

手指沿着肩梯不断上移、下移，可以提高肩关节的活动范围，减轻疼痛，适用于各类原因引起的肩关节活动障碍。

2. **使用方法**　左右手轮换练习，逐步改善肩、臂、腕、手指主动运动的灵活性与协调性。（图 6－4－5）

（六）沙袋组合

1. **功用**　适用于肌力训练、关节牵引、扩大关节活动度及关节屈伸训练。

2. **使用方法**　绑式沙袋可绑在手臂上或绑在小腿上进行走路、跑步等训练。（图 6－4－6）

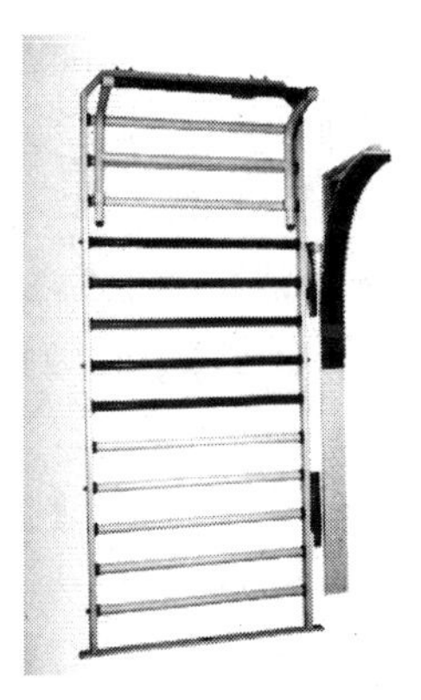

图 6－4－5　肋木和肩梯

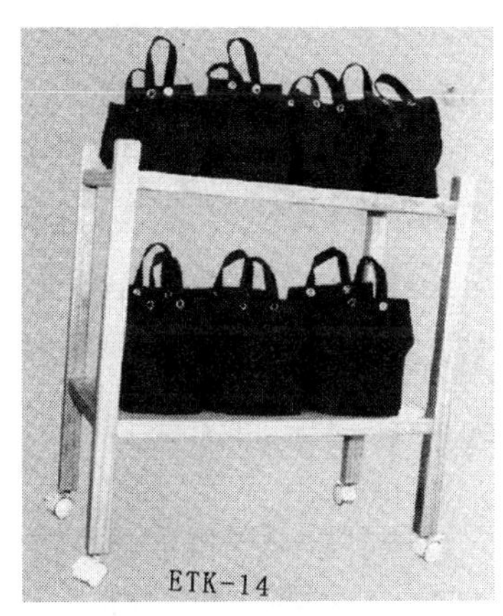

图 6－4－6　沙袋组合

（七）OT 桌

1. **功用**　用于作业训练，桌面高度可根据训练的具体情况进行调节。

2. **使用方法**　各种体位进行上肢、下肢和躯干的训练。配合模拟作业工具等进行方便的作业训练。（图 6－4－7）

（八）辅助步行训练器

1. **功用**　训练站立与步行。

2. **使用方法**　根据训练者的身高调整伸缩杆与台面至适宜的位置，在训练人员的帮助下训练站立和行走。（图 6－4－8）

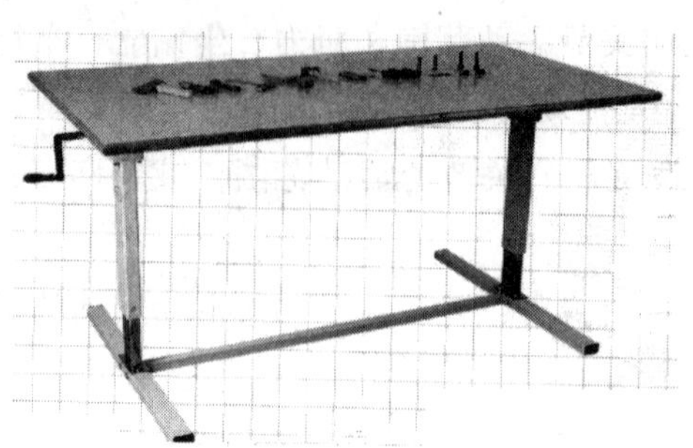
图 6-4-7　OT 桌

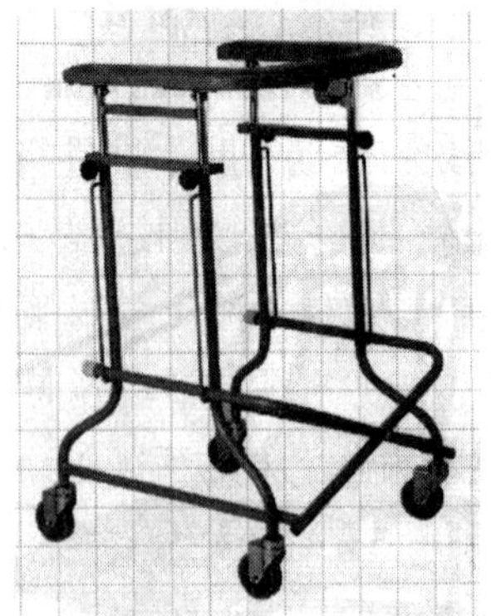
图 6-4-8　辅助步行训练器

（九）手功能训练组合箱

1. **功用**　适用于成人的作业治疗，对手功能障碍患者进行眼手的协调能力训练。

2. **使用方法**　使用之前先打开箱盖，左右手分别扶住箱盖撑下半段或上半段，切忌扶在中间，谨防箱盖撑直的瞬间将手夹伤；轻微向上一提，听到轻微的“咔嚓”声，表明此时箱盖已经撑好。根据需要选择不同的项目进行训练：①木棍与玻璃球用于手功能障碍患者进行前期训练。②铁棍插板用于患者后期康复训练，着重于患者手眼的协调能力。③上螺丝上螺母及盖箱板上的附件可用于对日常生活的康复与熟练训练。④握力圈用于锻炼手的握力，并可定期用握力器测试成绩。(图 6-4-9)

（十）踝关节矫正训练器

1. **功用**　适用于患者进行矫正及防止足下垂、足内翻、足外翻等畸形的练习。

2. **使用方法**　根据练习者身体情况及训练要求调整矫正板角度。练习者在训练人员帮助下站立在矫正板上；练习结束后，由护理人员帮助练习者离开矫正板。(图 6-4-10)

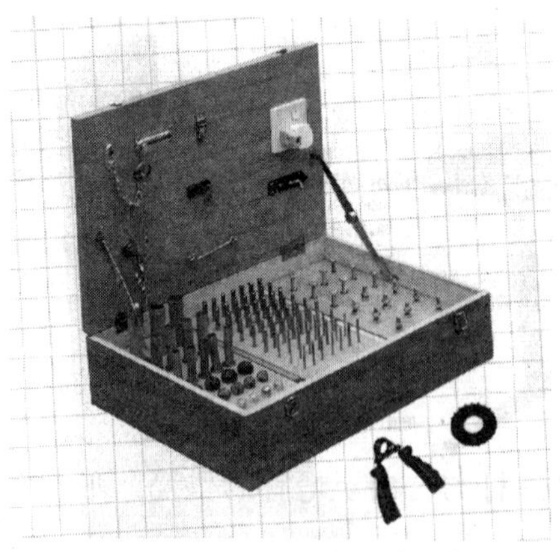
图 6-4-9　手功能训练组合箱

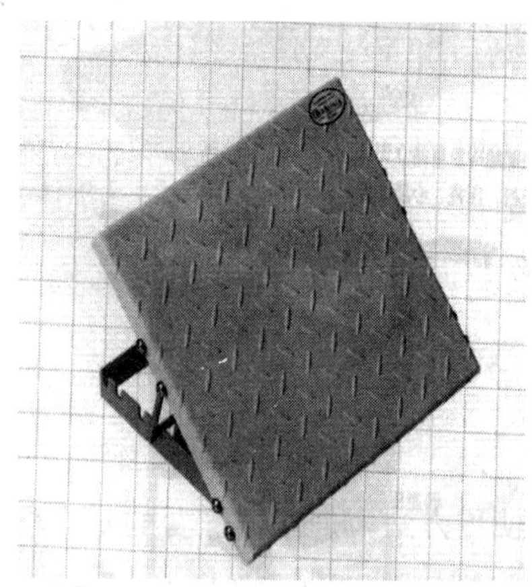
图 6-4-10　踝关节矫正训练器

（十一）分指板

1. **功用**　适用于防止和矫正手指屈肌痉挛或挛缩畸形。

2. **使用方法**　将五指在对应位置上插放，必要时还可用绑带将手臂固定住进行训练。（图 6－4－11）

（十二）股四头肌训练椅

1. **功用**　适用于加强股四头肌的肌力训练。

2. **使用方法**　训练者坐在座椅上，双脚腾空，小腿正面或后面贴紧压腿垫，用绑带适度收紧，根据训练需要加配重块，即可进行训练；必要时可调节重块挂杆的角度。（图 6－4－12）

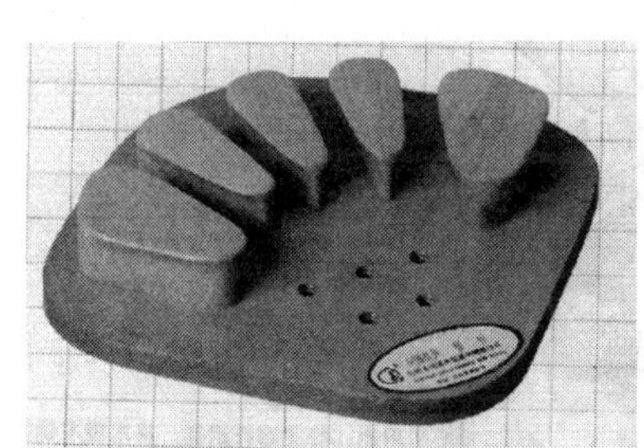

图 6－4－11　分指板

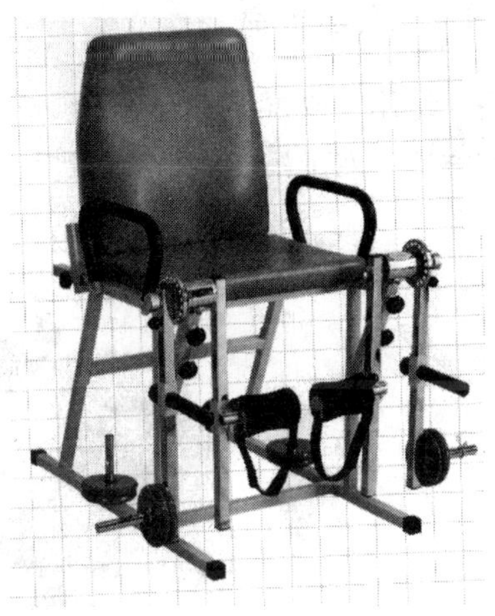

图 6－4－12　股四头肌训练椅

（十三）沙磨台及附件

1. **功用**　适用于上肢肌力协调、活动能力和关节活动度的作业训练。

2. **使用方法**　根据受训练者的需要，可任意调节沙磨板在规定范围内的角度，借助上肢，利用附件木板在磨沙台面上进行训练。还可在台面上看书、写字、玩牌、搭积木。既可坐着训练，也可站着训练。（图 6－4－13）

（十四）滚筒

1. **功用**　适用于偏瘫、脑瘫等运动功能失调的患者进行平衡、协调训练。

2. **使用方法**　把滚筒放在 OT 桌上，把两上肢搁在上面，前后往复滚动。把滚筒放在地毯上，趴在上面，利用上肢推前移后进行训练。仰躺在滚筒上面，做背部按摩

运动。（图 6－4－14）

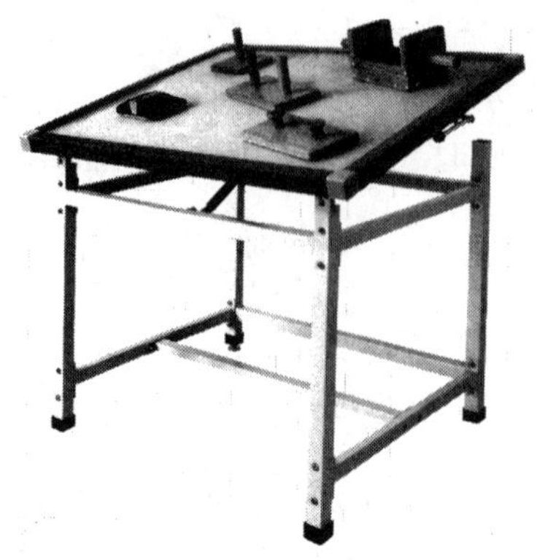

图 6－4－13　沙磨台及附件

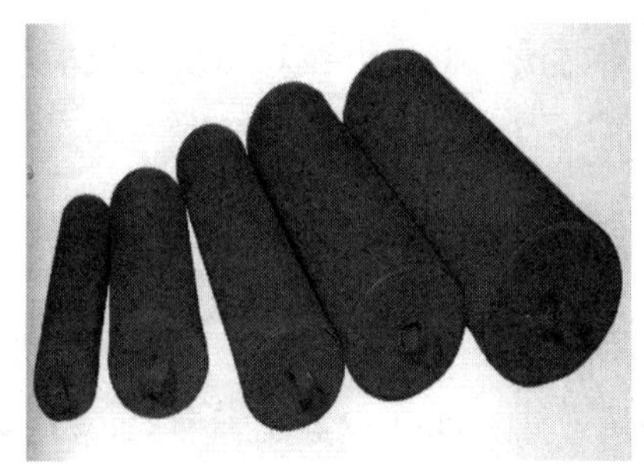

图 6－4－14　滚筒

（十五）立式踏步器

1. **功用**　适用于改善下肢关节活动范围和协调功能的训练。
2. **使用方法**　双足站在脚踏板上进行踏步训练。（图 6－4－15）

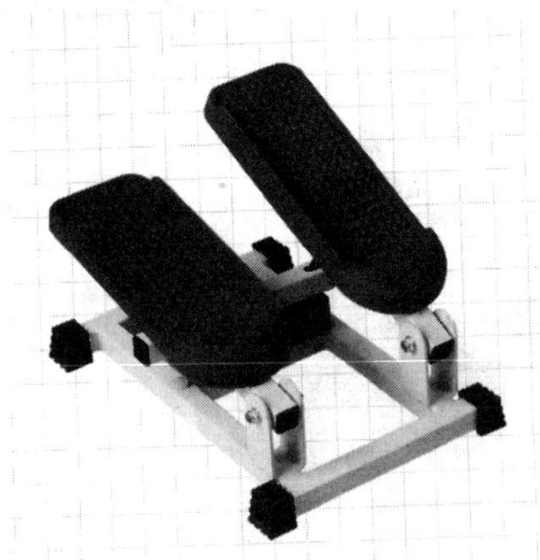

图 6－4－15　立式踏步器

第五节　无障碍环境

社区康复工作人员要了解残疾人的生活居家环境，了解残疾人在家庭生活、学习或就业方面的环境障碍，想办法或寻找资源解决这些障碍，帮助他们融入社会。

一、无障碍环境的概念

（一）无障碍环境

无障碍环境包括物质环境无障碍与信息和交流无障碍。无障碍环境是残疾人和老年人走出家门、参与社会生活的基本条件。加强无障碍环境建设，是社会物质文明和精神文明的集中体现，是社会进步的重要标志。

残疾人各有不同程度的功能缺失，这种功能缺失不仅给他们的生活、学习、劳动带来障碍，同时也给他们参与正常的社会生活带来障碍。为了让残疾人和健全人一样，平等地参与社会生活、共同享受社会的物质文明和精神文明，社会就必须构建一个无障碍环境。老年人因为衰老，同样也会出现不同程度的功能缺失，也需要无障碍环境。

（二）物质环境无障碍

物质环境的无障碍要求：城市道路、公共建筑物和居住区的规划、设计、建设应方便残疾人通行和使用，如城市道路应满足坐轮椅者、拄拐杖者通行和方便视力残疾者通行。建筑物应考虑出入口、地面、电梯、扶手、厕所、房间、柜台等设置，残疾人可使用的相应设施和方便残疾人通行等。

物质环境无障碍通常称为无障碍设施，国际上将其归入残疾人辅助器具的范畴之内，主要是指城市道路和建筑物的设计和建设要实现无障碍；绝对不能因为没有电梯、没有盲道、没有轮椅斜坡……而把肢体残疾人、视力残疾人、听力残疾人和老年人与外界社会隔绝。

我国在2001年8月1日正式实施《城市道路和建筑物无障碍设计规范》。设计规范对城市道路、居住区和房屋建筑提出了明确的无障碍设计和建设的强制性要求。

1. **城市道路** 实施无障碍的范围是人行道、过街天桥与过街地道、桥梁、隧道、立体交叉的人行道、人行道口等。无障碍的要求是：设有路缘石（马路牙子）的人行道，在各种路口应设缘石坡道；城市中心区、政府机关地段、商业街及交通建筑等重点地段应设盲道，公交候车站地段应设提示盲道；城市中心区、商业区、居住区及主要公共建筑设置的人行天桥和人行地道应设符合轮椅通行的轮椅坡道或电梯，坡道和台阶的两侧应设扶手，上口和下口及桥下防护区应设提示盲道；桥梁、隧道入口的人行道应设缘石坡道，桥梁、隧道的人行道应设盲道；立体交叉的人行道口应设缘石坡道，立体交叉的人行道应设盲道。

2. **居住区** 实施无障碍的范围主要是道路、绿地等。无障碍的要求是：设有路缘石的人行道，在各路口应设缘石坡道；主要公共服务设施地段的人行道应设盲道，公交候车站应设提示盲道；公园、小游园及儿童活动场的通路应符合轮椅通行要求，公园、小游园及儿童活动场通路的入口应设提示盲道。

3. **房屋建筑** 实施无障碍的范围是办公、科研、商业、服务、文化、纪念、观演、体育、交通、医疗、学校、园林、居住建筑等。无障碍的要求是：建筑物入口、过道、平台、门、门厅、楼梯、电梯、公共厕所、浴室、电话、客房、住房、标志、盲道、轮椅席等应依据建筑性能配有相关无障碍设施。

（三）信息和交流无障碍

信息和交流的无障碍要求：公共传媒应使听力言语和视力残疾者能够无障碍地获得信息，进行交流，如影视作品、电视节目的字幕和解说，电视手语，盲人有声读物以及电子和信息技术无障碍，网络无障碍。信息和交流的无障碍包括信息和网络的无障碍、公共传媒交流无障碍和通讯产品、公共场所、交通等方面的无障碍。

1. **信息和网络无障碍**

（1）信息无障碍：任何人（无论健全人还是残疾人，无论年轻人还是老年人）在任何情况下都能平等地、方便地、无障碍地获取信息与利用信息。信息无障碍主要包括两个范畴：一是电子和信息技术无障碍；二是网络无障碍。前者是指电子和信息技术相关软硬件本身的无障碍设计以及辅助器具和技术；后者包括网页内容无障碍、网络应用无障碍以及它们与辅助器具和技术的兼容。

（2）信息和通信技术无障碍：信息和通信技术是一个靠头脑拼搏的空间，残疾人利用网络可以改善自己的生活乃至改变自己的人生。

专家指出，实现信息无障碍的途径包括六个方面。一是产品的易用性和可用性；二是使用信息技术的各种辅助手段；三是使产品和辅助技术兼容的技术标准；四是技术开发；五是政府的法规保证；六是公众的意识。

（3）信息无障碍突破数码隔膜：在信息资讯科技快速发展以及网络普及应用的社会里，不但在国家、企业与个人之间产生了全新的互动沟通模式，同时也影响了商业、文化、教育等各层面社会行为的联动关系，随着信息联动的普遍发展，信息与知识就成为关键性的生产要素。

信息无障碍致力于拉近人与人之间的距离，突破数码隔膜，突破现代信息技术在使用上的局限，使广大残疾人能够平等使用，为他们开创一个崭新的生存空间。

（4）计算机设施：包括硬件、软件、接入设备，需要提供特殊的用具，让残疾人能够使用。如对于手部有缺陷、不能随意使用控制键盘及鼠标的残疾人，应该设置特殊的键盘，以便于操作；对于肢体不便的残疾人来说，应该尽量采用一些可以随意移动的电脑设备。

目前盲人可以通过一些屏幕朗读软件来使用电脑，但在电脑的日常使用中，不可避免地要用到各种各样的应用软件。为使屏幕朗读软件能够顺利获取软件工作信息，在软件设计时要考虑有无障碍的标准和接口，要在客户端运行的网络软件中制定实用软件的无障碍标准；在操作方式上，要考虑到盲人无法使用鼠标器这一特点，从而提供键盘操作的解决方案。更进一步是应该有声音操控视窗操作的软件来方便盲人。

（5）网站资源无障碍：互联网上的网页是现时最广泛用作传达信息的媒介，能够无障碍地获取网站资源，几乎是残疾人打破信息屏蔽的首要条件。很多国家都已出台了关于网络无障碍的相关标准，我国应尽早出台相应标准。

在使用图形化、动画以及视频的表述方式时，应该考虑到盲人使用网络的特殊情况，加配文本文件。

同时，电脑屏幕要以大字显示，以方便视力不佳者或弱视人群进行查阅。

以声音传送的内容，比如电台的网页、语音聊天室、没有加配字幕的视频，应该考虑到聋人的特殊情况，考虑到加配字幕。涉及聋人网络无障碍的内容还包括网页的设计，比如网站留下的联系方式上应该考虑留下手机号码、传真号码和电子邮箱地址，QQ 号或 MSN 号。

（6）网络信息的可利用性：残疾人服务系统正在考虑，要通过办公自动化系统和互联网通道，把各级残联、事业单位、社区康复站、残疾人、助残志愿者紧密联系在一起，建立残疾人网上虚拟社区，实现网上办公、咨询、交流、康复指导、助残服务、社区生活等。

（7）网络远程教育：残疾人要充分参与社会，关键还在于获得平等接受教育的机会。一些普通高校不能为残疾人提供无障碍的生活和学习条件，专业及课程设置也不一定能适应残疾人的需要，网络远程教育为他们的求学创造了良好的条件，残疾人只要掌握了基本的电脑知识，就可以足不出户实现上大学梦。

2. 公共传媒交流无障碍

（1）平面媒体：盲人无法观看图书、报纸、杂志等，而作为盲人专用的盲文，由于其制作成本与制作周期等诸多问题，很难满足盲人的阅读需求。应该考虑有声图书范围的扩大和品种的多样化，此外，要考虑大字印刷等适当技术，为弱视者服务。

（2）影视作品：应该考虑到聋人的需求，有字幕机的影视作品尽量播放字幕，应该考虑就影视作品加配闭路字幕或隐匿式（开放）字幕出台相应的内部规定。应当为聋人这一特殊人群，考虑开办手语节目。

3. 其他方面的信息、交流无障碍

（1）通讯产品和服务：在电信运营商提供的诸多服务中，比如时下正风靡的短信息，要考虑盲人的需求，有更多的语音化服务。

聋人使用固定电话就需要请人代打，应该考虑设立中转电话的服务，使聋人和健全人之间也可以无障碍地交流，特别是能够利用短信息或可发短信的固定电话拨打 110、120 等公众电话，且接到电话机构的电脑上能够准确显示打电话聋人的有关身份信息。

（2）公共场所：残疾人要平等地参与社会生活，去公共场所活动是必然的。图书馆和书城有阅览室的地方，要设置盲人专柜和盲人有声阅览室、图书馆。银行的服务比如ATM自动取款机，要有针对弱视者及盲人的设计，如凸字、声音辨识和声音报告等。

公共场所设立的公共服务电子化服务台，比如，现在北京市内大批兴建的数字综合信息亭，要有设备辅助盲人或弱视者使用有关设施，要有设备辅助双手残疾者、使用轮椅或拐杖者。公园、影院、医院、图书馆等处的服务性窗口要配字幕滚屏；博物馆、科技馆、纪念馆等有解说或广播的地方，要准备书面解说稿，供聋人取用。公共场所服务行业在有重要广播的地方要有同步电子显示屏幕，要设有手语咨询台提供无偿的专业的手语翻译服务，使聋人能够无障碍地获得语言信息。医院的CT、RM等只能单人做的检查要开辟玻璃窗口或信号灯，以利聋人患者在封闭房间或检查舱室里与医生交流。

在商场和交易场所，应当统一使用电子秤，以便单价、重量、总价一目了然。

部分宾馆客房应该安装可视的闪光门铃和报警系统。

（3）公共交通：公共交通的目标应能方便残疾人乘坐公共汽车、地铁、城际轨道干线、火车、飞机等交通工具，自由前往目的地。

在交通工具内和进出站台的通道上要有方便盲人的语音系统、信号指示等，要有方便聋人的字幕滚屏。

（4）电子产品：有关电子产品如掌上电脑、电子辞典、电子记事本等应该考虑有声设置以方便盲人使用。应该考虑开发和推广电子显示器、视屏助视器、语音报时表、语音体温计等方便盲人的产品；开发和推广振动手表、视觉报警器等方便聋人的产品。

二、居住环境无障碍改造

现在一些残疾人的家庭居住的小环境仍然有障碍。例如住在没有电梯的楼上，虽然住在平房或一楼但门口有台阶等等，都限制了残疾人的出行。由于无法和外界无障碍的大环境接轨，残疾人仍然不能实现回归社会、参与社会生活的目的。另外，在居住房屋里，残疾人和老年人是否能够自由行动？会不会由于一段门坎、一个窄门等等限制了他们的活动？

因此，居住环境是否无障碍？能否保证残疾人和老年人在居室内外方便地活动？应该采取什么样的改造措施？这就是我们所关注的居住环境无障碍改造。

（一）改造的目的

（1）增强残疾人和老年人的自主活动能力，使他们在自己居住的空间内，不会因为设施的原因而使活动受到限制。

（2）保证残疾人和老年人的安全，防止意外事故发生。

（3）方便护理者进行护理，减轻护理者的工作强度。

（二）改造的原则

(1) 活动空间最好在同一楼层，各生活场所（卧室、卫生间等）之间距离最短，特别是卧室和卫生间之间距离越近越好。

(2) 活动的范围内无障碍，方便坐轮椅的人到达居室的任何地方。

(3) 有帮助保持身体平衡的设施，不仅能帮助残疾人和老年人自主活动，而且能保证他们的安全。

(4) 活动的范围内，有足够的空间保证轮椅的行走与回转。

(5) 居室内的家具（床、桌、椅、柜……）和各种设施（洗脸池、坐便器、浴盆、灶具……）的尺寸、形式、安装和摆放要适合残疾人和老年人使用，特别是要方便坐轮椅的人使用。

（三）应用于改造的辅助器具

1. 消除高度差的辅助器具　残疾人和老年人生活的环境当中最怕有台阶、门槛和楼梯，因为它们的高度差既阻碍乘坐轮椅者的活动，也阻碍行动不便者的活动。因此，消除高度差的辅助器具在家居环境无障碍改造中占有重要的位置。

(1) 室内小斜坡：由金属或木材制成的楔形小窄板，用于消除室内由于门槛等造成的障碍，既可方便轮椅通过，又可防止绊倒。

(2) 室外用斜坡：由金属材料制成，用于消除台阶形成的高度差，以方便乘坐轮椅者出行。

(3) 平台式升降机：运送乘坐轮椅者自动上下楼梯。

(4) 椅式台阶升降车：残疾人和老年人坐在椅子上，自行操作或由护理人员操作，上下台阶或楼梯。

(5) 轮椅式台阶升降车：残疾人和老年人坐在轮椅上，由他人操作，拖动轮椅上下楼梯。

(6) 轮椅升降平台：用于乘坐轮椅者上下台阶的升降装置，有手动液压、脚踏液压和电动三种动力方式。

2. 扶手　扶手是残疾人和老年人在行走时，用来保持身体平衡，帮助行进，避免摔倒的重要辅助设施（图6-5-1）。身体两侧的水平扶手用以推起身体；垂直扶手用以拉起身体；单侧水平扶手既推又拉。

(1) 坡道、台阶、楼梯、走道的两侧要安装扶手，扶手的标准高度为85cm。

(2) 起居室、卧室、厨房、走廊的墙上，根据需要安装扶手。

(3) 卫生间的便器和浴盆旁边一定要安装扶手，这对残疾人和老年人尤其重要。

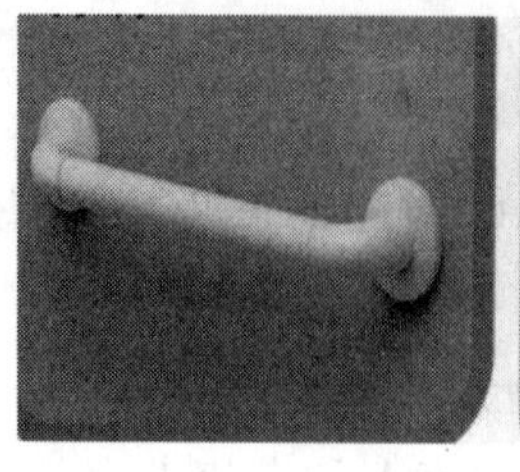
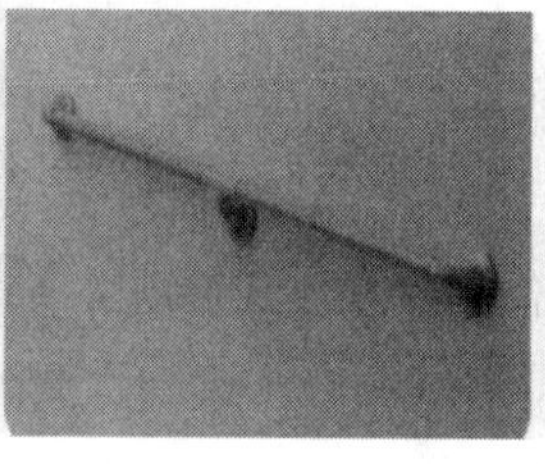
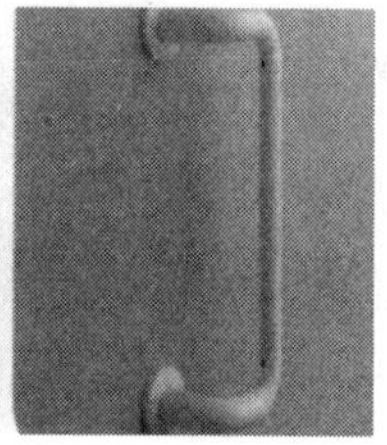

图 6－5－1　扶手

3. **如厕辅助器具**　如厕是人类不可或缺的生理活动，这种生理活动对于健全人来说很容易、很普通，但是对于有功能障碍的人来说，就有许多意想不到的困难，如厕辅助器具可以帮助他们实现如厕无障碍。这种器具有普通坐便器、坐便椅、坐便凳，简易补高器，固定型便器补高器，补高椅、凳，可升降坐便器，带扶手的坐便器，带有冲洗功能的坐便器，固定坐姿的补高器，便携式坐便器等。

4. **洗浴辅助器具**　洗浴辅助器具可以方便残疾人稳定身体、安全转移。这类辅助器具有浴椅和浴凳，移乘台、入浴台，浴盆座椅、浴盆扶手，手动升降椅、电动升降机，防滑垫（图 6－5－2）。

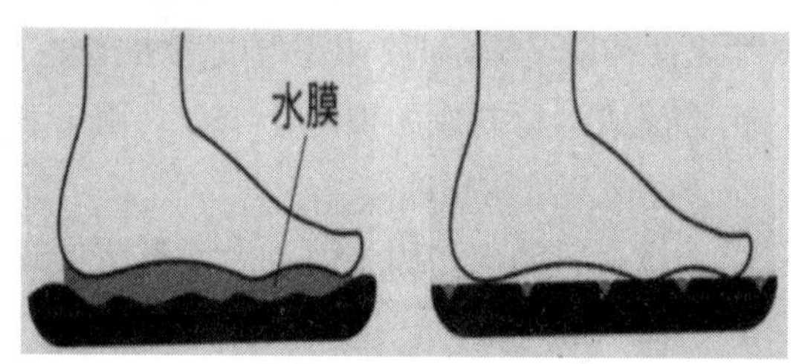

图 6－5－2　防滑垫上没有水膜可以起到防滑作用

5. **洗漱辅助器具**　洗漱辅助器具可以方便残疾人操作，独立完成日常洗漱。这类辅助器具有洗浴椅，洗头器，专用洗漱台，电动洗漱台，专用水龙头。

（四）改造的重点位置

1. 大门出入口

（1）住在平房或一楼，应保证坐轮椅的人能够方便出入，所以应该有一段斜坡，确保轮椅行走。理想斜坡：高度与水平长度的比例为 1∶20，不应大于 1∶12。大门前应有 1.5 米宽的平台，保证轮椅的停留和回转。如果没有可能设水泥斜坡，简易的金属坡或木斜坡也可以。（图 6－5－3）

（2）大门前的台阶旁要安装扶手，扶手高度约 85cm。（图 6－5－4）

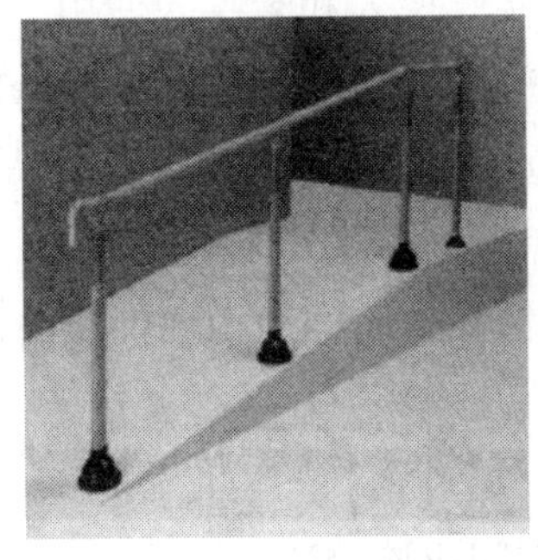
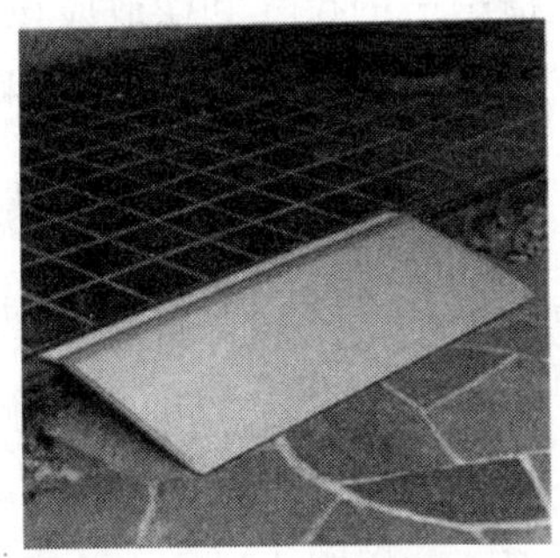
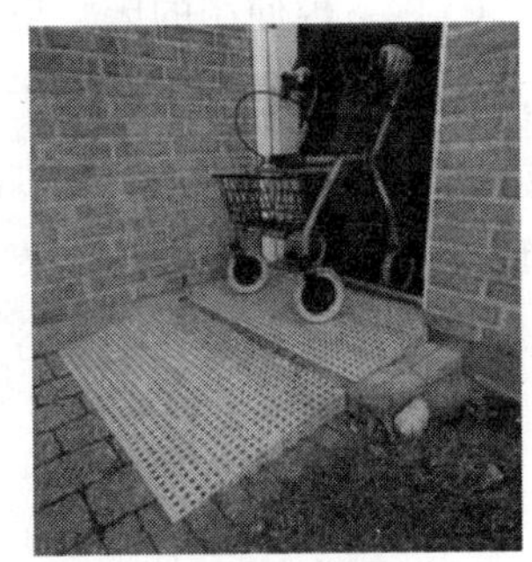

图6－5－3　大门地面

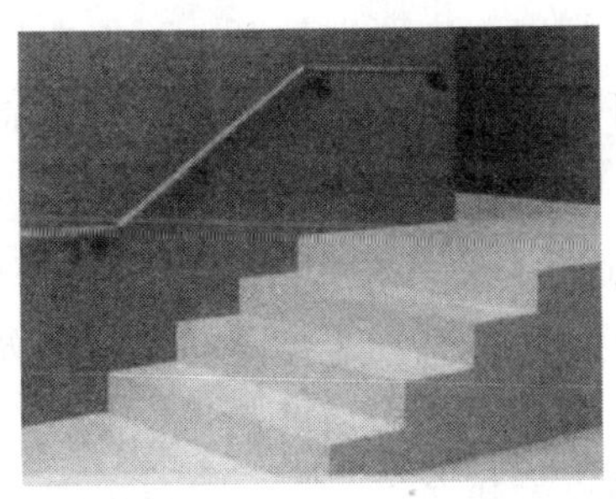
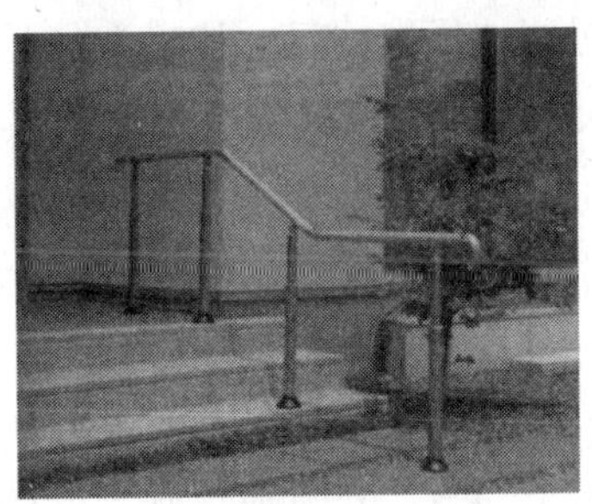

图6－5－4　台阶扶手

（3）如果住高层，一定要选择有电梯的住宅楼。住宅楼的大门口应该符合无障碍建筑规范。

2. 门

（1）门的净宽度应 > 80cm，保证轮椅顺利通过。

（2）为了使乘坐轮椅者能靠近门，在门把手一侧的墙面宽度要达到50cm，这样才能使乘坐轮椅的人靠近门把手，将门打开。

（3）门前最好没有门槛，如果有门槛，应该使用小斜坡消除高度差，确保乘坐轮椅者能够到达室内各个房间。同时，也可以防止自己行走的残疾人和老年人被门槛绊倒。

（4）各个门在靠把手一侧的墙上要安装扶手，方便残疾人开门时抓握。

（5）居室的门最好是推拉门，方便残疾人开启和通过；其次是折叠门和平开门；最不适合的是弹簧门。

3. **走廊**

（1）走廊的宽度最好≥120cm，最窄也要≥90cm，保证轮椅通行。

（2）走廊的墙上应该安装扶手，高度为85cm，可以帮助残疾人和老年人行走。

4. **卧室**

（1）床应一侧靠墙以提高稳定性。

（2）卧室活动空间能够保证轮椅回转。

（3）室内使用的床、桌、椅……的尺寸和摆放应该方便残疾人和老年人使用。例如，床（包括床垫）和椅子（包括椅垫）的高度应在45～50cm之间，方便坐轮椅的人向床和椅子转移。桌子的台面高度约85cm，桌下净高>60cm，桌面外伸45cm。保证坐轮椅的人较舒适地坐在桌前……

5. **地面** 居室特别是容易洒水的卫生间、厨房以及楼梯和台阶的地面要铺设防滑材料，防止残疾人和老年人滑倒。

6. **卫生间**

（1）卫生间要离卧室近，而且方便轮椅到达，里面的空间应该保证轮椅的行动。

（2）卫生间地面一定要铺设防滑材料。

（3）最好选择推拉门，如果选择平开门，门扇一定要向外开，不能向里开。残疾人和老年人在卫生间一旦发生意外，其他人可以从外面进去，不会因为轮椅在屋里而防碍外面的人开门。

（4）常用便器的标准高度为40cm左右，这个高度不适合乘坐轮椅者使用。因此，最好选用高度为45cm的坐便器，方便坐轮椅的人从轮椅向坐便器转移。如果已经安装了普通坐便器，可以使用补高器增加高度。

（5）坐下和起立有困难，但不坐轮椅的残疾人和老年人，也可以根据自己功能障碍的具体情况，选用合适的补高器。

（6）卫生间最好用坐便器。如果没有条件改造，蹲坑上要使用补高椅、凳。

（7）根据功能障碍的具体情况，在坐便器旁边的墙上安装扶手，方便残疾人和老年人抓握，帮助他们坐下和站起。

（8）洗脸池的最大高度为85cm；水龙头应采用方便功能障碍者开启的类型，如长柄拨杆水龙头、感应式水龙头等；洗脸池下边的净高不要小于60cm，以方便乘坐轮椅者下半身伸入洗脸池下。（图6－5－5）

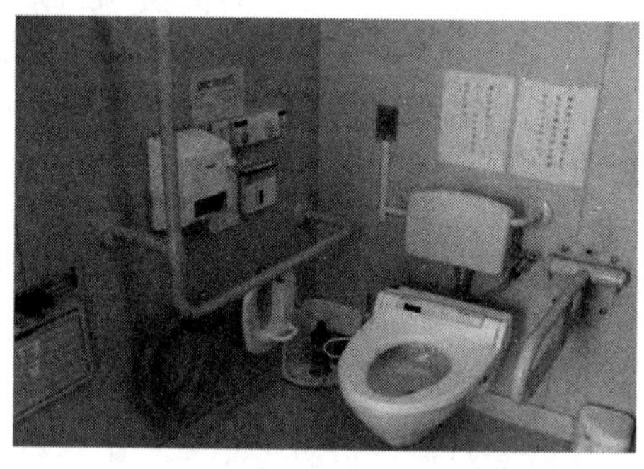

图6－5－5 卫生间设施

7. **厨房**

（1）考虑到乘坐轮椅的使用者，厨房面积要比普通厨房大，要保证轮椅回转的1.5米的净宽度。如果达不到这个标准，净宽要≥90cm。地面一定要铺设防滑材料。最好选择推拉门，如果选择平开门，门扇一定要向外开，不能向里开。

（2）操作台高度不超过80cm，这样才可以保证乘坐轮椅和站立操作的残疾人和老年人都可以使用。为方便乘坐轮椅者的下半身伸入台下，以便上半身靠近操作台。主要操作台和洗涤池下方的宽度≥70cm，高度≥60cm。做饭常用的炊具和材料都要放在残疾人和老年人伸手可触的地方。

8. **电源开关和插座**　电源开关的位置离地面高度不超过110cm，插座离地面高度不少于50cm。这样可以保证乘坐轮椅者伸手可触。（图6-5-6，图6-5-7）

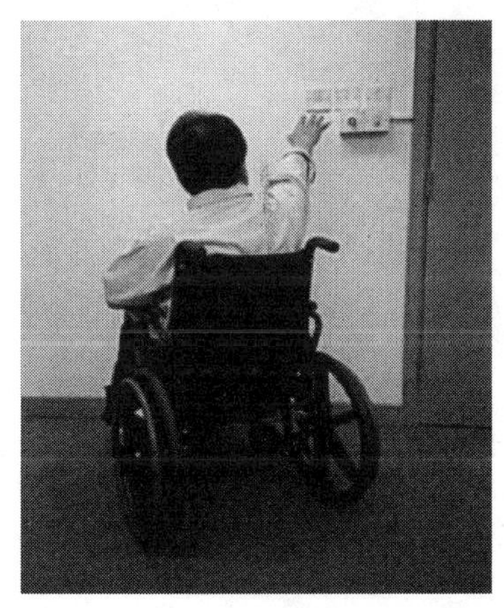

图6-5-6　插座太高残疾人够不着

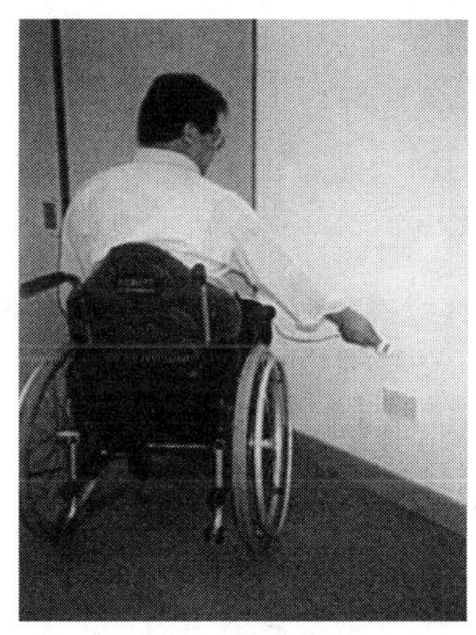

图6-5-7　插座太低残疾人同样够不着

附录一　国内文件

一、中华人民共和国残疾人保障法

（1990 年 12 月 28 日第七届全国人民代表大会常务委员会第十七次会议通过
2008 年 4 月 24 日第十一届全国人民代表大会常务委员会第二次会议修订）

目录

第一章　总则

第一条　为了维护残疾人的合法权益，发展残疾人事业，保障残疾人平等地充分参与社会生活，共享社会物质文化成果，根据宪法，制定本法。

第二条　残疾人是指在心理、生理、人体结构上，某种组织、功能丧失或者不正常，全部或者部分丧失以正常方式从事某种活动能力的人。

残疾人包括视力残疾、听力残疾、言语残疾、肢体残疾、智力残疾、精神残疾、多重残疾和其他残疾的人。

残疾标准由国务院规定。

第三条　残疾人在政治、经济、文化、社会和家庭生活等方面享有同其他公民平等的权利。

残疾人的公民权利和人格尊严受法律保护。

禁止基于残疾的歧视。禁止侮辱、侵害残疾人。禁止通过大众传播媒介或者其他方式贬低损害残疾人人格。

第四条　国家采取辅助方法和扶持措施，对残疾人给予特别扶助，减轻或者消除残疾影响和外界障碍，保障残疾人权利的实现。

第五条　县级以上人民政府应当将残疾人事业纳入国民经济和社会发展规划，加强领导，综合协调，并将残疾人事业经费列入财政预算，建立稳定的经费保障机制。

国务院制定中国残疾人事业发展纲要，县级以上地方人民政府根据中国残疾人事业发展纲要，制定本行政区域的残疾人事业发展规划和年度计划，使残疾人事业与经济、社会协调发展。

县级以上人民政府负责残疾人工作的机构，负责组织、协调、指导、督促有关部门做好残疾人事业的工作。

各级人民政府和有关部门，应当密切联系残疾人，听取残疾人的意见，按照各自的职责，做好残疾人工作。

第六条　国家采取措施，保障残疾人依照法律规定，通过各种途径和形式，管理国家事务，管理经济和文化事业，管理社会事务。

制定法律、法规、规章和公共政策，对涉及残疾人权益和残疾人事业的重大问题，应当听取残疾人和残疾人组织的意见。

残疾人和残疾人组织有权向各级国家机关提出残疾人权益保障、残疾人事业发展等方面的意见和建议。

第七条　全社会应当发扬人道主义精神，理解、尊重、关心、帮助残疾人，支持残疾人事业。

国家鼓励社会组织和个人为残疾人提供捐助和服务。

国家机关、社会团体、企业事业单位和城乡基层群众性自治组织，应当做好所属范围内的残疾人工作。

从事残疾人工作的国家工作人员和其他人员，应当依法履行职责，努力为残疾人服务。

第八条　中国残疾人联合会及其地方组织，代表残疾人的共同利益，维护残疾人的合法权益，团结教育残疾人，为残疾人服务。

中国残疾人联合会及其地方组织依照法律、法规、章程或者接受政府委托，开展残疾人工作，动员社会力量，发展残疾人事业。

第九条　残疾人的扶养人必须对残疾人履行扶养义务。

残疾人的监护人必须履行监护职责，尊重被监护人的意愿，维护被监护人的合法权益。

残疾人的亲属、监护人应当鼓励和帮助残疾人增强自立能力。

禁止对残疾人实施家庭暴力，禁止虐待、遗弃残疾人。

第十条　国家鼓励残疾人自尊、自信、自强、自立，为社会主义建设贡献力量。

残疾人应当遵守法律、法规，履行应尽的义务，遵守公共秩序，尊重社会公德。

第十一条　国家有计划地开展残疾预防工作，加强对残疾预防工作的领导，宣传、普及母婴保健和预防残疾的知识，建立健全出生缺陷预防和早期发现、早期治疗机制，针对遗传、疾病、药物、事故、灾害、环境污染和其他致残因素，组织和动员社会力量，采取措施，预防残疾的发生，减轻残疾程度。

国家建立健全残疾人统计调查制度，开展残疾人状况的统计调查和分析。

第十二条　国家和社会对残疾军人、因公致残人员以及其他为维护国家和人民利益致残的人员实行特别保障，给予抚恤和优待。

第十三条　对在社会主义建设中做出显著成绩的残疾人，对维护残疾人合法权益、发展残疾人事业、为残疾人服务做出显著成绩的单位和个人，各级人民政府和有关部门给予表彰和奖励。

第十四条　每年5月的第三个星期日为全国助残日。

第二章　康复

第十五条　国家保障残疾人享有康复服务的权利。

各级人民政府和有关部门应当采取措施，为残疾人康复创造条件，建立和完善残疾人康复服务体系，并分阶段实施重点康复项目，帮助残疾人恢复或者补偿功能，增强其参与社会生活的能力。

第十六条　康复工作应当从实际出发，将现代康复技术与我国传统康复技术相结合；以社区康复为基础，康复机构为骨干，残疾人家庭为依托；以实用、易行、受益广的康复内容为重点，优先开展残疾儿童抢救性治疗和康复；发展符合康复要求的科学技术，鼓励自主创新，加强康复新技术的研究、开发和应用，为残疾人提供有效的康复服务。

第十七条　各级人民政府鼓励和扶持社会力量兴办残疾人康复机构。

地方各级人民政府和有关部门，应当组织和指导城乡社区服务组织、医疗预防保健机构、残疾人组织、残疾人家庭和其他社会力量，开展社区康复工作。

残疾人教育机构、福利性单位和其他为残疾人服务的机构，应当创造条件，开展康复训练活动。

残疾人在专业人员的指导和有关工作人员、志愿工作者及亲属的帮助下，应当努力进行功能、自理能力和劳动技能的训练。

第十八条　地方各级人民政府和有关部门应当根据需要有计划地在医疗机构设立康复医学科室，举办残疾人康复机构，开展康复医疗与训练、人员培训、技术指导、科学研究等工作。

第十九条　医学院校和其他有关院校应当有计划地开设康复课程，设置相关专业，培养各类康复专业人才。

政府和社会采取多种形式对从事康复工作的人员进行技术培训；向残疾人、残疾人亲属、有关工作人员和志愿工作者普及康复知识，传授康复方法。

第二十条　政府有关部门应当组织和扶持残疾人康复器械、辅助器具的研制、生产、供应、维修服务。

第三章　教育

第二十一条　国家保障残疾人享有平等接受教育的权利。

各级人民政府应当将残疾人教育作为国家教育事业的组成部分，统一规划，加强领导，为残疾人接受教育创造条件。

政府、社会、学校应当采取有效措施，解决残疾儿童、少年就学存在的实际困难，帮助其完成义务教育。

各级人民政府对接受义务教育的残疾学生、贫困残疾人家庭的学生提供免费教科书，并给予寄宿生活费等费用补助；对接受义务教育以外其他教育的残疾学生、贫困残疾人家庭的学生按照国家有关规定给予资助。

第二十二条　残疾人教育，实行普及与提高相结合、以普及为重点的方针，保障义务教育，着重发展职业教育，积极开展学前教育，逐步发展高级中等以上教育。

第二十三条　残疾人教育应当根据残疾人的身心特性和需要，按照下列要求实施：

（一）在进行思想教育、文化教育的同时，加强身心补偿和职业教育；

（二）依据残疾类别和接受能力，采取普通教育方式或者特殊教育方式；

（三）特殊教育的课程设置、教材、教学方法、入学和在校年龄，可以有适度弹性。

第二十四条　县级以上人民政府应当根据残疾人的数量、分布状况和残疾类别等因素，合理设置残疾人教育机构，并鼓励社会力量办学、捐资助学。

第二十五条 普通教育机构对具有接受普通教育能力的残疾人实施教育，并为其学习提供便利和帮助。

普通小学、初级中等学校，必须招收能适应其学习生活的残疾儿童、少年入学；普通高级中等学校、中等职业学校和高等学校，必须招收符合国家规定的录取要求的残疾考生入学，不得因其残疾而拒绝招收；拒绝招收的，当事人或者其亲属、监护人可以要求有关部门处理，有关部门应当责令该学校招收。

普通幼儿教育机构应当接收能适应其生活的残疾幼儿。

第二十六条 残疾幼儿教育机构、普通幼儿教育机构附设的残疾儿童班、特殊教育机构的学前班、残疾儿童福利机构、残疾儿童家庭，对残疾儿童实施学前教育。

初级中等以下特殊教育机构和普通教育机构附设的特殊教育班，对不具有接受普通教育能力的残疾儿童、少年实施义务教育。

高级中等以上特殊教育机构、普通教育机构附设的特殊教育班和残疾人职业教育机构，对符合条件的残疾人实施高级中等以上文化教育、职业教育。

提供特殊教育的机构应当具备适合残疾人学习、康复、生活特点的场所和设施。

第二十七条 政府有关部门、残疾人所在单位和有关社会组织应当对残疾人开展扫除文盲、职业培训、创业培训和其他成人教育，鼓励残疾人自学成才。

第二十八条 国家有计划地举办各级各类特殊教育师范院校、专业，在普通师范院校附设特殊教育班，培养、培训特殊教育师资。普通师范院校开设特殊教育课程或者讲授有关内容，使普通教师掌握必要的特殊教育知识。

特殊教育教师和手语翻译，享受特殊教育津贴。

第二十九条 政府有关部门应当组织和扶持盲文、手语的研究和应用，特殊教育教材的编写和出版，特殊教育教学用具及其他辅助用品的研制、生产和供应。

第四章 劳动就业

第三十条 国家保障残疾人劳动的权利。

各级人民政府应当对残疾人劳动就业统筹规划，为残疾人创造劳动就业条件。

第三十一条 残疾人劳动就业，实行集中与分散相结合的方针，采取优惠政策和扶持保护措施，通过多渠道、多层次、多种形式，使残疾人劳动就业逐步普及、稳定、合理。

第三十二条 政府和社会举办残疾人福利企业、盲人按摩机构和其他福利性单位，集中安排残疾人就业。

第三十三条 国家实行按比例安排残疾人就业制度。

国家机关、社会团体、企业事业单位、民办非企业单位应当按照规定的比例安排残疾人就业，并为其选择适当的工种和岗位。达不到规定比例的，按照国家有关规定履行保障残疾人就业义务。国家鼓励用人单位超过规定比例安排残疾人就业。

残疾人就业的具体办法由国务院规定。

第三十四条 国家鼓励和扶持残疾人自主择业、自主创业。

第三十五条 地方各级人民政府和农村基层组织，应当组织和扶持农村残疾人从事种植业、养殖业、手工业和其他形式的生产劳动。

第三十六条 国家对安排残疾人就业达到、超过规定比例或者集中安排残疾人就业的用人单位和从事个体经营的残疾人，依法给予税收优惠，并在生产、经营、技术、资金、物资、场地等方面给予扶持。国家对从事个体经营的残疾人，免除行政事业性收费。

县级以上地方人民政府及其有关部门应当确定适合残疾人生产、经营的产品、项目，优先安排残疾人福利性单位生产或者经营，并根据残疾人福利性单位的生产特点确定某些产品由其专产。

政府采购，在同等条件下应当优先购买残疾人福利性单位的产品或者服务。

地方各级人民政府应当开发适合残疾人就业的公益性岗位。

对申请从事个体经营的残疾人，有关部门应当优先核发营业执照。

对从事各类生产劳动的农村残疾人，有关部门应当在生产服务、技术指导、农用物资供应、农副产品购销和信贷等方面，给予帮助。

第三十七条 政府有关部门设立的公共就业服务机构，应当为残疾人免费提供就业服务。

残疾人联合会举办的残疾人就业服务机构，应当组织开展免费的职业指导、职业介绍和职业培训，为残疾人就业和用人单位招用残疾人提供服务和帮助。

第三十八条 国家保护残疾人福利性单位的财产所有权和经营自主权，其合法权益不受侵犯。

在职工的招用、转正、晋级、职称评定、劳动报酬、生活福利、休息休假、社会保险等方面，不得歧视残疾人。

残疾职工所在单位应当根据残疾职工的特点，提供适当的劳动条件和劳动保护，并根据实际需要对劳动场所、劳动设备和生活设施进行改造。

国家采取措施，保障盲人保健和医疗按摩人员从业的合法权益。

第三十九条 残疾职工所在单位应当对残疾职工进行岗位技术培训，提高其劳动技能和技术水平。

第四十条 任何单位和个人不得以暴力、威胁或者非法限制人身自由的手段强迫残疾人劳动。

第五章　文化生活

第四十一条 国家保障残疾人享有平等参与文化生活的权利。

各级人民政府和有关部门鼓励、帮助残疾人参加各种文化、体育、娱乐活动，积极创造条件，丰富残疾人精神文化生活。

第四十二条 残疾人文化、体育、娱乐活动应当面向基层，融于社会公共文化生活，适应各类残疾人的不同特点和需要，使残疾人广泛参与。

第四十三条 政府和社会采取下列措施，丰富残疾人的精神文化生活：

（一）通过广播、电影、电视、报刊、图书、网络等形式，及时宣传报道残疾人的工作、生活等情况，为残疾人服务；

（二）组织和扶持盲文读物、盲人有声读物及其他残疾人读物的编写和出版，根据盲人的实际需要，在公共图书馆设立盲文读物、盲人有声读物图书室；

（三）开办电视手语节目，开办残疾人专题广播栏目，推进电视栏目、影视作品加配字幕、解说；

（四）组织和扶持残疾人开展群众性文化、体育、娱乐活动，举办特殊艺术演出和残疾人体育运动会，参加国际性比赛和交流；

（五）文化、体育、娱乐和其他公共活动场所，为残疾人提供方便和照顾。有计划地兴办残疾人活动场所。

第四十四条 政府和社会鼓励、帮助残疾人从事文学、艺术、教育、科学、技术和其他有益于人民的创造性劳动。

第四十五条 政府和社会促进残疾人与其他公民之间的相互理解和交流，宣传残疾人事业和扶助残疾人的事迹，弘扬残疾人自强不息的精神，倡导团结、友爱、互助的社会风尚。

第六章 社会保障

第四十六条 国家保障残疾人享有各项社会保障的权利。

政府和社会采取措施，完善对残疾人的社会保障，保障和改善残疾人的生活。

第四十七条 残疾人及其所在单位应当按照国家有关规定参加社会保险。

残疾人所在城乡基层群众性自治组织、残疾人家庭，应当鼓励、帮助残疾人参加社会保险。

对生活确有困难的残疾人，按照国家有关规定给予社会保险补贴。

第四十八条 各级人民政府对生活确有困难的残疾人，通过多种渠道给予生活、教育、住房和其他社会救助。

县级以上地方人民政府对享受最低生活保障待遇后生活仍有特别困难的残疾人家庭，应当采取其他措施保障其基本生活。

各级人民政府对贫困残疾人的基本医疗、康复服务、必要的辅助器具的配置和更换，应当按照规定给予救助。

对生活不能自理的残疾人，地方各级人民政府应当根据情况给予护理补贴。

第四十九条 地方各级人民政府对无劳动能力、无扶养人或者扶养人不具有扶养能力、无生活来源的残疾人，按照规定予以供养。

国家鼓励和扶持社会力量举办残疾人供养、托养机构。

残疾人供养、托养机构及其工作人员不得侮辱、虐待、遗弃残疾人。

第五十条 县级以上人民政府对残疾人搭乘公共交通工具，应当根据实际情况给予便利和优惠。残疾人可以免费携带随身必备的辅助器具。

盲人持有效证件免费乘坐市内公共汽车、电车、地铁、渡船等公共交通工具。盲人读物邮件免费寄递。

国家鼓励和支持提供电信、广播电视服务的单位对盲人、听力残疾人、言语残疾人给予优惠。

各级人民政府应当逐步增加对残疾人的其他照顾和扶助。

第五十一条 政府有关部门和残疾人组织应当建立和完善社会各界为残疾人捐助和服务的渠道，鼓励和支持发展残疾人慈善事业，开展志愿者助残等公益活动。

第七章 无障碍环境

第五十二条 国家和社会应当采取措施，逐步完善无障碍设施，推进信息交流无障碍，为残疾人平等参与社会生活创造无障碍环境。

各级人民政府应当对无障碍环境建设进行统筹规划，综合协调，加强监督管理。

第五十三条 无障碍设施的建设和改造，应当符合残疾人的实际需要。

新建、改建和扩建建筑物、道路、交通设施等，应当符合国家有关无障碍设施工程建设标准。

各级人民政府和有关部门应当按照国家无障碍设施工程建设规定，逐步推进已建成设施的改造，优先推进与残疾人日常工作、生活密切相关的公共服务设施的改造。

对无障碍设施应当及时维修和保护。

第五十四条 国家采取措施，为残疾人信息交流无障碍创造条件。

各级人民政府和有关部门应当采取措施，为残疾人获取公共信息提供便利。

国家和社会研制、开发适合残疾人使用的信息交流技术和产品。

国家举办的各类升学考试、职业资格考试和任职考试，有盲人参加的，应当为盲人提供盲文试卷、电子试卷或者由专门的工作人员予以协助。

第五十五条 公共服务机构和公共场所应当创造条件，为残疾人提供语音和文字提示、手语、盲文等信息交流服务，并提供优先服务和辅助性服务。

公共交通工具应当逐步达到无障碍设施的要求。有条件的公共停车场应当为残疾人设置专用停车位。

第五十六条 组织选举的部门应当为残疾人参加选举提供便利；有条件的，应当为盲人提供盲文选票。

第五十七条 国家鼓励和扶持无障碍辅助设备、无障碍交通工具的研制和开发。

第五十八条 盲人携带导盲犬出入公共场所，应当遵守国家有关规定。

第八章 法律责任

第五十九条 残疾人的合法权益受到侵害的，可以向残疾人组织投诉，残疾人组织应当维护残疾人的合法权益，有权要求有关部门或者单位查处。有关部门或者单位应当依法查处，并予以答复。

残疾人组织对残疾人通过诉讼维护其合法权益需要帮助的，应当给予支持。

残疾人组织对侵害特定残疾人群体利益的行为，有权要求有关部门依法查处。

第六十条 残疾人的合法权益受到侵害的，有权要求有关部门依法处理，或者依法向仲裁机构申请仲裁，或者依法向人民法院提起诉讼。

对有经济困难或者其他原因确需法律援助或者司法救助的残疾人，当地法律援助机构或者人民法院应当给予帮助，依法为其提供法律援助或者司法救助。

第六十一条 违反本法规定，对侵害残疾人权益行为的申诉、控告、检举，推诿、拖延、压制不予查处，或者对提出申诉、控告、检举的人进行打击报复的，由其所在单位、主管部门或者上级机关责令改正，并依法对直接负责的主管人员和其他直接责任人员给予处分。

国家工作人员未依法履行职责，对侵害残疾人权益的行为未及时制止或者未给予受害残疾人必要帮助，造成严重后果的，由其所在单位或者上级机关依法对直接负责的主管人员和其他直接责任人员给予处分。

第六十二条 违反本法规定，通过大众传播媒介或者其他方式贬低损害残疾人人格的，由文化、广播电影电视、新闻出版或者其他有关主管部门依据各自的职权责令改正，并依法给予行政处罚。

第六十三条 违反本法规定，有关教育机构拒不接收残疾学生入学，或者在国家规定的录取要求以外附加条件限制残疾学生就学的，由有关主管部门责令改正，并依法对直接负责的主管人员和其他直接责任人员给予处分。

第六十四条　违反本法规定，在职工的招用等方面歧视残疾人的，由有关主管部门责令改正；残疾人劳动者可以依法向人民法院提起诉讼。

第六十五条　违反本法规定，供养、托养机构及其工作人员侮辱、虐待、遗弃残疾人的，对直接负责的主管人员和其他直接责任人员依法给予处分；构成违反治安管理行为的，依法给予行政处罚。

第六十六条　违反本法规定，新建、改建和扩建建筑物、道路、交通设施，不符合国家有关无障碍设施工程建设标准，或者对无障碍设施未进行及时维修和保护造成后果的，由有关主管部门依法处理。

第六十七条　违反本法规定，侵害残疾人的合法权益，其他法律、法规规定行政处罚的，从其规定；造成财产损失或者其他损害的，依法承担民事责任；构成犯罪的，依法追究刑事责任。

第九章　附则

第六十八条　本法自 2008 年 7 月 1 日起施行。

二、国务院办公厅转发中国残联等部门和单位关于加快推进残疾人社会保障体系和服务体系建设指导意见的通知

国办发〔2010〕19号

各省、自治区、直辖市人民政府，国务院各部委、各直属机构：

中国残联、教育部、民政部、人力资源社会保障部、卫生部、中央宣传部、发展改革委、科技部、司法部、财政部、住房城乡建设部、交通运输部、工业和信息化部、文化部、人民银行、扶贫办《关于加快推进残疾人社会保障体系和服务体系建设的指导意见》已经国务院同意，现转发给你们，请结合实际，认真贯彻执行。

国务院办公厅

2010年3月10日

关于加快推进残疾人社会保障体系和服务体系建设的指导意见

中国残联　教育部　民政部　人力资源社会保障部
卫生部　中央宣传部　发展改革委　科技部　司法部
财政部　住房城乡建设部　交通运输部
工业和信息化部　文化部　人民银行　扶贫办

《中共中央国务院关于促进残疾人事业发展的意见》（中发〔2008〕7号）明确要求，健全残疾人社会保障制度，加强残疾人服务体系建设，缩小残疾人生活状况与社会平均水平的差距，实现残疾人事业与经济社会协调发展。为进一步贯彻落实党中央、国务院的要求，加快推进残疾人社会保障体系和服务体系（以下简称“两个体系”）建设，现提出以下指导意见。

一、重要意义、指导原则和目标任务

（一）重要意义

我国有8300多万残疾人，直接影响2.6亿家庭人口。改革开放以来，残疾人社会保障与服务状况得到了明显改善，但还存在着体系不完备、覆盖面较窄、城乡区域差别较大、投入不足、服务设施和专业人才队伍匮乏等问题，难以有效解决残疾人最关心、最直接、最现实的特殊困难和基本需求。残疾人是一个数量众多、特性突出、特别困难的社会群体，是社会保障和公共服务的重点人群。推进残疾人“两个体系”建设是中发〔2008〕7号文件的核心内容，是深入学习实践科学发展观、维护社会公平正义、保障和改善民生、促进经济社会协调发展的必然要求，是帮助残疾人改善基本生活条件、促进残疾人全面发展、实现残疾人共享改革发展成果的根本举措。当前，国家正在加快推进覆盖城乡居民的社会保障体系建设和基本公共服务均等化，各地区、各有关部门要充分认识残疾人“两

个体系”建设的重要意义，切实增强责任感和紧迫感，把残疾人“两个体系”建设作为全面建设小康社会和构建社会主义和谐社会的一项重要而紧迫的任务，纳入经济和社会发展全局，加大投入，加快推进，务求实效。

（二）指导原则

坚持以人为本，促进残疾人全面发展；坚持残疾人“两个体系”建设与经济社会发展水平相适应，保基本、广覆盖、多层次、可持续；坚持将残疾人“两个体系”纳入国家总体社会保障和公共服务体系，并予以优先发展；坚持政府主导与社会参与相结合，重点保障与特殊扶助相结合，一般性制度安排与专项制度安排相结合；坚持统筹兼顾，把解决当前突出问题与完善制度体系相结合；坚持资源共享，充分依靠现有公共服务体系和保障制度为残疾人服务；坚持分类指导，促进城乡区域均衡发展；加强残疾人社会保障和服务政策理论研究，建立健全法律法规和基本制度，构建残疾人“两个体系”建设的长效机制。

（三）任务目标

到 2015 年，建立起残疾人“两个体系”基本框架，使残疾人基本生活、医疗、康复、教育、就业等基本需求得到制度性保障，残疾人生活状况进一步改善。到 2020 年，残疾人“两个体系”更加完备，保障水平和服务能力大幅度提高，残疾人都能得到基本公共服务，实现残疾人人人享有基本生活保障，人人享有基本医疗保障和康复服务，残疾儿童少年全面普及义务教育，残疾人文化教育水平明显提高，就业更加充分，参与社会更加广泛，普遍达到小康水平。

二、健全残疾人社会保障制度，提高残疾人社会保障水平

完善残疾人社会保障体系，将残疾人纳入覆盖城乡居民的社会保障体系并予以重点保障和特殊扶助，研究制定针对残疾人特殊困难和需求的社会保障政策措施，扩大残疾人社会保障覆盖面，提高残疾人社会保障待遇。

（一）加强残疾人社会救助

符合城乡低保条件的残疾人应保尽保，靠父母或兄弟姐妹供养的成年重度残疾人单独立户的，按规定纳入低保范围；对享受最低生活保障待遇后生活仍有特别困难的残疾人家庭，应当采取其他措施保障其基本生活；对一户多残、老残一体等特殊困难家庭和低收入残疾人家庭，实行临时救助；对城乡流浪乞讨生活无着的残疾人，给予及时救助和妥善安置；将符合条件的城乡贫困残疾人纳入医疗救助范围，逐步提高救助标准；对贫困残疾人实施康复救助。

将住房困难的低收入残疾人家庭纳入城市住房保障和城乡住房救助制度。城市保障性住房、农村危房改造计划等优先安排符合条件的困难残疾人家庭。对符合城市廉租住房保障条件的残疾人家庭做到应保尽保，并优先安排实物配租廉租住房。将农村贫困残疾人家庭优先纳入住房补助范围，整合资源加快实施农村贫困残疾人家庭危房改造项目。

全面实施残疾学生免费义务教育，普通高校全日制本专科在校生中残疾人家庭子女及家庭经济困难的残疾学生和中等职业学校一、二年级在校生中残疾学生要全部享受国家助学金；在特殊教育学校职业高中班就读的残疾学生也应享受国家助学金；逐步实行残疾人免费接受中等职业教育。

（二）落实残疾人社会保险补贴和各项待遇

对符合条件的贫困残疾人参加社会保险按规定给予政府补贴。鼓励城镇残疾职工按规定参加基本养老、医疗、工伤、失业、生育保险。按规定落实残疾人相关社会保险补贴和城镇贫困残疾人个体户缴纳基本养老保险费补贴政策，落实贫困残疾人参加城镇居民基本医疗保险、新型农村合作医疗

以及农村重度残疾人参加新型农村社会养老保险个人缴费部分的政府补贴。对各类企业招用符合条件的残疾就业困难人员，按规定给予基本养老保险、基本医疗保险和失业保险补贴；支持符合条件的企业为残疾职工办理补充养老保险和补充医疗保险。逐步将符合规定的残疾人康复医疗项目纳入基本医疗保险支付范围，稳步提高待遇水平；逐步增加工伤保险职业康复项目。

（三）着力提高残疾人社会福利水平

逐步提高对低收入残疾人生活救助水平；有条件的地方对重度残疾人适配基本型辅助器具、残疾人家居环境无障碍建设和改造、日间照料、护理、居家服务给予政府补贴。将所有符合条件的残疾人纳入供养范围，改善供养条件，提高供养水平。实施养育、康复、教育、就业、住房相配套的孤残儿童综合性福利政策；支持对0~6岁残疾儿童免费实施抢救性康复。改善精神病人福利机构基础设施条件。落实残疾人个人所得税减免政策。对无民事行为能力或者限制民事行为能力的残疾人实行财产信托等保护措施。做好伤病残军人等的优抚安置工作。

三、加强残疾人服务体系建设，提高为残疾人服务的能力和水平

加强残疾人服务体系规划和制度建设，有效整合各方资源，统筹发展残疾人康复、教育、就业、扶贫、托养、无障碍、文化体育、维权等专项服务，不断扩大残疾人服务覆盖面。制定、完善残疾人服务机构建设、服务、技术和绩效考核标准，完善行业管理制度和评价机制，推进残疾人服务体系的规范化和专业化，全面提高为残疾人服务的能力和水平。

（一）完善社会化康复服务网络，逐步实现残疾人“人人享有康复服务”

以专业康复机构为骨干、社区为基础、家庭为依托，发挥医疗机构、城市社区卫生服务中心、村卫生室、特教机构、残疾人集中就业单位、残疾人福利机构等的作用，形成社会化的残疾人康复服务体系，全面开展康复医疗、功能训练、辅助器具适配、心理辅导、康复转介、残疾预防、知识普及和咨询等康复服务。

加强省、市、县三级专业康复机构的建设，省、市级专业康复机构要建设成为当地残疾人康复工作的示范窗口、技术资源中心和人才培养基地，县级康复机构要开展残疾人需要的康复服务和社区康复指导。未建立专业康复机构的县的残疾人综合服务机构要充实康复服务功能，提高服务能力，发挥对城乡社区康复的辐射带动作用。大力开展社区康复，城市社区卫生服务中心、乡镇卫生院要根据康复服务需求设立康复室，开展康复训练、家庭病床、转诊随访、亲属培训和健康教育等服务。有条件的二级以上综合医院设立康复医学科室，开展康复治疗与训练、人员培训、技术指导、临床研究等工作。制定完善聋儿语训、脑瘫、智力残疾、孤独症儿童康复训练、辅助器具适配等方面的专业康复机构建设标准和康复技术标准，推进康复机构规范化建设，提高康复服务的针对性和有效性。

（二）完善残疾人教育服务体系，不断提高残疾人受教育水平

贯彻落实《残疾人教育条例》，完善以特殊教育学校为骨干、随班就读和特教班为主体的残疾儿童少年义务教育体系；将随班就读工作纳入教师绩效工资考核内容，建立完善残疾儿童少年随班就读支持保障体系。以社区教育、送教上门等多种形式对重度肢体残疾、重度智力残疾、孤独症、脑瘫和多重残疾儿童少年等实施义务教育；有条件的地方可以举办专门招收重度残疾儿童少年的康复教育学校。依托各类残疾儿童康复机构、福利机构和学前教育机构开展学前残疾儿童早期干预、早期教育和康复，做好残疾儿童接受义务教育的转移衔接服务。依托各类教育培训、文化服务和残疾人集中就业机构，大力扫除残疾人青壮年文盲。

加快发展以职业教育为主的高级中等以上教育。有条件的特殊教育学校举办残疾人高中阶段教

育。加强残疾人中等职业学校和高等特殊教育学院（专业）建设，拓宽专业设置，扩大招生规模，提高办学质量。推动特殊教育学校和职业学校联合办学，促进职业教育培训实习基地等资源共享。鼓励各级各类特殊教育学校（院）、职业学校及其他教育培训机构开展多层次残疾人职业教育培训，建立残疾人职业培训补贴与培训质量、一次性就业率相衔接的机制。

合理配置特殊教育资源，加强特殊教育研究，加强特殊教育师资力量培训，加快特殊教育信息化建设，推进特殊教育课程改革和创新，不断提高特殊教育的质量和水平。加强特殊教育学校规划和建设，改善办学条件。充分发挥特殊教育学校在残疾儿童少年随班就读、社区教育、家长培训、选派巡回教师等工作中的作用。

（三）建立健全残疾人就业服务网络，促进残疾人稳定就业

贯彻《残疾人就业条例》，落实残疾人按比例就业、安置残疾人单位税收优惠、残疾人个体就业扶持、政府优先采购集中使用残疾人的用人单位的产品或服务等残疾人就业促进和保护政策，完善残疾人就业保障金征收使用管理等政策。政府开发的公益性岗位要按规定安置符合条件的残疾人；用人单位招用残疾人职工，应当依法与其签订劳动合同或服务协议，提供适合其身体状况的劳动条件和劳动保护，在晋职、晋级、评定职称、报酬、社会保险、生活福利等方面不得歧视残疾人。妥善解决残疾人劳动争议，依法维护残疾人劳动就业权利，切实保障残疾人享有平等就业机会。

残疾人就业服务机构是公共就业服务机构的重要组成部分。加强省、市、县三级残疾人就业服务机构的建设，将其纳入公共就业服务体系统筹管理，在人力资源社会保障部门指导和委托下，综合管理残疾人劳动就业工作，为用人单位提供就业信息发布等支持性服务，为残疾人提供职业指导、职业介绍、职业适应评估、就业和失业登记等就业服务；开展盲人按摩管理指导和服务工作；引导、支持智力、精神和重度肢体残疾人辅助性就业。加强残疾人职业技能鉴定工作。开展统一服务对象、统一业务流程、统一机构标识、统一人员标准和统一服务准则的残疾人就业服务机构规范化建设。公共就业服务机构设立残疾人服务窗口和服务项目，免费为残疾人提供就业服务和就业援助。人力资源市场信息网络将残疾人就业信息纳入其中，实现资源共享。

（四）加强农村残疾人扶贫服务，促进残疾人脱贫

政府有关部门要将农村贫困残疾人作为扶贫开发重点对象予以扶持，农村金融机构要向残疾人提供方便可及的金融服务，农民专业合作社、农业农村各种社会化服务组织等要加强对残疾人的帮扶。充分发挥县乡两级残疾人服务社的作用，依托政府有关部门、农村金融机构和农民专业合作社、农业农村各种社会化服务组织等，扶持农村残疾人从事种植业、养殖业、手工业、家庭副业等多种形式的生产劳动，提供产前、产中、产后配套服务，帮助农村残疾人获得扶贫贴息贷款，保障农村残疾人充分享受各项惠农政策和社会保障政策，推动残疾人扶贫开发政策与各项社会保障政策的有效衔接。

（五）健全残疾人托养服务体系，大力发展居家助残服务

建立健全以省级或省会城市托养服务机构为示范、设区的市和有条件的县托养服务机构为骨干、乡镇（街道）和社区日间照料服务为主体、居家安养服务为基础的残疾人托养服务体系，为精神、智力残疾人和其他各类重度残疾人提供生活照料、职业康复、辅助性就业和工疗、农疗、文化体育、心理疏导、娱乐等服务。省级托养服务机构负责全省托养工作的服务示范、业务指导和培训；设区的市和县级托养服务机构为残疾人提供基本和急需的托养服务，对日间照料和居家安养服务进行指导。乡镇（街道）、社区依托社区服务设施、福利机构开展日间照料等服务，以多种形式支持残疾人居家安养。实施好“阳光家园”计划。

（六）加快推进无障碍建设，方便残疾人生活

加强无障碍设施建设和管理，提高无障碍设施建设质量。住房城乡建设部门修订完善无障碍相关标准、规范，加快推进城市道路、公共建筑、居住建筑、居住区、公园绿地无障碍设施建设和改造。教育、民政、铁道、交通运输、残联等部门制定完善特殊教育学校、福利机构、残疾人综合服务设施、铁路旅客车站、码头、城市交通设施、民用机场旅客航站区等行业无障碍标准并监督实施。公共交通逐步完善无障碍设备。

推进信息和交流无障碍建设，提高全社会无障碍意识。有关部门要将信息交流无障碍纳入信息化建设规划，制定信息无障碍技术标准，推进互联网和手机、电脑等信息无障碍实用技术和产品研发。政府政务信息公开要采取信息无障碍措施，公共服务机构要提供语音、文字提示、盲文、手语等无障碍服务。图书和声像资源数字化建设要实现信息无障碍。

（七）发展残疾人文化体育服务，丰富残疾人精神文化生活

鼓励残疾人广泛参与基层文化体育活动，特殊教育学校、残疾人专门协会、社区残疾人组织要积极开展残疾人群众性文化体育活动，文化信息资源共享、流动舞台车、全民健身等政府重点文化体育工程要有为残疾人服务的内容。加强各级残疾人文化艺术组织和团体建设，鼓励残疾人参与文化艺术创作。

图书馆、博物馆、体育场馆、群众艺术馆、文化馆和乡镇综合文化站、社区文化中心（街道文化站）等公共文化体育设施免费向残疾人开放，并为残疾人参加文化体育活动提供便利；有条件的公共图书馆设立盲文和盲人有声读物阅览室。加强盲文出版和文化资讯建设，加大对盲文、盲人有声读物、残疾人题材的图书、音像制品出版等的扶持力度。各地电台、电视台积极创造条件，开设残疾人专题节目和手语节目，影视作品和节目要加配字幕。

（八）健全残疾人法律服务体系，维护残疾人合法权益

建立以各级司法行政部门、法律援助机构提供的法律服务和法律援助为主导，以有关部门、残联、社会力量等提供的法律救助为补充的残疾人法律救助体系。建立各级残疾人法律救助工作协调机制，充分发挥县级以上残联残疾人法律救助工作站的作用，鼓励和扶持民间组织、高等院校等通过多种形式为残疾人提供法律救助服务。进一步完善残疾人信访工作机制，畅通信访渠道，健全信访事项督查督办与突发群体性事件应急处置机制。将《中华人民共和国残疾人保障法》等法律法规纳入国家普法规划，不断增强全社会维护残疾人权益的意识。

建设残疾人口基础信息管理系统和残疾人社会保障与服务信息管理平台，实现其与社会保障和公共服务管理信息平台数据交换和资源共享。加强残疾人社会保障和服务的统计工作，开展残疾人基本状况动态监测和调查。新建、扩建、改建一批骨干服务设施，使残疾人服务设施布局合理、条件改善、服务能力增强。

四、建立完善残疾人社会保障体系和服务体系建设的体制机制

（一）加强组织领导

地方各级政府要把残疾人“两个体系”建设纳入本地国民经济和社会发展总体规划、相关专项规划和年度计划，各有关部门和单位要将残疾人“两个体系”建设列入职责范围和目标管理，各级政府残疾人工作委员会要加强统筹协调和监督检查，城乡基层组织要发挥在残疾人“两个体系”建设中的基础性作用，将残疾人社会保障和服务列入社区建设规划，抓好各项政策措施的落实，确保取

得实效。西部地区要突出重点，优先解决残疾人的基本生活、就学、就医等迫切需求；中部地区要加快发展，缩小残疾人社会保障和服务与社会平均水平的差距；东部地区要全面建设，努力实现保障和服务的能力、水平与残疾人的需求相适应，率先实现残疾人社会保障和服务的制度化、专业化和标准化。要按照城乡一体化要求，完善农村残疾人保障制度和服务设施，加快推进城乡残疾人社会保障一体化和服务均等化。

（二）完善政策法规

建立稳定的经费保障机制，残疾人社会保障和公共服务等经费通过各级财政预算安排、社会捐助及个人与单位负担等多渠道筹集，其中财政投入随着国民经济发展和财政收入增长逐步增加；加大彩票公益金对残疾人“两个体系”建设的支持力度。将残疾人康复、教育、就业、托养、文化体育、综合服务等专业服务设施建设纳入城乡公益性建设项目，在立项、规划和建设用地等方面优先安排，加大投入，重点扶持，并向中西部地区和农村地区倾斜。鼓励各类民间组织、企业、个人和社会资本参与发展残疾人服务业，在资金、场地、人才等方面予以扶持。大力发展残疾人慈善事业。

加快残疾人康复、教育、就业、托养、文化体育、社会工作等专门人才培养，将其纳入国家教育和人才培养计划，鼓励高等学校开设相关课程。按照国家有关规定落实对为残疾人服务的工作人员的工资待遇倾斜政策。通过国家科技支撑计划、自然科学基金、哲学社会科学基金等渠道，支持、鼓励高等院校、科研院所、企事业单位研究开发、推广应用为残疾人服务的辅助技术和产品。制定政策鼓励扶持辅助器具等相关产业发展。

研究制定无障碍建设条例、残疾预防和残疾人康复条例和残疾人社会福利、特殊劳动权益及就业保护规定，制定国家残疾人分类分级标准及配套措施，修订《残疾人教育条例》。

（三）加强宣传引导

调动各种宣传资源，运用各种宣传方式，大力宣传党中央、国务院对促进残疾人事业的高度重视，宣传加快推进残疾人“两个体系”建设的重要意义、政策措施、先进典型和新经验、新成效，营造良好的舆论氛围。大力弘扬人道主义思想和中华民族传统美德，开展形式多样的扶残助残活动，建立稳定的志愿者队伍，培育良好的社会风尚。

（四）发挥残疾人组织作用

各级残联受政府委托，承办和管理残疾人康复、就业、职业教育、托养等服务项目，做好残疾评估、鉴定和制发第二代残疾人证工作，掌握残疾人社会保障和服务的基本情况和基础数据，积极向政府反映残疾人的特殊困难和需求，协助政府做好有关政策法规、规划的制定和行业管理工作。发挥残疾人专门协会的代表、服务、维权职能。乡镇（街道）、社区（村）残疾人组织和残疾人协会专职委员要深入开展调查摸底工作，建立残疾人需求与保障档案，做好残疾人需求分析和转介服务，促进各项社会保障和服务措施的落实。

三、中共中央、国务院关于促进残疾人事业发展的意见

中发〔2008〕7号

（2008年3月28日）

关心残疾人，是社会文明进步的重要标志。残疾人事业是中国特色社会主义事业的重要组成部分。为贯彻落实党的十七大精神，进一步促进残疾人事业发展，现提出以下意见。

一、增强促进残疾人事业发展的责任感和使命感

（一）认清残疾人事业发展的形势

残疾人是一个数量众多、特性突出、特别需要帮助的社会群体。我国有8300多万残疾人，涉及2.6亿家庭人口。党和政府历来十分关心残疾人，高度重视发展残疾人事业，特别是改革开放以来，采取了一系列重大举措，推动残疾人事业不断发展壮大，残疾人参与社会生活的环境和条件明显改善，生活水平和质量不断提高，我国残疾人事业发展在国际上赢得广泛赞誉。但是，必须清醒地看到，我国残疾人事业基础还比较薄弱，残疾人社会保障政策措施还不够完善，残疾人在基本生活、医疗卫生、康复、教育、就业、社会参与等方面还存在许多困难，总体生活状况与社会平均水平存在较大差距。一些地方和部门对发展残疾人事业重视不够，一些人扶残助残意识不强，歧视残疾人、侵害残疾人权益的现象时有发生。促进残疾人事业发展，改善残疾人状况，已成为全面建设小康社会和构建社会主义和谐社会一项重要而紧迫的任务。

（二）认识促进残疾人事业发展的重要意义

促进残疾人事业发展，有利于维护残疾人合法权益，促进社会公平正义，实现全体人民共享改革发展成果；有利于调动残疾人的积极性、主动性和创造性，发挥残疾人在促进改革发展稳定中的重要作用，实现经济社会又好又快发展；有利于促进我国人权事业全面发展，体现社会主义制度的优越性，树立我国良好的国际形象。各级党委和政府要从坚持立党为公、执政为民的高度，从全面建设小康社会、构建社会主义和谐社会的高度，充分认识发展残疾人事业的重要意义，进一步增强责任感和使命感，切实采取有力措施，促进残疾人事业在新的起点上加快发展。

（三）明确促进残疾人事业发展的总体要求

促进残疾人事业发展，必须高举中国特色社会主义伟大旗帜，以邓小平理论和“三个代表”重要思想为指导，深入贯彻落实科学发展观，紧紧围绕全面建设小康社会奋斗目标，着眼于解决残疾人最关心、最直接、最现实的利益问题，坚持政府主导、社会参与，国家扶持、市场推动，统筹兼顾、分类指导，立足基层、面向群众，完善促进残疾人事业发展的法律法规和政策措施，健全残疾人社会保障制度，加强残疾人服务体系建设，营造残疾人平等参与的社会环境，缩小残疾人生活状况与社会平均水平的差距，实现残疾人事业与经济社会协调发展，努力使残疾人同全国人民一道向着更高水平的小康社会迈进。

二、加强残疾人医疗康复和残疾预防工作

（四）保障残疾人享有基本医疗卫生服务

覆盖城乡居民的基本医疗卫生服务体系要为残疾人提供安全、有效、方便、价廉的服务。将残疾人纳入城镇职工基本医疗保险、城镇居民基本医疗保险和新型农村合作医疗制度，落实和完善残疾人医疗保障有关政府补贴政策。逐步将符合规定的残疾人医疗康复项目纳入城镇职工基本医疗保险、城镇居民基本医疗保险和新型农村合作医疗范围，保障残疾人的医疗康复需求。城乡医疗救助制度要将贫困残疾人作为重点救助对象。做好残疾人参加社会医疗保险和医疗救助的衔接工作。

（五）健全残疾人康复服务保障措施

将残疾人康复纳入国家基本医疗卫生制度和基层医疗卫生服务内容，逐步实现残疾人“人人享有康复服务”。大力开展社区康复，推进“康复进社区、服务到家庭”。继续实施国家重点康复工程，着力解决农村及边远地区贫困残疾人康复难的突出问题。制定和完善残疾人康复救助办法，对贫困残疾人康复训练、辅助器具适配等基本康复需求给予补贴。优先开展残疾儿童抢救性治疗和康复，对贫困残疾儿童康复给予补助，研究建立残疾儿童康复救助制度。支持开展残疾人康复科学技术研究和应用，提高康复质量和水平。

（六）建立健全残疾预防体系

制定和实施国家残疾预防行动计划，建立综合性、社会化预防和控制网络，形成信息准确、方法科学、管理完善、监控有效的残疾预防机制。广泛开展以社区为基础、以一级预防为重点的三级预防工作。提高出生人口素质，开展心理健康教育和保健，注重精神残疾预防，做好补碘、改水等工作，强化安全生产、劳动保护和交通安全等措施，有效控制残疾的发生和发展。制定国家残疾标准，建立残疾报告制度，加强信息收集、监测和研究。普及残疾预防知识，提高公众残疾预防意识。

三、保障残疾人基本生活

（七）做好残疾人生活救助工作

按照重点保障和特殊扶助的要求，研究制定针对残疾人特殊困难和需求的社会保障政策措施。进一步完善城乡居民最低生活保障、农村五保供养等生活救助政策，保证符合条件的贫困残疾人能够享受城乡居民最低生活保障和有关生活救助待遇。着力解决好重度残疾、一户多残、老残一体等特殊困难家庭的基本生活保障问题，做好低收入残疾人家庭生活救助。安置和照顾好伤残军人。加快实施农村贫困残疾人家庭危房改造项目，城市廉租住房政策和农村危房改造计划优先照顾贫困残疾人家庭。

（八）完善残疾人社会保险政策

加强监督检查，确保城镇残疾职工按照规定参加基本养老、失业、工伤和生育保险。落实城镇贫困残疾人个体户参加基本养老保险补贴政策，鼓励并组织个体就业残疾人参加社会保险。已开展试点的地区帮助农村残疾人参加农村社会养老保险。

（九）发展残疾人社会福利和慈善事业

完善残疾人社会福利政策，逐步扩大残疾人社会福利范围，适当提高残疾人社会福利水平。重点做好残疾老人和残疾儿童的福利服务。各级政府要按照彩票公益金的使用宗旨，逐步加大彩票公益金支持残疾人事业的力度。鼓励社会捐赠，支持发展残疾人社会福利和慈善事业。

四、促进残疾人全面发展

（十）发展残疾人教育

鼓励从事特殊教育，加强师资队伍建设，提高特殊教育质量。完善残疾学生的助学政策，保障残疾学生和残疾人家庭子女免费接受义务教育。发展残疾儿童学前康复教育，加快发展高中阶段特殊教育，鼓励和支持普通高等学校开办特殊教育专业。逐步解决重度肢体残疾、重度智力残疾、失明、失聪、脑瘫、孤独症等残疾儿童少年的教育问题。采取多种措施扫除残疾青壮年文盲。积极开展残疾人职业教育培训，有条件的地方实行对残疾人就读中等职业学校给予学费减免等优惠政策。支持师范院校培养特殊教育师资。实施中西部地区特殊教育学校建设工程，落实特殊教育学校教师特殊岗位津贴政策。各级各类学校在招生、入学等方面不得歧视残疾学生。

（十一）促进残疾人就业

认真贯彻促进残疾人就业的法律法规和政策措施，保障残疾人平等就业的机会和权利。依法推进按比例安排残疾人就业，鼓励和扶持兴办福利企业、盲人按摩机构、工（农）疗机构、辅助性工场等残疾人集中就业单位，积极扶持残疾人自主择业、自主创业。多形式开发适合残疾人就业的公益性岗位。党政机关、事业单位及国有企业要带头安置残疾人。完善资金扶持、税费减免、贷款贴息、社会保险补贴、岗位补贴、专产专营等残疾人就业保护政策措施。同等条件下，政府优先采购残疾人集中就业单位的产品和服务。将难以实现就业的残疾人列入就业困难人员范围，提供就业援助。加强残疾人职业培训和就业服务，增强残疾人就业和创业能力。切实将国家关于农村扶贫开发政策措施和支农惠农政策落实到农村贫困残疾人家庭，制定和完善针对残疾人特点的扶贫政策措施。扶持农村残疾人从事种养业、手工业和多种经营，有序组织农村残疾人转移就业，促进残疾人增加收入。

（十二）繁荣残疾人文化体育事业

组织残疾人开展形式多样、健康有益的群众性文化、艺术、娱乐活动，丰富残疾人精神文化生活，激发残疾人参与社会主义先进文化建设的热情和潜能。扶持残疾人文化艺术产品生产和盲人读物出版等公益性文化事业。发展残疾人特殊艺术，培养优秀特殊艺术人才。落实全民健身计划，开展残疾人群众性体育健身活动，增强体质、康复身心。开展残疾人体育科研和体育教育。实行公共文化、体育设施对残疾人优惠开放。开展残奥、特奥、聋奥运动，举办和参加国内外重大残疾人体育赛事。办好2008年北京残奥会和2010年广州亚洲残运会。

五、改善对残疾人的服务

（十三）健全残疾人服务体系

针对残疾人特殊性、多样性、类别化的服务需求，建立健全以专业机构为骨干、社区为基础、家庭邻里为依托，以生活照料、医疗卫生、康复、社会保障、教育、就业、文化体育、维权为主要内容的残疾人服务体系。公共服务机构要为残疾人提供优先优惠的服务。残疾人专业服务机构要改善条件，完善功能，规范管理，扩大受益面，提高服务水平。研究制定残疾人服务领域的国家和行业标准，完善行业管理政策，加强对残疾人服务的支持引导和监督管理。

（十四）加快无障碍建设和改造

制定、完善并严格执行有关无障碍建设的法律法规、设计规范和行业标准。新建改建城市道路、建筑物等必须建设规范的无障碍设施，已经建成的要加快无障碍改造。小城镇、农村地区逐步推行无障碍建设。加快推进与残疾人日常生活密切相关的住宅、社区、学校、福利机构、公共服务场所和设施的无障碍建设和改造，有条件的地方要对贫困残疾人家庭住宅无障碍改造提供资助。交通运输、铁路及城市公共交通要加大无障碍建设和改造力度。公共交通工具要配置无障碍设备，完善残疾人驾驶机动车的有关规定和管理办法，公共停车区要优先设置残疾人专用停车泊位。切实加强无障碍设施设备的管理和维护。积极推进信息和交流无障碍，公共机构要提供语音、文字提示，盲文、手语等无障碍服务，影视作品和节目要加配字幕，网络、电子信息和通信产品要方便残疾人使用。

（十五）发展残疾人服务业

依托社区开展为重度残疾人、智力残疾人、精神残疾人、老年残疾人等提供生活照料、康复养护、技能培养、文化娱乐、体育健身等公益性、综合性服务项目，推广“阳光之家”经验。鼓励发展残疾人居家服务，有条件的地方建立残疾人居家服务补贴制度。积极培育专门面向残疾人服务的社会组织，通过民办公助、政府补贴、政府购买服务等多种方式，鼓励各类组织、企业和个人建设残疾人服务设施，发展残疾人服务业。残疾人综合服务设施及康复、医疗卫生、教育、就业服务、托养、文化体育等服务设施建设要纳入城乡公益性建设项目，给予重点扶持，并适当向中西部地区和农村地区倾斜。鼓励和支持残疾人服务领域的科技研究、引进、应用和创新，提高信息化水平，扶持残疾人辅助技术和辅助器具研发、生产和推广，促进相关产业发展。

六、优化残疾人事业发展的社会环境

（十六）增强全社会扶残助残意识

围绕建设社会主义核心价值体系，在全社会大力弘扬人道主义思想和中华民族传统美德，倡导“平等、参与、共享”的现代文明社会残疾人观，消除对残疾人的歧视和偏见，形成人人理解、尊重、关心、帮助残疾人的良好社会风尚。宣传、文化、新闻、出版等部门和单位要采取有效措施，积极宣传残疾人事业，宣传残疾人自强模范和扶残助残先进事迹。教育部门要结合中小学德育等课程，开展人道主义、自强与助残教育。结合群众性精神文明创建活动，广泛开展形式多样的扶残助残活动。组织好“全国助残日”、“国际残疾人日”等活动。激励广大残疾人自尊、自信、自强、自立，融入社会，参与发展，共享发展成果。

（十七）加强残疾人事业法律法规和制度建设

认真贯彻执行《中华人民共和国残疾人保障法》和相关法律法规，加强执法监督检查。进一步完善残疾人事业法律法规体系。制定、修订各项相关法律法规和政策规定，要充分保障残疾人的平等权益，尊重残疾人对相关立法和残疾人事务的知情权、参与权、表达权、监督权。加强法制宣传教育，增强全社会依法维护残疾人权益的法制观念，提高残疾人依法维权的意识和能力。建立残疾人法律救助体系，做好残疾人法律服务、法律援助、司法救助工作。加大对侵害残疾人合法权益案件的查处力度。

（十八）推进残疾人事业国际交流合作

拓展国际交流领域，提高国际合作水平，积极参与国际残疾人事务，做好《残疾人权利公约》的批约和履约工作，充分展示我国社会发展和残疾人人权保障成就，借鉴国外残疾人事业的有益经验和做法，增进相互了解和友谊，促进我国残疾人事业发展。

七、加强对残疾人工作的领导

（十九）健全残疾人工作领导体制

各级党委和政府要高度重视残疾人事业，把残疾人工作列入重要议事日程，进一步完善党委领导、政府负责的残疾人工作领导体制。党委和政府要分别明确一位领导同志联系和分管残疾人工作，定期听取汇报，认真研究部署。各级政府残疾人工作委员会要强化职责，及时研究解决重大问题，统筹协调有关促进残疾人事业发展的方针、政策、法规、规划的制定和实施，监督检查落实情况。中央和国家机关各有关部门、单位要将残疾人工作纳入职责范围和目标管理，密切配合协作，切实提高为残疾人提供社会保障和公共服务的水平。农村基层组织要抓好残疾人工作的落实。各地要把残疾人事业纳入当地国民经济和社会发展总体规划、相关专项规划和年度计划。残疾人事业经费要列入各级财政预算，并随着国民经济发展和财政收入增长逐步增加，建立稳定的残疾人事业经费保障机制。

（二十）发挥残疾人组织作用

各级残疾人联合会（以下简称“残联”）是党和政府联系广大残疾人的桥梁和纽带。要支持残联依照法律法规和章程开展工作，参与残疾人事业社会管理和公共服务。政府对残联承办的社会事务和专业服务项目要给予相应的政策支持。充分发挥残疾人组织和残疾人代表在国家经济、政治、文化、社会生活中的民主参与、民主管理和民主监督作用，拓宽残疾人组织民主参与渠道。各级残联要切实履行职能，代表残疾人共同利益，维护残疾人的合法权益，努力为残疾人服务，发展和管理残疾人事业。要加强各级残联的建设，健全基层残疾人组织，解决好人员待遇问题，为残疾人工作提供有力的组织保障。中国残联要加强对全国残疾人工作的指导。

（二十一）动员社会各界共同参与

工会、共青团、妇联等人民团体和老龄协会等社会组织要发挥各自优势，支持残疾人工作，维护残疾职工、残疾青年、残疾妇女、残疾儿童和残疾老人的合法权益。红十字会、慈善协会、残疾人福利基金会等慈善团体要积极为残疾人事业筹集善款，开展爱心捐助活动。企事业单位要增强社会责任感，为残疾人事业发展贡献力量。

（二十二）加强残疾人工作干部队伍建设

抓好残疾人专职、专业和志愿者队伍建设。选好配强各级残联领导班子，将残联干部队伍建设纳入干部队伍和人才队伍建设整体规划，加大培养、使用和交流力度，从政治上、工作上、生活上关心爱护，造就一支恪守“人道、廉洁、服务、奉献”职业道德的高素质残疾人工作干部队伍。做好残疾人干部的选拔、培养和使用工作。加强残疾人状况调查、监测、统计，重视残疾人事业政策理论研究，推进相关学科建设，加快培养高素质残疾人事业专业技术人才。培育基层残疾人工作者队伍，提高为残疾人服务的能力。广泛动员社会力量，发展壮大助残志愿者队伍。

四、关于开展全国残疾人社区康复示范县（市）和第二批全国残疾人社区康复示范区培育活动的通知

残联〔2009〕55号

（2009年3月20日）

各省、自治区、直辖市民政厅（局）、卫生厅（局）、残联，新疆生产建设兵团民政局、卫生局、残联：

2002年，国务院办公厅转发卫生部等6部门《关于进一步加强残疾人康复工作的意见》（国办发〔2002〕41号），提出到2015年实现残疾人"人人享有康复服务"的目标，同时指出"要积极推进社区康复，把康复服务引入家庭"。2005年，民政部、卫生部、中国残联共同开展全国残疾人社区康复示范区培育活动。经过两年的培育工作，共培育了99个全国残疾人社区康复示范区。示范区培育活动以点带面，不仅丰富了社区建设的内容，也让社区卫生"六位一体"的服务内容在基层更为充实，极大地推动了全国残疾人社区康复工作的开展。

但是，残疾人康复需求加大与康复服务能力不足的矛盾十分突出。第二次全国残疾人抽样调查显示，我国有8296万残疾人，农村残疾人口为6225万人，占残疾人总数的75.04%，而接受医疗服务与救助的农村残疾人比例仅为32.22%，距2015年实现残疾人"人人享有康复服务"的目标有较大差距，任务十分艰巨。社区康复就近就地、经济适用、简便易行，是绝大多数残疾人得到康复服务、改善参与社会生活条件的最有效形式，是满足我国广大残疾人基本康复需求的主要途径，也是实现残疾人"人人享有康复服务"目标的基础。

2008年3月，中共中央、国务院制定下发《关于促进残疾人事业发展的意见》（中发〔2008〕7号），提出"大力开展社区康复，推进康复进社区、服务到家庭"。2008年10月，党的十七届三中全会通过了《中共中央关于推进农村改革发展若干重大问题的决定》，提出"加强农村残疾预防和残疾人康复工作，促进农村残疾人事业发展"。

为贯彻落实《中共中央国务院关于促进残疾人事业发展的意见》和党的十七届三中全会精神，进一步推动全国残疾人，特别是农村残疾人社区康复工作有效开展，促进残疾人"人人享有康复服务"目标的实现，民政部、卫生部、中国残联决定从2009年开始，开展全国残疾人社区康复示范县（市）和第二批全国残疾人社区康复示范区培育活动。现将有关安排和要求通知如下：

（一）全国残疾人社区康复示范县（市）和第二批全国残疾人社区康复示范区培育活动为期2年。截至2010年，在全国共培育200个全国残疾人社区康复示范县（市）和50个全国残疾人社区康复示范区。

（二）民政部、卫生部、中国残联共同组成全国残疾人社区康复示范县（市、区）培育活动领导小组，负责制定实施方案、《全国残疾人社区康复示范区工作标准》、《全国残疾人社区康复示范县（市）工作标准》，组织有关工作。各省、自治区、直辖市要成立由省民政厅（局）、卫生厅（局）、残联共同组成的残疾人社区康复示范县（市、区）培育活动领导小组，负责制定工作计划，组织培育活动。

（三）全国残疾人社区康复示范县（市）依据我国经济社会发展存在东中西部发展不平衡、城乡发展不平衡的特点，分为三类地区，目的是使不同经济发展水平的农村地区都有可以学习和借鉴的对象，以点带面，促进农村地区残疾人社区康复工作的全面开展。各省（自治区、直辖市）在申报过程中，务必要因地制宜，实事求是，结合本地经济社会发展现状，选取既能代表本地区不同经济发展水平，又能扎实工作，创造性地开展残疾人社区康复工作的候选示范县（市）进行申报。

（四）各省、自治区、直辖市根据《全国残疾人社区康复示范县（市、区）名额分配表》，结合本地残疾人社区康复工作现状，推荐候选示范县（市、区），逐级申报并经省级领导小组审核同意后，于2009年4月30日前报全国残疾人社区康复示范县（市、区）培育活动领导小组办公室审定（办公室地点设在中国残联康复部）。

（五）培育活动主要以县、县级市、市辖区为单位，达到工作标准的，民政部、卫生部、中国残联将授予“全国残疾人社区康复示范县（市、区）”荣誉称号。

请结合本地实际，认真组织实施全国残疾人社区康复示范县（市、区）培育活动。

联系人：孟晓

联系电话（传真）：010－66580305

地址：北京市西城区西直门南小街186号中国残联康复部二处

邮编：100034

电子邮箱：mengxiao@ cdpf. org. cn

附件：1. 全国残疾人社区康复示范区工作标准

2. 全国残疾人社区康复示范县（市）工作标准

3. 全国残疾人社区康复示范县（市、区）名额分配表

4. 全国残疾人社区康复示范县（市、区）申报用表

民政部　卫生部　中国残疾人联合会

2009年3月20日

附件1　全国残疾人社区康复示范区工作标准

一、组织管理

1. 政府重视，将残疾人社区康复工作纳入当地经济社会发展规划、社区建设规划、区域卫生规划及政府年度工作计划，列入政府及相关部门工作考核目标。

2. 制定优惠政策，保障残疾人基本医疗，扶助贫困残疾人得到康复服务。

3. 在区人民政府残疾人工作委员会领导下，成立残疾人康复工作办公室，负责制定社区康复工作计划，定期召开会议，交流工作情况，协调解决问题，督导检查工作。

4. 街道办事处设专人分管残疾人康复工作，负责建立规章制度，制定工作计划，指导社区开展残疾人康复工作。

5. 社区居委会配备社区康复协调员1名，会同社区卫生服务机构调查残疾人康复需求，建立康复服务档案，向残疾人提供康复服务信息和转介服务，协调组织社区内有关机构、人员为残疾人提供

康复服务和相应的支持。

二、经费设施

6. 按照辖区覆盖人口每人每年不少于0.30元安排社区康复工作经费，用于康复需求调查、建档立卡、人员培训、组织宣传、协调实施、社区康复站建设及社区康复协调员工作补贴。

7. 成立区肢体残疾、精神残疾、视力残疾、听力语言残疾、智力残疾康复技术指导中心和残疾人辅助器具供应服务站，发挥技术示范、人员培训、基层指导、知识普及、咨询转介等作用。

8. 社区卫生服务中心普遍设置康复室，重点开展残疾人医疗康复工作。

9. 社区居委会依托本社区内现有机构和设施，安排固定的残疾人活动场所，建立面积不少于30平方米的社区康复站，配备经济实用、便于社区使用或家庭租借的康复器材和辅助用具、康复普及读物。组织有关人员开展知识技能培训、娱疗、工疗和心理疏导等康复活动，提供日间照料、转介等康复服务。

三、服务内容

10. 残疾筛查、诊断：社区康复协调员会同社区卫生服务机构入户进行残疾筛查和功能评定，早期发现各类残疾，掌握社区内残疾人的康复需求。

11. 建立康复服务档案：社区康复协调员或由社区居委会指定专人，为社区内残疾人建立康复服务档案，做好工作记录，动态掌握康复需求与服务情况。

12. 康复治疗、训练：社区卫生服务机构依据筛查、诊断结果，对需要进行康复治疗和医学功能训练的残疾人实施康复治疗和训练，包括对视力、听力、智力障碍者进行早期筛查、诊断并转介；对肢体障碍者，进行运动功能、生活自理能力和社会适应能力等训练；指导精神病患者合理用药。社区康复协调员负责在社区卫生服务机构和上级康复机构指导下，组织病情稳定的精神病患者和智力残疾人开展工疗、娱疗和其它康复活动；指导聋儿家长进行听力语言康复训练；组织社区内盲人开展定向行走训练。

13. 康复知识普及：社区康复协调员负责组织卫生、教育、心理等专业技术人员，为社区内残疾人及其亲友举办知识讲座，开展康复咨询活动，发放康复科普读物，传授残疾预防知识和康复训练方法。

14. 转介服务：社区卫生服务机构对社区内复杂疑难的患者转介到上级医疗机构或专门康复机构。社区康复协调员根据残疾人在文化教育、职业培训、劳动就业、生活保障、无障碍环境改造及参与社会生活等方面的需要，联系有关部门和单位，提供有效的转介服务。

四、人员培训

15. 区残疾人康复工作办公室制定培训规划，建立培训制度，评估培训效果，社区康复协调员上岗前应接受不少于30学时的集中培训，考核合格后方能持证上岗。

16. 基层康复管理人员培训工作由区残疾人康复工作办公室承担。培训内容包括：残疾人工作者职业道德教育、康复工作的方针政策、工作原则、工作内容、管理方法、工作流程、残疾与康复基础知识等，培训每年不少于30学时，经考核合格后方能上岗。

17. 专业技术人员培训工作由区肢体残疾、精神残疾、视力残疾、听力语言残疾、智力残疾康复技术指导中心和辅助器具供应服务站分别承担。培训内容包括：康复需求调查、残疾评定、训练计划的制定、实用康复训练技术、训练效果评估及训练器具应用等，培训每年不少于120学时，经考核合格后方能上岗。

五、质量控制

18. 以社区卫生服务机构为单位，康复室设置率达到80%；以社区居委会为单位，社区康复协调员配备率达到80%，培训合格率达到95%。

19. 残疾人康复需求筛出率不低于辖区人口总数的2%。

20. 残疾人康复服务建档率达到90%。

21. 残疾人及其亲友对康复服务满意率不低于85%。

附件2　全国残疾人社区康复示范县（市）工作标准

（一类地区）

一、组织管理

1. 政府重视，将农村残疾人社区康复工作纳入当地经济社会发展规划、社会主义新农村建设规划、区域卫生规划及政府年度工作计划，列入政府及相关部门工作考核目标。

2. 制定优惠政策，保障农村残疾人参加新型农村合作医疗，扶助农村贫困残疾人得到康复服务。

3. 在县（市）人民政府残疾人工作委员会领导下，成立残疾人康复工作办公室，负责制定农村残疾人社区康复工作计划，定期召开会议，交流工作情况，协调解决问题，督导检查工作。

4. 各乡镇设专人分管残疾人康复工作，负责建立规章制度，制定工作计划，指导各村委会开展残疾人康复工作。

5. 村委会设社区康复协调员1名，可由残疾人专职委员、村委会干部等担任，在乡镇残联、卫生院共同组织下开展残疾人康复需求调查，建立康复服务档案，向残疾人提供康复服务信息和转介服务，协调组织有关机构、人员为残疾人提供康复服务和相应的支持。

二、技术指导

6. 县（市）卫生行政部门依托当地卫生资源成立肢体残疾、精神残疾、视力残疾专家技术指导组，县（市）教育行政部门依托当地教育资源成立听力语言残疾、智力残疾专家技术指导组，县（市）残联成立残疾人辅助器具专家技术指导组，负责指导各乡镇医疗康复技术人员、康复指导员为各类残疾人提供医疗和康复服务。

7. 乡镇设2名康复指导员，负责指导辖区内村医、社区康复协调员开展工作，为各类残疾人提供医疗和康复服务。

8. 村医和社区康复协调员在乡镇康复指导员的指导下，为有康复需求的各类残疾人提供康复服务，指导残疾人在家庭开展各项功能训练。

三、经费设施

9. 县、乡镇、村逐级按照辖区覆盖人口每人每年不少于0.30元安排农村残疾人社区康复工作经费，用于康复需求调查、建档立卡、人员培训、组织宣传、协调实施、社区康复站建设、村医及康复协调员工作补贴等。

10. 依托医院、学校、康复机构等资源，成立县肢体残疾、精神残疾、视力残疾、听力语言残疾、智力残疾康复技术指导中心和残疾人辅助器具供应服务站，作为定点转介机构，发挥技术示范、人员培训、基层指导、知识普及、咨询转介等作用。

11. 乡镇卫生院普遍设置康复室，重点开展残疾人医疗康复工作。

12. 村委会依托现有资源，安排固定的活动场所作为残疾人社区康复站，配备经济实用、便于家庭租借的康复器材和辅助器具、康复普及读物。组织有关人员开展康复知识技能培训、家长培训、娱疗、农疗和心理疏导等活动，提供托养、日间照料、转介等康复服务。

四、服务内容

13. 残疾筛查、诊断：社区康复协调员协助乡镇残联、卫生院共同入户进行残疾筛查和功能评定，早期发现各类残疾，掌握残疾人的康复需求。

14. 建立康复服务档案：村医和社区康复协调员根据各自职责分工，负责为各类残疾人建立康复服务档案，做好工作记录，动态掌握康复需求与服务情况。

15. 康复训练与服务：在各类康复技术机构和专家组指导下，乡镇卫生院依据筛查、诊断结果，为需要进行康复治疗和功能训练的各类残疾人制定训练计划。村医负责指导肢体障碍者在家庭开展运动功能、生活自理能力训练，早期发现精神病患者，督促精神病患者合理用药，指导残疾人及家属自制简易辅助器具，做好康复训练记录和随访评估工作。社区康复协调员负责残疾人社区康复站的日常管理，管理和租借残疾人辅助器具，组织康复期的精神病人和智力残疾人进行简单劳动和社会适应能力训练，协助残疾儿童家长进行早期康复训练，组织盲人开展定向行走训练。

16. 康复知识普及：社区康复协调员负责组织医疗康复、教育、心理等专业技术人员，为农村残疾人及其家属、亲友举办知识讲座，开展康复信息和政策咨询活动，发放普及读物，传授残疾预防知识和康复训练方法。

17. 转介服务：村医和社区康复协调员负责把早期发现的视力、听力、智力障碍等各类残疾和疑难病症患者及时转介到定点转介机构，根据残疾人在功能训练、无障碍环境改造及参与社会生活等方面的需要，联系有关部门和单位，提供有效的转介服务。

五、人员培训

18. 县（市）残疾人康复工作办公室制定培训规划，建立培训制度，评估培训效果。

19. 社区康复管理人员包括乡镇残疾人康复工作专干和村社区康复协调员，培训内容包括：残疾人工作者职业道德教育、康复工作的方针政策、工作原则、工作内容、管理方法、工作流程、残疾与康复基本知识及相关康复服务等，培训每年不少于40学时，经考核合格后方能上岗。

20. 社区康复技术人员包括乡镇医疗康复技术人员、康复指导员和村医，培训内容包括：康复需求调查、残疾评定、训练计划的制定、实用康复训练技术、训练效果评估及训练器具应用等。乡镇医疗康复技术人员、康复指导员培训每年不少于80学时，村医培训每年不少于60学时，经考核合格后方能上岗。

六、质量控制

21. 残疾人康复需求筛出率不低于辖区人口总数的2%。

22. 残疾人康复服务建档率达到90%。

23. 以乡镇卫生院为单位，康复室设置率达到80%；以村委会为单位，残疾人康复站设置率达到60%。

24. 乡镇康复指导员和村社区康复协调员配备率达到80%，培训合格率达到95%。

25. 残疾人及其家属对康复服务满意率不低于80%，残疾人及其家属培训率不低于90%，残疾人及其亲友康复知识知晓率不低于90%。

全国残疾人社区康复示范县（市）工作标准

（二类地区）

一、组织管理

1. 政府重视，将农村残疾人社区康复工作纳入当地经济社会发展规划、社会主义新农村建设规划、区域卫生规划及政府年度工作计划，列入政府及相关部门工作考核目标。

2. 制定优惠政策，保障农村残疾人参加新型农村合作医疗，扶助农村贫困残疾人得到康复服务。

3. 在县（市）人民政府残疾人工作委员会领导下，成立残疾人康复工作办公室，负责制定农村残疾人社区康复工作计划，定期召开会议，交流工作情况，协调解决问题，督导检查工作。

4. 各乡镇设专人分管残疾人康复工作，负责建立规章制度，制定工作计划，指导各村委会开展残疾人康复工作。

5. 村委会设社区康复协调员1名，可由残疾人专职委员、村委会干部等担任，在乡镇残联、卫生院共同组织下开展残疾人康复需求调查，建立康复服务档案，向残疾人提供康复服务信息和转介服务，协调组织有关机构、人员为残疾人提供康复服务和相应的支持。

二、技术指导

6. 县（市）卫生行政部门依托当地卫生资源成立肢体残疾、精神残疾、视力残疾专家技术指导组，县（市）教育行政部门依托当地教育资源成立听力语言残疾、智力残疾专家技术指导组，县（市）残联成立残疾人辅助器具专家技术指导组，负责指导各乡镇医疗康复技术人员、康复指导员为各类残疾人提供医疗和康复服务。

7. 乡镇设2名康复指导员，负责指导辖区内村医、社区康复协调员开展工作，为各类残疾人提供医疗和康复服务。

8. 村医和社区康复协调员在乡镇康复指导员的指导下，为有康复需求的各类残疾人提供康复服务，指导残疾人在家庭开展各项功能训练。

三、经费设施

9. 县、乡镇、村逐级按照辖区覆盖人口每人每年不少于0.20元安排农村残疾人社区康复工作经费，用于康复需求调查、建档立卡、人员培训、组织宣传、协调实施、村医及康复协调员工作补贴等。

10. 依托医院、学校、康复机构等资源，成立县肢体残疾、精神残疾、视力残疾、听力语言残疾、智力残疾康复技术指导中心和残疾人辅助器具供应服务站，作为定点转介机构，发挥技术示范、人员培训、基层指导、知识普及、咨询转介等作用。

11. 乡镇卫生院普遍设置康复室，重点开展残疾人医疗康复服务。

12. 乡镇和部分有条件的村委会，依托卫生、民政、教育等部门资源，安排残疾人活动场所，配备经济实用、便于家庭租借的康复器材和辅助器具、康复普及读物。利用农闲期组织有关人员开展康复知识技能培训、家长培训、娱疗、农疗等康复活动，提供托养、日间照料、转介等康复服务。

四、服务内容

13. 残疾筛查、诊断：社区康复协调员协助乡镇残联、卫生院共同入户进行残疾筛查和功能评定，早期发现各类残疾，掌握残疾人的康复需求。

14. 建立康复服务档案：村医和社区康复协调员根据各自职责分工，负责为各类残疾人建立康复服务档案，做好工作记录，动态掌握康复需求与服务情况。

15. 康复训练与服务：在各类康复技术机构和专家组指导下，乡镇卫生院依据筛查、诊断结果和现有条件，为需要进行康复治疗和功能训练的残疾人制定训练计划。村医负责指导肢体障碍者在家庭开展运动功能、生活自理能力训练，早期发现精神病患者，督促精神病患者合理用药，指导残疾人及家属自制简易辅助器具，做好康复训练记录和随访评估工作。社区康复协调员负责残疾人活动场所的日常管理，管理和租借残疾人辅助器具，组织康复期的精神病人和智力残疾人进行简单劳动和社会适应能力训练，协助残疾儿童家长进行早期康复训练，组织盲人开展定向行走训练。

16. 康复知识普及：社区康复协调员负责组织医疗康复、教育、心理等专业技术人员，为农村残疾人及其家属、亲友举办知识讲座，开展康复信息和政策咨询活动，发放普及读物，传授残疾预防知识和康复训练方法。

17. 转介服务：村医和社区康复协调员负责把各类残疾人和疑难病症患者及时转介到定点转介机构，根据残疾人在功能训练、无障碍环境改造及参与社会生活等方面的需要，联系有关部门和单位，提供有效的转介服务。

五、人员培训

18. 县（市）残疾人康复工作办公室制定培训规划，建立培训制度，评估培训效果。

19. 社区康复管理人员包括乡镇残疾人康复工作专干和村社区康复协调员，培训内容包括：残疾人工作者职业道德教育、康复工作的方针政策、工作原则、工作内容、管理方法、工作流程、残疾与康复基本知识及相关康复服务等，培训每年不少于40学时，经考核合格后方能上岗。

20. 社区康复技术人员包括乡镇医疗康复技术人员、康复指导员和村医，培训内容包括：康复需求调查、残疾评定、训练计划的制定、实用康复训练技术、训练效果评估及训练器具应用等。乡镇医疗康复技术人员、康复指导员培训每年不少于70学时，村医培训每年不少于50学时，经考核合格后方能上岗。

六、质量控制

21. 残疾人康复需求筛出率不低于辖区人口总数的2%。

22. 残疾人康复服务建档率达到85%。

23. 以乡镇卫生院为单位，康复室设置率达到75%。

24. 乡镇康复指导员和村社区康复协调员配备率达到75%，培训合格率达到90%。

25. 残疾人及其家属对康复服务满意率不低于80%，残疾人及其家属培训率不低于90%，残疾人及其亲友康复知识知晓率不低于90%。

全国残疾人社区康复示范县（市）工作标准

（三类地区）

一、组织管理

1. 政府重视，将农村残疾人社区康复工作纳入当地经济社会发展规划、社会主义新农村建设规划、区域卫生规划及政府年度工作计划，列入政府及相关部门工作考核目标。

2. 制定优惠政策，保障农村残疾人参加新型农村合作医疗，扶助农村贫困残疾人得到康复服务。

3. 在县（市）人民政府残疾人工作委员会领导下，成立残疾人康复工作办公室，负责制定农村残疾人社区康复工作计划，定期召开会议，交流工作情况，协调解决问题，督导检查工作。

4. 各乡镇设专人分管残疾人康复工作，负责建立规章制度，制定工作计划，指导各村委会开展残疾人康复工作。

5. 村委会设社区康复协调员 1 名，可由残疾人专职委员、村委会干部等担任，在乡镇残联、卫生院共同组织下开展残疾人康复需求调查，建立康复服务档案，向残疾人提供康复服务信息和转介服务，协调组织有关机构、人员为残疾人提供康复服务和相应的支持。

二、技术指导

6. 县（市）卫生行政部门依托当地卫生资源成立肢体残疾、精神残疾、视力残疾专家技术指导组，县（市）教育行政部门依托当地教育资源成立听力语言残疾、智力残疾专家技术指导组，县（市）残联成立残疾人辅助器具专家技术指导组，负责指导各乡镇医疗康复技术人员、康复指导员为各类残疾人提供医疗和康复服务。

7. 乡镇设 2 名康复指导员，负责指导辖区内村医、社区康复协调员开展工作，为各类残疾人提供医疗和康复服务。

8. 村医和社区康复协调员在乡镇康复指导员的指导下，为有康复需求的各类残疾人提供康复服务，指导残疾人在家庭开展各项功能训练。

三、经费设施

9. 县、乡镇、村逐级按照辖区覆盖人口每人每年不少于 0.15 元安排农村残疾人社区康复工作经费，用于康复需求调查、建档立卡、人员培训、组织宣传、协调实施、村医及康复协调员工作补贴等。

10. 因地制宜，依托医院、学校、康复机构等资源，开展技术示范、人员培训、基层指导、知识普及、咨询转介等工作。

11. 乡镇卫生院普遍设置康复室，重点开展残疾人医疗康复服务。

12. 有条件的地区可依托卫生、民政、教育等部门资源，安排残疾人活动场所，配备经济实用、便于家庭租借的康复器材和辅助器具、康复普及读物。利用农闲期组织有关人员开展康复知识技能培训、家长培训、娱疗、农疗等康复活动，提供托养、日间照料、转介等康复服务。

四、服务内容

13. 残疾筛查、诊断：社区康复协调员协助乡镇残联、卫生院共同入户进行残疾筛查和功能评定，早期发现各类残疾，掌握残疾人的康复需求。

14. 建立康复服务档案：村医和社区康复协调员根据各自职责分工，负责为各类残疾人建立康复服务档案，做好工作记录，动态掌握康复需求与服务情况。

15. 康复训练与服务：在各类康复技术机构和专家组指导下，乡镇卫生院依据筛查、诊断结果和现有条件，为需要进行康复治疗和功能训练的残疾人制定训练计划。村医负责指导肢体障碍者在家庭开展运动功能、生活自理能力训练，早期发现精神病患者，督促精神病患者合理用药，指导残疾人及家属自制简易辅助器具，做好康复训练记录和随访评估工作。社区康复协调员负责残疾人活动场所的日常管理，管理和租借残疾人辅助器具，组织康复期的精神病人和智力残疾人进行简单劳动和社会适应能力训练，协助残疾儿童家长进行早期康复训练，组织盲人开展定向行走训练。

16. 康复知识普及：社区康复协调员负责组织医疗康复、教育、心理等专业技术人员，以田间学校等形式为农村残疾人及其家属、亲友举办知识讲座，开展康复信息和政策咨询活动，发放普及读物，传授残疾预防知识和康复训练方法。

17. 转介服务：村医和社区康复协调员负责把各类残疾人和疑难病症患者及时转介到上级医疗机构或专门康复机构，根据残疾人在功能训练、无障碍环境改造及参与社会生活等方面的需要，联系有关部门和单位，提供有效的转介服务。

五、人员培训

18. 县（市）残疾人康复工作办公室制定培训规划，建立培训制度，评估培训效果。

19. 社区康复管理人员包括乡镇残疾人康复工作专干和村社区康复协调员，培训内容包括：残疾人工作者职业道德教育、康复工作的方针政策、工作原则、工作内容、管理方法、工作流程、残疾与康复基本知识及相关康复服务等，培训每年不少于30学时，经考核合格后方能上岗。

20. 社区康复技术人员包括乡镇医疗康复技术人员、康复指导员和村医，培训内容包括：康复需求调查、残疾评定、训练计划的制定、实用康复训练技术、训练效果评估及训练器具应用等。乡镇医疗康复技术人员、康复指导员培训每年不少于60学时，村医培训每年不少于40学时，经考核合格后方能上岗。

六、质量控制

21. 残疾人康复需求筛出率不低于辖区人口总数的2%。

22. 残疾人康复服务建档率达到80%。

23. 以乡镇卫生院为单位，康复室设置率达到70%。

24. 乡镇康复指导员和村社区康复协调员配备率达到70%，培训合格率达到85%。

25. 残疾人及其家属对康复服务满意率不低于80%，残疾人及其家属培训率不低于90%，残疾人及其亲友康复知识知晓率不低于90%。

（主题词：康复　社区示范活动　通知）

中国残联办公厅2009年3月20日印发

五、关于印发《全国残联系统康复人才培养规划（2005～2015年）》的通知

残联发〔2005〕21号

各省、自治区、直辖市及计划单列市残联，新疆生产建设兵团残联，黑龙江农垦总局残联：

为实现2015年残疾人“人人享有康复服务”的宏伟目标，进一步推进残联系统康复人才培养工作，中国残联制定了《全国残联系统康复人才培养规划（2005～2015年）》，现印发给你们，请认真贯彻执行。

二〇〇五年七月二十一日

全国残联系统康复人才培养规划（2005～2015年）

为实现2015年残疾人“人人享有康复服务”的奋斗目标，推进残联系统康复人才培养工作科学化、制度化、规范化，贯彻中共中央、国务院《关于进一步加强人才工作的决定》（中发〔2003〕16号）和国务院办公厅批转的《关于进一步加强残疾人康复工作的意见》（国办发〔2002〕41号）的精神，制定本规划。

一、背景

康复是帮助残疾人恢复或补偿功能、提高生存质量、增强社会参与能力的重要途径。康复人才是残疾人康复工作的实践者，也是保证康复效果和质量的关键因素。残联系统康复人才主要包括康复工作管理人员、康复专业技术人员和社区康复员。其中，康复专业技术人员包括从事残疾人康复工作的康复医师、康复治疗师、康复工程技术人员和特殊教育教师。

自1988年残疾人康复工作纳入国民经济和社会发展计划以来，残疾人康复事业持续发展，各级政府对残疾人康复经费投入有较快增长，全国残联系统聋儿语训机构（班、点）已建1700多个，地市级以上康复中心91个，普及型假肢装配站160个，残疾人康复人才培养工作也取得了显著成效，初步形成了一支涉及残疾人康复工作各专业领域的人才队伍，其中省、市、县三级专职康复工作管理人员近5000人，康复机构专业技术人员逾2万人，城乡专兼职社区康复员约5万人。通过配合实施国家重点康复工作任务，开展多种形式业务培训，全国残联系统康复人才队伍整体素质持续提高，服务能力不断增强。但是，目前残联系统康复人才状况与全国残疾人康复事业迅速发展的形势仍不相适应，与广大残疾人日益增长的康复需求及实现残疾人“人人享有康复服务”的目标仍存在较大差距。突出表现在：康复人才队伍数量不足，整体素质、工作能力有待提高，康复人才培养的有效机制和制度亟待健全，关心、重视康复人才培养的氛围尚未形成，实现残疾人“人人享有康复服务”的人力基础还十分薄弱。

二、指导思想和工作原则

（一）指导思想

坚持以邓小平理论、“三个代表”重要思想为指导，贯彻科学发展观，坚持科教兴国和人才发展

战略，以服务残疾人为根本宗旨，加强对康复人才培养工作的统筹领导，制定完善相关政策和规划，形成充满活力的人才培养长效机制，努力造就一支具有人道、廉洁、服务、奉献精神，与残疾人康复事业发展需要相适应的高素质康复人才队伍。

（二）工作原则

——坚持以实际工作需求为导向，以适宜、实用技术为重点。针对残疾人康复工作的突出薄弱环节和基层实际需要设计培训内容，选择培养方式，着重提高基层康复工作者完成国家重点康复任务及解决残疾人急迫康复需求的实际工作能力。

——坚持普及与提高相结合。面向基层，加大社区康复员培训力度，着力提高基层康复服务能力，扩大康复工作受益面。同时，加强各级康复业务机构骨干技术队伍培养，提高专业技术水平和业务指导能力，为康复事业持续健康发展提供可靠的技术储备与支持。

——坚持应急培养与规范建设相结合。针对现实工作需要，采取应急措施，培养急缺人才的同时，有计划地做好基础培训，稳步提高全国康复人才队伍的基础业务素质和职称、学历水平。

——坚持统筹规划与分类指导相结合。加强对全国康复人才培养工作的统一领导，整体规划，区别不同地区、不同业务，有针对性地提出培养要求，给予不同支持。

三、培养对象

培养对象为全国残联系统现从事康复工作的管理人员、专业技术人员和社区康复员。

康复工作管理人员指省、地（市）、县（市、区）等各级残联分管康复工作的理事长，康复管理职能部门负责人和工作人员及各级残联所属的康复业务机构领导班子成员。

康复专业技术人员指在各级残联所属康复业务机构（含康复中心、聋儿康复中心、残疾人辅助用具供应站、社区康复指导中心和各类托养机构等）内从事残疾人康复服务的专业技术人员。

社区康复员指在城市居委会和农村村委会内承担为残疾人建立康复服务档案，提供综合康复服务的残协专职委员，兼职居委、村委干部，卫生工作者，社会志愿者等。

四、工作目标

到2015年，实现全员培训，形成较完善的康复人才培养工作体系及配套管理制度。

——2010年前对县级以上康复工作管理人员、康复机构专业技术人员和70%的社区康复员开展统一的规范化培训，实现持证上岗和继续教育学分管理。

——2015年基本实现全员培训，建立较完善的上岗认证、专业技术职务评审、聘任及岗位继续教育制度。

五、主要措施

（一）加强组织领导，健全康复人才培养组织管理机制

——各级残联将康复人才培养工作纳入事业发展计划和残联系统干部教育培训计划，根据本地实际情况，结合残疾人康复工作“十一五”、“十二五”实施方案，制定本地区康复人才培养规划。

——各级残联康复部和人事主管部门负责研究制定本地区康复人才培养的有关政策、规划，对本地区康复人才培养工作进行宏观指导，协调服务，督促检查。各级残疾人康复协会和康复业务机构在残联康复部和人事主管部门的统一指导下，按照职责分工，承担有关专业技术人员的培训工作。

——中国残疾人康复协会受中国残联康复部委托，具体承担全国残联系统康复人才培养规划的组织实施，负责制定年度培养计划，组织各专业委员会协调开展各种形式的业务培训，逐步推进康复人才继续教育学分制度建设。

——将康复人才培养情况纳入对各级残联康复工作的总体评价之中。

（二）创造条件，建立完善康复人才培养施教体系

——以各级残联现有康复技术专家指导组为基础，选聘相关领域学术造诣深、有丰富实践经验的专家作为培训师资，同时注重培养本系统内的中青年师资骨干和学术带头人。重点加强县（市、区）级骨干师资力量培养，2010年前，每县（市、区）针对五类残疾人的康复业务至少各培养一名康复技术指导专家，负责全县（市、区）社区康复员的培训和业务工作指导。

——各级残联所属的残疾人康复业务机构是康复人才培养的重要基地，必须承担培养康复人才的工作职责。在中国残疾人康复协会统一组织下，中国残联所属康复业务机构承担省地两级残联系统康复人才培养、培训；各省（自治区、直辖市）残联所属康复业务机构承担辖区内县（市、区）级康复人才的培养、培训；地（市）级残联所属康复业务机构和县（市、区）残联负责街道（乡镇）及社区（村）康复人员的培训。

——中国残联制定国家、省、地（市）三级康复人才培训实习基地标准。各康复业务机构可根据标准申请建立相应层次的培训实习基地。

——充分利用各种社会教育资源，以合作、共建、共管和共用等模式多渠道开展人员培训。有条件的地区可以委托符合条件的社会培训机构和境外培训机构承担培训项目。

（三）科学设定培养内容，加强实用业务技能培养

——重视康复工作管理人员的培养，以康复工作方针政策、实用康复业务管理技能和康复业务基础知识为重点，提高组织实施重点康复任务和指导基层工作的实际能力。

——强化各级康复机构专业技术人员的培养，以基础理论、基本能力培养为重点，加强实用新技术、新方法的学习，不断提高规范执业的水平和指导基层业务的能力。

——普遍开展社区康复员的培训，以普及型知识和实用、易行、便于社区家庭掌握的康复方法为重点，提高直接为残疾人服务的能力。

——组织有关部门、专家制定全国统一的康复人才培训大纲，设计培训课程，编写培训教材。各地区可根据实际情况，组织编写有关补充教材。

（四）因地制宜，采取多种形式，开展培养工作

——以在职培训为重点，建立在职人员培训管理制度。康复工作管理人员每年接受各类业务培训不少于30个学时，康复专业技术人员每年不少于120个学时，社区康复员每年不少于30个学时。

——建立定期进修制度。定期组织、安排基层康复技术人员到具备条件的康复机构进修学习，提高业务水平。基层康复机构专业技术人员每5年到上级康复业务机构参加进修学习的时间为3～6个月。

——鼓励康复工作人员参加在职学历教育。2010年前，省、市、县三级康复工作管理人员均应取得大专以上学历，各级康复机构内的专业技术人员应取得相关专业中专以上学历。基本杜绝非专业人员占用专业技术岗位的现象。

——鼓励开展对口技术支援。各级康复机构专业技术人员要定期或不定期深入基层进行业务授课、技术指导，专业技术人员下基层工作情况要与其职务、职称的评聘挂钩。有条件的城市康复业务机构可采取定点组派技术小分队下乡或接受基层技术人员进修等形式对农村地区的康复人才培养给予支持。

（五）不断完善康复人才培养配套管理制度

——康复专业技术人员所从事专业已开展国家执业资格认证的，要通过强化学习、培训，帮助现从事该专业的人员尽快取得相应的执业资格。2010 年前，残联系统所属康复专业技术人员均应取得国家明确规定的相应执业资格。

——对国家尚未开展执业资格认证的业务岗位，实施系统内持证上岗管理。康复工作管理人员、社区康复员在上岗前均应接受不少于 30 学时的集中业务培训。协调政府相关部门，逐步扩大康复领域相关执业资格认证工作的范围。

——建立康复人才继续教育制度。由中国残疾人康复协会牵头制定《中国残联系统康复人才继续教育学分管理办法》，对康复工作管理人员、专业技术人员和社区康复员实行继续教育学分管理。各类康复工作人员取得上岗资格后，在规定期限内，必须参加继续教育学习，取得相应的继续教育学分。

（六）贯彻培养与使用相结合的原则，创造条件，稳定康复人才队伍

——鼓励康复工作人员参加各类业务培训，把参加培训的情况作为人员聘任、技术职务晋升和年终考核等工作的重要依据。

——逐步建立完善康复工作相关专业技术职务系列，协调解决康复专业技术人员职称晋升问题。

——不断改善康复人才待遇，在确定工资待遇、晋升专业技术职务时，要体现向基层及一线专业技术岗位倾斜的政策。

——制定优惠政策，吸引社会优秀康复人才从事残疾人康复工作。

（七）多方筹措，加大投入，为康复人才培养提供资金保障

——将康复人才培养经费列入各级残疾人康复事业经费预算，并随康复事业发展逐步提高，对各类康复人才培养基地的建设给予专项资金支持。

——建立中央与地方、单位与个人相结合的培训经费投入机制。

——鼓励社会组织、企业和个人以多种形式支持残疾人康复人才培养。

——积极利用国际合作项目，扩展康复人才的培养渠道。

六、关于印发《中国残疾人“人人享有康复服务”审评方案》的通知

残联发〔2006〕12号

各省、自治区、直辖市卫生厅（局）、民政厅（局）、财政厅（局）、公安厅（局）、教育厅（教委）、残疾人联合会，新疆生产建设兵团卫生局、民政局、财政局、公安局、教育局、残疾人联合会：

2002年8月，国务院办公厅转发卫生部、民政部、财政部、公安部、教育部、中国残联《关于进一步加强残疾人康复工作的意见》（国办发〔2002〕41号），提出了我国残疾人康复工作的总体目标，即到2015年，实现残疾人“人人享有康复服务”。

为保证如期实现目标，现将《中国残疾人“人人享有康复服务”审评方案》印发给你们，请认真贯彻执行，做好《中国残疾人“人人享有康复服务”评价指标体系（2005－2015年）》的使用及中国残疾人“人人享有康复服务”审评工作。

卫生部　民政部　财政部

公安部　教育部　中国残联

二〇〇六年六月八日

中国残疾人“人人享有康复服务”审评方案

根据我国全面建设小康社会的总体要求和国务院办公厅转发卫生部等部门《关于进一步加强残疾人康复工作的意见》，为实现2015年残疾人“人人享有康复服务”的目标，依据《中国残疾人“人人享有康复服务”评价指标体系（2005－2015年）》（全康办〔2005〕17号），制定本审评方案。

一、审评目的

——对全国各地贯彻落实《关于进一步加强残疾人康复工作的意见》，推动实现残疾人“人人享有康复服务”目标的工作情况进行评估。

——了解当前残疾人康复工作现状和存在问题，为制定相关政策提供依据，指导和推动残疾人康复工作健康发展。

二、审评办法

（一）审评对象

审评对象为全国各省（自治区、直辖市）、市（地、州、盟、区）和县（市、旗、区）。审评工作以县（市、旗、区）为基本单位，市（地、州、盟、区）负责审评所辖县（市、旗、区）；省（自治区、直辖市）负责审评所辖市（地、州、盟、区）；国家负责对各省（自治区、直辖市）进行整体评价。

（二）审评程序

1. 年度自评

各县（市、旗、区）按照年人均地区生产总值（GDP）确定本县（市、旗、区）类别，依据《中国残疾人“人人享有康复服务”评价指标体系（2005－2015年）》和审评方案的要求，进行年度自评。

2. 阶段抽查

各市（地、州、盟、区）和各省（自治区、直辖市）依据《中国残疾人“人人享有康复服务”评价指标体系（2005－2015年）》要求，结合当地实际情况和工作安排，分阶段对所辖县（市、旗、区）进行抽查，并将抽查结果上报至国家审评工作负责单位。分阶段抽查的时间由各省（自治区、直辖市）和市（地、州、盟、区）自行安排，2006至2010年，2010至2015年间分别至少安排一次。各地总抽查率累计不低于所辖县（市、旗、区）总数的20%。

3. 集中审评

各市（地、州、盟、区）和各省（自治区、直辖市）于2010年和2015年将本地所辖县逐一进行审评、统计汇总，并逐级上报至国家审评工作负责单位。国家审评工作负责单位组织有关部门和专家，于2010年和2015年对各省（自治区、直辖市）实现残疾人“人人享有康复服务”目标的情况，分别进行中期审评和终期审评。

（三）审评标准

1. 县（市、旗、区）审评标准

依据《中国残疾人“人人享有康复服务”评价指标体系（2005－2015年）》确定的14项指标，逐项评价计分，不得漏项，总分为100分，最小分值差为0. 5分。审评总分≥80分为“实现目标”；

60至80分（不含80分）为“基本实现目标”；60分以下（不含60分）为“未实现目标”；22个分项指标中，有5项为“0”分的，也视为未实现目标。

2. 市（地、州、盟、区）审评标准

市（地、州、盟、区）审评标准，按实现目标和基本实现目标的县合计数与全市县总数的比例而定，≥80%为“实现目标”；60%至80%（不含80%）为“基本实现目标”；60%以下（不含60%）为“未实现目标”。

3. 省（自治区、直辖市）审评标准

省（自治区、直辖市）审评标准，按实现目标和基本实现目标的县合计数与全省县总数的比例而定，≥80%为“实现目标”；60%至80%（不含80%）为“基本实现目标”；60%以下（不含60%）为“未实现目标”。

三、审评工作要求

（一）组织领导

国务院残疾人工作协调委员会负责中国残疾人“人人享有康复服务”审评工作的总体领导和协调，成立由卫生部、民政部、财政部、公安部、教育部、中国残联等有关部门共同组成的审评工作办公室，设在中国残联，负责日常工作。

各省（自治区、直辖市）、市（地、州、盟、区）和县（市、旗、区）残疾人工作协调委员会负责本地审评工作的组织领导，成立由卫生、民政、财政、公安、教育、残联等有关部门共同组成的审评工作办公室，做好各项工作。

各级残疾人工作协调委员会相关成员单位负责在各自职责范围内，推动落实《中国残疾人“人人享有康复服务”评价指标体系（2005－2015年）》有关工作要求，参与审评工作，做好日常督导检查。

地方各级审评工作办公室在同级残疾人工作协调委员会的统一领导下，制定审评工作计划，组织实施审评，并承担审评工作培训及审评相关资料、信息、数据的收集、整理、上报和保存。

（二）技术保障

成立由康复医学、社会医学、公共卫生管理学、统计学、社区康复学以及政策研究等方面专家组成的全国残疾人“人人享有康复服务”审评工作技术指导组，参与审评工作计划和相关技术工具的制定，进行人员培训，提供技术指导和咨询服务。

各省（自治区、直辖市）、市（地、州、盟、区）和县（市、旗、区）成立相应的审评工作技术指导组，负责人员培训，提供技术指导，承担本地区的相关工作。

（三）工作培训

审评工作培训采取逐级培训的方式。全国审评工作办公室举办全国性审评工作培训班，为各省（自治区、直辖市）培训审评骨干人员。各省（自治区、直辖市）和市（地、州、盟、区）及县（市、旗、区）逐级培训本地区审评工作人员。

审评工作培训的主要内容包括：《中国残疾人“人人享有康复服务”评价指标体系（2005－2015年）》、审评工作方案以及相关审评技术等。

（四）信息管理

县（市、旗、区）审评工作办公室依据《中国残疾人“人人享有康复服务”评价指标体系（2005－2015年）》，指导所辖乡镇、街道完备基础档案，做好审评信息的收集、整理和保存。

乡镇、街道组织社区、村（居）委会开展残疾人康复需求调查，为辖区内有康复需求的残疾人建立康复服务档案。康复服务档案应详实记录残疾人康复需求和得到康复服务的情况，并完整反映《中国残疾人“人人享有康复服务”评价指标体系（2005－2015年）》所要求的相关信息。

为残疾人提供医疗和康复服务的机构负责做好个案服务记录，并妥善整理保存。

县（市、旗、区）审评工作办公室每年进行年度自评后，汇总自评结果，形成年度自评报告，经所在市（地、州、盟、区）审评工作办公室审核后，报所在省（自治区、直辖市）审评工作办公室保存备查。

各市（地、州、盟、区）和各省（自治区、直辖市）分阶段对所辖县（市、旗、区）进行抽查后，逐级将抽查结果、抽查报告上报国家审评工作办公室。

开展残疾人“人人享有康复服务”审评是贯彻落实国务院办公厅转发卫生部等部门《关于进一步加强残疾人康复工作的意见》，推动实现残疾人“人人享有康复服务”目标的重要工作。各级政府和卫生、民政、财政、公安、教育、残联等相关部门要给予高度重视，统筹规划，加强领导，给予必要的政策和经费保障。各级残疾人工作协调委员会要定期听取审评工作情况汇报，了解动态，给予指导。各级审评工作办公室要切实承担责任，精心做好审评工作的组织实施，加强对基层迎审工作的日常监督与指导，努力确保审评工作的健康、有序进行。

附件： 1. 中国残疾人“人人享有康复服务”评价指标体系指标名称

2. 中国残疾人“人人享有康复服务”评价指标体系低限标准

3. 中国残疾人“人人享有康复服务”评价指标体系指标解释

4. 中国残疾人“人人享有康复服务”审评方案工作用表

表1《中国残疾人“人人享有康复服务”审评表》

表2《中国残疾人“人人享有康复服务”审评登记表》

表3《中国残疾人“人人享有康复服务”统计汇总表》

表4《中国残疾人“人人享有康复服务”审评情况汇总表》

附件1　中国残疾人“人人享有康复服务”评价指标体系指标名称

指标	分项指标	计分
1. 将残疾人“人人享有康复服务”目标纳入当地经济社会发展规划，列入政府及相关部门工作考核目标		3
2. 成立残疾人康复工作办公室并开展工作		3
3. 多渠道筹集残疾人康复资金		5
4. 医疗及康复保障	4.1 城镇残疾人参加城镇职工基本医疗保险情况	2
	4.2 农村残疾人参加新型农村合作医疗情况	2
	4.3 残疾人获得城乡医疗救助情况	1
5. 县（市、旗、区）康复技术指导机构达标数		6
6. 街道、乡镇残疾人社区康复工作实施率		5
7. 街道、乡镇医疗卫生机构残疾人康复服务工作达标率		5
8. 社区居民委员会、村民委员会社区康复协调员配备率		4
9. 残疾人康复服务建档率		6
10. 康复服务覆盖率	10.1 白内障致盲患者手术率	7
	10.2 低视力者助视器验配率	4
	10.3 聋儿康复训练率 其中：聋儿机构康复训练率	6 （3）
	10.4 智力残疾儿童康复训练率 其中：智力残疾儿童机构康复训练率	6 （3）
	10.5 肢体残疾人康复训练率 其中：肢体残疾人机构康复训练率	6 （3）
	10.6 缺肢者假肢装配率	4
	10.7 精神病患者监护率 其中：精神病患者肇事肇祸率	7 （2）
11. 残疾人基本辅助器具配置率		5
12. 残疾人及其亲友残疾预防、康复知识普及率		4
13. 残疾人全面康复服务转介有效率		4
14. 残疾人及其亲友康复服务满意率		5
合计		100

附件2　中国残疾人“人人享有康复服务”评价指标体系低限标准

以县（市、旗、区）为单位

中国残疾人“人人享有康复服务”指标	不同经济地区低限标准							
	一类地区		二类地区		三类地区		四类地区	
	2010	2015	2010	2015	2010	2015	2010	2015
1. 将残疾人“人人享有康复服务”目标纳入当地经济社会发展规划，列入政府及相关部门工作考核目标（分值）	3	3	3	3	3	3	3	3
2. 成立残疾人康复工作办公室并开展工作（分值）	3	3	3	3	3	3	3	3
3. 多渠道筹集残疾人康复资金（分值）	5	5	5	5	5	5	5	5
4. 医疗及康复保障								
4.1 城镇残疾人参加城镇职工基本医疗保险情况（分值）	2	2	2	2	2	2	2	2
4.2 农村残疾人参加新型农村合作医疗情况（分值）	2	2	2	2	2	2	2	2
4.3 残疾人获得城乡医疗救助情况（%）	80	100	70	90	60	70	50	60
5. 县（市、旗、区）康复技术指导机构达标数（个）	5	6	4	5	3	4	2	3
6. 街道、乡镇残疾人社区康复工作实施率（%）	80	100	70	90	50	70	40	60
7. 街道、乡镇医疗卫生机构残疾人康复服务工作达标率（%）	80	100	70	90	60	70	50	60
8. 社区居民委员会、村民委员会社区康复协调员配备率（%）	80	100	70	90	50	70	40	60
9. 残疾人康复服务建档率（%）	80	100	70	90	60	80	50	70
10. 康复服务覆盖率								

中国残疾人“人人享有康复服务”指标	不同经济地区低限标准							
	一类地区		二类地区		三类地区		四类地区	
	2010	2015	2010	2015	2010	2015	2010	2015
10.1 白内障致盲患者手术率（%）	90	95	80	90	70	85	60	80
10.2 低视力者助视器验配率（%）	30	40	20	30	20	30	10	20
10.3 聋儿康复训练率（%）	63	90	45	72	36	54	27	45
其中：聋儿机构康复训练率（%）	49	72	30	48	12	24	6	15
10.4 智力残疾儿童康复训练率（%）	80	90	70	80	60	70	50	60
其中：智力残疾儿童机构康复训练率（%）	60	70	40	50	30	40	20	30
10.5 肢体残疾人康复训练率（%）	80	90	70	80	60	70	50	60
其中：肢体残疾人机构康复训练率（%）	60	70	40	50	30	40	20	30
10.6 缺肢者假肢装配率（%）	75	90	65	80	55	70	45	60
10.7 精神病患者监护率（%）	90	90	90	90	90	90	90	90
其中：精神病患者肇事肇祸率（%）	<0.5	<0.2	<0.5	<0.2	<0.5	<0.5	<0.5	<0.5
11. 残疾人基本辅助器具配置率（%）	80	100	70	90	60	80	50	70
12. 残疾人及其亲友残疾预防、康复知识普及率（%）	75	95	65	85	55	75	45	65
13. 残疾人全面康复服务转介有效率（%）	80	90	70	80	60	70	50	60
14. 残疾人及其亲友康复服务满意率（%）	80	80	80	80	80	80	80	80

注：依据经济社会发展水平，全国县（市、旗、区）分为四类地区

一类地区指年人均地区生产总值（CDP）为2万元以上（含2万元）。

二类地区指年人均地区生产总值（GDP）为1－2万元（含1万元）。

三类地区指年人均地区生产总值（CDP）为0.7－1万元（含0.7万元）。

四类地区指年人均地区生产总值（CDP）为0.7万元以下。

附件3 中国残疾人“人人享有康复服务”评价指标体系指标解释

指标1：将残疾人“人人享有康复服务”目标纳入当地经济社会发展规划，列入政府及相关部门工作考核目标

指标解释：县（市、旗、区）政府制订残疾人“人人享有康复服务”实施办法，列入政府工作计划；政府在残疾人康复工作中发挥主导作用，卫生、民政、教育、劳动和社会保障、发展和改革、财政、公安、人口和计生、妇联等部门职责明确，密切配合，实行目标管理；统筹规划，整合资源，广泛动员社会力量，确保残疾人“人人享有康复服务”目标的实现。

指标2：成立残疾人康复工作办公室并开展工作

指标解释：成立残疾人康复工作办公室，制订工作计划，召开会议，研究解决问题，协同推进工作。

指标3：多渠道筹集残疾人康复资金

指标解释：县（市、旗、区）政府通过财政预算、彩票公益金和社会捐助等多渠道筹集残疾人康复资金情况。根据当地经济和社会发展水平，三类地区年度筹集康复资金不低于上一年度筹集资金，本级筹集康复资金不低于同期上级补助资金。一类、二类地区在三类地区的基础上酌增，四类地区在三类地区基础上酌减。

指标4.1：城镇残疾人参加城镇职工基本医疗保险情况

指标解释：指实行“城镇职工基本医疗保险”的县（市、旗、区），积极创造条件，使城镇残疾人基本医疗保险参保率达到当地平均水平。

指标4.2：农村残疾人参加新型农村合作医疗情况

指标解释：指实行“新型农村合作医疗”的县（市、旗、区），积极创造条件，使农村残疾人新型农村合作医疗参合率达到当地平均水平。

指标4.3：残疾人获得城乡医疗救助情况

指标解释：指城市和农村残疾人在医疗和康复方面费用减免、药物、辅助器具、捐助及优惠政策等方面得到医疗救助的人数占当地需要医疗救助残疾人总数的比例。

指标5：县（市、旗、区）康复技术指导机构达标数

指标解释：指整合并有效利用就近康复资源，县（市、旗、区）设立视力残疾、听力语言残疾、智力残疾、肢体残疾、精神残疾、残疾人辅助器具供应服务站等各类康复技术指导中心。

1. 视力残疾康复技术指导中心：依托县（市、旗、区）医疗机构或有条件的残疾人康复机构，建立视力残疾康复技术指导中心，配备眼科技术人员，开展视力残疾筛查、白内障治疗、助视器验配及视功能训练、指导盲人定向行走训练，并开展人员培训和宣传咨询等工作。

2. 听力语言残疾康复技术指导中心：配备2名以上接受过专业培训的技术人员和语训老师，开展听力测试、助听器验配、听力语言康复训练技术指导、人员培训和宣传咨询活动。

3. 智力残疾康复技术指导中心：开设智力残疾儿童康复班，配备2名以上接受过专业培训的训练人员，备有智残康复教材、读物及基本的玩、教具，开展家长培训、社区指导和咨询转介等工作。

4. 肢体残疾康复技术指导中心：基本训练器具齐全，配备2名以上接受过现代康复技术培训的人员，开展成人肢残和脑瘫儿童康复训练，培训基层康复员，进行社区指导。

5. 精神病防治康复技术指导中心：就近指定一所精神卫生机构（含综合医院精神卫生科）作为指导中心，承担精神病人治疗，配备专职人员，负责精神病防治康复的技术管理和业务指导，对社

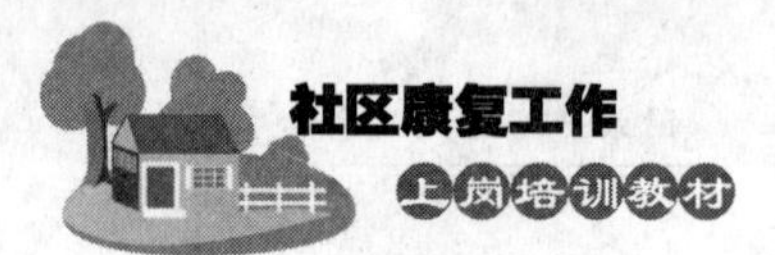

区、单位、家庭进行防治康复技术指导和人员培训。

6. 残疾人辅助器具供应服务站：配备接受过专业培训的工作人员，备有各类残疾人常用的辅助器具样品，开展供应、使用指导、维修、转介和宣传咨询等服务，指导社区和家庭制作康复训练器具和辅助器具。

指标6：街道、乡镇残疾人社区康复工作实施率

指标解释：该指标指达到社区康复工作要求的街道、乡镇数占全县（市、旗、区）街道、乡镇总数的比例。达到社区康复工作要求是指街道、乡镇政府将残疾人社区康复工作纳入工作计划，有主管领导分管，制定工作制度，配备专职人员，组织社区、村开展残疾人康复需求调查，做好转介服务，完成上级下达的康复工作任务；建立社区康复站、托养机构等设施，为各类残疾人提供综合康复服务。

指标7：街道、乡镇医疗卫生机构残疾人康复服务工作达标率

指标解释：该指标指达到残疾人康复服务工作要求的街道、乡镇医疗卫生机构数占全县（市、旗、区）街道、乡镇医疗卫生机构总数的比例。达到街道、乡镇医疗卫生机构残疾人康复服务工作要求是指街道、乡镇医疗卫生机构开展残疾人康复服务工作，建立工作制度，明确工作内容，配备经过培训的专（兼）职康复技术人员和必要的康复设备，开展残疾筛查、诊断、训练和转介服务；对社区、村医疗卫生机构提供康复业务指导；参与残疾人康复需求调查，做好残疾预防和康复知识宣传教育。

指标8：社区居民委员会、村民委员会社区康复协调员配备率

指标解释：该指标指配备专（兼）职社区康复协调员的社区居民委员会、村民委员会数占全县（市、旗、区）社区居民委员会、村民委员会总数的比例。社区居民委员会、村民委员会配备接受过培训的专（兼）职社区康复协调员，负责调查残疾人康复需求，建立康复服务档案，组织康复技术人员，为残疾人制订康复计划，指导康复训练，提供康复服务，评估服务效果，做好服务记录。

指标9：残疾人康复服务建档率

指标解释：指建立康复服务档案的残疾人数占全县（市、旗、区）有康复需求的残疾人总数的比例。

指标10.1：白内障致盲患者手术率

指标解释：指接受白内障复明手术的人数占有手术指征的白内障致盲总人数的比例。

指标10.2：低视力者助视器验配率

指标解释：指配用助视器的低视力人数占需要配用助视器的低视力总人数的比例。

指标10.3：聋儿康复训练率

指标解释：指在机构、社区和家庭进行康复训练的0－6岁听力语言残疾儿童数占有康复需要的0－6岁听力语言残疾儿童总数的比例。

其中：聋儿机构康复训练率

指标解释：指进入各级聋儿康复机构，由经过专业培训的教师进行康复训练并定期进行评估的0－6岁听力语言残疾儿童数占有康复需要的0－6岁听力语言残疾儿童总数的比例。

指标10.4：智力残疾儿童康复训练率

指标解释：指在机构、社区和家庭进行康复训练的智力残疾儿童人数占当地需要进行康复训练的智力残疾儿童总人数的比例。

其中：智力残疾儿童机构康复训练率

指标解释：指在各级康复、医疗、教育、社会福利等机构进行康复训练的智力残疾儿童人数占需要进行康复训练的智力残疾儿童总人数的比例。

指标 10.5：肢体残疾人康复训练率

指标解释：指在机构、社区和家庭进行康复训练的肢体残疾人数占当地需要进行康复训练的肢体残疾人总数的比例。

其中：肢体残疾人机构康复训练率

指标解释：指在各级康复、医疗等机构进行康复训练的肢体残疾人数占需要进行康复训练的肢体残疾总人数的比例。

指标 10.6：缺肢者假肢装配率

指标解释：指已装配假肢的下肢缺肢者人数占适合装配假肢的下肢缺肢者总人数的比例。

指标 10.7：精神病患者监护率

指标解释：指在国家任务县（市、旗、区）达到精神病人检出率的基础上，通过监护小组、家庭、工疗站、社会就业单位以及精神卫生机构，接受社会化、综合性、开放式治疗和康复的精神病人数占经调查摸底、建档立卡的精神病总人数的比例。

其中：精神病患者肇事肇祸率

指标解释：指精神病患者肇事肇祸程度达到违反社会治安管理条例以上的总人次数占经调查摸底、建档立卡的精神病患者总人数的比例。

指标 11：残疾人基本辅助器具配置率

指标解释：指根据残疾人的康复需要，采取多种方式和渠道获得基本辅助器具的残疾人数占需要配置辅助器具的残疾人总人数的比例。

残疾人基本辅助器具包括：视力残疾人使用的助视器、盲杖、以及盲板、盲笔、盲表、报时器等生活学习辅助器具；听力语言残疾人使用的助听设备以及语言训练和会话的辅助器具；智力残疾人使用的认知图片、玩具等训练和开发智力的辅助器具；肢体残疾人使用的进食、穿脱衣物、洗漱、入厕等生活自助器具，腋杖、肘杖、手杖等助行器具，轮椅、手摇三轮车等代步器具，以及辅助坐、卧、翻身和站立等器具。

指标 12：残疾人及其亲友残疾预防、康复知识普及率

指标解释：指通过广播、电视、网络、报刊、杂志、科普读物、宣传折页、培训、公益活动等多种方式，获得残疾预防和康复知识的残疾人及其亲友的人数占被调查的残疾人及其亲友总人数的比例。

指标 13：残疾人全面康复转介有效率

指标解释：指根据残疾人在康复医疗、文化教育、职业培训、劳动就业、生活保障、无障碍环境改造及参与社会生活等方面的需要，提供转介服务，并得到有效解决的残疾人数占得到转介服务残疾人总人数的比例。

指标 14：残疾人及其亲友康复服务满意率

指标解释：指对康复服务满意的残疾人及其亲友的人数占被调查的得到康复服务的残疾人及其亲友总人数的比例。

附件4　中国残疾人“人人享有康复服务”审评方案工作用表

表1　《中国残疾人“人人享有康复服务”审评表》　（　　年度）

县（市、旗、区）名称：____________　　类型：一类地区□　二类地区□　三类地区□　四类地区□

<table>
<tr><th>指标</th><th>分值</th><th>得分</th><th>评价、计分办法</th><th>检查方法</th></tr>
<tr><td>1. 将残疾人“人人享有康复服务”目标纳入当地经济社会发展规划，列入政府及相关部门工作考核目标</td><td>3</td><td></td><td>1. 县（市、旗、区）政府制订残疾人“人人享有康复服务”实施办法。
2. 政府工作目标中明确提出残疾人“人人享有康复服务”的工作要求。
3. 残疾人“人人享有康复服务”的各项内容纳入相关部门工作计划。
本指标计3分，每项各计1分，未达到目标值的减分。
<table>
<tr><td colspan="2">一类地区</td><td colspan="2">二类地区</td><td colspan="2">三类地区</td><td colspan="2">四类地区</td></tr>
<tr><td>2010年</td><td>2015年</td><td>2010年</td><td>2015年</td><td>2010年</td><td>2015年</td><td>2010年</td><td>2015年</td></tr>
<tr><td>3分</td><td>3分</td><td>3分</td><td>3分</td><td>3分</td><td>3分</td><td>3分</td><td>3分</td></tr>
</table></td><td>查阅文件
听取汇报</td></tr>
<tr><td>2. 成立残疾人康复工作办公室并开展工作</td><td>3</td><td></td><td>1. 成立残疾人康复工作办公室。
2. 工作制度健全，有工作计划。
3. 相关工作记录详实。
本指标计3分，每项各计1分，未达到目标值的减分。
<table>
<tr><td colspan="2">一类地区</td><td colspan="2">二类地区</td><td colspan="2">三类地区</td><td colspan="2">四类地区</td></tr>
<tr><td>2010年</td><td>2015年</td><td>2010年</td><td>2015年</td><td>2010年</td><td>2015年</td><td>2010年</td><td>2015年</td></tr>
<tr><td>3分</td><td>3分</td><td>3分</td><td>3分</td><td>3分</td><td>3分</td><td>3分</td><td>3分</td></tr>
</table></td><td>查阅文件
听取汇报
实地察看</td></tr>
<tr><td>3. 多渠道筹集残疾人康复资金</td><td>5</td><td></td><td>县（市、旗、区）政府通过财政预算、彩票公益金和社会捐助等多渠道筹集残疾人康复资金情况。
本指标计5分，未达到目标值的酌情减分，不足目标值一半的计0分。
<table>
<tr><td colspan="2">一类地区</td><td colspan="2">二类地区</td><td colspan="2">三类地区</td><td colspan="2">四类地区</td></tr>
<tr><td>2010年</td><td>2015年</td><td>2010年</td><td>2015年</td><td>2010年</td><td>2015年</td><td>2010年</td><td>2015年</td></tr>
<tr><td>对照三类地区酌增</td><td>对照三类地区酌增</td><td>对照三类地区酌增</td><td>对照三类地区酌增</td><td>年度筹集康复资金不低于上一年度筹集资金，本级筹集康复资金不低于同期上级补助资金</td><td>年度筹集康复资金不低于上一年度筹集资金，本级筹集康复资金不低于同期上级补助资金</td><td>对照三类地区酌减</td><td>对照三类地区酌减</td></tr>
</table></td><td>听取汇报
查阅文件</td></tr>
</table>

<table>
<tr><th>指标</th><th>分值</th><th>得分</th><th>评价、计分办法</th><th>检查方法</th></tr>
<tr><td>4. 医疗及康复保障
4.1 城镇残疾人参加城镇职工基本医疗保险情况</td><td>2</td><td></td><td>1. 制定城镇残疾职工加入基本医疗保险的扶持政策。
2. 城镇残疾人基本医疗保险参保率达到当地平均水平。
本指标计 2 分，每项各计 1 分，未达到目标值的减分。
<table><tr><td colspan="2">一类地区</td><td colspan="2">二类地区</td><td colspan="2">三类地区</td><td colspan="2">四类地区</td></tr><tr><td>2010年</td><td>2015年</td><td>2010年</td><td>2015年</td><td>2010年</td><td>2015年</td><td>2010年</td><td>2015年</td></tr><tr><td>2分</td><td>2分</td><td>2分</td><td>2分</td><td>2分</td><td>2分</td><td>2分</td><td>2分</td></tr></table></td><td>听取汇报
查阅文件</td></tr>
<tr><td>4.2 农村残疾人参加新型农村合作医疗情况</td><td>2</td><td></td><td>1. 制定农村残疾人加入新型农村合作医疗的扶持政策。
2. 农村残疾人新型农村合作医疗参合率达到当地平均水平。
本指标计 2 分，每项各计 1 分，未达到目标值的减分。
<table><tr><td colspan="2">一类地区</td><td colspan="2">二类地区</td><td colspan="2">三类地区</td><td colspan="2">四类地区</td></tr><tr><td>2010年</td><td>2015年</td><td>2010年</td><td>2015年</td><td>2010年</td><td>2015年</td><td>2010年</td><td>2015年</td></tr><tr><td>2分</td><td>2分</td><td>2分</td><td>2分</td><td>2分</td><td>2分</td><td>2分</td><td>2分</td></tr></table></td><td>听取汇报
查阅文件</td></tr>
<tr><td>4.3 残疾人获得城乡医疗救助情况</td><td>1</td><td></td><td>指获得医疗救助的残疾人数占当地需要医疗救助残疾人总数的比例。
本指标计 1 分，未达到目标值的酌情减分，不足目标值一半的计 0 分。
<table><tr><td colspan="2">一类地区</td><td colspan="2">二类地区</td><td colspan="2">三类地区</td><td colspan="2">四类地区</td></tr><tr><td>2010年</td><td>2015年</td><td>2010年</td><td>2015年</td><td>2010年</td><td>2015年</td><td>2010年</td><td>2015年</td></tr><tr><td>80%</td><td>100%</td><td>70%</td><td>90%</td><td>60%</td><td>70%</td><td>50%</td><td>60%</td></tr></table></td><td>听取汇报
查阅文件</td></tr>
<tr><td>5. 县（市、旗、区）康复技术指导机构达标数</td><td>6</td><td></td><td>指达到六类康复技术指导机构（视力残疾康复技术指导中心、听力语言残疾康复技术指导中心、智力残疾康复技术指导中心、肢体残疾康复技术指导中心、精神病防治康复技术指导中心、残疾人辅助器具供应服务站）工作要求的机构数之和。
本指标计 6 分，未达到目标值的酌情减分，不足目标值一半的计 0 分。
<table><tr><td colspan="2">一类地区</td><td colspan="2">二类地区</td><td colspan="2">三类地区</td><td colspan="2">四类地区</td></tr><tr><td>2010年</td><td>2015年</td><td>2010年</td><td>2015年</td><td>2010年</td><td>2015年</td><td>2010年</td><td>2015年</td></tr><tr><td>5个</td><td>6 个</td><td>4 个</td><td>5 个</td><td>3 个</td><td>4 个</td><td>2 个</td><td>3 个</td></tr></table></td><td>查阅文件
听取汇报
实地察看</td></tr>
</table>

<table>
<tr><th>指标</th><th>分值</th><th>得分</th><th>评价、计分办法</th><th>检查方法</th></tr>
<tr><td>6. 街道、乡镇残疾人社区康复工作实施率</td><td>5</td><td></td><td>指达到社区康复工作要求的街道、乡镇数与全县（市、旗、区）街道、乡镇总数的比例。
本指标计 5 分，未达到目标值的酌情减分，不足目标值一半的计 0 分。
<table>
<tr><td colspan="2">一类地区</td><td colspan="2">二类地区</td><td colspan="2">三类地区</td><td colspan="2">四类地区</td></tr>
<tr><td>2010年</td><td>2015年</td><td>2010年</td><td>2015年</td><td>2010年</td><td>2015年</td><td>2010年</td><td>2015年</td></tr>
<tr><td>80%</td><td>100%</td><td>70%</td><td>90%</td><td>50%</td><td>70%</td><td>50%</td><td>60%</td></tr>
</table></td><td>听取汇报
实地察看</td></tr>
<tr><td>7. 街道、乡镇医疗卫生机构残疾人康复服务工作达标率</td><td>5</td><td></td><td>指达到残疾人康复服务工作要求的街道、乡镇医疗卫生机构数占全县（市、旗、区）街道、乡镇医疗卫生机构总数的比例。
本指标计 5 分，未达到目标值的酌情减分，不足目标值一半的计 0 分。
<table>
<tr><td colspan="2">一类地区</td><td colspan="2">二类地区</td><td colspan="2">三类地区</td><td colspan="2">四类地区</td></tr>
<tr><td>2010年</td><td>2015年</td><td>2010年</td><td>2015年</td><td>2010年</td><td>2015年</td><td>2010年</td><td>2015年</td></tr>
<tr><td>80%</td><td>100%</td><td>70%</td><td>90%</td><td>60%</td><td>70%</td><td>50%</td><td>60%</td></tr>
</table></td><td>听取汇报
实地察看</td></tr>
<tr><td>8. 社区居民委员会、村民委员会社区康复协调员配备率</td><td>4</td><td></td><td>指配备专（兼）职社区康复协调员的社区居民委员会、村民委员会数占全县（市、旗、区）社区居民委员会、村民委员会总数的比例。
本指标计 4 分，未达到目标值的酌情减分，不足目标值一半的计 0 分。
<table>
<tr><td colspan="2">一类地区</td><td colspan="2">二类地区</td><td colspan="2">三类地区</td><td colspan="2">四类地区</td></tr>
<tr><td>2010年</td><td>2015年</td><td>2010年</td><td>2015年</td><td>2010年</td><td>2015年</td><td>2010年</td><td>2015年</td></tr>
<tr><td>80%</td><td>100%</td><td>70%</td><td>90%</td><td>50%</td><td>70%</td><td>40%</td><td>60%</td></tr>
</table></td><td>听取汇报
实地察看</td></tr>
<tr><td>9. 残疾人康复服务建档率</td><td>6</td><td></td><td>指建立康复服务档案的残疾人数占县（市、旗、区）有康复需求的残疾人总数的比例。
本指标计 6 分，未达到目标值的酌情减分. 不足目标值一半的计 0 分。
<table>
<tr><td colspan="2">一类地区</td><td colspan="2">二类地区</td><td colspan="2">三类地区</td><td colspan="2">四类地区</td></tr>
<tr><td>2010年</td><td>2015年</td><td>2010年</td><td>2015年</td><td>2010年</td><td>2015年</td><td>2010年</td><td>2015年</td></tr>
<tr><td>80%</td><td>100%</td><td>70%</td><td>90%</td><td>60%</td><td>80%</td><td>50%</td><td>70%</td></tr>
</table></td><td>查阅文件</td></tr>
</table>

<table>
<tr><th>指标</th><th>分值</th><th>得分</th><th>评价、计分办法</th><th>检查方法</th></tr>
<tr><td>10. 康复服务覆盖率
10.1 白内障致盲患者手术率</td><td>7</td><td></td><td>指接受白内障复明手术的人数占有手术指征的白内障致盲总人数的比例。
本指标计 7 分，未达到目标值的酌情减分，不足目标值一半的计 0 分。
<table><tr><td colspan="2">一类地区</td><td colspan="2">二类地区</td><td colspan="2">三类地区</td><td colspan="2">四类地区</td></tr><tr><td>2010年</td><td>2015年</td><td>2010年</td><td>2015年</td><td>2010年</td><td>2015年</td><td>2010年</td><td>2015年</td></tr><tr><td>90%</td><td>95%</td><td>80%</td><td>90%</td><td>70%</td><td>85%</td><td>60%</td><td>80%</td></tr></table></td><td>查阅文件
听取汇报
抽查核实</td></tr>
<tr><td>10.2 低视力者助视器验配率</td><td>4</td><td></td><td>指配用助视器的低视力人数占需要配用助视器的低视力总人数的比例。
本指标计 4 分，未达到目标值的酌情减分，不足目标值一半的计 0 分。
<table><tr><td colspan="2">一类地区</td><td colspan="2">二类地区</td><td colspan="2">三类地区</td><td colspan="2">四类地区</td></tr><tr><td>2010年</td><td>2015年</td><td>2010年</td><td>2015年</td><td>2010年</td><td>2015年</td><td>2010年</td><td>2015年</td></tr><tr><td>30%</td><td>40%</td><td>20%</td><td>30%</td><td>20%</td><td>30%</td><td>10%</td><td>20%</td></tr></table></td><td>查阅文件
听取汇报
抽查核实</td></tr>
<tr><td>10.3 聋儿康复训练率</td><td>3</td><td></td><td>指在机构、社区和家庭进行康复训练的 0－6 岁听力语言残疾儿童数占有康复需要的 0－6 岁听力语言残疾儿童总数的比例。
本指标计 3 分，未达到目标值的酌情减分，不足目标值一半的计 0 分。
<table><tr><td colspan="2">一类地区</td><td colspan="2">二类地区</td><td colspan="2">三类地区</td><td colspan="2">四类地区</td></tr><tr><td>2010年</td><td>2015年</td><td>2010年</td><td>2015年</td><td>2010年</td><td>2015年</td><td>2010年</td><td>2015年</td></tr><tr><td>63%</td><td>90%</td><td>45%</td><td>72%</td><td>36%</td><td>54%</td><td>27%</td><td>45%</td></tr></table></td><td>查阅文件
听取汇报
抽查核实</td></tr>
<tr><td>其中：聋儿机构康复训练率</td><td>3</td><td></td><td>指在机构进行康复训练的 0－6 岁听力语言残疾儿童数占有康复需要的 0－6 岁听力语言残疾儿童总数的比例。
本分指标计 3 分，未达到目标值的酌情减分，不足目标值一半的计 0 分。
<table><tr><td colspan="2">一类地区</td><td colspan="2">二类地区</td><td colspan="2">三类地区</td><td colspan="2">四类地区</td></tr><tr><td>2010年</td><td>2015年</td><td>2010年</td><td>2015年</td><td>2010年</td><td>2015年</td><td>2010年</td><td>2015年</td></tr><tr><td>49%</td><td>72%</td><td>30%</td><td>48%</td><td>12%</td><td>24%</td><td>6%</td><td>15%</td></tr></table></td><td>查阅文件
听取汇报
抽查核实</td></tr>
</table>

<table>
<tr><th>指标</th><th>分值</th><th>得分</th><th>评价、计分办法</th><th>检查方法</th></tr>
<tr><td>10.4 智力残疾儿童康复训练率</td><td>3</td><td></td><td>指在机构、社区和家庭进行康复训练的智力残疾儿童人数占当地需要进行康复训练的智力残疾儿童总人数的比例。
本指标计 3 分，未达到目标值的酌情减分，不足目标值一半的计 0 分。
<table><tr><td colspan="2">一类地区</td><td colspan="2">二类地区</td><td colspan="2">三类地区</td><td colspan="2">四类地区</td></tr><tr><td>2010年</td><td>2015年</td><td>2010年</td><td>2015年</td><td>2010年</td><td>2015年</td><td>2010年</td><td>2015年</td></tr><tr><td>80%</td><td>90%</td><td>70%</td><td>80%</td><td>60%</td><td>70%</td><td>50%</td><td>60%</td></tr></table></td><td>查阅文件
听取汇报
抽查核实</td></tr>
<tr><td>其中：智力残疾儿童机构康复训练率</td><td>3</td><td></td><td>指在机构进行康复训练的智力残疾儿童人数占需要进行康复训练的智力残疾儿童总人数的比例。
本分指标计 3 分，未达到目标值的酌情减分，不足目标值一半的计 0 分。
<table><tr><td colspan="2">一类地区</td><td colspan="2">二类地区</td><td colspan="2">三类地区</td><td colspan="2">四类地区</td></tr><tr><td>2010年</td><td>2015年</td><td>2010年</td><td>2015年</td><td>2010年</td><td>2015年</td><td>2010年</td><td>2015年</td></tr><tr><td>60%</td><td>70%</td><td>40%</td><td>50%</td><td>30%</td><td>40%</td><td>20%</td><td>30%</td></tr></table></td><td>查阅文件
听取汇报
抽查核实</td></tr>
<tr><td>10.5 肢体残疾人康复训练率</td><td>3</td><td></td><td>指在机构、社区和家庭进行康复训练的肢体残疾人数占当地需要进行康复训练的肢体残疾人总数的比例。
本指标计 3 分，未达到目标值的酌情减分，不足目标值一半的计 0 分。
<table><tr><td colspan="2">一类地区</td><td colspan="2">二类地区</td><td colspan="2">三类地区</td><td colspan="2">四类地区</td></tr><tr><td>2010年</td><td>2015年</td><td>2010年</td><td>2015年</td><td>2010年</td><td>2015年</td><td>2010年</td><td>2015年</td></tr><tr><td>80%</td><td>90%</td><td>70%</td><td>80%</td><td>60%</td><td>70%</td><td>50%</td><td>60%</td></tr></table></td><td>查阅文件
听取汇报
抽查核实</td></tr>
<tr><td>其中：肢体残疾人机构康复训练率</td><td>3</td><td></td><td>指在机构进行康复训练的肢体残疾人数占需要进行康复训练的肢体残疾总人数的比例。
本分指标计 3 分，未达到目标值的酌情减分、不足目标值一半的计 0 分。
<table><tr><td colspan="2">一类地区</td><td colspan="2">二类地区</td><td colspan="2">三类地区</td><td colspan="2">四类地区</td></tr><tr><td>2010年</td><td>2015年</td><td>2010年</td><td>2015年</td><td>2010年</td><td>2015年</td><td>2010年</td><td>2015年</td></tr><tr><td>60%</td><td>70%</td><td>40%</td><td>50%</td><td>30%</td><td>40%</td><td>20%</td><td>30%</td></tr></table></td><td>查阅文件
听取汇报
抽查核实</td></tr>
</table>

<table>
<tr><th>指标</th><th>分值</th><th>得分</th><th>评价、计分办法</th><th>检查方法</th></tr>
<tr><td>10.6 缺肢者假肢装配率</td><td>4</td><td></td><td>指已装配假肢的下肢缺肢者人数占适合装配假肢的下肢缺肢者总人数的比例。
本指标计 4 分，未达到目标值的酌情减分，不足目标值一半的计 0 分。
<table>
<tr><td colspan="2">一类地区</td><td colspan="2">二类地区</td><td colspan="2">三类地区</td><td colspan="2">四类地区</td></tr>
<tr><td>2010年</td><td>2015年</td><td>2010年</td><td>2015年</td><td>2010年</td><td>2015年</td><td>2010年</td><td>2015年</td></tr>
<tr><td>75%</td><td>90%</td><td>65%</td><td>80%</td><td>55%</td><td>70%</td><td>45%</td><td>60%</td></tr>
</table></td><td>查阅文件
听取汇报
抽查核实</td></tr>
<tr><td>10.7 精神病患者监护率</td><td>5</td><td></td><td>指得到监护的精神病人数占经调查摸底建档立卡的精神病总人数的比例。
本指标计 5 分，未达到目标值的酌情减分，不足目标值一半的计 0 分。
<table>
<tr><td colspan="2">一类地区</td><td colspan="2">二类地区</td><td colspan="2">三类地区</td><td colspan="2">四类地区</td></tr>
<tr><td>2010年</td><td>2015年</td><td>2010年</td><td>2015年</td><td>2010年</td><td>2015年</td><td>2010年</td><td>2015年</td></tr>
<tr><td>90%</td><td>90%</td><td>90%</td><td>90%</td><td>90%</td><td>90%</td><td>90%</td><td>90%</td></tr>
</table></td><td>查阅文件
听取汇报
抽查核实</td></tr>
<tr><td>其中：精神病患者肇事肇祸率</td><td>2</td><td></td><td>指精神病患者肇事肇祸程度达到违反社会治安管理条例以上的总人次数占经调查摸底、建档立卡的精神病患者总人数的比例。
本分指标计 2 分，未达到目标值的酌情减分。
<table>
<tr><td colspan="2">一类地区</td><td colspan="2">二类地区</td><td colspan="2">三类地区</td><td colspan="2">四类地区</td></tr>
<tr><td>2010年</td><td>2015年</td><td>2010年</td><td>2015年</td><td>2010年</td><td>2015年</td><td>2010年</td><td>2015年</td></tr>
<tr><td><0.5%</td><td><0.2%</td><td><0.5%</td><td><0.2%</td><td><0.5%</td><td><0.5%</td><td><0.5%</td><td><0.5%</td></tr>
</table></td><td>查阅文件
听取汇报
抽查核实</td></tr>
<tr><td>11. 残疾人基本辅助器具配置率</td><td>5</td><td></td><td>指已获得残疾人基本辅助器具的残疾人数占需要配置辅助器具的残疾人总人数的比例。
本指标计 5 分，未达到目标值的酌情减分，不足目标值一半的计 0 分。
<table>
<tr><td colspan="2">一类地区</td><td colspan="2">二类地区</td><td colspan="2">三类地区</td><td colspan="2">四类地区</td></tr>
<tr><td>2010年</td><td>2015年</td><td>2010年</td><td>2015年</td><td>2010年</td><td>2015年</td><td>2010年</td><td>2015年</td></tr>
<tr><td>80%</td><td>100%</td><td>70%</td><td>90%</td><td>60%</td><td>80%</td><td>50%</td><td>70%</td></tr>
</table></td><td>查阅文件
听取汇报
抽查核实</td></tr>
</table>

<table>
<tr><th>指标</th><th>分值</th><th>得分</th><th>评价、计分办法</th><th>检查方法</th></tr>
<tr><td>12. 残疾人及其亲友残疾预防、康复知识普及率</td><td>4</td><td></td><td>指获得残疾预防和康复知识的残疾人及其亲友的人数占被调查的残疾人及其亲友总人数的比例。
本指标计4分，未达到目标值的酌情减分，不足目标值一半的计0分。
<table><tr><th colspan="2">一类地区</th><th colspan="2">二类地区</th><th colspan="2">三类地区</th><th colspan="2">四类地区</th></tr><tr><td>2010年</td><td>2015年</td><td>2010年</td><td>2015年</td><td>2010年</td><td>2015年</td><td>2010年</td><td>2015年</td></tr><tr><td>75%</td><td>95%</td><td>65%</td><td>85%</td><td>55%</td><td>75%</td><td>45%</td><td>65%</td></tr></table></td><td>查阅文件
听取汇报
抽查核实</td></tr>
<tr><td>13. 残疾人全面康复服务转介有效率</td><td>4</td><td></td><td>指转介有效的残疾人数占得到转介服务的残疾人总人数的比例。
本指标计4分，未达到目标值的酌情减分，不足目标值一半的计0分。
<table><tr><th colspan="2">一类地区</th><th colspan="2">二类地区</th><th colspan="2">三类地区</th><th colspan="2">四类地区</th></tr><tr><td>2010年</td><td>2015年</td><td>2010年</td><td>2015年</td><td>2010年</td><td>2015年</td><td>2010年</td><td>2015年</td></tr><tr><td>80%</td><td>90%</td><td>70%</td><td>80%</td><td>60%</td><td>70%</td><td>50%</td><td>60%</td></tr></table></td><td>查阅文件
听取汇报
抽查核实</td></tr>
<tr><td>14. 残疾人及其亲友康复服务满意率</td><td>5</td><td></td><td>指对康复服务满意的残疾人及其亲友人数占被调查的得到康复服务的残疾人及其亲友总人数的比例。
本指标计5分，未达到目标值的酌情减分，不足目标值一半的计0分。
<table><tr><th colspan="2">一类地区</th><th colspan="2">二类地区</th><th colspan="2">三类地区</th><th colspan="2">四类地区</th></tr><tr><td>2010年</td><td>2015年</td><td>2010年</td><td>2015年</td><td>2010年</td><td>2015年</td><td>2010年</td><td>2015年</td></tr><tr><td>80%</td><td>80%</td><td>80%</td><td>80%</td><td>80%</td><td>80%</td><td>80%</td><td>80%</td></tr></table></td><td>问卷调查
实地察看</td></tr>
<tr><td>审评总分</td><td colspan="2">分</td><td colspan="2">≥80分为“实现目标”；60至80分（不含80分）为“基本实现”；60分以下（不含60分）为“未实现目标”，含分项指标在内的21个指标中，有5项为“0”分的，也视为未实现目标。</td></tr>
</table>

注：1. 此表用于国家、省（自治区、直辖市）、市（地、州、盟、区）和县（市、旗、区）各级实现残疾人“人人享有康复服务”目标审评工作。

2. 各县（市、旗）于2010年和2015年自评后填写此表，一式两份，一份保存，一份报各市（地、州、盟、区）审评工作办公室审核。

表2 《中国残疾人“人人享有康复服务”审评登记表》 （ 年度）

填写单位：

县（市、旗、区）名称		审评总分	实现目标实情		
			实现目标	基本实现目标	末实现目标
一类地区					
小计	一类县（市、旗、区）	个	个	个	个
二类地区					
小计	二类区、县（市）	个	个	个	个

县（市、旗、区）名称		审评总分	实现目标实情		
			实现目标	基本实现目标	末实现目标
三类地区					
小计	三类区、县（市）	个	个	个	个
四类地区					
小计	四类区、县（市）	个	个	个	个

注：1. 此表用于各省（自治区、直辖市）和各市（地、州、盟、区）按四类地区登记所辖各县（市、旗、区）实现残疾人“人人享有康复服务”目标审评情况。

2. 各市（地、州、盟、区）负责填写所辖各县（市、旗、区）审评情况，一份保存，一份报省（自治区、直辖市）审评工作办公室审核。

3. 各省（自治区、直辖市）负责填写全省所辖各县（市、旗、区）审评情况后保存。

4. 此表中各县（市、旗、区）的审评总分应与表 1 的审评总分相一致；在实现目标情况相对应的栏中画“√”；小计一栏填写本类地区汇总情况。

表 3　《中国残疾人“人人享有康复服务”统计汇总表》　　（　　年度）

填写单位名称	县（市、旗、区）总数	实现目标县（市、旗、区）数	基本实现目标县（市、旗、区）数	实现目标和基本实现目标县（市、旗、区）合计数	实现目标和基本实现目标的县（市）合计数与全省区、县（市、旗、区）总数的比例（%）
	个	个	个	个	

注：此表用于各省（自治区、直辖市）和市（地、州、盟、区）统计、汇总实现残疾人“人人享有康复服务”目标审评情况，逐级上报至国家审评工作办公室。

表 4　《中国残疾人“人人享有康复服务”审评情况汇总表》　　（　　年度）

省（自治区、直辖市）名称	县（市、旗、区）总数（个）	实现目标县（市、旗、区）数（个）	基本实现目标县（市、旗、区）数（个）	实现目标和基本实现目标县（市、旗、区）合计数（个）	实现目标和基本实现目标的县（市、旗、区）合计数与全省县（市、旗、区）总数的比例（%）
全国					
北京					
天津					
河北					
山西					
内蒙古					
辽宁					
吉林					
黑龙江					
上海					
江苏					

省（自治区、直辖市）名称	县（市、旗、区）总数（个）	实现目标县（市、旗、区）数（个）	基本实现目标县（市、旗、区）数（个）	实现目标和基本实现目标县（市、旗、区）合计数（个）	实现目标和基本实现目标的县（市、旗、区）合计数与全省县（市、旗、区）总数的比例（%）
浙江					
安徽					
福建					
江西					
山东					
河南					
湖北					
湖南					
广东					
广西					
海南					
重庆					
四川					
贵州					
云南					
西藏					
陕西					
甘肃					
青海					
宁夏					
新疆					
新疆兵团					

注：此表用于国家审评工作办公室汇总各省（自治区、直辖市）实现残疾人“人人享有康复服务”目标审评情况。

七、关于印发《关于进一步将残疾人社区康复纳入城乡基层卫生服务的意见》的通知

（卫生部　中国残疾人联合会文件）残联发〔2005〕3号

各省、自治区、直辖市残联、卫生厅（局），新疆生产建设兵团残联、卫生局：

现将《关于进一步将残疾人社区康复纳入城乡基层卫生服务的意见》印发给你们，请认真贯彻执行。

2005年1月19日

关于进一步将残疾人社区康复纳入城乡基层卫生服务的意见

国务院办公厅转发卫生部等部门《关于进一步加强残疾人康复工作的意见》（国办发〔2002〕41号）提出，到2015年实现残疾人“人人享有康复服务”的目标。目前我国6000万残疾人中有康复需求的仅有30%得到不同程度的康复，距实现目标有很大差距，任务十分艰巨。社区康复就近就地、经济适用、简便易行，是绝大多数残疾人得到康复服务、改善参与社会生活条件的最有效形式，是满足我国广大残疾人基本康复需求的主要途径，也是实现残疾人“人人享有康复服务”目标的基础。近年来，中央及有关部门制定了《中共中央、国务院关于进一步加强农村卫生工作的决定》（中发〔2002〕13号）、《国务院办公厅转发民政部等部门关于进一步加强扶助贫困残疾人工作意见的通知》（国办发〔2004〕76号）、《关于加强社区残疾人工作的意见》（〔2000〕残联办字142号）、《关于发展城市社区卫生服务的若干意见》（卫基妇发〔1999〕第326号）等文件，明确提出城市社区卫生服务中心（站）和农村乡镇卫生院要为基层提供融预防、医疗、保健、健康教育、计划生育、康复为一体的综合性卫生服务，极大地促进了城乡残疾人社区康复工作，推动了“康复进社区，服务到家庭”。由于目前各地经济社会发展水平不同，对文件精神的理解和落实程度不同，距实现上述目标仍存在不小的差距。为进一步将残疾人社区康复纳入城乡基层卫生服务之中，现提出以下意见：

一、指导方针

适应我国社区建设、医疗卫生改革和残疾人事业发展的新形势，满足广大残疾人日益增长的康复需求，将残疾人社区康复纳入城乡基层卫生服务，增强对残疾人的康复服务能力，提高康复服务质量，使残疾人普遍得到康复服务。

二、基本原则

1. 坚持政府主导，部门配合，共同推进残疾人社区康复。

2. 坚持社会化工作方式，积极引导、鼓励社会力量参与残疾人社区康复服务。

3. 坚持“低投入、广覆盖”，推广适宜康复技术，满足广大残疾人的基本康复需求。

4. 分类指导，因地制宜，探索、形成符合各地经济社会发展水平的残疾人社区康复工作长效机

制，加快发展，逐步完善。

三、主要措施

（一）依托基层卫生机构，加强残疾人社区康复服务工作

依托城市社区卫生服务中心（站）和有条件的农村乡镇卫生院和村卫生室开展残疾人康复服务工作，建立相应设施。同时，可依托社区服务中心、学校、幼儿园、福利企事业单位、工疗站、残疾人活动场所，建立其它满足残疾人全面康复需求的社区康复站。开展社区康复，要建立工作制度，明确工作内容，配备康复专（兼）职工作人员及必要的康复设备和康复知识普及读物。

（二）采取措施，鼓励社会力量发展残疾人社区康复

各级卫生行政部门和残联对社会力量参与发展社区康复要给予政策支持和业务指导。承担国家康复训练和服务任务的社会办康复机构在业务建设、人员培训、经费补贴等方面应享有与公办康复机构同等待遇。

（三）发挥区域康复服务体系的整体作用

上级医院康复科和残疾人康复中心及其它残疾人康复服务专门机构既是直接面向各类残疾人提供服务的业务实体，也担负着对残疾人社区康复进行业务指导和技术培训的任务。各级各类康复服务机构要大力开展横向纵向业务合作，通过指导、转介等方式形成一体化的残疾人康复服务体系，提高整体服务功能。各级康复协会、学会组织也要面向基层开展咨询、指导、培训等服务，积极发挥技术支持作用。

（四）整合资源，加大投入，互通信息，促进残疾人社区康复建设

各级卫生行政部门和残联要相互配合，建立和完善互通信息、协调工作的机制，共同争取当地政府加大对残疾人社区康复工作的投入，并发挥各自系统内的政策、资源优势，共同做好残疾人社区康复工作的人员、设施配备和经费补贴等工作。各级残联还要发挥社会化工作优势，积极争取社会各界支持残疾人社区康复工作和有关机构建设。

（五）强化监督检查，切实保障基层卫生服务机构的康复服务职责得到落实

各级卫生行政部门在创建社区卫生服务示范区等各类检查、评优活动中，要将基层卫生服务机构开展残疾人康复服务的情况列入考核指标并加以指导。

（六）规范残疾人社区康复管理，加大人员培训力度

各级卫生行政部门要会同当地残联逐步研究制定本地残疾人社区康复的工作规范，明确将残疾人康复工作列入基层卫生人员工作职责，将康复业务培训纳入全科医学教育和继续医学教育规划，并将基层卫生人员开展残疾人社区康复工作的情况作为绩效考核的内容。

四、社区残疾人康复工作内容

1. 掌握残疾人功能障碍情况及康复治疗、家庭病床、双向转诊和健康指导等需求，纳入居民健康档案。

2. 根据残疾人的需求及基层卫生机构的职能、条件，为有关残疾人提供相应的社区康复服务。

——为偏瘫、截瘫、脑瘫、截肢、小儿麻痹后遗症、骨关节疾病等肢体功能障碍者，制定训练计划，指导在社区和家庭开展运动功能、生活自理能力和社会适应能力等方面的康复训练，做好训练记录，进行效果评估。

——提供精神卫生服务和心理咨询服务。早期发现精神疾患，采取家庭治疗、定期门诊等方式，并依托社区内工疗、农疗和娱疗站等机构，对康复期的精神病人进行治疗和综合性康复，督促病人服

药，监护随访病人，规范填写表卡，预防病情复发，对重度急性期和复发的病人及时转诊。帮助各类残疾人树立康复信心，正确面对自身残疾，通过开展宣传教育活动，鼓励残疾人亲友理解、关心残疾人，积极参与社区康复活动。

——在有条件的社区卫生服务机构，为视力障碍者进行眼科常规检查。早期发现低视力者，开具转介证明，转介到相应的眼科专科诊疗单位，及时随诊，掌握诊疗情况，指导患者到康复服务专门机构就医；将白内障患者转介到条件具备的医疗单位，接受相关咨询、治疗。

——对聋儿做到早期发现，及时转介到有关部门，监测聋儿病情发展、变化，指导聋儿使用助听器，协助康复服务专门机构指导聋儿及家长进行听力语言康复训练并接受相关咨询。

——做好儿童生长发育监测，发现发育迟缓儿童，及时转介到有关部门进行智力和生长发育测评，指导家长开展训练，做好记录，进行评估。

3. 将残疾预防与康复知识的普及纳入居民健康教育，举办培训班、发放普及读物、开展康复咨询和指导。

4. 根据残疾人的需要，提供用品用具的信息、选购、适配、家庭租赁、使用指导以及简易康复训练器具制作等服务。

5. 开展妇幼保健服务，减少出生缺陷和残疾发生；进行新生儿筛查，做到“早发现、早干预、早治疗”；加强计划免疫和慢性病监测，减少疾病致残；对新婚夫妇、孕妇、哺乳期妇女和0～2岁婴幼儿实行科学补碘；合理用药，减少药物致残。

五、统一认识，加强领导，相互配合，共同推进工作

残疾人社区康复是基层医疗卫生服务机构的重要工作职责，将残疾人社区康复工作纳入城乡基层卫生服务网络是完善残疾人康复服务体系的必然途径。各级政府要切实把实现残疾人“人人享有康复服务”目标，作为落实“三个代表”重要思想和科学发展观的重要举措，加强领导，统筹安排，创造政策环境，给予经费保障。各有关部门要加强协作，密切配合，共同探索，形成基层残疾人康复工作的长效机制，促进残疾人社区康复工作持续、健康发展。

附录二　领导讲话

一、中国残联党组书记王新宪在全国残疾人社区康复示范区培育活动经验交流会议上的讲话

提高认识　开拓创新
为实现残疾人“人人享有康复服务”而奋斗

（2006 年 12 月 18 日）

《中国残联工作通报》2007 年第 3 期

12 月 1 日，我们公布了第二次全国残疾人抽样调查的主要数据；12 月 13 日，新世纪国际社会的第一个人权公约——《残疾人权利公约》由第 61 届联合国大会通过；前不久，中共中央十六届六中全会的决定明确提出要“发扬人道主义精神，发展残疾人事业，保障残疾人合法权益”，把人道主义、残疾人事业庄严写进党的全会决定。在这样的大背景下，我们今天在天津召开全国残疾人社区康复示范区经验交流会，这对于推动全国的残疾人工作，具有重要的意义。

刚才，天津市只升华副市长，就天津市委市政府高度重视和支持残疾人事业，全面做好残疾人的康复、社会保障、就业、教育等方面的重要经验，作了介绍；中国残联康复部胡向阳同志，就一年来示范区培育活动作了一个很好的工作报告；民政部张世峰副司长代表民政部、卫生部、中国残联宣读了《关于命名全国残疾人社区康复示范区的决定》。在这里，我代表国务院残疾人工作委员会，对这次被命名的 15 个示范区表示热烈的祝贺！对在示范区培育活动中付出辛勤劳动的各级政府以及相关部门的同志们，特别是在基层社区为广大残疾人直接提供康复服务的技术人员和康复协调员同志们，表示衷心的感谢！

按照培育活动工作安排，我们要用两年时间在全国培育 100 个示范区。今天我们命名了第一批 15 个示范区，使这项活动有了一个很好的开局。下面，我就进一步推动全国残疾人社区康复示范区的培育活动，讲几点意见。

一、培育活动的成绩和启示

（一）党委、政府的重视和部门之间的密切协作，形成了强势有效的工作机制。就政府工作而言，当前还是围绕着加快本地区的经济发展，增加社会财富，把蛋糕做大，才能够在一次分配中体现效率，二次分配中体现公平，才能够有更多的社会资源用于提供各种公共产品和社会服务。同时，也要抓好稳定，推动社会发展，促进社会和谐。

残疾人工作应该说是整个社会工作中极为重要的一个组成部分。康复工作又是根本上解决残疾人困难的主要途径，所以它始终能够引起各级党委和政府的高度重视。残疾人社区康复示范区培育活动，由政府领导直接挂帅，是各地比较普遍的做法。北京市政府副市长亲自担任市残疾人社区康复示范区培育活动领导小组的组长。还有相当一部分的区，由区长等主要领导担任组长，主管的副区长担任副组长。天津市红桥区政府就提出几个“到位”：工作摆放到位，组织落实到位，指导协调到

位，经费保障、检查监督到位。南京市白下区采用“党委领导、政府主导”的方式对培育工作加强了领导力度。这次会议编印的经验交流材料汇编，15个示范区的材料大多都是经过党委和政府主要领导研究后，以党委、政府名义上报的。所以说，我们这项工作真正列入了当地经济社会的总体规划和政府管理目标，成为工作的硬指标，并且出台了一系列有力的保障政策，提供了资金支持。与此同时，民政、卫生、残联等培育工作的主要部门，将残疾人社区康复分别纳入社区建设、社区卫生和残疾人工作的部门规划，出台相应的政策措施，在设施设备的提供、人员的配备与培训等方面各尽其责，协力推进。教育、财政、劳动和社会保障等相关部门积极参与，共同支持，因而在整体上形成强大的合力，给残疾人社区康复工作开辟出一个崭新的局面。

当前，党中央关于构建社会主义和谐社会的要求，已经被我们各级党委和政府作为头等大事来抓，在这种情况下，残疾人社区康复工作在整个政府工作的大盘子中，越来越受到重视。各级党委、政府已经把残疾人的康复工作，看成是解决残疾人最现实、最直接、最迫切问题的一项大事，作为建设和谐社区的重要内容，也作为“人人享有康复服务”的基础工作。

目前，已经逐步形成了以政府为主导，部门分工协作、各尽其责，社会广泛参与的残疾人社区康复工作机制。过去的实践已经证明，今后也必将继续证明，这种工作机制是一个有力的长效机制。

（二）政策集成和积极探索，创新了残疾人社区康复工作模式。在残疾人社区康复被写入残疾人保障法并连续三次被纳入国家发展残疾人事业的五年计划之后，在民政、卫生、残联等部门在多个相关文件中对社区康复工作提出要求的基础上，以政策集成的方式形成了《全国残疾人社区康复示范区工作标准》和《全国残疾人社区康复示范区检查验收方案》。《标准》和《方案》从组织管理、经费设施、服务内容、人员培训和质量控制等方面，从多项支持性指标和服务性指标入手，对残疾人社区康复工作的各个关键环节作出了明确规定。各地依照《标准》和《方案》的要求，从实际出发，勇于实践，大胆探索，初步形成了以技术指导中心为龙头，以社区卫生服务机构和残疾人社区康复站为载体，以社区康复协调员为枢纽，以救助政策为保障，立足于残疾人基本需求，提供全面康复服务的残疾人社区康复工作模式。

这个在不断创新的过程中初步形成的工作模式具有鲜明的特色。首先，体现了以残疾人为本的特点，它从各类残疾人的基本需求出发，向他们提供全面的康复服务。其次，将技术支持网络和康复服务网络紧密联系，在机构与社区之间搭建起畅通的桥梁，使机构康复、社区康复和家庭康复有机结合，资源合理配置。第三，救助政策为残疾人，特别是贫困残疾人享有康复服务提供了有力保障。这一工作模式不仅可以为残疾人康复工作所依托，为实现残疾人“人人享有康复服务”发挥重要作用，为基层各项残疾人工作提供宝贵的经验，也可以为社区建设的深化和社区卫生服务的改革提供有益的借鉴。

总之，残疾人社区康复示范区培育活动的成绩是明显的，从中可以获得许多重要的启迪，提炼出宝贵的经验。

二、今后工作的要求

第二次全国残疾人抽样调查表明，全国共有各类残疾人8296万。按照国际上通行的测算来说，60%以上的残疾人需要康复，那么约5000万的残疾人有康复需求。我们做了将近20年的残疾人康复工作，不过为1200多万残疾人提供了康复服务。要在2015年实现“人人享有康复服务”的目标，困难是明显的，挑战是严峻的。我们将来要实现的这个目标，要得到广大残疾人，尤其是要得到有康复需求残疾人的认可。康复工作跟其它工作相比最大的特点就是实实在在。做一例白内障手术就可以复明，康复一个聋儿能够进入普通小学，安装一例假肢使残疾人站起来，都要一个一个看到成效，来不得半点虚假。残疾人康复工作有很强的社会性和技术性，面对数量如此庞大的残疾人，困难确实不少，我们的确面临很大的挑战。但是，在看到困难的同时，我们也要看到解决困难的方法，在迎接挑战的同时要抓住眼前的机遇。

第61届联合国大会通过的《残疾人权利公约》，在192个联合国成员国中，只要有20个国家缔约，这个公约就成立了，将来就有约束力。其中有涉及到残疾人康复方面的要求，这是国际法要求的，也是我们工作的一个很大推动力。

党的十六届六中全会作出了《中共中央关于构建社会主义和谐社会若干重大问题的决定》。这份重要的文献不仅在“扶老、助残、救孤、济困”的重点福利工作中谈到残疾人，而且专门提出“发扬人道主义精神，发展残疾人事业，保障残疾人的合法权益”。2006年11月29日召开的国务院第158次常务会议上听取了第二次全国残疾人抽样调查工作的汇报，重点研究了残疾人工作问题，要求加强残疾人工作，温家宝总理对发展残疾人事业，构建和谐社会讲了五点重要意见。12月3日“国际残疾人日”，回良玉副总理接见远南运动代表团全体运动员的时候，作了非常重要的讲话。最近，朴方主席到山东等地视察的时候，也讲了很重要的意见。党和国家对残疾人工作的空前重视和构建和谐社会的要求为我们发展残疾人事业、开展残疾人康复工作创造了重要条件，提供了最佳机遇。

2006年2月，国务院召开了社区卫生工作会议，并出台了指导意见。目前社区卫生服务改革正在全国迅速推进。和谐社区的建设也为社区建设工作的进一步深化指出了方向。这些都为残疾人社区康复工作的全面开展创造了有利条件。

我们一定要抓住机遇，充分利用可以利用的各方面条件，注意从以下几个方面做好工作。

（一）提高认识，将示范区培育和社区康复工作纳入社会发展大局。11月29日召开的国务院常务会议指出，“残疾人工作是坚持以人为本、落实科学发展观的重要方面，是促进社会公平、提高社会文明程度的具体体现，对于构建社会主义和谐社会具有重要意义”。会议专门提出，“要加强残疾预防和康复工作，建立完善社会化、综合性的防控体系和康复服务体系”。各地的同志要按照国务院的要求认识残疾人工作，包括残疾人康复工作的重要意义，各级残疾人工作委员会应该加强对残疾人社区康复示范区培育活动的领导。

国家的宏观目标是构建和谐社会，从全国工作讲，我们的示范区培育活动和社区康复工作必须纳入这个大局。《中国残疾人事业“十一五”发展纲要》已经将社区康复纳入其中，我们还要将相关政策进一步完善，并注意与民政、卫生等相关部门政策的融合，继续发挥政策集成的优势，在改革与发展的过程中不断完善，共同推进，加强指导。地方的培育工作和社区康复工作也要在不断提高认识的基础上，注意从实际出发，大胆探索。基层在培育活动中，要特别注意发挥政府主导、部门协作的强势工作机制的作用，将示范区培育与和谐社区的建设等当地发展的大局紧密结合。这次被命名的15个示范区，都注意将示范区培育纳入和谐社区建设指标，取得了很好的经验。坚持政府主导，才能真正融入大局，坚持从大局安排残疾人社区康复工作，才能把对弱势群体的扶助变成和谐社区建设的亮点。

（二）坚持以残疾人为本，在实践中创新、完善社区康复工作模式。社区康复一定要从残疾人的基本康复需求出发，按照目前我们国家的经济社会发展水平，通过政策集成和不断探索创新社区康复的工作模式，使康复工作由被动转为主动，并带来一系列工作的变化和水平的提升。我们要大力推进无障碍设施进社区、进家庭，通过政府和社会的支持，让康复辅助器具进家入户；把最能够普及的康复技术教会残疾人的家属、亲人，教会残疾人自己。使残疾人康复真正能够紧紧贴近残疾人本人。各地的示范区今后必须坚持以残疾人为本的社区康复工作方向，让“就近”更近，让“就便”更便，在管理和技术上不断创新，积极探索，拓展康复服务内容，提高康复服务水平，向康复工作的深度和广度进军。

（三）典型引路，全面发展，带动残疾人康复工作水平整体提升。我们开展残疾人社区康复示范区培养活动，实际上就是由“点”推动“面”的工作。通过培育的这些“点”，总结探索经验，使我们“面”的工作少走弯路，能够在比较短的时间内，比较低的成本下，取得比较好的成效。培育示范区，既可以通过“解剖麻雀”探索工作机制、细化工作模式，也可以调动基层的积极性，发挥基层的创造性。但培育工作的目的，还是将典型的经验推而广之，带动社区康复工作的全面发展。我们在推广典型经验时，也要注意一个分类指导。这次命名的示范区中，东部地区较多。东部地区经济社会发展较快，率先培育成功的区多一些，是可以理解的。但中西部一些地区的培育经验更是难能可贵。中西部地区条件比较困难、资源比较缺乏、经济发展相对滞后，社区康复工作就不能套用东部模式、手段。吉林省延吉市享受西部地区政策，是这次被命名的唯一边疆少数民族地区，在处理城乡社区康复均衡发展上就很有特色。我们必须认识到，社区康复是解决经济欠发达、资源短缺条件下残疾人康复的有效模式。中西部地区要特别注意加大社区康复工作的力度，重点在社区康复的组织领导、贫困残疾人的康复救助等方面探索经验。这次被命名的15个示范区，工作各有特色，经验相当宝贵。各地要注意推广他们的做法，加速示范区的培育速度，我们希望在2007年内，100个候选区都能够达标。

同志们，让我们抓住机遇，开拓创新，为2015年全面实现残疾人“人人享有康复服务”的目标，为更多的残疾人可以改善身体功能，更好地融入社会，与全国人民一道进入和谐的小康社会，共同努力奋斗！

二、中国残联副理事长孙先德在全国残联康复工作会议上的讲话

（2009 年 4 月 30 日）

这次全国残联康复工作会议的主题是：以科学发展观为统领，落实《中共中央国务院关于促进残疾人事业发展的意见》，紧紧围绕残疾人“人人享有康复服务”的战略目标，交流经验，分析形势，认真研究和解决制约残疾人康复工作加速发展的根本问题，统一思想，明确任务，抓住机遇，采取切实措施，促进残疾人康复工作加快发展。

一、十一五以来的成绩和工作的基础

“十一五”时期是国家全面建设小康社会的重要发展时期，也是残疾人事业的重要机遇期、发展期，残疾人康复工作取得了新的重大进展，成绩斐然。

通过实施一批重点康复工程，747 万残疾人得到不同程度康复，完成“十一五”任务总量的 90%。实施白内障复明手术 239.4 万例，为 9.87 万名低视力者配用助视器并进行视功能训练，对 3.2 万名盲人进行定向行走训练；5.9 万名聋儿接受听力语言训练；444.3 万名重症精神病患者得到治疗和康复；肢体残疾人社区、家庭康复训练 21 万名，肢体残疾儿童机构训练 4.2 万名；贫困智力残疾儿童康复训练 7.9 万名；为残疾人装配普及型假肢 6.5 万例；为残疾人提供辅助器具 288.6 万件。大力开展社区康复，757.4 万残疾人得到社区康复服务。残疾人事业专项彩票公益金项目使近 28 万贫困残疾人直接受益。重点工程和救助项目的实施，有效改善了残疾人的身体功能和生活状况，增强了他们参与社会生活的能力，社会效益显著。

残疾人康复工作全面发展。2015 年实现残疾人“人人享有康复服务”的提出和中央 7 号文件对康复工作的要求，各级党委、政府对残疾人康复工作空前重视，积极采取有力措施，完善政策法规，加大支持力度；残疾人康复工作体系、服务网络、业务格局逐步完善，残疾人康复人才队伍不断壮大；社区康复工作普遍开展，民政部、卫生部、中国残联共同培育 99 个全国残疾人社区康复示范区，有力地带动了“康复进社区，服务到家庭”；实施彩票公益金残疾人康复救助项目，贫困残疾人康复救助水平得到提高；积极推动残疾人参加新型农村合作医疗、城镇居民医疗保险，享受城乡医疗救助，部分康复项目列入报销内容，使广大残疾人得到普惠的同时开始享有政策特惠；组织动员社会力量，开展“爱耳日”、“爱眼日”等群众性宣传教育活动，康复知识普及率和残疾人自我康复意识显著提高；积极开展残疾预防，减少了残疾发生。适应我国国情的残疾人康复工作模式逐步形成。

二、有利的形势和面临的挑战

党的十七届三中全会通过的《中共中央关于推进农村改革发展若干重大问题的决定》明确提出：“加强农村残疾预防和残疾人康复工作，促进农村残疾人事业发展。”今年的政府工作报告中指出，“支持残疾人事业加快发展”；党中央、国务院颁发《中共中央国务院关于促进残疾人事业发展的意见》，围绕保障残疾人基本需求和建立健全残疾人基本保障制度两条主线，对加强残疾人康复和残疾预防工作提出了明确要求。这些都为我们在构建和谐社会进程中，加快残疾人康复事业发展提供了历史性机遇和有力的政策保障，同时，也对我们的工作提出了更高的要求。康复，是广大残疾人有别

于其他弱势群体的最迫切、最急需解决的现实问题；康复工作，是最可以体现残联与残疾人血肉联系的工作，是最能惠及残疾人及其家庭的重要基础工作。做好残疾人康复工作是改善残疾人基本生活状况、增强社会参与能力的基础。做好残疾人康复工作，直接关系着残疾人社会保障体系和服务体系的建设，影响着残疾人事业的健康发展。我们必须认清当前形势，认真分析制约康复事业发展的主要矛盾：

——残疾人日益增长的康复需求与康复服务能力之间存在很大差距。第二次全国残疾人抽样调查显示，残疾人康复需求的比例远远高于曾接受服务的比例。接受过康复训练与服务和辅助器具适配服务的比例分别为8.45%和7.31%，而相对应的需求比例分别为27.69%和38.56%，必须说明的是，如果由专业技术人员评估，则残疾人的康复需求比例比较调查数据还要高出一倍。我国为各类残疾人提供康复服务的网络不够健全，康复机构数量较少，多数服务机构水平低，专业技术人才匮乏，服务能力明显不足。公办的部分机构由于经费投入不足，运转机制不畅等原因，服务能力难以发挥；民办的机构或缺乏规范，服务质量难以保障，或运行困难，勉强维持，如何增强服务能力，提高服务质量，需要进一步探索。已有的机构资源缺乏整合，造成闲置和浪费，未能充分发挥服务作用。社区康复服务人员严重短缺，机构与社区之间康复服务的运行与互动缺乏体制与机制的保障，适合基层、简便易行、操作性强的康复方法和手段也有待创新。

——残疾人缺乏获得康复服务的保障。残疾人家庭人均收入大约是全国人均水平的一半，贫困仍然是制约残疾人得到康复服务的重要因素。《全国残疾人状况监测北京、河南、四川三省（直辖市）成人问卷主要数据汇总》显示，32.06%的智力残疾人、60.76%的精神残疾人需要治疗和康复训练但支付不起费用，42.53%的听力残疾人、31.09%的言语残疾人需要辅助器具但无钱购买。可见由于受经济条件制约，广大残疾人的康复需求远未得到满足。残疾人康复工作具有明显的社会公益性质，发达国家和一些发展中国家通过立法，对残疾人接受康复服务给予全部或部分补偿。我国通过几个五年规划的实施，政府投入或引进国际合作项目，采用减免费办法直接为一部分残疾人提供康复医疗、训练服务或假肢等辅助器具服务，但覆盖面小且持续性不强。贫困残疾人康复救助的力度仍需要进一步加大，同时要结合国家政策和发展环境，探索建立贫困残疾人康复的长效机制。目前，残疾人康复的大部分项目尚未纳入相关的医疗与社会保障范畴，康复补贴救助制度尚未形成，由于残疾人康复工作与国家、地方医疗卫生体制改革和社会保障制度建设的有效衔接不够，康复保障制度缺失，这在根本上制约了我国残疾人康复事业的发展，严重影响和妨碍残疾人“人人享有康复服务”目标的实现。

——农村残疾人康复难问题突出。70%以上的残疾人生活在农村，受经济社会发展总体水平的限制，农村社区建设水平低，医疗、特殊教育和专门的残疾人康复机构缺乏，且布局分散，康复机构辐射能力差，多数农村地区交通不便、道路交通无障碍设施空缺，农村残疾人到专业机构进行康复十分困难。而乡镇以下基层康复人员数量少、服务能力弱，又缺少保障机制的支持，难以为当地残疾人提供有效的康复服务。因此，为广大农村残疾人提供可及的康复服务是实现残疾人“人人享有康复服务”目标的重点和难点。

——残疾预防和康复知识宣传普及力度不够。公众对残疾预防和康复知识的了解非常不足，包括一部分应该担负起康复工作责任的医疗卫生工作者、教育工作者等本身对残疾预防和康复意识相当淡漠，许多残疾人和残疾人亲属不了解起码的康复常识，造成一些原来可以避免的残疾发生、轻度的残疾加重。开展残疾预防与康复知识的宣传普及，是一项长期而艰巨的任务。

面对有利的形势和严峻的挑战，我们必须保持清醒的认识，明确基本的工作思路。

三、今后的基本思路和工作要求

我们要抓住机遇，迎接挑战，积极主动地发现问题、正视问题，要针对主要矛盾，调动各种资源，提出解决问题的相应对策。从今年开始，康复工作要贯彻落实《中共中央国务院关于促进残疾人事业发展的意见》和中国残联提出的建立健全残疾人社会保障体系和公共服务体系的战略要求，全面推进，加快发展。

首先必须明确这样一个基本思路，那就是，围绕一条主线，建设两个体系，抓住四个重点，推动残疾人康复工作全面加快发展。

一条主线，就是残疾人“人人享有康复服务”，是非常明确的。

要确保有康复需求的残疾人到2015年人人能够享有康复服务。这条主线突出了以残疾人为本的理念和国家意志，它既是振奋人心、凝聚力量的口号，也是引导我们工作的方向，显示出我们全心全意为残疾人服务，支持、帮助残疾人回归社会主流的信念。

建设两个体系，一个是法规政策体系，一个是康复服务体系。

先说建设法规政策体系：

残疾人康复工作从抢救性的三项康复开始，到逐步列入国家计划，内容也由三项拓展到多项，大多以重点工程的形式推进。当时我国整体处于欠发达状态，社会保障能力很弱。目前，我国国力不断增强，为加强和提高全体人民的社会保障能力和水平提供了条件和可能。推动残疾人事业加速发展，制定残疾人康复条例，作为我国残疾人康复事业健康可持续发展的制度支撑和法律保障，是惠及广大残疾人的重要工作，也是残疾人康复事业发展到现阶段的必然要求。修订的残疾人保障法，为康复条例的制定提供了良好的上位法要求，残疾人就业条例的制定和实施，为康复条例的制定积累了重要经验，国家医疗、教育、社会保障等方面保障政策的迅速构建和中央及各地有关残疾人康复政策的不断完善，各地积累的康复工作实践经验，都为残疾人康复条例的制定提供了良好的条件。条例要以行政法规形式明确残疾人享有康复服务的权利，各级政府及相关部门、残疾人组织的职责和义务，明确残疾人康复机构、残疾人康复工作者的性质、职责、康复保障措施等内容，解决一些长期制约残疾人康复工作发展的关键问题。我们力争在年底前形成向国务院法制办上报的条例报送稿。

条例制定工作涉及面广、操作环节多、难度大，希望各地在近期将本地出台的残疾人康复的新政策和成功的康复工作实践经验及时报送，支持并配合在各地开展条例制定的有关调研工作，对条例草案提出意见和建议。

各级残联要从当地实际情况出发，注意加强残疾人康复工作的法规政策建设，抓住机遇，将残疾人康复项目纳入新型农村合作医疗、城镇医疗保险、城乡医疗救助制度、社会保障制度之中，探索建立残疾人康复的特惠保障政策，搭建起残疾人康复工作的保障体系。

再说康复服务体系：

这里包括两个内容：一是机构，二是人才。

——康复机构建设。过去20年，各级残联残疾人康复机构建设有了一些基础，初步搭建了以国家级机构为龙头，省级机构为骨干，地市级机构为支撑，基层机构为基础，并与残疾人社区康复相互衔接的网络，在推进康复工作的过程中发挥着重要的技术保障和服务作用。但与广大残疾人的康复需求相比，我们现有康复机构的管理水平、运行机制、服务能力还有很大差距。今后，一方面，要进一步争取政府的支持，逐步将康复服务机构建设纳入国家和地方的公共服务设施建设规划，尽快使残疾人康复机构建设在规模和数量上有一个比较大的发展。另一方面，要加强规范化建设，切实提高康复服务的能力和水平。省、地级康复机构要建设成为当地残疾人康复工作的示范窗口、技术资源中心和人才培养基地；县级康复机构要根据当地实际情况，增强自身能力，发挥为基层服务的作用。要改变现有残联康复服务机构闲置或挪作他用的情形，让每一级、每一个康复机构都充分发挥好自身的服务作用。要积极整合资源，充分发挥综合医疗机构、特殊教育机构等在残疾人康复领域的作用，推动这些机构提高为残疾人康复服务的水平，力求为我所用。与此同时，有条件的地区，要探索引导、扶植、规范民间康复机构的政策和方法，充分发挥它们为残疾人提供康复服务的作用。

——康复人才培养。康复人才培养是实现残疾人“人人享有康复服务”目标的关键。没有人才，康复机构就不可能向残疾人提供有质量的服务。没有人才，在社区就不能向残疾人提供起码的康复服务。机构、设备、人才都是服务体系建设的重要内容。但是，比起设施设备建设来，人才队伍建设更为重要。中央财政将从今年开始，连续3年投入专项资金用于残疾人康复人才培养和培训，加大康复专业技术人才和社区康复协调员等各级各类康复人才培养和培训的力度，同时逐步完善康复人才培养与培训的体制和机制。我们初步设想，用三年左右时间，通过高等院校定向培养和在职培训，使省级和部分地市级残联系统康复机构中的专业技术人员达到相当水平，以适应机构服务能力的提升；通过中央、省、地、县分级培训，使每一个城市社区和东部农村社区、中西部相对较发达地区的农村社区中都有一名向残疾人提供康复咨询服务的康复协调员。根据中国残联统计，目前全国已有十多万名社区康复协调员，在此基础上，用3年时间再培训30万人。今年，中国残联委托中国残疾人康复协会分区域举办10期左右社区康复协调员师资培训班，为各地培养省、地级师资。各地要积极行动起来，配套投入资金，运用自身力量并动员社会资源，开展社区康复协调员培训，保证当地在一年时间内先有三分之一的社区康复协调员接受培训，持证上岗。目前社区康复协调员多数是乡镇（街道）、村（社区）的残疾人专职委员，根据2008年中国残疾人事业统计数据，到去年年底全国已有乡镇（街道）、村（社区）的残疾人专职委员38万人，这些人都可以作为康复协调员接受培训。要通过我们的培训工作，改变目前基层人员不了解康复知识，不能有力指导康复服务的现状，要有专门人员了解残疾人的康复需求，为他们提供相关服务信息。

同时，各地还要通过与卫生、教育等有关部门共同努力，将残疾人康复纳入全科医生培训内容，对城市社区和农村卫生技术人员进行康复知识培训，以加强对残疾人社区和家庭康复的指导，力争尽快使城市社区和条件较好的农村社区中配置可以为残疾人服务的康复员。各地在配合中国残联及有关部门做好康复人才需求调查、人才培养基地建设等工作的同时，要认真落实《全国残联系统康复人才培养规划》和本省康复人才培养规划，积极争取资金投入，发挥康复协会等组织的作用，全面推进本地康复人才培养工作。中国残联所属的康复中心、辅助器具中心、聋儿康复中心和康复协会在人才培养工作中各负其责；各地康复中心、辅助器具中心、聋儿康复中心要在做强自身人才队伍建设的同时，发挥当地资源中心和人才培养基地的作用。

四个重点。

——一是社区康复。国务院办公厅转发《关于进一步加强残疾人康复工作的意见》在提出2015年实现残疾人“人人享有康复服务”的同时，明确指出“推行社区与家庭康复，推广实用、易行的康复方法，普及康复服务，使残疾人普遍得到康复服务”。中央7号文件要求“大力开展社区康复”。社区康复已连续列入残疾人事业四个五年规划，“十一五”期间，残疾人社区康复工作进展迅速。2005年以来，民政部、卫生部、中国残联共同培育99个全国残疾人社区康复示范区，发挥了很好的

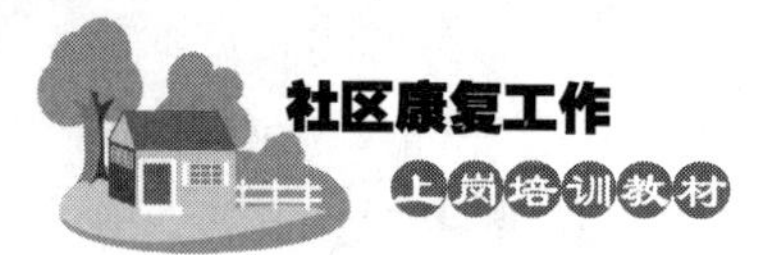

带动作用，摸索出一条经济、见效快、符合我国实际情况的路子，初步形成了以技术指导中心为龙头，以社区卫生服务机构和残疾人社区康复站为载体，以社区康复协调员为纽带，以救助政策为保障，立足残疾人基本需求，提供全面康复服务的工作模式。

面对2015年残疾人“人人享有康复服务”的目标，要在短时间内迅速扩大残疾人康复受益面，使大多数残疾人，特别是农村残疾人享有康复服务，是今后康复工作面临的紧迫任务。这次会议期间，民政部、卫生部、中国残联共同启动全国农村残疾人社区康复示范县以及第二批城市社区康复示范区培育活动。希望各地以示范县区创建带动社区康复工作全面发展，在条件相对差一些的地区，应该从培育典型、寻找规律入手，以重点康复工程带动社区康复工作逐步深入，要逐步建立和完善基层康复服务网络，提高直接面向基层残疾人的服务能力，形成扎根基层的康复工作长效机制，实现重点康复工程与普遍康复服务协调发展。只有实现“康复在社区，服务在家庭”，“人人享有康复服务”才能不只是一句口号。

——二是白内障无障碍工作。白内障复明工作是残联康复工作的起家项目，也是具有重大社会影响的项目。从1988年抢救性三项康复工作开始，840多万白内障盲人重见光明，特别是2002年以来，已有60多万贫困白内障盲人得到了抢救性复明。但是，根据我国近年来的眼病流行病调查，我国致盲的第一位原因仍然是白内障。第二次全国残疾人抽样调查结果显示，白内障仍为视力残疾的首要致残原因，所以白内障复明依然是未来相当长时间内我国防盲治盲工作的重点。白内障复明工作，牵涉到许多因素，有眼科服务能力问题，也有保障机制问题，还有病源筛查问题。眼科服务能力的建设，主要由卫生部门负责，而保障机制问题和病源筛查则是我们工作的切入点。在此，中国残联提出一个目标：争取在三年之内，在全国范围内，实现符合手术要求的白内障患者“发现一例，复明一例”！

这个目标是根据我国20年白内障复明的成功经验和白内障患者迫切的复明需求提出的，实现这个目标，我们有充分的理由。根据目前各地的做法，白内障复明手术已经列入新型农村合作医疗和居民医疗保险报销范围，手术费用的大部分可以通过报销解决，加上我们降低了耗材采购价格，中央和地方对贫困白内障患者的救助以及部分合作项目资金支持，让贫困患者免费复明没有问题。我们长期积累的贫困患者筛查和输送能力，可以解决医疗部门坐等患者、患者难到医院的问题。各级残联要协调地方政府，将白内障无障碍做成德政工程、民心工程。最近国务院下发的《医药卫生体制改革近期重点实施方案》已经将贫困白内障患者复明列入国家重大公共卫生服务项目，各地要抓住时机，将这项工作作为政府的民心工程、德政工程，加强领导，加大投入，汇集国内外各种可利用的资源，按照《全国白内障无障碍市工作标准》、《全国白内障无障碍省工作标准》，努力创建全国白内障无障碍市、省，尽早实现白内障复明“无障碍”，为进一步推动我国防盲事业的发展，建立持续高效的防盲治盲模式而努力。

——三是重点救助项目。进入“十一五”以来，国家进一步加大了对贫困残疾人的康复救助力度。除“十一五”规划的财政补贴资金3.1亿元外，中央财政还从国家彩票公益金中拨出5.1亿元，从2006年开始实施“残疾人事业专项彩票公益金康复项目”。《中共中央国务院关于促进残疾人事业发展的意见》颁发后，为落实“优先开展残疾儿童抢救性治疗和康复，对贫困残疾儿童康复给予补助，研究建立残疾儿童康复救助制度”的要求，中央财政拨出专项资金7.11亿元，从2009年开始，以0~6岁的学龄前各类残疾儿童为主要对象，开展贫困残疾儿童康复救助项目，配发辅助器具，提供康复训练，为今后在全国范围内研究建立残疾儿童康复救助制度进行先行探索。

上述两个救助项目资金量较大，是“十一五”规划中央各项康复任务资金总量的4倍多，各类人群救助补贴标准较高，涉及多个类别的残疾人。各地要对项目工作高度重视，按照中国残联的要求，认真规划部署，加强人员培训，强化组织管理，规范项目实施，确保项目实施效益。同时要以开展以上项目及长江新里程等海外援助项目为契机，争取更多的地方资金投入。项目的执行过程，也是加强残联自身机构和人员的服务能力建设、丰富康复服务内涵和提高康复救助水平的过程，各地要借此机会推动建立适合本地区实际情况的残疾人康复服务保障政策，为残疾人接受康复服务建立长效机制。同时，要做好救助项目、人才培养项目的相关数据统计。中国残联将根据各项目实施方案的要求，修订“残疾人事业业务统计指标”，各地要在做好项目实施工作的同时，及时收集、汇总、上报有关数据。

——四是康复宣传工作。康复宣传工作，包含三个层次：一是对政府和社会的宣传，宣传康复是残疾人的特殊迫切需求，康复是改善残疾人这一特殊困难群体生活环境和提高自身能力最直接有效的办法，以获得政府支持和社会关注，营造全社会广泛深入宣传康复工作和康复项目的舆论和氛围，为康复后的残疾人回归社会创造良好条件。二是面对残疾人及其亲属开展残疾预防和康复知识的宣传，这是康复服务的一个组成部分，残疾人是康复工作的对象，也是康复工作的参与者，康复工作必须有他们及亲属的配合和支持，要通过普及宣传减少残疾的发生，避免在已经伤残的情况下加重残疾程度，要让残疾人有更强烈的康复意愿，积极主动地康复。三是要向医务人员、教育工作者等相关行业人员做好康复训练、辅具适配等相关知识的宣传和普及，这是康复工作落实到医疗、教育等相关领域，切实在基层为残疾人提供康复服务的重要手段之一。总之，宣传和普及康复知识，是要长期坚持的工作，是深入细致的工作，要分阶段、有重点抓好、抓实。

四、目标与方法的思考

在讲过今后工作的思路和工作的要求之后，谈一下康复工作的目标和实现目标的方法，也就是战略与战术的关系。

战略是针对整个形势的政策和方针，战术是实现战略意图的具体办法和措施。残疾人康复工作的战略要求是实现“人人享有康复服务”，为了实现这样的战略意图，必须提出切实可行的途径，采取合乎实际的战术。

环境决定行为。“环境”是指条件，“行为”是指“行动”和“作为”。中国地域广阔，经济社会发展高度不平衡。东中西部之间，城乡之间，人口稠密的沿海与地广人稀的边疆之间，差距巨大。为全面实现残疾人“人人享有康复服务”的目标，既要讲究战略，也要讲究战术，既要强调原则，也要讲究灵活。从战略上，必须强调残疾人“人人享有康复服务”，这是法律规定的权利，也是每个残疾人享有的基本权利；从战术上讲，我们在衡量康复服务的方法上要有相当的灵活性，不搞一刀切，也不能一刀切。在大城市的专门机构中，条件好的残疾人可以在康复医师的帮助下享有专业性很强的康复服务；在偏远的山村里，条件差的残疾人靠一个轮胎、两根绳子和几件简陋的器材也可以就地进行康复训练。这叫从实际出发分类指导，不搞脱离实际的等量齐观。我们的最终目的是讲求效果，让每个有康复需求的残疾人都能得到适合的服务。

为了实现“人人享有”的战略意图，我们必须采用行之有效的战术方法。康复条例的制定，是康复保障体系建设的核心，抓住这个核心可以从法规上解决康复工作的一些根本问题，并带动地方法规的制定工作。康复人才的培养，是服务体系的关键，有了专业机构中的人才，可以提供高水平的康复服务，提高服务质量；有了大批的社区康复协调员，可以了解最基层的残疾人康复需求，可以提供最基本的康复信息和康复知识等服务。社区康复一定要做实，真正实现康复在社区、服务在家庭。白内障无障碍工作，效果明显，社会影响巨大，不仅对残疾人实惠，也可以扩大残疾人康复工作的社会影响力，做成康复工作的品牌，是活跃残疾人康复工作局面的现成手段。社区康复示范县区，可以调动基层政府的兴奋点，不仅可以让部分地区工作建成体系，还有典型效用，可以带动其他。康复救助工程实实在在投入进去，可以让地方各级政府看到中央的决心和实际行动，起到很好的带动作用。康复宣传是扩大康复工作影响的必要条件，也是残联工作既有的手段，对于动员社会、协调政府作用明显，对于启发残疾人和亲属、提高专业人员水平也是必要的工作。以上战术相互结合，才可能较好地实现战略意图，也一定能够推动康复工作全面发展。

特别需要强调康复工作管理队伍的问题。康复工作是一项长期的、任务繁重、直接为残疾人服务的工作，同时又是一项专业性、技术性非常强的工作。康复工作资金投入大，在中国残联的下拨资金中，康复资金占一半以上，责任风险大，要特别注意管好用好康复经费，保证每一分钱都用在残疾人康复上，绝不允许挪用，更不允许发生不廉洁的行为。康复工作的特点，决定了从事康复工作的人员不仅要具有强烈的责任心、爱心和奉献精神，而且要具备一定的业务知识和组织协调能力，只有这样才能承担起残疾人康复工作任务，这也是康复部门不同于其他部门的地方。在座的人一部分是从事康复工作多年的同志，有亲身体验：康复工作苦就苦在项目多，任务繁重，需要与社会方方面面进行协调；难就难在每个康复领域都涉及大量的专业知识。因此，特别需要一支熟悉业务、较为稳定的康复工作者队伍，以保证工作的持续发展。各级残联在干部的使用安排和培养上，应充分考虑到这一点。换届之后，不少分管理事长和康复部主任都是新到康复工作岗位的，在这里，我特别要强调，各地一定要带好康复工作者队伍，加强业务学习和能力建设，提倡实事求是的工作作风，要想残疾人所想，急残疾人所急，以高度的责任感和千百倍的爱心去做好这项直接面对残疾人的工作。同时，各地还要统筹好康复部、康复直属单位以及康复协会的资源，想一千个方，设一百个计，扎扎实实做好康复工作。还有很重要的一点，要对康复工作给予更多的感情投入，要从假如我家有个残疾人或残疾孩子的角度去想问题、干工作。要把残疾人当作亲人、当作自家人，要带着相当分量的感情，全身心投入到残疾人康复事业当中，切实地为广大残疾人谋利益。

同志们，“十一五”纲要的实施还有不到两年的时间，我们要进一步增强做好残疾人康复工作的责任感，抓住党和政府加快发展残疾人事业的有利契机，紧紧围绕2015年残疾人“人人享有康复服务”这条主线，抓住关键环节，脚踏实地，开拓创新，努力提升康复服务水平，帮助残疾人通过康复之路回归社会主流，和全国人民一道走向更加美好的未来。

（来源：2009年工作通报第4期）

三、中国残联副理事长孙先德在全国残联康复人才培养暨康复救助项目工作会议上的讲话

（2009 年 10 月 21 日）

这次会议的主题是：以贯彻落实科学发展观为统领，围绕实现残疾人“人人享有康复服务”的战略目标，进一步统一思想，采取切实措施，部署全国残联康复人才培养暨康复救助项目工作。

在今年 4 月的无锡会议上，我已经就“十一五”以来康复工作取得的成绩、面临的形势和挑战进行了比较全面的分析，也提出了今后一个阶段的基本工作思路和要求——围绕一条主线，建设两个体系，抓住四个重点。会后，各地从实际出发，积极贯彻会议精神，取得了一定的成绩，这里不再赘述。

无锡会议后，经与财政部等有关部门反复协商，进一步明确了康复人才培养、贫困残疾儿童抢救性康复和辅助器具服务车配置等项目的实施方案，贫困白内障复明在列入国务院《医药卫生体制改革近期重点实施方案》后，取得实际进展，残疾人康复工作总体形势更加看好。这次部署的三个项目，资金总量达到 7.6 亿以上，中央财政对残疾人康复工作的支持力度明显加大。项目实施时间紧迫，项目内容丰富，要求严格。就项目实施及明年的有关工作，现在我讲几点意见。

一、项目实施的意义

如果说，无锡会议上已经对于全国残疾人康复工作进行了全面的战略分析，明确了总体的工作思路，那么，今天部署的三个项目，则是我们在整体战略意图指导下实施的三个战役。

一是康复人才培养

残疾人康复工作人才，是能够为残疾人提供康复服务的各级专业人员。我们的各级各类康复机构中的专业技术人员是康复人才，各级康复管理工作者是康复人才，专业机构中的高级工程师、主任医师、高级教师是人才，在社区中为残疾人直接服务的普通康复协调员也是人才，而且是基础性的重要人才。一个社区或一个村里，有一个人为残疾人提供康复服务，哪怕是非常初级的咨询服务，那个地方的社区康复工作就不会落空。一个县里有几名专业的人才，那里的康复机构就不会徒有虚名。一个省或市里有一支为各类残疾人提供康复服务的队伍，那里的康复工作就有了基本保障。人才培养和我们的社区康复、机构建设有着极端重要和极其密切的关系，是我们做好这两项重点工作的关键条件。有了人才，首先可以解决各地、特别是基层残联能不能开展康复服务的问题，有了经过培训的合格人才，则可以进一步解决服务质量高不高的问题。

人才培养是建立和完善康复服务体系的基础，人才质量决定残疾人康复工作的水平，是能否如期实现残疾人“人人享有康复服务”的关键因素。

无锡会议以后，天津、河北、山西、内蒙古、江苏、浙江、广东、云南、宁夏等地闻风而动，不等不靠，大力开展康复人才培养工作。特别是基层康复协调员的培养工作。北京、上海一贯重视人才培养工作，考核评估严格有序。深圳市开展康复咨询人员试点工作，取得了明显的成绩。但是，有些地方仍在等待观望，对康复工作与其他业务工作的发展及残疾人的自我发展关系认识不到位，甚至孤立地看待康复工作，就康复论康复，割裂地看待康复与教育就业和改善提高参与社会生活能力的

关系。对康复人才培养，特别是康复协调员的培训，对于做好康复工作的基础性地位的作用认识不够，没有主动整合现有资源开展培养培训工作。康复人才培养，要发挥中央和地方两个积极性，希望各地积极整合资源，学习以上各省区市的做法，把康复人才的培养作为两个体系建设的主要内容放在至关重要的位置，从战略高度充分重视做好人才培养这项工作的重要性，在项目的带动下切实加大康复人才培养的力度。

在中国残联康复部全面统筹下，中国康复研究中心、中国聋儿康复研究中心、中国残疾人辅助器具中心和中国残疾人康复协会，要充分认识康复人才培养的重要性，各尽其责、共同努力，做好康复人才培养工作，切实发挥国家级资源中心和人才培养基地的作用。

二是贫困残疾儿童康复项目

儿童是祖国的未来，残疾儿童是我们工作对象中康复效果最明显最突出的群体。多年康复工作的实践证明，早发现、早干预、早康复和早教育是残疾儿童康复的关键。对每一个残疾儿童而言，通过开展科学的早期康复，不但可以减轻残疾程度，预防并发症和继发残疾的发生，还可以最大程度地补偿其生理和心理上的缺陷，最大程度地发挥他们的潜能，为其入学、就业、融入社会创造条件，对残疾儿童一生的发展具有至关重要的意义。一个形象的说法是，抓好6岁以前的康复，可以让一个人改变今后60年的人生！

我国残疾儿童数量众多，康复现状不容乐观。2001年，中国残联与卫生部、公安部、国家统计局联合组织了中国0～6岁听力、视力、智力、肢体、精神五类残疾儿童抽样调查。调查结果显示，0～6岁残疾儿童现患率为1.36%，全国有0～6岁残疾儿童140万，每年新增0～6岁残疾儿童20万。第二次全国残疾人抽样调查结果显示，我国有0～6岁残疾儿童167.8万，占残疾人总数的2.02%。当前，残疾儿童康复的工作水平和发展状况与残疾儿童康复任务的紧迫性、艰巨性和需求相比存在很大差距。一方面，数以百万计的各类残疾儿童迫切需要得到有效的康复服务和指导；另一方面，各类康复训练机构比较匮乏，缺乏规范的统一管理，从业人员数量不足，整体素质和工作能力亟待提高，制约了残疾儿童康复工作的发展。

“中国残联贫困残疾儿童抢救性康复项目”是迄今为止，国家针对贫困残疾儿童实施的资金量最大、受益人数最多、覆盖残疾类型最广的专项康复项目，充分体现了党和国家对残疾儿童的关爱和对残疾儿童康复工作的重视。各地要把项目的实施作为落实《中共中央国务院关于促进残疾人事业发展的意见》（中发〔2008〕7号）精神，落实科学发展观的一项重要实践。实施好这个项目，对于培养锻炼从而加强康复机构的服务能力，借机推动各项康复保障政策的出台，都是一个重要的机遇。在思想上，要充分认清这一战役与康复工作总体战略的关系，意识到开展项目工作对于促进和加强残联系统“两个体系”建设，提高为广大残疾儿童服务的能力和水平的重要意义。要切实做好残疾儿童抢救性康复项目工作，将其作为康复工作的重点予以推进，通过项目带动康复工作的整体发展。

三是辅助器具服务工作

这次会议部署的项目中，包括辅助器具服务车配置，但我这里讲的，是辅助器具服务工作。今年9月，在中国残联第十次理事会会议上，对加强残疾人辅助器具工作进行了重点研究，明确了今后一个时期残疾人辅具工作的总体原则，要求在进一步加大力度加强辅具机构建设的同时，要特别注重辅具适配技术人才的培养和服务。

辅助器具服务是残疾人康复工作的重要组成部分，不仅可以惠及各类残疾人，帮助他们生活、学习、就业，且改善功能迅速、效果明显。为残疾人提供系统的辅助器具服务，已成为体现国家社会文明进步程度的重要标志之一。残疾人辅助器具服务是“两个体系”建设的重要内容。中国残联和各地残联的辅助器具服务工作领域，已到了需要加大投入、加快发展的关键时期。目前，我国残疾人辅助器具服务能力与广大残疾人的需求差距仍然很大，第二次残疾人抽样调查显示，医生建议配置辅助器具的残疾人比例为61%，实际获得辅助器具配置的比例为7.31%。残疾人监测数据显示，2008年度辅助器具配置率城镇为9.1%，农村为4.4%。从国情和广大残疾人实际需求出发，要进一步贯彻《关于进一步加强残疾人辅助器具服务工作的意见》，力争“十一五”末在全国所有县（市、区）建立残疾人辅助器具服务网络，加强省、市级辅具中心建设，推动3～5个国家级区域中心的建立。在规划省、市、县三级康复中心建设时，要切实将辅助器具作为基础性服务纳入其中。要进一步扩大服务覆盖面，确保残疾人得到辅具适配服务。中国残联辅助器具中心要依据新的形势制定和修订省、市（地）、县级辅具中心（站）的建设标准。

中国残联辅助器具服务车配置项目，是中国残联加强各地残疾人辅助器具服务工作的一项具体措施。今后，中国残联将加强与有关部门的沟通协调，将残疾人辅助器具服务工作纳入有关保障政策和民生工程。希望各地要提高对辅助器具服务工作的认识，加强领导，抓住机遇，下大力气推动这项工作的发展。

以上三项工作，是落实无锡会议精神的具体措施。这次部署的工作，是无锡会议的细化和深化。如果说无锡会议明确了康复工作新的布局，这次会议交给大家的则是三个抓手，抓好这三项工作，打好这三个战役，对于全面推进残疾人康复工作具有重要的带动作用。

二、实施项目的要求

（一）中国残联康复人才百千万工程

2005年，中国残联印发了《全国残联系统康复人才培养规划（2005～2015年）》，确立了今后一个时期全国残联系统康复人才培养的指导思想、工作目标和工作原则。2006年，中国残联制定了《全国残联系统康复人才培养规划（2005～2015年）实施细则》，进一步明确了残联系统康复人员培养的目标、对象、形式、内容、组织管理、考核评估等要求，同时制定了全国残联系统康复人员国家级培训项目申报认可办法、康复人员培训学分管理办法、康复人员国家级培训实习基地管理办法、社区康复协调员资格认证管理办法等。各地根据中国残联的统一要求，认真落实《全国残联系统康复人才培养规划》，制定并落实本省康复人才培养规划，积极采取措施，调动有关部门及社会资源，发挥各类学（协）会组织的作用，整合各种培训项目，逐步建立统一的工作规范，积极探索建设和完善康复人才培养的长效机制。

2008年以来，中国残联在康复人才培养方面采取了一些新的举措，如：探索与高校合作办学等形式，开展康复人才培养工作；试点建立康复人才培训基地，拓宽康复管理人员和专业人员培训的渠道；协调卫生部、教育部等有关部门，将康复培训纳入卫生部门继续教育学分管理范围；将全国高等院校康复相关专业开办情况信息公布给全国各地等。这些对全面推进康复人才培养工作发挥了积极作用。

中央7号文件颁布后，中央财政从2009年开始，连续三年投入专项资金用于残疾人康复人才培养，重点用于康复专业技术人员和社区康复协调员等各级各类康复人才培训。

按照我们的设想，计划用三年左右时间，重点抓好“两头”工作：一头是高端人才的培养，通过高等院校定向培养和在职培训等方式，充实和提高省级和部分地市级残联系统康复机构专业技术力量，有了专业机构中的人才，可以提供高水平的康复服务，提高服务质量；一头是基层社区康复协调员的培养，通过中央组织的师资培训和省、地、县的分级培训，使每一个城市社区和东部农村社区、中西部相对较发达地区的农村社区中都有一名向残疾人提供康复咨询服务的康复协调员，实现今年4月全国残联康复工作会议提出的“用三年时间培训至少30万名社区康复协调员”的目标。有了大批的社区康复协调员，可以了解最基层的残疾人康复需求，可以提供最基本的康复信息和康复知识等服务。抓好“两头”，可以尽快实现残疾人康复人才的质和量的同步提升。

这次会议印发给大家的是2009年度康复人才培养方案（草案），计划在明年一季度前完成方案规定的各项任务。目前，方案确定的各项培训和培养工作已经启动，希望各地积极行动起来，要将社区（村）的残疾人专职委员都培养成为本辖区内的康复协调员，做到服务全覆盖。基层社区康复协调员的培养、培训十分重要。在这里，我要特别说明：我们不是培养乡镇医院的卫生员，更不是培养县级医院的专科医生。我们培养、培训的是，能了解本辖区残疾人基本康复需求、能做好本辖区残疾人基本康复指导和康复工作信息统计的社区康复协调员。各地要重视这项工作，多动脑筋、多想办法，确保到2015年基本实现残疾人“人人享有康复服务”。康复服务的重点在于服务，服务的目的是为了康复、改善功能、提高能力。只有这样，我们的工作才可以取得成效，才可以有所交待，也才能实实在在满足残疾人最基本的康复需求。我在今年9月召开的全国农村基层残疾人组织建设会议上，拜托各地残联一把手要把康复工作放在重点来抓。今天这个会议，就是要求各地统一思想、提高认识，根据实际，采取行之有效的措施。

康复工作的重要性在于它是基础性的，是残疾人工作的上游工作，是帮助残疾人参与社会生活、改善生活质量的基础。目前，康复工作的现状并不乐观，任务十分艰巨，但是，我们要树立信心，在三年内，完成对30万以上基层残疾人康复协调员的培养、培训任务，确保到2015年，残疾人人人享有基本的康复服务。各地要重视康复人才培训工作，尤其是社区康复协调员的培养、培训工作，因为没有人进家庭，没有人去了解情况，康复服务就是空谈。据统计，全国有近40万残疾人专职委员，要努力把这些人全部培养成社区康复协调员，社区内的残疾人专职委员最实际、最有效、最直接关心残疾人切身利益的首要工作，就是为残疾人提供康复服务。

要选拔专业人员和管理人员参加相关培训，提高康复工作队伍的专业水平，以适应机构建设发展的需求。充分发挥本省高等院校等相关资源的作用，选择适宜的定向培养对象进入残联系统康复机构，并采取措施，逐步形成引进和激励人才的良性机制。积极配套投入资金，运用自身力量并动员社会资源，开展社区康复协调员培训，组织做好康复技术讲师团的相关工作，切实把人才培养的各项工作做实做好。

这次会议还要听取各地对2010、2011两年康复人才培养工作的意见和建议。除了做好“两头”工作外，我们将依据各地的建议，在今后两年的方案中适时充实新的切合基层实际需求的工作内容。

各地还要做好以下工作：

一是，通过与卫生、教育等有关部门共同努力，将残疾人康复纳入全科医生培训内容，对城市社区和农村卫生技术人员进行康复知识培训，以加强对残疾人社区和家庭康复的指导，力争尽快使城市社区和条件较好的农村社区中配置可以为残疾人服务的康复员。同时要加大对各类残疾儿童家长的培训，提高残疾儿童家庭康复训练质量。

二是，在配合中国残联及有关部门做好康复人才百千万工程的相关工作的同时，认真落实《全国残联系统康复人才培养规划》和本省康复人才培养规划，在中央对康复人才培养资金投入的带动下，积极争取当地资金对人才培养工作有更大投入，指导本地康复中心、聋儿康复中心、辅具中心做强自身人才队伍，切实发挥好当地资源中心和人才培养基地的作用，辐射基层，服务基层；另一方面，充分调动康复协会等组织的积极性，开发各类社会资源，全面推进本地康复人才培养工作。

（二）贫困残疾儿童抢救性康复项目

中央7号文件提出，“优先开展残疾儿童抢救性治疗和康复，对贫困残疾儿童康复给予补助，研究建立残疾儿童康复救助制度”。为贯彻落实中央文件精神，满足广大残疾儿童迫切的康复需求，探索残疾儿童康复训练工作的有效途径，在财政部的大力支持下，2009年至2011年，中央财政安排专项补助资金，资助实施“中国残联贫困残疾儿童抢救性康复项目”，包括人工耳蜗、助听器、肢体残疾、智力残疾、孤独症、辅助器具适配六个子项目，基本涵盖各类残疾儿童。项目资金7.11亿，救助儿童数达5.88万人。

各地要精心组织、加强协调，规范实施项目工作。按照国家任务要求制定切实可行的项目实施方案，积极协调财政、民政、卫生、教育等有关部门，明确各部门职责，共同推进项目开展。在项目管理上，要严格按照实施方案的要求，抓好筛查、登记、康复、评估等每一个环节，进行科学管理，做到工作流程清清楚楚，资金使用明明白白。特别要注意以下几点。一是要做到精细化管理，对儿童康复训练情况进行定期评估，通过评估数据体现康复效果；二是要将机构康复与家庭康复有机结合，抓好对儿童家长的培训和指导工作；三是要通过项目实施，总结和提炼好的康复训练方法，进行推广。

与广大残疾儿童的康复需求相比，“中国残联贫困残疾儿童抢救性康复项目”只能解决一小部分儿童的康复问题，更多未能获得项目救助的儿童的康复问题要通过多种方式予以解决。各地要以多种形式加强对残疾儿童康复的宣传，出台相关优惠政策，广泛动员社会力量，积极拓宽资金渠道，不断扩大救助范围。目前，北京、江苏、山东、广东等省市已经做出了有益的尝试，如：北京市出台《北京市残疾儿童少年康复补助暂行办法》，对具有本市户籍、年龄不满16周岁的残疾儿童少年社区康复训练、配发辅助器具、机构康复训练三个方面给予补助；江苏省制定下发《关于全面开展0～6岁残疾儿童抢救性康复训练工作的意见》，对贫困家庭0～6岁残疾儿童实施免费抢救性康复；山东省制定《山东省贫困残疾儿童康复救助工程（项目）实施方案》，实施贫困残疾儿童康复救助工程；广东省出台《广东省爱耳计划实施方案》，对全省0～6岁听力残疾儿童实行“两免一补”（免费配助听器、免康复训练费、补食宿费用）。这些成功的经验值得各地借鉴学习。希望大家在中央项目的带动下，从当地实际出发，探索出符合本地实际的成功经验。

“中国残联贫困残疾儿童抢救性康复项目”的实施只是一个起点，面对庞大且逐年递增的残疾儿童群体，长效机制的建立更为重要。各地要以项目的实施为契机，研究建立保障残疾儿童及时有效地获得康复服务的工作机制，实现早期发现、早期诊断与早期康复训练之间的无缝衔接，使大多数残疾儿童能在被发现残疾后的第一时间接受康复训练，积极推进残疾儿童康复工作的制度化、专业化、社会化建设。

（三）辅助器具服务车配置项目

为各省市配置辅助器具服务车，具有三种特点。首先，是对地方服务体系建设的直接支持。在以往的康复项目中，我们强调的是直接为残疾人服务，资金或物资往往直接用于残疾人康复对象；而这次，我们突出的是对服务能力的建设，通过服务能力的加强来达到更好地为残疾人服务的目的。其次，是提倡适配的概念，使辅助器具服务工作由粗放的普遍发放，向精细的个性化适配转变，这是辅助器具服务工作发展到一定阶段必须进行的转变，也是辅助器具工作未来发展的方向。再次，辅助器具服务车的机动性强，可以进村到户，直接面对残疾人，同时又因为它的流动性，成为一个活动的残疾人康复服务工作形象宣传的载体。

基于以上特点，在做好这个项目的同时，对各地残联提出以下要求：第一，借此机会争取当地加大对辅助器具服务的投入，包括对相关机构硬件设施设备的投入和合格的技术人员的培养，切实加强对辅助器具服务工作的支持，提升辅助器具服务水平。第二，按照项目要求，提高辅助器具适配的水平。前一段时间，中国残疾人辅助器具中心在陕西进行了辅助器具进家庭的适配工作试点，陕西各级残联协调政府、调动资源、积极投入，取得了很好的效果，各地要学习这个经验，以项目执行推动辅助器具服务工作由粗放的普遍发放，向精细的个性化适配转变，提高服务水平和质量，为更多的残疾人提供量体裁衣式的辅助器具服务。第三，在进村到户进行辅助器具适配的过程中，加大辅助器具服务工作和残疾人康复工作的宣传。

以上三个项目，中国残联康复部和各“中心”还要提出具体要求。我要强调的是，这三个项目，大家要尽心竭力，在会议后迅速行动，尽快落实。在项目执行过程中，还要特别注意资金管理，不能出现任何问题。要把这些项目做成康复工作的亮点项目，过得硬的品牌项目。

三、其他工作

今年康复工作已经召开了两次全国会议，对全面工作和一部分重点工作进行了部署。明年如没有特别的要求，康复工作将不再召开全国性会议。借此机会，将其他工作的相关要求予以强调。

第一，贫困白内障患者复明

今年4月，2009 ~2011 年国务院关于医药卫生体制改革近期重点实施方案下发，在“增加国家重大公共卫生服务项目”中提出了包括“贫困白内障患者复明”等重大公共卫生项目。为落实这一要求，卫生部、财政部、中国残联6月30日在北京召开了实施“百万贫困白内障患者复明工程”会议。会议之后，各省残联积极与省卫生部门协调，在政府的支持下，召开了工作会议，印发了项目实施方案，制定了有关操作政策，筛查和手术工作顺利开展。

据卫生部初步统计，目前已经完成复明手术4万多例，项目实施正常。由于“百万贫困白内障患者复明工程”是国家公共卫生服务项目六大工程之一，意义重大，今年年底以前要完成20万例手术任务。因此，各省残联要继续加大工作力度，积极介入，与卫生部门密切协作，做好病员筛查和手术工作。

2010年“百万贫困白内障患者复明工程”手术任务为35万例。各省要根据今年任务完成情况，申报2010年手术任务。明年项目手术任务更加繁重，各地对此要有足够的认识和准备。明年中国残联和省级残联在制定“十二五”残疾人事业发展规划时，要把“百万贫困白内障患者复明工程”和白内障复明任务统筹规划，争取经费。

无锡会议上，我们提出三年内实现符合手术要求的白内障患者“发现一例，复明一例”，同时要求各地按照标准创建白内障无障碍省、市和县，目前在残联和卫生等部门的共同努力下，进展顺利。河南省在创建活动中，两年内投入3亿多元，帮助30多万名白内障患者免费复明。江西省也用两年时间，投入两个多亿，为20万名白内障患者免费复明。河南、江西的工作精神和经验值得各地学习，无论是从人口数量、地域面积和经济发展状况的比较，河南、江西能做的，全国大部分地方没有理由做不到。我们还要从长计议，“百万贫困白内障患者复明工程”之后，针对每年新增45万例以上新患者的形势，各地要与卫生部门通力合作，在建设持续有效的防盲机制的同时，继续开展对贫困白内障患者的救助，切实做到“发现一例，复明一例”。

第二，“十一五”残疾人康复各实施方案的任务

明年是“十一五”的最后一年，必须不折不扣地完成残疾人事业“十一五”规划中的各项康复工作任务。从前三年的统计数据看，各项任务的完成应该不成问题，但必须强调的是，康复工作是实实在在的工作，必须扎扎实实地完成各项任务，来不得半点浮夸。“十一五”残疾人康复工作，没有安排全面的中期检查，今年对几个省进行了精神病防治康复工作的中期检查。检查结果表明，多数地方工作全面推进，效果明显；但也有些地方还存在这样那样的问题，个别地方的有些问题甚至比较严重，这种现象不容忽视。希望各地对照“十一五”各项方案要求，督导基层，保证各项任务切实完成。

第三，全国残疾人社区康复示范县（区）培育工作

无锡会议的一个重要内容是启动了全国残疾人社区康复示范县（区）的培育和创建工作，候选名单已经公示，目前各地创建工作普遍开展。社区康复与实现“人人享有康复服务”的关系，过去已经多有阐述。希望各地针对农村残疾人康复工作基础薄弱的现实，在创建示范县（区）的过程中，注意充分调动基层政府的积极性，协调有关部门，积极探索在农村开展社区康复工作的经验，带动广大农村地区社区康复工作的广泛开展。明年也是全国社区康复示范县（区）培育活动的盘点之年，培育活动领导小组将会同各省市自治区对这项工作进行检查，希望在各级同志的共同努力下，培育活动获得预期的成果。

同志们，残疾人康复工作点多、面广、线长，是一项头绪最繁杂、内容最丰富、任务很繁重的工作。我们要用最诚挚的感情、最强烈的责任、最有韧性的作风、最精心的态度去做好这项工作。为实现残疾人“人人享有康复服务”的目标，坚守信念，开拓创新，不断拓展康复服务的覆盖面，提升服务质量，帮助更多的残疾人通过康复之路，走向新生活。

（来源 2009 年工作通报第 15 期）

附：《社区康复工作上岗培训教材》2006 年版
编 委 会

名誉主编：汤小泉
主　　编：程　凯
主　　审：卓大宏　黄永禧
副 主 编：赵悌尊　胡向阳
执行编写主任：曹跃进
执行编写副主任：陈夏尧　纳　新
编写人员（按章节先后为序）：

赵悌尊　冯彦侠　陈夏尧　周维金　吴卫红　丁伯坦
韦小满　许家成　陈振声　孙葆忱　彤　宇　傅永利
张俊芝　乔新生　古　娟

图书在版编目(CIP)数据

社区康复工作上岗培训教材/全国残疾人康复工作办公室编. —2 版.
-北京 : 华夏出版社, 2010. 9（2011.8 重印）

ISBN 978-7-5080-5948-8

Ⅰ.①社… Ⅱ.①全… Ⅲ.①社区－康复医学－技术培训－教材 Ⅳ. ①R492

中国版本图书馆 CIP 数据核字(2010)第 182460 号

出版发行：华夏出版社
（北京市东直门外香河园北里4号，邮编：100028）

经　　销：新华书店
印　　刷：北京建筑工业印刷厂
装　　订：三河市杨庄双欣装订厂
版　　次：2010 年 9 月北京第 1 版
2011 年 8 月北京第 4 次印刷
开　　本：787×1092　1/16 开
字　　数：426 千字
印　　张：19
定　　价：26.00 元